临床骨科与骨伤科疾病治疗精粹

主编 伏沐滨 渠立振 付邦国 黄海舟
张永志 高 扬 张明伦

上海科学技术文献出版社
Shanghai Scientific and Technological Literature Press

图书在版编目（CIP）数据

临床骨科与骨伤科疾病治疗精粹/伏沭滨等主编. -- 上海：上海科学技术文献出版社,2023
ISBN 978-7-5439-8961-0

Ⅰ.①临… Ⅱ.①伏… Ⅲ.①中医伤科学 Ⅳ.①R274

中国国家版本馆CIP数据核字（2023）第199165号

组稿编辑：张　树
责任编辑：王　珺
封面设计：宗　宁

临床骨科与骨伤科疾病治疗精粹
LINCHUANG GUKE YU GUSHANGKE JIBING ZHILIAO JINGCUI
主　　编：伏沭滨　渠立振　付邦国　黄海舟　张永志　高　扬　张明伦
出版发行：上海科学技术文献出版社
地　　址：上海市长乐路746号
邮政编码：200040
经　　销：全国新华书店
印　　刷：山东麦德森文化传媒有限公司
开　　本：787mm×1092mm　1/16
印　　张：21
字　　数：538 千字
版　　次：2023年9月第1版　2023年9月第1次印刷
书　　号：ISBN 978-7-5439-8961-0
定　　价：198.00 元

编委会

◎ 主 编

伏沐滨（临沂市人民医院）

渠立振（枣庄市立医院）

付邦国（聊城市中医医院）

黄海舟（茂名市人民医院）

张永志（曹县磐石医院）

高 扬（日照市人民医院）

张明伦（聊城市中医医院）

◎ 副主编

饶汉荣（广东省中山市东凤人民医院）

丁 宁（兖矿新里程总医院）

张玉强（锦州医科大学附属第一医院）

杨居成（泗水县人民医院）

杨 雷（常州市武进人民医院）

周海定（武汉市万松园社区卫生服务中心）

Foreword 前言

现在，人们对骨科疾病的认识随着相关基础医学研究的发展不断深入，已经拓展到分子、基因水平，加之生物力学、材料科学、计算机技术运用到骨科学领域，使得骨科学的研究范围不断扩大，诊断与治疗水平空前提高，这为骨科医师们帮助患者战胜病魔、达到功能康复的目的提供了利剑。要想熟练地应用这把利剑，骨科医师无疑需要了解人体运动系统疾病的发生、发展规律，娴熟地运用各种诊疗技巧。由此，我们特邀请一批科研和临床经验丰富的骨科学专家编写了这本《临床骨科与骨伤科疾病治疗精粹》，期望可以帮助广大骨科医师领会、掌握现代各类骨科疾病诊疗的新理论、新技术。

本书在内容上涵盖西医与中医学科的知识，既继承了中医的特色，也融合了西医的优势。中医和西医两部分均以骨科基础作为引导，然后对临床常见的各类损伤和疾病，从病理机制、临床表现、诊断与鉴别诊断、治疗方法等诸多方面进行叙述，并融入编者的独到见解，能够引导读者发散思维、深入思考。编写时，编者参考了国内有关骨科疾病诊疗的大量资料，汲取精华，力求更加系统、条理地讲解各类疾病的治疗方案，适合各级医疗机构的骨科医师参考阅读。

在编写过程中，编者秉承着精益求精的原则，尽可能地为读者呈现骨科常见疾病治疗方面的知识精华。然而，由于骨科学的发展日新月异，本书内容仍不能完全体现骨科疾病治疗的所有进展，加之众多编者写作风格不同且编写时间紧迫，书中难免存在疏漏之处，望广大读者不吝指正，以便本书日臻完善。

《临床骨科与骨伤科疾病治疗精粹》编委会
2023 年 3 月

Contents 目录

上篇　西医诊疗

- **第一章　骨的发生和正常结构** (3)
  - 第一节　骨的形态和结构 (3)
  - 第二节　骨的血液供应与神经分布 (8)
  - 第三节　骨的发育和生长 (10)
- **第二章　骨科影像学检查** (13)
  - 第一节　X线检查 (13)
  - 第二节　CT检查 (14)
  - 第三节　MRI检查 (16)
  - 第四节　超声检查 (18)
- **第三章　骨科物理学检查** (20)
  - 第一节　脊柱检查 (20)
  - 第二节　上肢检查 (24)
  - 第三节　下肢检查 (28)
  - 第四节　四肢神经检查 (33)
- **第四章　上臂损伤** (37)
  - 第一节　肱骨干骨折 (37)
  - 第二节　肱骨近端骨折 (42)
  - 第三节　肱骨远端骨折 (50)
  - 第四节　肱二头肌长头肌腱断裂 (65)
  - 第五节　肱二头肌长头肌腱滑脱 (66)
- **第五章　肘部与前臂损伤** (69)
  - 第一节　肘关节扭挫伤 (69)

第二节	旋后肌综合征	(71)
第三节	尺骨鹰嘴骨折	(74)
第四节	尺骨冠突骨折	(78)
第五节	尺桡骨干双骨折	(81)
第六节	桡骨干骨折	(85)
第七节	桡骨远端骨折	(87)

第六章 脊柱损伤 (97)
第一节	上颈椎骨折与脱位	(97)
第二节	下颈椎骨折与脱位	(106)
第三节	胸腰椎骨折与脱位	(113)
第四节	胸腰椎陈旧性骨折	(123)
第五节	胸腰椎骨质疏松性骨折	(126)
第六节	尾骨骨折	(128)
第七节	骶尾关节脱位	(130)
第八节	脊柱附件骨折	(131)
第九节	慢性腰肌劳损	(133)

第七章 骨盆与髋臼损伤 (136)
| 第一节 | 骨盆骨折 | (136) |
| 第二节 | 髋臼骨折 | (150) |

第八章 髋部与大腿损伤 (152)
第一节	髋关节脱位	(152)
第二节	股骨头骨折	(158)
第三节	股骨颈骨折	(160)
第四节	股骨转子间骨折	(163)
第五节	股骨干骨折	(168)
第六节	股骨髁上骨折	(175)
第七节	股骨髁间骨折	(179)

第九章 手足部损伤 (183)
第一节	指骨骨折	(183)
第二节	掌骨骨折	(189)
第三节	腕骨骨折	(193)
第四节	踝关节骨折	(201)

第五节　跟骨骨折 ………………………………………………………… (205)
第六节　跖骨骨折 ………………………………………………………… (211)
第七节　趾骨骨折 ………………………………………………………… (215)

下篇　中医诊疗

第十章　骨伤科常用中医疗法 ………………………………………………… (219)
第一节　脱位复位手法 …………………………………………………… (219)
第二节　骨折整复手法 …………………………………………………… (223)
第三节　筋伤理筋手法 …………………………………………………… (234)
第四节　小针刀疗法 ……………………………………………………… (246)
第五节　针灸疗法 ………………………………………………………… (249)

第十一章　上肢骨与肌肉损伤 ………………………………………………… (252)
第一节　锁骨骨折 ………………………………………………………… (252)
第二节　肩胛骨骨折 ……………………………………………………… (258)
第三节　肩关节脱位 ……………………………………………………… (263)
第四节　肩袖撕裂 ………………………………………………………… (271)
第五节　肱骨外上髁炎 …………………………………………………… (276)

第十二章　躯干骨与肌肉损伤 ………………………………………………… (279)
第一节　颈椎病 …………………………………………………………… (279)
第二节　颈肌痉挛 ………………………………………………………… (284)
第三节　前斜角肌综合征 ………………………………………………… (286)
第四节　外伤性截瘫 ……………………………………………………… (288)
第五节　胸椎小关节错缝 ………………………………………………… (291)
第六节　腰椎间盘突出症 ………………………………………………… (293)
第七节　慢性腰肌劳损 …………………………………………………… (296)

第十三章　髋部骨与肌肉损伤 ………………………………………………… (299)
第一节　梨状肌综合征 …………………………………………………… (299)
第二节　髋关节后脱位 …………………………………………………… (301)
第三节　髋关节陈旧性脱位 ……………………………………………… (305)
第四节　髋部扭挫伤 ……………………………………………………… (308)

第十四章　下肢骨与肌肉损伤……………………………………………（309）

第一节　股内收肌损伤…………………………………………………（309）
第二节　膝关节创伤性滑膜炎…………………………………………（311）
第三节　膝关节侧副韧带损伤…………………………………………（313）
第四节　髌下脂肪垫劳损………………………………………………（315）
第五节　腓肠肌损伤……………………………………………………（317）
第六节　踝关节侧副韧带损伤…………………………………………（319）

第十五章　关节炎…………………………………………………………（322）

第一节　原发性增生性膝关节炎………………………………………（322）
第二节　强直性脊柱炎…………………………………………………（324）
第三节　退行性脊柱炎…………………………………………………（326）

参考文献………………………………………………………………………（329）

上篇 西医诊疗

第一章 骨的发生和正常结构

第一节 骨的形态和结构

一、骨的形态

由于所在部位和功能的不同,骨有不同的形态。通常按骨的不同形态特点分为以下4种。

(一)长骨

长骨分布于四肢,呈长管状,中间为骨干,内为髓腔。骨干的一定部位常有供血管和神经出入的滋养孔。骨的两端为骨骺,与邻骨相连关节处的表面覆有光滑的关节软骨。骨骺与骨干的连接部分称为干骺端。幼年时期,干骺端和骨干之间是一层具有分裂增殖能力的软骨细胞构成的骺板,又名生长板。到成年期,骺板骨化,长骨即不能再增长,此时的骨骺与骨干相互愈合,原骺板处仅遗留一条称骨骺线的线状痕迹。骨外表面覆盖骨膜。

(二)短骨

短骨能承受较大的压力,多成群地分布在承受重量而运动较复杂的部位,如腕部和踝部,一般呈立方形,有多个关节面,与相邻骨构成多个骨连接。

(三)扁骨

扁骨分布于头部、胸部和盆部等处,常围成体腔,支持、保护腔内重要器官。

(四)不规则骨

多分布于身体中轴部,外形不规则。有些不规则骨内具有天然含气的腔,称为含气骨,如上颌骨、筛骨、额骨等。骨内的含气腔主要与发音共鸣有关,同时也起到减轻重量的作用。

此外,尚有发生于某些肌腱内的籽骨,其体积一般甚小,多呈卵圆形,在运动中起减少摩擦和改变施力方向的作用。髌骨是人体最大的籽骨。

二、骨的结构

成人新鲜骨比重1.87~1.97,坚硬而有弹性。每一块骨都是一个活的器官,其形态结构随年龄、营养、健康状态和社会环境的变化而不断发生着改变。一块完整的活骨是由骨质、骨膜和骨髓及其血管和神经所组成。

(一)骨质

骨质是骨的主要成分,有骨密质(又称密质骨)和骨松质(又称松质骨)两种形式,它们的主要差别在于骨板的排列方式和空间结构不同。

1.骨密质

骨密质是骨表面的坚硬骨质,通常由多层厚 5~7 μm 的骨板紧密排列而成,质地致密,抗压、抗扭曲力强。除分布于各骨的表面,骨密质还主要存在于长骨骨干。典型的长骨骨干骨密质以 3 种不同的排列方式形成 3 层结构。①外环骨板:为骨最外面的一层,由数层骨板环绕骨干排列而成,其外面与骨外膜紧密相连。在外环骨板中可见与骨干垂直的伏克曼管,又称穿通管,穿行其间,骨外膜的小血管即经此管进入骨内。②内环骨板:为最里面的一层,由靠近骨髓腔的数层骨板环绕骨干排列而成。由于骨髓腔面凹凸不平,形态不规则,故内环骨板的排列也不太规则。内环骨板的最内面覆有骨内膜,与骨干垂直的伏克曼管也穿行该层。③哈佛系统:又称骨单位,位于内、外环骨板之间,是构成骨密质的主要成分,也是骨干的主要结构单位。每个骨单位都由位于中心的纵行小管—哈佛管,又称中央管及其周围呈同心圆排列的 5~20 层骨板组成。骨单位的长轴与骨干的长轴平行,骨单位之间还有横向的分支互相连接。

骨单位和骨单位之间是一些缺少哈佛管且形状不规则的间骨板,它们是骨不断改建而遗留下的陈旧骨单位,在任何年龄的长骨切片中都可观察到。骨间板无血管分布,其骨细胞常坏死而遗留下中空的骨陷窝被沉积的钙盐或细胞碎屑填充。

2.骨松质

骨松质存在于长骨干骺端和其他类型骨的内部,由许多针状或片状的骨小梁交织排列而成,结构疏松,呈海绵状,其网状孔隙中充满红骨髓。构成骨松质的骨小梁看似杂乱无章,实际上它们都是按其承受力的方向有规律地排列的。和骨密质一样,骨松质也由平行排列的骨板构成,只是其骨板层次少,没有或仅有少数不完整的骨单位。本身无血管分布,骨组织的营养主要依靠骨髓腔的滋养动脉供应。

(二)骨膜

除关节面外,骨的内、外表面均被覆着骨膜。依其所覆盖部位的不同,通常把骨膜分为骨外膜和骨内膜。

1.骨外膜

骨外膜即被覆在骨外表面的骨膜,分为内、外 2 层。外层为纤维层,较厚,主要由致密结缔组织构成。纤维粗大而密集,部分胶原纤维可穿入外环骨板,称穿通纤维,起固定骨膜和韧带的作用。在纤维束内有血管和神经穿行,它们沿途分支并经内层深入伏克曼管。外层的细胞成分少且多数为位于外表面的成纤维细胞。内层为成骨层,与骨质紧密相贴,胶原纤维少,排列疏松,富含小血管及神经。与外层最大的不同是,内层细胞成分多,且主要为具有高活性的间充质细胞。可分化为骨原细胞及成骨细胞参与骨的生长。

从胚胎到幼年期,骨的生长迅速,骨膜内层细胞多而活跃;成年后,内层细胞多变为梭形,处于静止状态。当骨受损伤或骨膜被人为剥离时,这些处于静止状态的间充质细胞可重新活跃并向成骨细胞转化。可见,在骨生长及骨的创伤修复过程中,内层的间充质细胞起着重要的作用。通常认为,骨外膜内层的间充质细胞在幼年时期转化为成骨细胞的能力较强,老年时期较弱。但有学者通过实验提出相反的观点,认为老年时期骨外膜内层的间充质细胞向成骨细胞的转化能力与其他各年龄段相比并无明显差异。

早在100多年前，就有学者开始进行骨膜移植，利用其内层间充质细胞的成骨转化特性促进骨形成，加速骨折愈合和骨缺损的修复。但在显微外科技术尚未发展以前，移植的骨膜缺乏血供，往往起不到成骨作用，而是逐步被吸收。1978年，Finley用狗进行了吻合血管的骨膜移植实验，将狗的肋骨骨膜移植到其长5 cm的胫骨-骨膜缺损区并重建血供，结果该处长出了功能性新骨，并获得骨性连接。此后，不论是骨（膜）瓣还是单纯的骨膜瓣，其吻合血管的游离移植或转位修复骨缺损开始逐步过渡到临床并得到迅速发展。有学者对长骨骨膜供区进行研究后指出，切取骨膜后对骨的血供无不良影响，供区的骨面还可再生新的骨膜，而且新生的骨膜同样具有成骨作用。

近年来，许多学者开始致力于从骨外膜分离培养具有成骨功能的细胞又将其应用于骨损伤治疗的研究，取得了一定的进展。Moskaleuski(1983年)培养从大鼠颅骨骨外膜分离而来的细胞发现，这些细胞可长成两种集落，一种为成纤维细胞样集落，另一种为上皮细胞样集落，认为前者来源于骨膜外层，后者则来源于内层，但两者均有成骨作用。将培养的细胞植入大鼠胫骨后肌内，数天后出现小的骨岛并最终形成硬骨块。此后，一些学者将培养的骨膜细胞与载体结合应用于骨折和骨缺损的修复也获得了成功。

2.骨内膜

骨内膜是被覆在骨髓腔面、骨小梁表面、哈佛管和伏克曼管内表面的结缔组织膜，纤维细而少，细胞常排列成一层，形如单层扁平上皮。这些细胞和骨外膜内层细胞一样，也是具有成骨潜能的间充质细胞。终生保持成骨潜能，当骨受到损伤时，骨内膜细胞可以恢复成骨能力，与骨外膜内层的细胞一起参与骨的修复。

(三) 骨髓

骨髓存在于骨松质腔隙和长骨骨髓腔内，由多种类型的细胞和网状结缔组织构成，根据其组织形态和功能不同可分为红骨髓和黄骨髓。

1.红骨髓

(1)红骨髓是人体的造血器官，主要由丰富的血窦和血窦之间的造血组织构成，含有各系不同发育阶段的血细胞。初生时期，骨内充满的全部都是红骨髓，具有活跃的造血功能。成年后，红骨髓则主要存在于一些扁骨、不规则骨和长骨的骨骺，其中以椎骨、胸骨和髂骨处最为丰富，造血功能也最为活跃。成年人所有的红细胞、粒细胞、血小板和部分淋巴细胞都来自红骨髓。

(2)红骨髓的防御功能来自其中具有活跃吞噬能力的巨噬细胞。当病原微生物或异物进入体内时，红骨髓中的巨噬细胞可将其吞噬并清除。

(3)红骨髓的免疫功能体现在细胞免疫和体液免疫两方面。细胞免疫由T淋巴细胞完成，体液免疫由B淋巴细胞完成。虽然正常骨髓组织中原淋巴细胞和幼淋巴细胞极少，但具有免疫功能的T淋巴细胞是骨髓的造血干细胞迁入胸腺内分化发育而成；B淋巴细胞在骨髓中发育约20天，成为成熟的B淋巴细胞，然后穿过血窦进入血液，随血流分布到脾、淋巴结等周围淋巴器官，受激活时可转化为浆细胞，进而产生大量具有抗原特异性的免疫球蛋白发挥其体液免疫功能。

(4)红骨髓的创伤修复功能主要缘于其中的幼稚间充质细胞，它们保留着向成纤维细胞、成骨细胞等分化的潜能。骨髓中的这些非造血细胞通常又称为骨髓基质细胞。如血窦周围未分化的网状细胞，它在适当刺激下可分化为骨原细胞，参与骨创伤的修复过程。近年来，已有学者从骨髓基质细胞中成功分离培养出成骨细胞并传代扩增，利用地塞米松诱导骨髓基质细胞向成骨细胞分化,并激活其碱性磷酸酶活性,当在培养基中加入β-甘油磷酸钠作为碱性磷酸酶的底物促进钙盐沉积时,可使培养的成骨细胞在体外形成钙结节。一些学者利用红骨髓或经体外培养的骨髓基质细胞植入骨折及骨缺损处,证实它们可促进骨组织形成,有利于骨折的愈合和骨缺损的修复。

2.黄骨髓

黄骨髓含大量的脂肪组织,没有造血功能。大约从 5 岁开始,长骨的骨髓腔内开始出现黄骨髓,到18岁以后,全身长骨的骨髓腔内的红骨髓几乎被黄骨髓取代。黄骨髓虽然没有造血功能,但其中仍含有少量幼稚的造血细胞团,保持着造血潜能。在某些病理状态下,如患严重贫血症时,黄骨髓可以重新转化为具有造血功能的红骨髓。

三、骨的组织结构

从发生学和组织构成上来看,骨属于结缔组织的范畴,是一种坚硬的结缔组织,由大量钙化的细胞间质及多种细胞构成。钙化的细胞间质称为骨质或骨基质,细胞则有骨原细胞、成骨细胞、骨细胞和破骨细胞 4 种。

(一)板层骨和非板层骨

无论是骨密质还是骨松质,所有成熟的骨组织都由板层骨构成,而尚未成熟的骨组织则由非板层骨构成。

1.非板层骨

非板层骨又称交织骨。主要特征是骨细胞较幼稚,构成骨胶原的纤维束排列如编织状。交织骨有大而不规则的囊状间隙,被不同厚度的骨小梁分隔。骨小梁内胶原纤维束较粗,排列无一致的方向而呈相互编织状。基质中骨细胞分布杂乱。血管无方向性,从陷窝伸出的骨小管较板层骨少,但互相交织,导入血管。一般可根据所含血管的大小和多少将交织骨分为骨松质和骨密质,前者常见于修复组织如骨痂,后者常见于发育中的长骨骨干。

2.板层骨

板层骨由很多骨板构成,与交织骨最大的不同是构成板层骨的骨细胞已成熟且分布规律,与血管走行方向明显相关;骨基质所含的胶原纤维较细,但排列有序,多互相平行成层状排列。板层骨中,骨板以同心圆排列的方式层层围绕血管形成哈佛系统,其间的间骨板为旧的哈佛系统被改建后的遗迹;骨细胞陷窝呈同心层排列,骨小管互相交通呈放射状。根据所含血管间隙的大小及软组织多少,板层骨也分为骨松质和骨密质。

骨的形成最初是以交织骨的形式出现的,如胚胎骨形成,骨折愈合、异位骨化等都以此为先导,但交织骨不如板层骨组织机化程度高,因而寿命相对短促,其出现也是暂时的,迟早要被吸收而为板层骨所取代。

(二)骨基质

骨基质又称骨质,实际上就是骨的细胞间质,由有机质和无机质 2 种成分构成。骨基质中水分极少,仅占骨湿重的 $8\%\sim9\%$。有机质由骨细胞分泌而来,主要为大量的胶原纤维(约占有机质的 95%)和少量无定形的基质。无机质主要为钙盐,主要成分是羟基磷灰石结晶 $Ca_{10}(PO_4)_6-(OH)_2$。胶原纤维的抗压性和弹性均较差,羟基磷灰石结晶则脆而易碎,但两者结合在一起后其性质便发生了根本的变化。使骨组织既具有坚实的强度又具备了足够的弹性,机械性能和生理功能都得到极大的提高,成为人体理想的结构材料。

骨基质中的有机质和无机质的比例随年龄而发生改变。幼儿骨组织中两者大约各占骨干重的一半;成年时,有机质约占骨干重的1/3,无机质则占2/3;老年时,在有机质和无机质都逐渐减少的情况下,无机质所占比例进一步增加。与此相对应,幼儿的骨柔韧易变形,遭遇暴力时可能折而不断,发生青枝状骨折;老年人的骨多变硬变脆,弹性模量下降,抗冲击力下降,再加上老年性骨质疏松,较易发生骨折。

1. 骨的有机质

骨的有机质中,主要成分为成骨细胞合成分泌的胶原纤维,即通常所称的骨胶原,其中含大量的Ⅰ型胶原蛋白和极少量的Ⅴ型胶原蛋白。从形态上观察,骨胶原纤维可分为2类:一类是粗纤维,主要存在于交织骨;另一类是细纤维,主要存在于板层骨。随着骨代谢不断进行,骨胶原也不断进行裂解、降解和合成的新陈代谢过程。

构成骨胶原的胶原纤维由多种氨基酸组成,其蛋白分子之间存在较多的分子间交联。它与其他胶原的最大不同在于,它在稀酸溶液中不膨胀,可溶解其他胶原的溶剂(如中性盐和稀酸溶液等)不能使它溶解,这些特性为使用稀盐酸等稀酸溶液制备脱钙骨奠定了材料学基础。

骨的有机质中还有一贯无固定形态的,呈胶体状的复杂物质,主要包括蛋白多糖类、骨钙素、骨结合素、细胞连接蛋白等非胶原蛋白。近年来的研究发现,骨内还存在许多可能具有调节骨细胞活性的生长因子,如转化生长因子-β_1(TGF-β_1)、转化生长因子-β_2(TGF-β_2)、血小板衍生生长因子(PDGF)、内皮细胞生长因子、胰岛素样生长因子-Ⅰ和Ⅱ(IGF-Ⅰ,IGF-Ⅱ)以及骨形态发生蛋白(BMP)。BMP在骨组织中含量极微,每克骨组织仅含1~2 ng。从氨基酸序列看,BMP是转化生长因子-β家庭的成员,约有30%的氨基酸与转化生长因子-β同源。1965年,Urist就通过骨基质肌内种植引发异位成骨的实验发现了BMP的存在,但对BMP的蛋白质纯化和基因的克隆直到20世纪80年代才完成。经过多年的基础研究和临床试验,现已证实,BMP具有诱导多种未分化或未成熟细胞如骨原细胞、骨髓基质细胞、多能纤维细胞和成肌细胞等分化为成骨细胞的能力,能极大地促进骨折和骨缺损部的骨形成,近年来在骨科、口腔科和整形外科中得到日益广泛的应用。

2. 骨的无机质

骨的无机质又称无机盐,约占骨密质干重的75%,其成分主要是由钙、磷酸根和羟基结合而成的羟基磷灰石结晶$Ca_{10}(PO_4)_6(OH)_2$,其内部构造可用晶胞单位表示。在整个结晶中,晶胞单位重复同样的排列和比例,故其分子式被书写为$Ca_{10}(PO_4)_6(OH)_2$,而非$Ca_5(PO_4)_3(OH)$。电镜下,羟基磷灰石结晶呈针状、柱状或板状,厚度2.5~7.5 nm,宽度3.0~7.5 nm,长度10~20 nm,但后者变化较大,可达200 nm。晶体运动或压力改变可在骨内产生压电。实验发现,造成骨变形可引出电流,电负荷可改变骨的结构,而直流电则对骨形成有促进作用,这也正是临床上在骨折局部施以直流电刺激,促进骨折愈合的理论基础。

(三)骨的细胞

生长活跃的骨组织中,大致可分辨出4种骨细胞,即骨原细胞、成骨细胞、骨细胞和破骨细胞。长期以来,上述4种细胞被认为是同一类细胞的不同功能状态,相互间可以转变,但近年来,越来越多的证据表明,破骨细胞是来源于血液中的单核细胞,而非原以为的成骨细胞。

(张永志)

第二节 骨的血液供应与神经分布

一、骨的血液供应

充足的血液供应,是骨组织得以进行正常的生长发育和创伤修复的基础。骨的血供因其种类不同,其血供的来源和分布亦有所不同。

(一)长骨的血供

长骨的血供规律性较强,其来源主要可归为4个既相对独立又相互联系的动脉系统,即滋养动脉、骨端动脉(骺动脉和干骺动脉)、骨膜动脉和肌、肌腱及筋膜动脉系统。

1.滋养动脉

滋养动脉由邻近的动脉干发出,多为1～2条,通常斜穿骨干的滋养孔(管)进入骨内。滋养动脉在滋养管内分五支,进入骨髓腔后分为升支和降支,沿骨内膜分别走向两端骺部。沿途滋养动脉还发出第2或第3级分支至骨髓腔,形成骨内膜血管网,再由该血管网向骨皮质发出皮质动脉营养骨皮质的内层。少数皮质动脉可穿行整个皮质并与骨外膜血管网吻合,使骨内、外血管沟通。骨内血管的分布有年龄特点,骨化前期和骨化期内,升支和降支的末端多为终动脉;骨化后期,升支和降支的终末支则分别与骺动脉、下骺动脉的分支互相吻合。滋养动脉是长骨的主要营养血管,其供血量占5%～70%。

2.骨端动脉

骨端动脉包括骺动脉和干骺动脉,通常发自邻近的动脉干或关节动脉网。在胚胎发生学上,它们有着共同的起源,几乎都是与长骨原始骨化中心同时出现。

胚胎发育中后期,深入软骨内的血管已很多,随着骨化中心的不断扩大,软骨逐渐骨化成骨,软骨内的血管随之发生转化,一部分继续保留在软骨端内成为骺血管;另一部分则经骺板伸向干骺端形成干骺血管。进入骨内的骺动脉和干骺动脉穿行于骨小梁间并直达关节软骨下,然后发出分支互相吻合形成弓动脉,弓动脉发出襻状终动脉。分别从骺板的远端和近端进入骨内的这2支动脉,在胎儿时期并不发生或极少发生吻合,而是终止于骺软骨的上、下两面形成毛细血管网。出生后随着肢体的活动,吻合开始出现。随着年龄增长,血管吻合不断增加,至骺板完全骨化以后,骺板处的血管达到充分吻合。骺动脉和干骺动脉对长骨的供血量占20%～40%。

3.骨膜动脉

骨膜动脉主要来自邻近动脉的骨膜支、干骺动脉骨膜支和肌肉、肌腱、筋膜以及韧带附着部的细小动脉分支。骨膜动脉在骨膜内发出许多分支互相吻合形成骨膜动脉网营养骨膜。骨膜动脉网由短支、环行支和纵行支组成。短支走行无主要方向,环行支环绕管状骨表面,纵行支与骨的长轴平行。骨膜动脉网还向骨质发出许多细小的分支,分布于骨密质的浅层,部分交通支则经伏克曼管进入骨质的深层与骨内的动脉沟通。骨膜动脉系统对长骨的供血量占10%～20%。

4.肌、肌腱、筋膜动脉

其为附着于骨面的肌肉、肌腱和筋膜而来的动脉,可分别称之为肌骨膜动脉、腱骨膜动脉和筋膜骨膜动脉。这些来源的动脉均较细小,与骨膜动脉网之间存在广泛的交通吻合,故有学者将其并入骨膜动脉系统。但这一系统来源的动脉，乃是设计形成肌蒂骨瓣、筋膜蒂骨瓣（或骨膜骨瓣）的形态学基础，故不少学者还是主张将其单独划分出来，以利于临床应用。

(二) 扁骨的血供

扁骨的血供呈多源性，由扁骨周围数支较大的血管干发支营养，主要有以下3种来源。

1. 滋养动脉

滋养动脉由扁骨周围的动脉干发出后直接进入骨内，滋养动脉的分支在骨内互相吻合，营养骨质，主要存在骨质较厚的部位。

2. 骨膜动脉

来源广泛，由扁骨周围的数支动脉发出后即从四周不同的部位向骨的中央分布，在骨表面广泛吻合形成动脉网，再由动脉网均匀地发出细小的骨膜动脉营养骨组织，主要营养骨膜和骨质的浅层。

3. 肌骨膜动脉

肌骨膜动脉为肌动脉的小支，在肌的肌外膜与骨膜结合处与骨膜动脉互相吻合，营养肌附着部的骨质和邻近骨膜。对于肌肉附着丰富的扁骨，如肩胛骨、肋骨等，这3种血供具有同样重要的营养作用。对于颅盖的扁骨，血供则主要来自骨膜动脉。

(三) 不规则骨的血供

较大的不规则骨（如髋骨等），其血供来源与扁骨相似。小的不规则骨其血供来源也至少有骨膜动脉和滋养动脉2种来源。骨膜动脉来自邻近动脉的骨膜支和经肌腱、韧带附着处到达的骨膜支，它们互相吻合形成骨膜血管网，分布于骨膜和骨质的浅层。滋养动脉进入骨内后反复分支，互相交通，并与骨膜动脉间形成广泛的吻合。

(四) 骨的血供分布

在生理状态下，骨的血供是一个统一的整体，不同来源的血管互相吻合，互相补充，具有很强的代偿能力。当某一来源的血管受损时，通过有效的代偿一般不会对骨的血供造成影响。

通常，外环骨板的骨小管由骨外膜的毛细血管供应，内环骨板的骨小管由骨髓中的毛细血管供应，骨单位则由穿行哈佛管中的血管供应。哈佛管内通常有一条毛细血管，有时可见2条，其中1条是小动脉，称毛细血管前小动脉，另1条是伴行的小静脉，它们和与其垂直的伏克曼管中的血管相互交通，保证了骨组织的血液供应。而间骨板则无血管分布，其骨小管又不与骨单位的骨小管相通，故骨细胞常坏死，遗留下中空的骨陷窝则被沉积的钙盐或细胞碎屑填充。

来自干骺动脉骨膜支、滋养动脉骨膜支、肌骨膜支、筋膜骨膜支和邻近动脉骨膜支的骨外膜血管在骨外膜表面吻合广泛，形成骨膜血管网，因此，骨外膜的血管十分丰富，它不仅能保证骨外膜得到充足的血供，还通过伏克曼管向骨内导入小分支，对骨的营养和骨内外血供的交通、代偿起重要作用。由于骨膜血供具有很强的代偿作用，而骨的新陈代谢又相对不旺盛，故只要能保存骨膜的血供来源，骨组织通常都能成活，这为带血供的骨膜瓣或带部分骨质的骨膜-瓣移植修复骨缺损提供了解剖学基础。以往认为骨瓣移植必须保留骨的滋养动脉才能保证骨瓣存活，但大量的实践证明，骨的营养血管之间吻合丰富，侧支循环良好，代偿能力强，只要保留其中任何一类供血来源，骨瓣就能成活。各类骨瓣的供血来源都通过其蒂部这一总渠道来实现，故拟订骨瓣有关的设计方案时，都应有供血的蒂部。

(五) 骨的静脉和淋巴

长骨的静脉起自骨内静脉窦和骨髓静脉。骨内静脉窦较宽，血流缓慢，汇聚为骺静脉和干骺静脉。骨髓静脉窦则汇集形成沿骨干纵行的髓内中央静脉。上述静脉均沿其动脉入骨的路径穿行出骨,注入邻近的静脉干。骨浅层及骨膜的小静脉汇合为骨膜静脉,注入邻近的静脉。扁骨的静脉亦起自脉窦,在骨内汇集成1至数条大的静脉,伴随小动脉出骨后汇入静脉干。其骨浅层的小静脉则汇成数条骨膜静脉,与同名动脉伴行而汇入上一级静脉。

骨膜分布着丰富的淋巴管,但骨质和骨髓内是否存在淋巴管,目前仍未有定论。

二、骨的神经分布

骨和骨膜均有丰富的神经分布,其来源主要有以下3种方式:①来自邻近神经干的分支。②来自附着于骨的肌肉、肌腱的神经支。③来自邻近血管神经丛的分支。骨的神经纤维有有髓神经纤维和无髓神经纤维2种。神经纤维伴随血管进入骨和骨膜后,分布到骨膜或哈佛管的血管周围间隙内。通常,有髓神经纤维分布到骨小梁之间、关节软骨下面和骨内膜,无髓神经纤维分布于骨外膜、骨髓和骨的血管壁。骨膜的神经分布最为丰富,受伤害性刺激时引起的疼痛觉常剧烈难忍,骨膜对张力和撕扯的刺激尤为敏感。

(付邦国)

第三节 骨的发育和生长

骨组织来源于胚胎时期中胚层的间充质细胞。大约在胚胎发育到第16天时,中胚层间充质细胞即开始具备向成纤维细胞、成软骨细胞和成骨细胞分化的潜能。大多数骨的发生都由充质细胞无形成透明软骨雏形,继而软骨不断生长并逐渐骨化成骨,但也有部分骨是由间充质直接骨化而成,这就是骨发生的2种方式:软骨内成骨和膜内成骨。

一、软骨内成骨

大多数骨,如颅底骨、躯干骨和四肢骨等,主要是由软骨内成骨形成。软骨内成骨的过程就是在将要形成骨的部位先形成透明软骨雏形,继而这种软骨雏形在从胎儿时期直到成年的约20年间逐步被骨化成骨的过程。其中以四肢长骨的演化过程最为典型,大致包括以下几个阶段:①软骨雏形形成。②骨领形成和初级骨化中心出现。③血管长入和骨髓腔形成。④次级骨化中心出现和骨骺板形成。

(一)软骨雏形形成

大约在胚胎第6周,肢芽中的间充质细胞在将形成骨处聚集成团,分化出骨原细胞,部分骨原细胞分化为软骨细胞并分泌软骨基质,逐步形成了初具未来长骨外形的透明软骨雏形,其外表面则覆以软骨膜。

(二)骨领形成和初级骨化中心出现

软骨雏形的中段(即未来的骨干部)是最早出现成骨的部位。此处的血管侵入早,营养和氧气供应充分,使软骨膜内层的骨原细胞分裂并分化为成骨细胞,在软骨的表面产生类骨质,继而逐渐钙化成一圈包绕软骨中段的薄层初级骨松质。这种在软骨膜深部形成的骨质包绕软骨的结构,称为骨领。骨领出现后,此处的软骨膜即成为骨膜,其内层的骨原细胞不断向骨领表面形成新的成骨细胞和添加类骨质，使骨小梁逐渐增厚。同时骨领增厚，并向两端延伸，最终成为骨干的骨密质。

在骨领形成的同时，被骨领包围的软骨也发生一系列的变化。首先，该处的软骨细胞增生、肥大，挤占软骨基质并开始分泌碱性磷酸酶，使软骨基质中出现钙盐沉积，嗜碱性增强；接着肥大的成熟软骨细胞因缺乏营养而发生退变、死亡，软骨基质继而溶解和崩溃，形成许多大小不等的囊腔。此时，骨外膜的血管以及骨原细胞和破骨细胞等共同构成骨膜芽，或称成骨芽，穿过骨领和钙化的软骨基质进入这些囊腔。在血供充足的条件下，骨原细胞不断分化为成骨细胞，并贴附于残留的钙化软骨基质表面分泌骨基质，形成原始的骨小梁。于是软骨内出现了初级骨化中心。初级骨化中心由骨的中段继续向两端扩展，同时骨领也不断增长与增粗，形成骨干。

(三) 血管长入和骨髓腔形成

骨外膜的血管随骨外膜芽进入软骨细胞退变死亡留下的囊腔后，立即分为上、下2支，分别向软骨雏形的两端延伸，而且沿途发出许多小分支形成毛细血管襻分布于这些囊腔。此时，随血管带入的破骨细胞即可分解吸收钙化的软骨，形成许多不规则的隧道，此即为原始骨髓腔。腔内含有的骨原细胞、成骨细胞、破骨细胞及各种幼稚血细胞即构成了初骨髓。随着骨化由中心向两端推进，破骨细胞也不断吸收骨干中央的骨小梁，使许多小的原始骨髓腔融合为一个大的骨髓腔。

(四) 次级骨化中心出现和骨骺板形成

出生时，骨干大部已骨化，只在骨的两端仍然保留着软骨。出生后不久，骨的两端即开始出现骨化中心，称为骺骨化中心。因其发生比骨干的初级骨化中心晚，通常又称为次级骨化中心。次级骨化中心一般在1个骨骺部只发生1个，少数可有2个。而各骨的次级骨化中心出现的时间也有所不同，从出生前至生后数年不等。次级骨化中心的发生过程与初级骨化中心相似，它形成后骨化就由骨骺部以辐射状向各个方向推进，最后只在关节面和干、骺间的骺板保留下软骨结构。保留于关节面的软骨终身不骨化，是一薄层透明软骨，即关节软骨；而位于干、骺之间的骺板则只是暂时保留的软骨，其中的幼稚软骨细胞不断增殖、生长，分泌软骨基质并钙化，使骨的长度随骺板软骨的生长不断增加。当骺部完全骨化后，骨质的增加就只发生在骺板的骨干侧。通常，骺板软骨的增生速度与软骨破坏及成骨速度保持相对平衡，故骺板始终维持着一个较恒定的厚度。至成年，骺板将钙化为骨松质，在原处遗留下一条被称为骨骺线的线状痕迹，此时长骨即停止增长。

综上所述，无论是形成初级骨化中心还是次级骨化中心，软骨内成骨的基本过程都大致经历以下4个步骤：①软骨细胞增生并分泌软骨基质。②软骨细胞成熟肥大，分泌碱性磷酸酶促使钙盐沉积，软骨基质开始钙化。③钙化的软骨基质阻碍了软骨中营养物质的弥散，造成软骨细胞发生退变和坏死，其基质崩解并形成许多小的囊腔。④间充质细胞随血管进入这些囊腔并在该处分化为骨原细胞，进而分化为成骨细胞，贴附于钙化的软骨基质残基上逐渐形成骨组织。

二、膜内成骨

只有额骨、顶骨和锁骨等少数骨以这种方式发生，其过程较软骨内成骨简单，是由间充质细胞不经软骨形成阶段而直接转化成骨。膜内成骨开始于胚胎期的第8周，以颅顶骨的成骨过程最为典型。在将要形成骨的部位，间充质细胞分裂、增殖，并与增生的血管网密集成原始的结缔组织膜,膜中的间充质细胞可分化为骨原细胞,部分骨原细胞进而分化增大为成骨细胞并形成成骨细胞群,成为骨化中心。骨化中心的成骨细胞分泌类骨质并逐渐被类骨质包围,随着钙盐的沉积,类骨质钙化,形成了初级骨小梁,构成初级骨松质,成为原始骨组织。这种骨组织没有骨板,钙盐也少,是由细针状和薄片状的骨小梁相互连接成的原始骨松质所构成,其众多的网眼中遍布间充质细胞和毛细血管。前者不断分化为骨原细胞和成骨细胞,而新分化来的细胞总是附于骨小梁的表面,分泌类骨质使骨不断增厚加宽,并由骨化中心向周围扩展,使新形成的骨小梁越来越多,部分骨小梁遂开始相互合并。随着骨化过程的继续,骨膜内层的成骨细胞在骨松质的表面形成原始骨密质。

(张永志)

第二章 骨科影像学检查

第一节 X 线 检 查

一、X 线检查在骨科诊断中的应用

骨科 X 线检查是最基本传统的检查方法。骨组织是人体的硬组织，含钙量多，密度高，X 线不易透过，骨与周围软组织、松质骨与皮质骨的明显对比，构成了 X 线检查诊断骨科疾病的基础。X 线检查能对大部分骨关节损伤和疾病作出诊断，不仅可以了解骨与关节疾病的部位、范围、性质、程度及与周围软组织的关系，为治疗提供参考，还可以在治疗过程中指导骨折脱位的整复及疗效的观察等。X 线检查还可以观察骨骼的生长发育和受营养代谢的影响。但细致的变化或密度接近的结构、肌腱和韧带等软组织 X 线片显影不佳，需要辅助特殊检查。平片显示骨皮质、骨小梁的细节方面和显示病灶空间定位整体轮廓方面优于 CT 和 MRI，所以对骨折的显示最好。但 X 线片必须有骨结构遭到破坏消失或中断时才能发现病变，所以有时早期诊断有困难。如急性化脓性骨髓炎、早期股骨头坏死、类风湿关节炎早期病变等。由于 X 线检查对骨与关节疾病的诊治作用很大，所以骨科医师必须熟练掌握 X 线检查的理论知识和 X 线片的阅读方法。

二、常用检查方法

(一) 透视

透视用于观察四肢骨折、复位或软组织异物的定位。但荧光影像不够清晰，细微病变和较厚部位难以清楚显示，通常不能对比和保留记录，对患者和医师都有一定的辐射损害。

(二) 常规 X 线摄片

X 线摄片几乎用于所有的骨与关节疾病。应根据患者的症状和体征决定检查部位、范围和投射要求。X 线片可以保存，用以诊断、对比、观察疗效和随访。

(三) 体层摄影

体层摄影利用特殊装置专门照某一体层的影像，使其显示清晰，可避免一般平片多层影像重叠混淆。主要用于观察早期炎症、肿瘤的骨质破坏、深部骨折、病灶死骨等。

(四) 放大摄影

放大摄影利用高性能 X 线机增大胶片和投射部位的距离做几何学放大，用于观察细微的骨

小梁、皮质等结构改变。当今的数字摄影技术已能很好对X线图像进行缩放。

(五)造影检查

造影检查包括血管造影、关节造影、脊髓造影以及窦道和瘘管造影。血管造影用于血管疾病的诊断、骨肿瘤的显示、骨肿瘤良恶性的鉴别、肿瘤介入治疗等。关节造影用于了解四肢关节的关节软骨、软骨板或韧带及关节结构的情况。对于诊断膝关节半月板损伤多采用双重对比造影,但MRI可以清楚、全面和无创地显示关节结构,常可取代关节造影。

三、X线片的阅读

阅读和分析X线片需要一定的技能,应遵循如下原则。

(一)X线片质量的评价

首先根据临床所见判断拍摄部位、位置、影像清晰度和对比度是否达到要求。黑白对比应清晰,骨小梁、软组织的纹理要清晰。

(二)根据密度对比

一般根据气体、脂肪、肌肉、骨骼和异物五种不同密度进行比较和分析。如膝关节积液,则髌下脂肪垫阴影消失;肢体组织显示有气体则可能为开放性损伤、手术后、皮下气肿或气性坏疽等。

(三)骨骼的形态及大小比例

读片要有系统性并按一定程序进行,如由外向内、由上向下、由软组织到骨关节等。依次观察每一骨和关节的改变。应掌握骨骼的正常形态的轮廓、排列和大小以利于区分异常变化。有时应考虑年龄等因素,必要时与健侧对比。

(四)骨结构

对于骨关节结构的改变应注意密度的改变、溶骨与成骨的改变。注意骨膜、骨皮质和骨松质。如有病变还需注意病变的部位、范围、数量等。

(五)关节及关节周围软组织

关节面透明软骨不显影、骨关节周围软组织显影不明显,但可以通过关节间隙判断软骨及关节腔的情况,通过软组织影判断关节囊是否肿胀等。

(六)特殊部位及患者

对于儿童X线片的阅读应注意骨骺出现的年龄及次序等,对于脊柱X线片的阅读正位片要注意椎体的形态、椎弓根的厚度、椎弓根的距离以及有无侧弯等,侧位片应注意排列弧度、椎体有无变形、密度等。

(付邦国)

第二节 CT 检 查

计算机体层成像(CT)是20世纪70年代发展起来的诊断工具。基本原理是X线穿射人体经部分吸收后被检测器所接收,检测器接收射线的强弱取决于人体横断面的组织密度,骨组织吸收较多的X线,检测器将测得一个比较微弱的信号,CT值高,呈白色,相反,脂肪组织、空气则吸收较少的X线,将检测到一个比较强的信号,CT值低,呈黑色。所测得的不同强度信号经过计算机处理后显示出图像。CT 由原始的一代发展到第四代以及螺旋 CT 机。1989 年,螺旋 CT 机的问世标志着 CT 领域的再次革新。扫描速度快、冠状或矢状面重建的空间分辨率高,可行血管造影,不需要重复扫描而患者受辐射剂量减少,可行三维重建,薄层图像重建等。可立体角度呈现骨骼与邻近结构的解剖关系,对于了解病变和制订手术计划很有帮助,如先天性脊柱侧弯等的三维重建。高分辨力 CT 功能够从躯干的横断面图像观察脊柱、骨盆及四肢关节较复杂的解剖部位和病变,有分辨软组织的能力,不受骨骼、内脏遮盖的影响,应用价值较 X 线高。但 CT 也有一定的局限性,可出现假阳性和假阴性。如在 CT 上不易区分椎间盘膨出或突出。CT 可以应用于以下情况。

一、骨折

脊柱、骨盆、髋部等深部损伤。CT 能使脊柱爆裂骨折等显示骨块突入椎管压迫脊髓的情况,对手术有一定的指导意义。可显示髋关节骨折移位的程度,是否需要复位与内固定等。CT 是诊断跟骨骨折的重要工具,它能清晰显示距下关节面粉碎和不连续的程度,可为术前计划提供有价值信息。CT 还常用于桡骨远端骨折,以详细了解关节面,骨折片数量以及桡腕关节或远端尺桡关节是否受到波及。在某些依据 X 线诊断骨折非常困难的病例,CT 可提供精确的信息。如用于评估不明显或复杂舟状骨骨折,了解骨折的愈合评价术后的情况。与 X 线不同,不论有无石膏,CT 均能提供满意的影像。

二、关节病变

CT 能显示关节内、软骨、韧带、肌肉及关节囊等软组织的病变。对于髋关节主要用于诊断先天性髋关节脱位、股骨头缺血坏死、髋关节内游离体、骨关节炎等。对于膝关节可于屈曲 30°、60°时行髌骨横扫描用于诊断髌骨半脱位、髌骨软化症。半月板损伤 CT 下可见半月板有裂缝,呈低密度的横形、纵形或斜形条状影,边界一般清楚。关节腔内造影时,可见撕裂的半月板间隙内有造影剂渗入,呈高密度条状影,还可以诊断盘状半月板、半月板囊肿、十字韧带撕裂等,但不如 MRI 显示清楚。对于肩关节用于脱位后关节不稳,主要观察关节盂唇的病变。尤其是应用空气和碘水造影剂双对比造影时(CTA),更能清楚看到肩关节盂唇的损伤、撕裂骨折等病变。

三、软组织与骨骼的肿瘤

CT 可以测量出软组织病变范围;诊断帮助骨与软组织良恶性肿瘤,了解骨破坏程度、肿瘤周围组织情况、与血管和神经的关系等;可以引导活检,随访有无复发等。

四、脊柱病变

CT 可以显示椎间盘突出、椎管狭窄、后纵韧带骨化、脊髓畸形等。CT 能测出骨化灶的横径、矢状径和脊髓受压的程度。对于椎管狭窄的患者可以区分中央型狭窄或侧隐窝狭窄,可以看到硬膜囊及神经根受压的程度。对于腰椎间盘突出症的扫描,应尽量薄层扫描(1～5 mm),每个椎间盘可扫描 5 个层面,上下终板处各 1 个层面,中间 3 个层面。扫描平面尽量与椎间盘平行。CT 检查时,注入造影剂称为造影增强法。用于普通 CT 检查难以显示的组织病变、损伤及血管疾病等,可以增加病变与正常组织之间的对比度,血运丰富区增强作用最为显著。脊髓造影后 1～4 小时做 CT 检查称为 CTM。椎间盘造影后 1～4 小时做 CT 检查称为 CTD。可以提高诊断准确率,也可以显示各种脊髓病变如脊髓空洞症、肿瘤及脊膜脊髓膨出等先天性发育畸形。

五、脊柱畸形

通过相关软件对 CT 采集到信息进行三维重建,可清晰显示全脊柱形态。

六、感染

CT 可用于发现感染、结核等的骨质破坏、增生硬化、死骨形成和软组织影等。脊柱等感染与肿瘤难以区别时可以行 CT 检查帮助鉴别。

(付邦国)

第三节 MRI 检 查

磁共振成像(MRI)是目前检查软组织的最佳手段,在骨科领域用途广泛。MRI 信号的强弱一方面与组织类型有关,另一方面与所采用的成像序列有密切关系。磁共振现象是指具有磁性的原子核处在外界静磁场中,使用一个适当频率的射频电磁波来激励这些原子核,在关闭电磁场时,原子核产生共振释放能量向外界发出电信号的过程。通过测定组织中运动质子的密度差进行空间定位以得到运动中的原子核分布图像。因为 MRI 能反映疾病的病理生理基础,较 CT 更具有开拓性。T_1 加权像是指短 TE(回波时间,一般<30 毫秒)、短 TR(重复时间,一般<700 毫秒),主要表现组织解剖结构。T_2 加权像是指长 TE(一般>60 毫秒)、长 TR(一般>1 500 毫秒),主要表现组织本身的特点。质子密度是指短 TE(<30 毫秒)、长 TR(>1 500 毫秒)。CT 反映的是组织密度,而 MRI 反映的是组织信号。信号一般分高信号、中信号、低信号和无信号。皮质骨属于无信号(黑色),脂肪组织在 T_1 加权像呈高信号(白色),水及含水液体在 T_2 加权像呈高信号(白色)。

一、磁共振的特点

(一)MRI 的优点

(1)无辐射、无放射性、无明确的损伤性,但较大磁场所产生的生物效应却不能忽视,如静磁场引起眩晕、头痛等。

(2)突破了仅以解剖学为基础的局限性,从分子水平提供诊断信息。

(3)一个位置可以多平面(超三维)成像,有利于立体观察病变。

(4)空间分辨率或反差分辨率高,尤其是对软组织较 CT 有更强的分辨率。能反映炎症灶、肿瘤周围被侵犯的情况。对于中枢神经系统疾病和关节内病变优于 CT。

(5)成像敏感性强,能检出 X 线片看不到的疲劳性骨折、股骨头缺血性坏死等。

(6)通过不同序列,可获得脂肪抑制技术,无需造影即可获得类似的脊髓造影,即磁共振液体(水化)成像技术。

(7)无骨性尾影,流动的液体不产生信号(流动空白效应)。

(二)MRI 的不足与禁忌

(1)皮质骨病变、钙化(骨化)的观察不如 CT 清楚。
(2)空间分辨力不如 CT 或超声检查。
(3)设备昂贵,检查费用高。
(4)凡体内带有不可取的金属异物,如起搏器、人工关节、血管夹、钢板螺钉等为 MRI 相对禁忌。
(5)危重患者和不自主活动患者不宜行此检查。

二、磁共振检查在骨科领域的应用

(一)脊柱疾病

MRI 用于检查人体脊柱,特别是对脊髓神经组织、椎间盘等所提供的影像资料优于其他检查方法。适用于脊柱骨与软组织肿瘤、椎管内肿瘤、椎间盘病变、脊柱脊髓损伤、脊柱感染、脊髓空洞等。T_1 加权像适用于评价髓内病变、脊髓囊肿、骨破坏病变,T_2 像则适用于评价骨唇增生、椎间盘退行性病变与急性脊髓损伤。

1. 退行性病变

退行性脊椎病变包括椎管狭窄、小关节病、韧带增生及脊柱失稳。可以从冠状位、矢状位、横截面的 T_2 像观察出退行性脊椎变化的各种病变。椎间盘的白色信号表示含水分充足之髓核,而周边的低信号则为纤维环。传统的 T_2 影像仍是评价椎间盘内部结构最好的选择。当正常椎间盘开始呈退行性变时,椎间盘所含的水分即会逐渐减少,T_2 影像上椎间盘的高信号部分开始减少,表示椎间盘开始脱水。当椎间盘变形时,即可表现出膨出型、突出型、脱出型或游离型改变。椎管狭窄则表现为椎管竹节状狭窄,同时腰椎脑脊液内所含的马尾神经也呈束状,但磁共振的影像可能会强化其狭窄的程度,所以应用横断面评估椎管狭窄。小关节的退变则表现为 T_2 像上有滑液存在于小关节中。

2. 脊髓病变

脊髓空洞症、软组织纤维瘤、脊膜膨出、脂肪瘤、囊型星形细胞瘤、室管膜瘤与脊髓转移瘤等均可在 T_1 像上检出。MRI 还有助于鉴别髓内或髓外病变。

3. 脊柱外伤

MRI 是脊柱脊髓外伤的重要检查手段,尤其是能显示脊髓本身的创伤、椎管与椎旁软组织的改变,MRI 血管造影也可诊断椎动脉损伤。但对骨折的敏感性和特异性较 CT 检查差。

4. 脊柱感染性疾病

如化脓性脊髓炎、脊柱结核与椎间盘炎。脊柱化脓性感染在 T_1 像为低信号、T_2 像为高信号。MRI 冠状位常可看到椎旁软组织有无脓肿影。对于化脓性脊柱炎和椎间盘炎 MRI 可以早期诊断。

5. 脊柱肿瘤

原发性骨肿瘤、肿瘤样疾病、转移瘤与感染等骨结构改变在 MRI 可有特殊表现。MRI 能显示椎体血管瘤,T_1、T_2 像均呈现亮信号。MRI 显示转移瘤也非常敏感,溶骨性椎体转移灶在 T_1 加权像上信号比正常骨髓要低。质子密度像上呈中等信号,在 T_2 加权像呈高或中信号。成骨性骨转移瘤 T_1 及 T_2 像瘤灶比正常椎体信号低。

(二)关节病变

1.髋关节疾病

MRI能早期发现股骨头缺血性坏死、关节唇的撕裂、骨关节病与肿瘤。目前只有MRI能对股骨头坏死做出早期诊断,首先是脂肪组织的变形和坏死,而MRI在脂肪发生坏死时即有阳性所见。

2.膝关节疾病

大多数膝关节半月板损伤(包括盘状半月板)、交叉韧带的损伤MRI诊断率均较高,半月板损伤可见半月板表面高信号线性影像(撕裂)或纵形影像(断裂)。

3.肩关节疾病

肩关节疾病常以软组织病变为主。MRI能准确显示肩袖撕裂的部位,还能显示其他相关组织的病理改变。此外,对于相对小的关节盂、关节囊、二头肌腱病变等均能显示异常改变。

4.骨与关节感染

借助MRI可早期发现感染,T_2像显示高信号。

(三)骨与软组织肿瘤

对于不能应用X线等诊断的骨或软组织肿瘤,MRI可以帮助诊断,特别是对于骨髓的病变特别敏感。

(四)磁共振造影技术

磁共振造影技术又称磁共振增强技术。脊柱化脓性感染、脊柱结核等MRI增强后均显示有改变,有助于鉴别诊断。

(五)磁共振液体成像技术

磁共振液体成像技术包括磁共振胆管成像(MRCP)、磁共振椎管成像(MRM)。但分辨率差、无法动态观察。MRM以腰段最佳,显示良好的对比和空间分辨率。

(付邦国)

第四节 超声检查

超声检查方法有超声示波诊断、二维超声显像诊断、超声光点扫描和超声频移诊断法,骨科常用超声诊断方法是超声显像诊断法,以光点的多少区分为暗区、液性暗区、衰减暗区、稀疏光点、致密光点及密集光点。骨科常用二维超声成像和多普勒血流成像方法。二维超声成像通过获得检查对象的不同二维切面图,直接显示病变的声学特征变化。彩色多普勒血流图需叠加在二维图像上才具有结构和方位信息。

根据声阻相差大小与组织结构内部的均匀程度等,可将人体组织器官声学类型分为无反射、少反射、多反射和全反射四种。

B超是一种无创的检查方法,可测定血流、检查血管,可在B超引导下行肿瘤活检或介入治疗。但因不能用超声显影、不能经空气传递,清晰度和分辨率不高。

一、骨折

正常骨骼显示一条致密骨回声带,表面光滑,可达数毫米厚,骨折时,纵切面骨回声带分离或重叠,多在骨折后方有声影。但对骨折的确切形态不如 X 线片。正常骨回声带前方紧贴一狭窄的线状低回声骨膜反射带区,骨折后骨膜连续性中断或局部低回声区范围显著增大变宽,以后随骨痂的形成可以见到回声增强。

二、骨肿瘤

超声显示边界较清楚,形态呈半圆、椭圆或弧形光带隆起于骨表面,也可不规则或分叶状。骨肿瘤的类型、大小等不同瘤体实质内可见回声均匀程度不一、强度不等。恶性骨肿瘤基底和骨质破坏,骨回声带不平整或缺损。周围软组织受压、浸润或粘连而使结构不清。

三、脊椎退行性变

超声不能透过椎体,但却可透过椎间盘,超声可以探查到椎管内的病变、硬膜囊的宽度、椎管的内径等。椎间盘突出则表现为椎管内增强的光点、光团或光带,后方多无声影。

四、关节疾病

超声可以诊断关节积液。表现为在髌上间隙、股骨远端前方和股四头肌后方见到液性暗区。关节积液结合临床可以诊断相应的关节炎性疾病,B 超定位穿刺出脓液即可确诊。滑膜增厚时,则有不规则实体回声突入暗区内。B 超可以诊断 X 线显示不清的小于 6 个月的婴幼儿先天性髋关节脱位,B 超可显示此时期髋关节的解剖结构。超声可以诊断膝关节半月板损伤,根据声像图上半月板区内出现异常回声,如等信号状回声结构、线状强回声结构、液性暗区或水平位低回声等即可诊断。合并半月板囊肿时还可见到囊肿图像。此外,对于腘窝囊肿、侧副韧带损伤、肩袖撕裂等超声均能给予诊断。

五、血管疾病

利用多普勒等超声可以诊断颈动脉、椎动脉以及四肢血管的病变。可诊断动脉损伤、动脉硬化性闭塞症、动脉瘤、深静脉血栓、动静脉瘘等疾病。

六、感染

急性血源性骨髓炎可见骨膜下脓肿液性暗区,骨膜被掀起、抬高并增厚,周围软组织水肿,回声降低等。慢性骨髓炎显示骨皮质表面粗糙不平、骨膜增生、骨皮质连续性中断并出现缺损、软组织脓肿、有窦道或死骨等。

(付邦国)

第三章 骨科物理学检查

第一节 脊柱检查

脊柱由 7 个颈椎、12 个胸椎、5 个腰椎、5 个骶椎、4 个尾椎构成。常见的脊柱疾病多发生于颈椎和腰椎。

一、视诊

脊柱居体轴的中央,并有颈、胸、腰段的生理弯曲。先观察脊柱的生理弧度是否正常,检查棘突连线是否在一条直线上。正常人 C_7 棘突最突出。如有异常的前凸、后凸和侧凸则应记明其方向和部位。脊柱侧凸如继发于神经纤维瘤病,则皮肤上常可见到咖啡斑,为该病的诊断依据之一。腰骶部如有丛毛或膨出是脊椎裂的表现。常见的脊柱畸形有角状后凸(结核、肿瘤、骨折等)、圆弧状后凸(强直性脊柱炎、青年圆背等)、侧凸(特发性脊柱侧凸、先天性脊柱侧凸、椎间盘突出症等)。还应观察患者的姿势和步态。腰扭伤或腰椎结核的患者常以双手扶腰行走;腰椎间盘突出症的患者,行走时身体常向前侧方倾斜。

二、触诊

颈椎从枕骨结节向下,第 1 个触及的是第 2 颈椎棘突。颈前屈时第 7 颈椎棘突最明显,故又称隆椎。两肩胛下角连线,通过 T_7 棘突,约平 T_8 椎体。两髂嵴最高点连线通过 L_4 棘突或 L_4、L_5 椎体间隙,常依此确定胸腰椎位置。棘突上压痛常见于棘上韧带损伤、棘突骨折;棘间韧带压痛常见于棘间韧带损伤;腰背肌压痛常见于腰肌劳损;腰部肌肉痉挛常是腰椎结核、急性腰扭伤及腰椎滑脱等的保护性现象。

三、叩诊

脊柱疾病如结核、肿瘤、炎症,以手指(或握拳)、叩诊锤叩打局部时可出现深部疼痛,而压痛不明显或较轻。这可与浅部韧带损伤进行区别。

四、动诊和量诊

脊柱中立位是身体直立,目视前方。颈段活动范围:前屈后伸均 45°,侧屈 45°。腰段活动:

前屈 45°,后伸 20°,侧屈 30°。腰椎间盘突出症患者,脊柱侧屈及前屈受限;脊椎结核或强直性脊柱炎的患者脊柱的各个方向活动均受限制,失去正常的运动曲线。腰椎管狭窄症的患者主观症状多而客观体征较少,脊柱后伸多受限。

五、特殊检查

(一)Eaton 试验

患者坐位,检查者一手将患者头部推向健侧,另一手握住患侧腕部向外下牵引。如出现患肢疼痛、麻木感为阳性。见于颈椎病(图 3-1)。

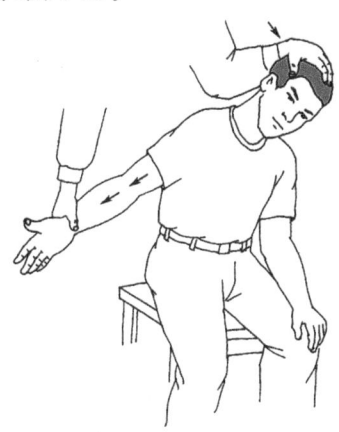

图 3-1　Eaton 试验

(二)Spurling 试验

患者端坐,头后仰并偏向患侧,检查者用手掌在其头顶加压,出现颈痛并向患侧手放射为阳性。颈椎病时,可出现此征(图 3-2)。

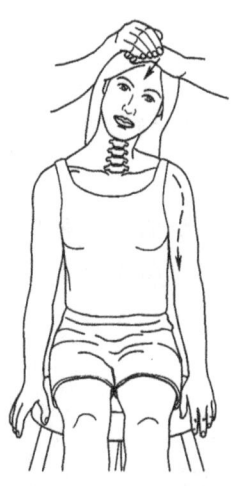

图 3-2　Spurling 试验

(三)幼儿脊柱活动检查法

患儿俯卧,检查者双手抓住患儿双踝上提。如有椎旁肌痉挛,则脊柱生理前凸消失,呈板样强直为阳性,常见于脊柱结核患儿(图 3-3)。

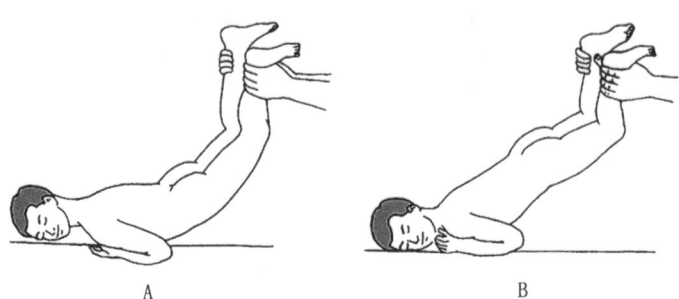

图 3-3 幼儿脊柱活动检查法
A.正常；B.阳性

(四) 拾物试验

在地上放一物品,嘱患儿去拾,如骶棘肌有痉挛,患儿拾物时只能屈曲两侧膝、髋关节而不能弯腰,多见于下胸椎及腰椎病变。

(五) 髋关节过伸试验(Yeoman 试验)

患者俯卧,一手将患侧膝关节屈至 90°,握住踝部,向上提起,使髋过伸,此时必扭动骶髂关节,如有疼痛即为阳性。此试验可同时检查髋关节及骶髂关节的病变(图 3-4)。

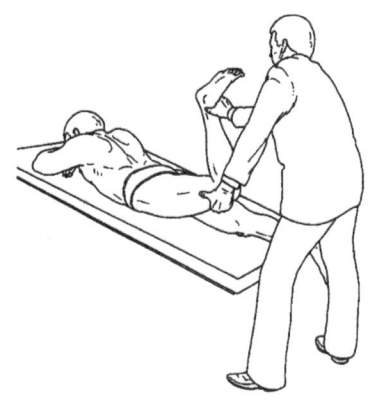

图 3-4 髋关节过伸试验(Yeoman 试验)

(六) 骶髂关节扭转试验

患者仰卧,屈健侧髋、膝,让患者抱住;病侧大腿垂于床沿外。检查者一手压病侧膝,出现骶髂关节疼痛者为阳性,说明腰骶关节有病变(图 3-5)。

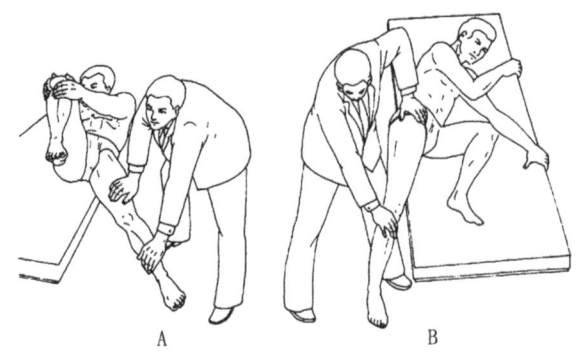

图 3-5 骶髂关节扭转试验(Gaenslen 征)

(七)腰骶关节过伸试验

患者俯卧,检查者的前臂插在患者两大腿的前侧,另一手压住腰部,将患者大腿向上抬。若骶髂关节有病变,即出现疼痛(图3-6)。

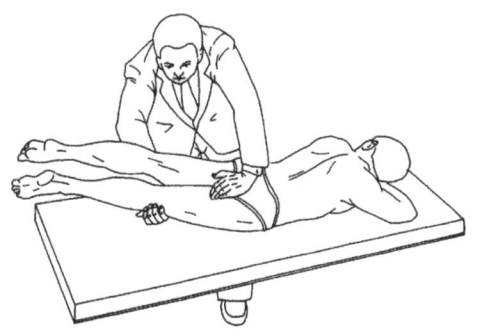

图3-6 腰骶关节过伸试验(Naoholos征)

(八)Addison征

患者坐位,昂首转向患侧,深吸气后屏气,检查者手摸患侧桡动脉。动脉搏动减弱或消失,则为阳性,表示血管受挤压,常见于前斜角肌综合征等(图3-7)。

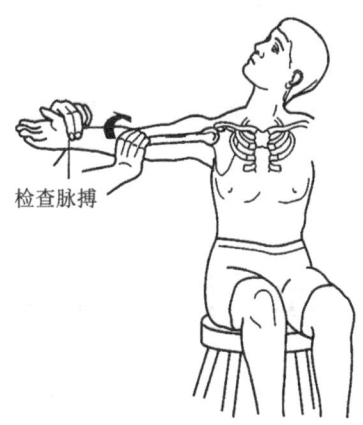

图3-7 Addison征

(九)直腿抬高试验(Bragard征)

患者仰卧,检查者一手托患者足跟,另一手保持膝关节伸直,缓慢抬高患肢,如在60°范围之内即出现坐骨神经的放射痛,称为直腿抬高试验阳性。在直腿抬高试验阳性时,缓慢放低患肢高度,待放射痛消失后,再将踝关节被动背伸,如再度出现放射痛,则称为直腿抬高加强试验(Bragard征)阳性(图3-8)。因个体差异,直腿抬高时,疼痛出现的角度可能不同,应与健侧对比,更有意义。

(十)股神经牵拉试验

患者俯卧、屈膝,检查者将其小腿上提或尽力屈膝(图3-9),出现大腿前侧放射性疼痛者为阳性。见于股神经受压,多为$L_{3\sim 4}$椎间盘突出症。

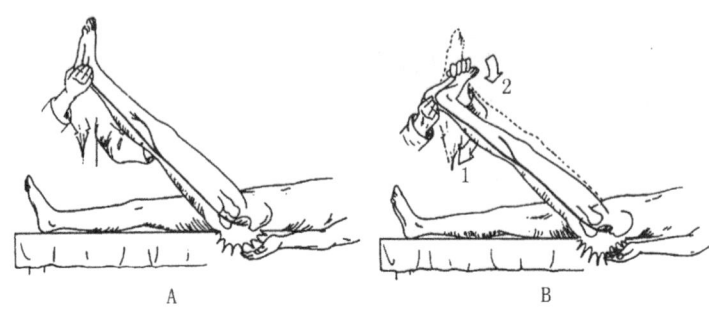

图 3-8　直腿抬高加强试验（Bragard 征）

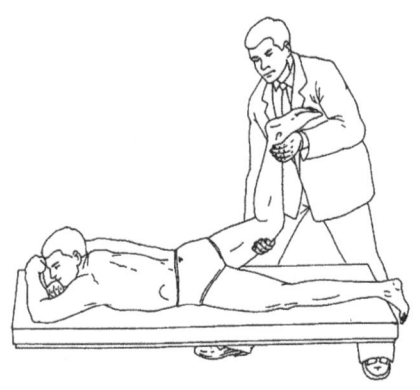

图 3-9　股神经牵拉试验

（渠立振）

第二节　上肢检查

一、肩部检查

肩关节也称盂肱关节,是全身最灵活的关节。它由肩胛骨的关节盂和肱骨头构成。由于肱骨头大而关节盂浅,因而其既灵活又缺乏稳定性,是肩关节易脱位的原因之一。肩部的运动很少是由肩关节单独进行的,常常是肩关节、肩锁关节、胸锁关节及肩胛骨-胸壁联接均参与的复合运动,因此检查肩部活动时须兼顾各方面。

（一）视诊

肩的正常外形呈圆弧形,两侧对称。三角肌萎缩或肩关节脱位后弧度变平,称为"方肩"。先天性高肩胛患者患侧明显高于健侧。斜方肌瘫痪表现为垂肩,肩胛骨内上角稍升高。前锯肌瘫痪向前平举上肢时表现为翼状肩胛。

（二）触诊

锁骨位置表浅,全长均可触到。喙突尖在锁骨下方肱骨头内侧,与肩峰和肱骨大结节形成肩等边三角称为肩三角。骨折、脱位时此三角有异常改变。

(三)动诊和量诊

检查肩关节活动范围时,须先将肩胛骨下角固定,以鉴别是盂肱关节的单独活动还是包括其他两个关节的广义的肩关节活动。肩关节的运动包括内收、外展、前屈、后伸、内旋和外旋。肩关节中立位为上臂下垂屈肘90°,前臂指向前。正常活动范围:外展80°~90°,内收20°~40°,前屈70°~90°,后伸40°,内旋45°~70°,外旋45°~60°。

肩外展超过90°时称为上举(160°~180°),须有肱骨和肩胛骨共同参与才能完成。如为肩周炎,仅外展、外旋明显受限;关节炎则各个方向运动均受限。

(四)特殊检查

1. Dugas 征

正常人将手搭在对侧肩上,肘部能贴近胸壁。肩关节前脱位时肘部内收受限,伤侧的手搭在对侧肩上,肘部则不能贴近胸壁,或肘部贴近胸部时,则手搭不到对侧肩,此为 Dugas 征阳性(图3-10)。

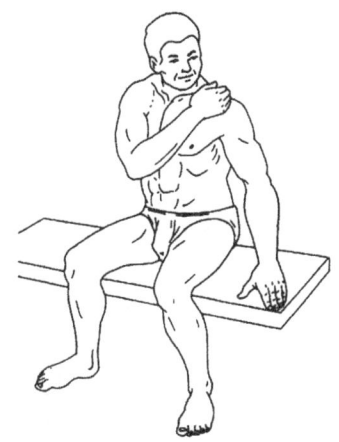

图 3-10 Dugas 征

2. 疼痛弧

冈上肌腱有病损时,在肩外展60°~120°范围内有疼痛,因为在此范围内肌腱与肩峰下面摩擦、撞击,此范围以外则无疼痛。常用于肩周炎的检查判定。

二、肘部检查

肘关节包括肱尺关节、肱桡关节、上尺桡关节3个关节。除具有屈伸活动功能外,还有前臂的旋转功能。

(一)视诊

正常肘关节完全伸直时,肱骨内、外上髁和尺骨鹰嘴在一直线上;肘关节完全屈曲时,这3个骨突构成一等腰三角形(称肘后三角)。肘关节脱位时,3点关系发生改变;肱骨髁上骨折时,此3点关系不变。前臂充分旋后时,上臂与前臂之间有10°~15°外翻角,又称提携角。该角度减小时称为肘内翻,增大时称为肘外翻。肘关节伸直时,鹰嘴的桡侧有一小凹陷,为肱桡关节的部位。桡骨头骨折或肘关节肿胀时此凹陷消失,并有压痛。桡骨头脱位在此部位可见到异常骨突,旋转前臂时可触到突出的桡骨头转动。肘关节积液或积血时,患者屈肘从后面观察,可见鹰嘴之上肱三头肌腱的两侧胀满。肿胀严重者,如化脓性或结核性关节炎时,肘关节成梭形。

(二) 触诊

肱骨干可在肱二头肌与肱三头肌之间触知。肱骨内、外上髁和尺骨鹰嘴位置表浅容易触知。肘部慢性劳损常见的部位在肱骨内、外上髁处。外上髁处为伸肌总腱的起点,肱骨外上髁炎时,局部明显压痛。

(三) 动诊和量诊

肘关节屈伸运动通常以完全伸直为中立位0°。活动范围:屈曲135°~150°,伸0°,可有5°~10°过伸。肘关节的屈伸活动幅度取决于关节面的角度和周围软组织的制约。在肘关节完全伸直位时,因侧副韧带被拉紧,不可能有侧方运动,如果出现异常的侧方运动,则提示侧副韧带断裂或内、外上髁骨折。

(四) 特殊检查

Mills征:患者肘部伸直,腕部屈曲,将前臂旋前时,肱骨外上髁处疼痛为阳性。常见于肱骨外上髁炎,或称网球肘(图3-11)。

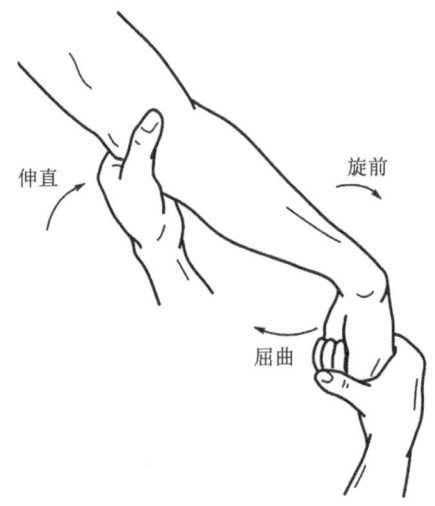

图3-11 网球肘 Mills征

三、腕部检查

腕关节是前臂与手之间的移行区,包括桡尺骨远端、腕骨掌骨基底、桡腕关节、腕中关节、腕掌关节及有关的软组织。前臂的肌腱及腱鞘均经过腕部。这些结构被坚实的深筋膜包被,与腕骨保持密切的联系,使腕部保持有力并容许广泛的运动以适应手的多种复杂功能。

(一) 视诊

微屈腕时,腕前区有2~3条腕前皮肤横纹。用力屈腕时,由于肌腱收缩,掌侧有3条明显的纵行皮肤隆起,中央为掌长肌腱,桡侧为桡侧腕屈肌腱,尺侧为尺侧腕屈肌腱。桡侧腕屈肌腱的外侧是扪桡动脉的常用位置,皮下脂肪少的人可见桡动脉搏动。解剖学"鼻烟窝"是腕背侧的明显标志,它由拇长展肌和拇短伸肌腱、拇长伸肌腱围成,其底由舟骨、大多角骨、桡骨茎突和桡侧腕长、短伸肌组成。其深部是舟骨,舟骨骨折时该窝肿胀。腕关节结核和类风湿关节炎表现为全关节肿胀。腕背皮下半球形肿物多为腱鞘囊肿。月骨脱位后腕背或掌侧肿胀,握拳时可见第3掌骨头向近侧回缩(正常时较突出)。

(二)触诊

舟骨骨折时"鼻烟窝"有压痛。正常时桡骨茎突比尺骨茎突低1 cm。当桡骨远端骨折时,这种关系有改变。腱鞘囊肿常发生于手腕背部,为圆形、质韧、囊性感明显的肿物。疑有舟骨或月骨病变时,让患者半握拳尺偏,叩击第3掌骨头时腕部近中线处疼痛。

(三)动诊和量诊

通常以第3掌骨与前臂纵轴成一直线为腕关节中立位0°。正常活动范围:背屈35°～60°,掌屈50°～60°,桡偏25°～30°,尺偏30°～40°。腕关节的正常运动对手的活动有重要意义,因而其功能障碍有可能影响到手的功能,利用合掌法容易查出其轻微异常。

(四)特殊检查

1.Finkelstein试验

患者拇指握于掌心,使腕关节被动尺偏,桡骨茎突处疼痛为阳性,为桡骨茎突狭窄性腱鞘炎的典型体征(图3-12)。

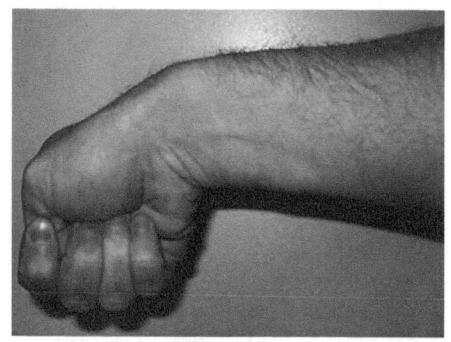

图3-12　桡骨茎突狭窄性腱鞘炎(Finkelstein试验)

2.腕关节尺侧挤压试验

腕关节中立位,使之被动向尺侧偏并挤压,下尺桡关节疼痛为阳性。多见于腕三角软骨损伤或尺骨茎突骨折。

四、手部检查

手是人类劳动的器官,它具有复杂而重要的功能,由5个掌骨和14个指骨组成。拇指具有对掌功能是人类区别于其他哺乳动物的重要特征。

(一)视诊

常见的畸形有并指、多指、巨指(多由脂肪瘤、淋巴瘤、血管瘤引起)等。钮孔畸形见于手指近侧指间关节背面中央腱束断裂;鹅颈畸形系因手内在肌挛缩或作用过强所致;爪形手是前臂肌群缺血性挛缩的结果;梭形指多为结核、内生软骨瘤或指间关节损伤。类风湿关节炎呈双侧多发性掌指、指间和腕关节肿大,晚期掌指关节尺偏。

(二)触诊

指骨、掌骨均可触到。手部瘢痕检查需配合动诊,观察是否与肌腱、神经粘连。

(三)动诊和量诊

手指各关节完全伸直为中立位0°。活动范围掌指关节屈60°～90°,伸0°,过伸20°;近侧指间关节屈90°,伸0°,远侧指间关节屈60°～90°,伸0°。手的休息位:是手休息时所处的自然静止的姿势,即腕关节背伸10°~15°,示指至小指呈半握拳状,拇指部分外展,拇指尖接近示指远侧指间关节。手的功能位:腕背屈20°~35°,拇指外展、对掌,其他手指略分开,掌指关节及近侧指间关节半屈曲,而远侧指间关节微屈曲,相当于握小球的体位。该体位使手能根据不同需要迅速做出不同的动作,发挥其功能,外伤后的功能位固定即以此为标准。

手指常发生屈肌腱鞘炎,屈伸患指可听到弹响,称为弹响指或扳机指(图3-13)。

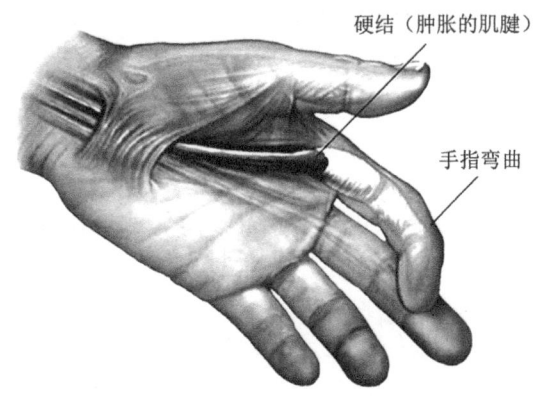

图3-13 示指狭窄腱鞘炎

(渠立振)

第三节 下 肢 检 查

一、骨盆和髋部检查

髋关节是人体最大、最稳定的关节之一,属典型的球窝关节。它由股骨头、髋臼和股骨颈形成关节,下方与股骨相连。其结构与人体直立所需的负重与行走功能相适应。髋关节远较肩关节稳定,没有强大暴力一般很少脱位。负重和行走是髋关节的主要功能,其中负重功能更重要,保持一个稳定的髋关节是各种矫形手术的原则。由于人类直立行走,髋关节是下肢最易受累的关节。

(一)视诊

应首先注意髋部疾病所致的病理步态,常须行走、站立和卧位结合检查。特殊的步态,骨科医师应明确其机制,这对诊断疾病十分重要。髋关节患慢性感染时,常呈屈曲内收畸形;髋关节后脱位时,常呈屈曲内收内旋畸形;股骨颈及转子间骨折时,伤肢呈外旋畸形。

(二)触诊

先天性髋关节脱位和股骨头缺血性坏死的患者,多有内收肌挛缩,可触及紧张的内收肌。骨折的患者有局部肿胀压痛;髋关节感染性疾病局部多有红肿、发热且有压痛。外伤性脱位的患者可有明显的局部不对称性突出。挤压分离试验对骨盆骨折的诊断具有重要意义。

(三)叩诊

髋部有骨折或炎症,握拳轻叩大转子或在下肢伸直位叩击足跟部时,可引起髋关节疼痛。

(四)动诊

髋关节中立位0°为髋膝伸直,髌骨向上。正常活动范围:屈130°~140°,伸0°,过伸可达15°;内收20°~30°,外展30°~45°;内旋40°~50°,外旋30°~40°。除检查活动范围外,还应注意在双腿并拢时能否下蹲,有无弹响。臀肌挛缩症的患者,双膝并拢不能下蹲,活动髋关节时,挛缩的纤维带从大转子部滑过,会出现弹响,常称为弹响髋。

(五)量诊

发生股骨颈骨折、髋脱位、髋关节结核或化脓性关节炎股骨头破坏时,大转子向上移位。测定方法有(图 3-14):①Shoemaker 线。正常时,大转子尖与髂前上棘的连线延伸,在脐上与腹中线相交;大转子上移后,该延长线与腹中线相交在脐下。②Nelaton 线。患者侧卧并半屈髋,在髂前上棘和坐骨结节之间画线。正常时此线通过大转子尖。③Bryant 三角。患者仰卧,从髂前上棘垂直向下和向大转子尖各画一线,再从大转子尖向近侧画一水平线,该3线构成一三角形。大转子上移时底边比健侧缩短。

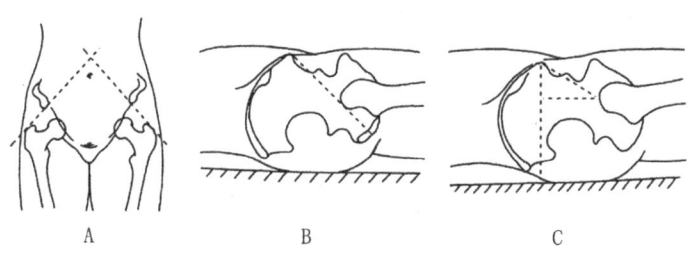

图 3-14 股骨大转子上移测量方法
A.Shoemaker 线;B.Nelaton 线;C.Bryant 三角

(六)特殊检查

1.滚动试验

患者仰卧位,检查者将一手掌放患者大腿上轻轻使其反复滚动。急性关节炎时可引起疼痛或滚动受限。

2."4"字试验(Patrick 征)

患者仰卧位,健肢伸直,患侧髋与膝屈曲,大腿外展、外旋将小腿置于健侧大腿上,形成一个"4"字,一手固定骨盆,另一手下压患肢,出现疼痛为阳性。见于骶髂关节及髋关节内有病变或内收肌有痉挛的患者。

3.Thomas 征

患者仰卧位,充分屈曲健侧髋膝,并使腰部贴于床面,若患肢自动抬高离开床面或迫使患肢与床面接触则腰部前凸时,称 Thomas 征阳性。见于髋部病变和腰肌挛缩。

4.骨盆挤压分离试验

患者仰卧位,从双侧髂前上棘处对向挤压或向后外分离骨盆,引起骨盆疼痛为阳性。见于骨盆骨折。须注意检查时手法要轻柔以免加重骨折端出血。

5.Trendelenburg 试验

患者背向检查者,健肢屈髋、屈膝上提,用患肢站立,如健侧骨盆及臀褶下降为阳性。多见于臀中、小肌麻痹,髋关节脱位及陈旧性股骨颈骨折等(图 3-15)。

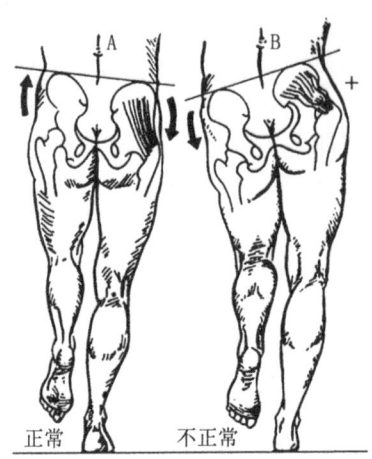

图 3-15 Trendelenburg 征

6.Allis 征

患者仰卧位,屈髋、屈膝,两足平行放于床面,足跟对齐,观察双膝的高度,如一侧膝比另一侧高时,即为阳性。见于髋关节脱位、股骨或胫骨短缩。

7.望远镜试验

患者仰卧位,下肢伸直;检查者一手握住患侧小腿,沿身体纵轴上下推拉,另一手触摸同侧大转子。如出现活塞样滑动感为阳性,多见于儿童先天性髋关节脱位。

二、膝部检查

膝关节是人体最复杂的关节,解剖学上被列为屈戌关节。主要功能为屈伸活动,膝部内外侧韧带、关节囊、半月板和周围的软组织保持其稳定。

（一）视诊

检查时患者首先呈立正姿势站立。正常时,两膝和两踝应能同时并拢互相接触,若两踝能并拢而两膝不能互相接触则为膝内翻,又称"O 形腿"。若两膝并拢而两踝不能接触则为膝外翻,又称"X 形腿"。膝内、外翻是指远侧肢体的指向。在伸膝位,髌韧带两侧稍凹陷。有关节积液或滑膜增厚时,凹陷消失。比较两侧股四头肌有无萎缩,早期萎缩可见内侧头稍平坦,用软尺测量更为准确。

（二）触诊

触诊的顺序为先检查前侧,如股四头肌、髌骨、髌腱和胫骨结节之间的关系等,然后再俯卧位检查膝后侧,在屈曲位检查腘窝、外侧的股二头肌、内侧的半腱肌半膜肌有无压痛或挛缩。

髌骨前方出现囊性肿物,多为髌前滑囊炎。膝前外侧有囊性肿物,多为半月板囊肿(图 3-16);膝后部的肿物,多为腘窝囊肿。考虑膝关节积血或积液,可行浮髌试验。膝关节表面软组织较少,压痛点的位置往往就是病灶的位置,所以,检查压痛点对定位诊断有很大的帮助。髌骨下缘的平面正是关节间隙,关节间隙的压痛点可以考虑是半月板的损伤处或骨赘之处。

内侧副韧带的压痛点往往不在关节间隙,而在股骨内髁结节处;外侧副韧带的压痛点在腓骨小头上方。髌骨上方的压痛点代表髌上囊的病灶。另外,膝关节的疼痛,要注意检查髋关节,因为髋关节疾病可刺激闭孔神经,引起膝关节牵涉痛。如果膝关节持续性疼痛、进行性加重,可考虑股骨下端和胫骨上端肿瘤的可能性。

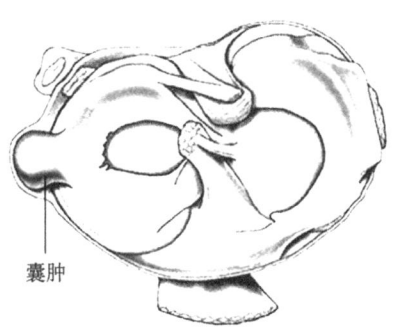

图 3-16　半月板囊肿示意图

(三) 动诊和量诊

膝伸直为中立位 0°。正常活动范围：屈 120°～150°，伸 0°，过伸 5°～10°。膝关节伸直时产生疼痛的原因是由于肌肉和韧带紧张，导致关节面的压力加大所致。可考虑为关节面负重部位的病变。如果最大屈曲时有胀痛，可推测是由于股四头肌的紧张，髌上滑囊内的压力增高和肿胀的滑膜被挤压而引起，这是关节内有积液的表现。总之，一般情况下伸直痛是关节面的病变，屈曲痛是膝关节水肿或滑膜炎的表现。

当膝关节处于向外翻的压力下，并做膝关节屈曲动作时，若产生外侧疼痛，则说明股骨外髁和外侧半月板有病变。反之，内翻同时有屈曲疼痛者，病变在股骨内髁或内侧半月板。

(四) 特殊检查

1. 侧方应力试验

患者仰卧位，将膝关节置于完全伸直位，分别做膝关节的被动外翻和内翻检查，与健侧对比。若超出正常外翻或内翻范围，则为阳性。说明有内侧或外侧副韧带损伤（图 3-17）。

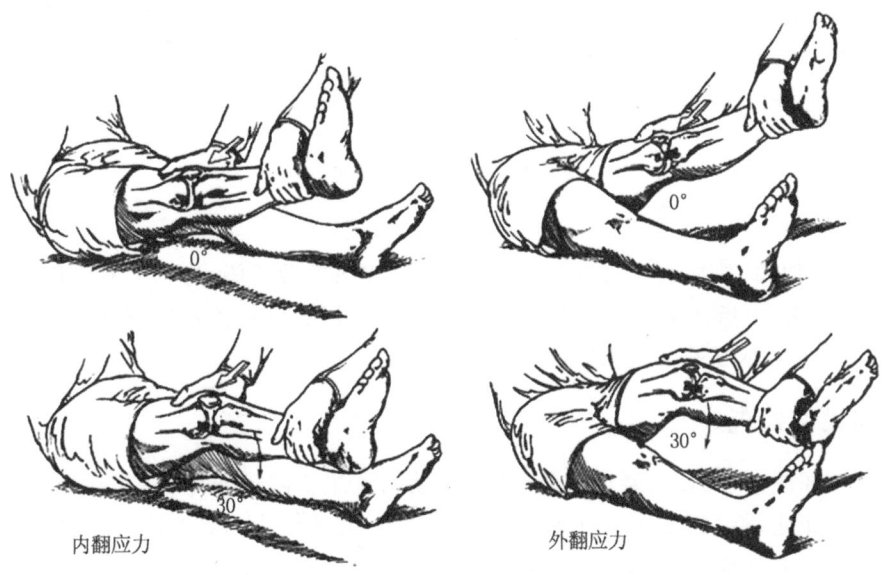

图 3-17　侧方应力试验

2.抽屉试验

患者仰卧屈膝90°,检查者轻坐在患侧足背上(固定),双手握住小腿上段,向后推,再向前拉。前交叉韧带断裂时,可向前拉0.5 cm以上;后交叉韧带断裂者可向后推0.5 cm以上。将膝置于屈曲20°~30°进行Lachman试验(图3-18),则可增加本试验的阳性率,有利于判断前交叉韧带的前内束或后外束损伤(图3-19)。

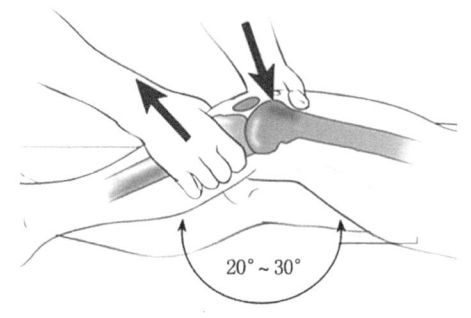

图3-18 Lachman试验

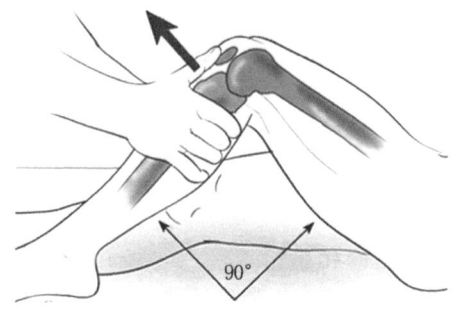

图3-19 抽屉试验

3.McMurray试验

患者仰卧位,检查者一手按住患膝,另一手握住踝部,将膝完全屈曲,足跟抵住臀部,然后将小腿极度外展外旋,或内收内旋,在保持这种应力的情况下,逐渐伸直。在伸直过程中,若能听到或感到响声,或出现疼痛为阳性,说明半月板有病变(图3-20)。

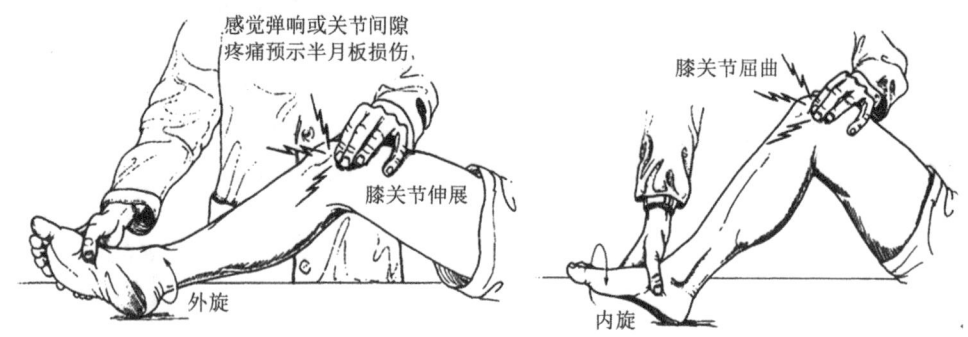

图3-20 McMurray试验

4.浮髌试验

患者仰卧位,伸膝,放松股四头肌;检查者的一手放在髌骨近侧,将髌上囊的液体挤向关节腔,同时另一手示指、中指急速下压。若感到髌骨碰击股骨髁部时,为浮髌试验阳性。一般中等量积液时(50 mL),浮髌试验才呈阳性(图3-21)。

三、踝和足部检查

踝关节属于屈戌关节,其主要功能是负重,运动功能主要限于屈伸,可有部分内外翻运动。与其他负重关节相比,踝关节活动范围小,但更为稳定。其周围多为韧带附着,有数条较强壮肌腱。由于其承担较大负重功能,故扭伤发病率较高。足由骨和关节形成内纵弓、外纵弓及前部的横弓,是维持身体平衡的重要结构。足弓还具有吸收震荡,负重,完成行走、跑跳动作等功能。

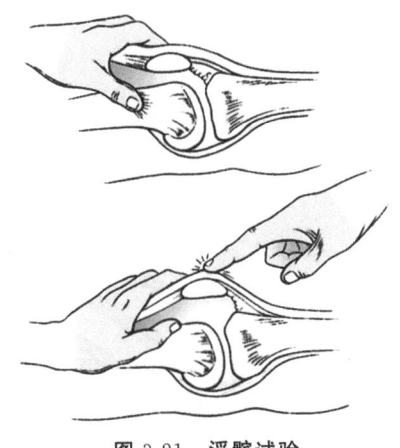

图 3-21　浮髌试验

(一) 视诊

观察双足大小和外形是否正常一致。足先天性、后天性畸形很多，常见的有马蹄内翻足、高弓足、平足、踇外翻等。检查足弓、足的负重点及足的宽度时，脚印具有重要意义。外伤时踝及足均有明显肿胀。

(二) 触诊

主要注意疼痛的部位、性质，肿物的大小、质地。注意检查足背动脉，以了解足和下肢的血循环状态。一般可在足背第 1、2 跖骨之间触及其搏动。足背的软组织较薄，根据压痛点的位置，可估计疼痛位于某一骨骼、关节、肌腱和韧带。然后再根据主动和被动运动所引起的疼痛，就可以推测病变的部位。例如，跟痛症多在足跟跟骨前下方偏内侧，相当于跖腱膜附着于跟骨结节部。踝内翻时踝疼痛，而外翻时没有疼痛，压痛点在外踝，则推断病变在外踝的韧带上。

(三) 动诊和量诊

踝关节中立位为小腿与足外缘垂直，正常活动范围：背伸 20°～30°，跖屈 40°～50°。足内、外翻活动主要在胫距关节；内收、外展在跗跖和跗间关节，范围很小。跖趾关节的中立位为足与地面平行。正常活动范围：背伸 30°～40°，跖屈 30°～40°。

(四) 特殊检查

Thompson 试验或腓肠肌挤压试验：正常情况下，挤压腓肠肌肌腹将使跟腱张力增加，使足发生跖屈运动。急性跟腱断裂时，此跖屈运动消失，称为 Thompson 试验或腓肠肌挤压试验阳性。

（渠立振）

第四节　四肢神经检查

一、上肢神经检查

上肢的神经支配主要来自臂丛神经，它由 C_5～T_1 神经根组成。主要有桡神经、正中神经、尺神经和腋神经（图 3-22）。通过对神经支配区感觉运动的检查可明确病变部位。

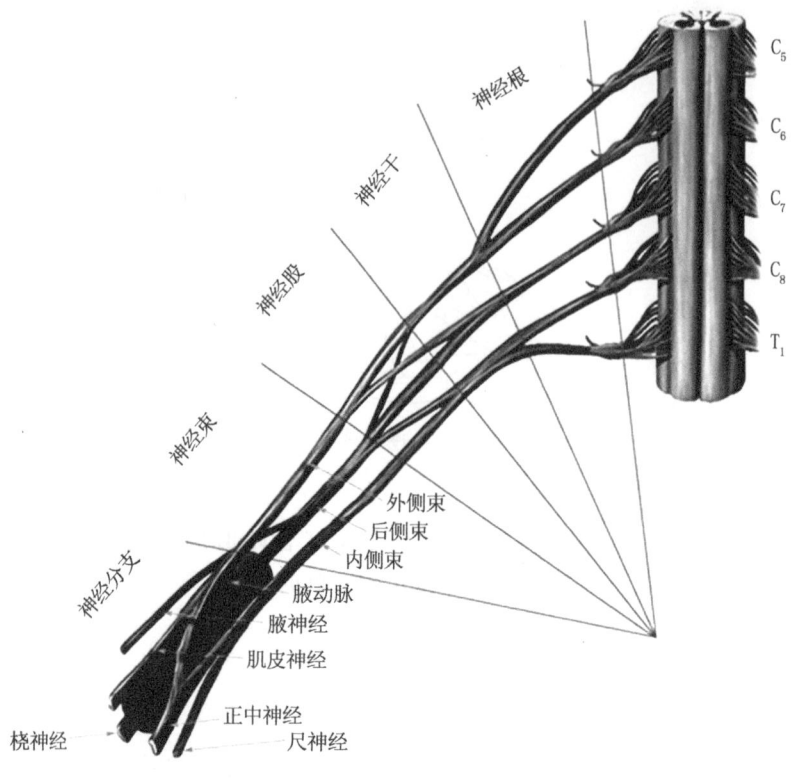

图3-22 臂丛神经组成与主要分支

(一)桡神经

发自臂丛后束,为臂丛神经最大的一支,在肘关节水平分为深、浅2支。根据损伤水平及深、浅支受累不同,其表现亦不同,是上肢手术中最易损伤的神经之一。在肘关节以上损伤,出现垂腕畸形,手背"虎口"区皮肤麻木,掌指关节不能伸直。在肘关节以下,桡神经深支损伤时,因桡侧腕长伸肌功能存在,所以无垂腕畸形。单纯浅支损伤可发生于前臂下1/3,仅有拇指背侧及手桡侧感觉障碍。

(二)正中神经

由臂丛内侧束和外侧束组成。损伤多发生于肘部和腕部,在腕关节水平损伤时,大鱼际瘫痪,桡侧三个半手指掌侧皮肤感觉消失,不能用拇指和示指捡起一根细针;损伤水平高于肘关节时,还表现为前臂旋前和拇指、示指的指间关节不能屈曲。陈旧损伤还有大鱼际萎缩,拇指伸直与其他手指在同一水平面上,且不能对掌,称为"平手"或"猿手"畸形。

(三)尺神经

发自臂丛内侧束,在肘关节以下发出分支支配尺侧腕屈肌和指深屈肌尺侧半;在腕以下分支支配骨间肌、小鱼际、拇收肌、第3、4蚓状肌。尺神经在腕部损伤后,上述肌麻痹。查Froment征可知有无拇收肌瘫痪。肘部尺神经损伤,尺侧腕屈肌瘫痪(患者抗阻力屈腕时,在腕部掌尺侧摸不到肌肉收缩)。陈旧损伤出现典型的"爪形手"——小鱼际和骨间肌萎缩(其中第1骨间背侧肌萎缩出现最早且最明显),小指和环指指间关节屈曲,掌指关节过伸。

(四)腋神经

发自臂丛后束,肌支支配三角肌和小圆肌,皮支分布于肩部和上臂后部的皮肤。肱骨外科颈骨折、肩关节脱位或使用腋杖不当时,都可损伤腋神经,导致三角肌瘫痪、臂不能外展、肩部感觉丧失。如三角肌萎缩,则可出现方肩畸形。

(五)腱反射

1.肱二头肌腱反射($C_{5\sim6}$)

患者屈肘90°,检查者手握其肘部,拇指置于肱二头肌腱上,用叩诊锤轻叩该指,可感到该肌收缩和肘关节屈曲。

2.肱三头肌反射($C_{6\sim7}$)

患者屈肘60°,用叩诊锤轻叩肱三头肌腱,可见到肱三头肌收缩及伸肘。

二、下肢神经检查

(一)坐骨神经

损伤后,下肢后侧、小腿前外侧、足底和足背外侧皮肤感觉障碍,不能屈伸足踝各关节。损伤平面高者尚不能主动屈膝(图3-23)。

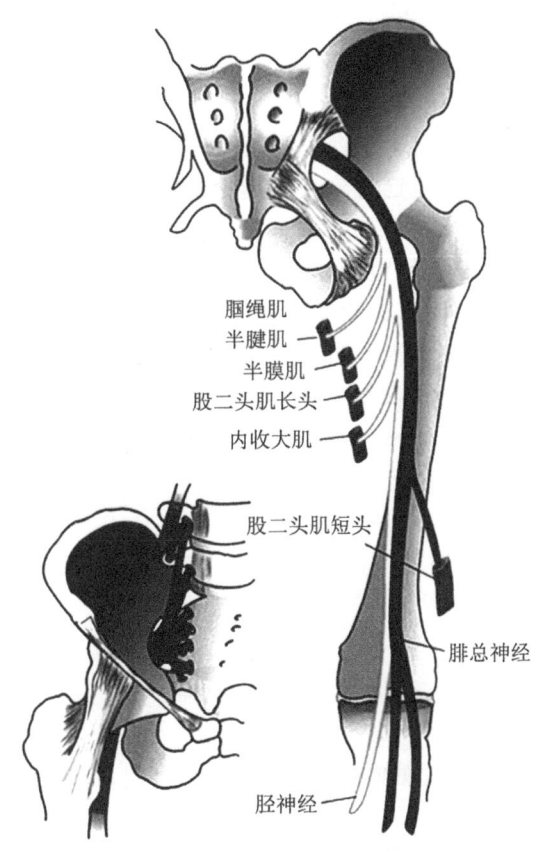

图3-23 坐骨神经走行与分支

(二)胫神经

损伤后,出现仰趾畸形,不能主动跖屈踝关节,足底皮肤感觉障碍。

(三)腓总神经

损伤后,足下垂内翻,不能主动背伸和外翻,小腿外侧及足背皮肤感觉障碍。

(四)腱反射

1.膝(腱)反射($L_{2\sim4}$)

患者仰卧位,下肢肌肉放松。检查者一手托腘窝部使膝半屈,另一手以叩诊锤轻叩髌腱,可见股四头肌收缩并有小腿上弹。

2.踝反射或跟腱反射($S_{1\sim2}$)

患者仰卧位,肌肉放松,两髋膝屈曲,两大腿外展。检查者一手掌抵足底使足轻度背屈,另一手以叩诊锤轻叩跟腱,可见小腿屈肌收缩及足跖屈。

三、脊髓损伤检查

脊柱骨折、脱位及脊髓损伤的发病率在逐年升高,神经系统检查对脊髓损伤的部位、程度的初步判断及进一步检查和治疗具有重要意义。其检查包括感觉、运动、反射、交感神经和括约肌功能等。

(一)视诊

检查时应尽量不搬动患者,去除衣服,注意观察以下内容。

(1)呼吸:若胸腹式主动呼吸均消失,仅有腹部反常活动者为颈髓损伤。仅有胸部呼吸而无主动腹式呼吸者,为胸髓中段以下的损伤。

(2)伤肢姿势:上肢完全瘫痪显示上颈髓损伤;屈肘位瘫为C_7损伤。

(3)阴茎可勃起者,反映脊髓休克已解除,尚保持骶神经功能。

(二)触诊和动诊

一般检查躯干、肢体的痛觉、触觉,根据脊髓节段分布判断感觉障碍平面所反映的损伤部位,做好记录;可反复检查几次,前后对比,以增强准确性并为观察疗效作依据。麻痹平面的上升或下降表示病情的加重或好转。不能忽视会阴部及肛周感觉检查。检查膀胱有无尿潴留。肛门指诊以检查肛门括约肌功能。触诊脊柱棘突及棘突旁有无压痛及后凸畸形,判断是否与脊髓损伤平面相符。

详细检查肌力、腱反射和其他反射。

1.腹壁反射

用钝针在上、中、下腹皮肤上轻划。正常者可见同侧腹肌收缩,上、中、下各段分别相当于$T_{7\sim8}$、$T_{9\sim10}$、$T_{11\sim12}$。

2.提睾反射

用钝针划大腿内侧上1/3皮肤,正常时同侧睾丸上提。

3.肛门反射

针刺肛门周围皮肤,肛门皮肤出现皱缩或肛诊时感到肛门括约肌收缩。

4.球海绵体反射

用拇、示指两指挤压龟头或阴蒂,或牵拉插在膀胱内的蕈状导尿管,球海绵体和肛门外括约肌收缩。肛门反射、肛周感觉、球海绵体反射和屈趾肌自主运动的消失,合称为脊髓损伤四征。

(渠立振)

第四章 上臂损伤

第一节 肱骨干骨折

一、解剖特点

自胸大肌附着处上缘至肱骨髁上为肱骨骨干。近端肱骨干横断面呈圆周形,远端在前后径上呈狭窄状。内、外侧肌间隔将上臂分成前间隔和后间隔。前间隔包括肱二头肌、喙肱肌和肱肌。肱动、静脉及正中神经、肌皮神经及尺神经沿肱二头肌内侧走行。后间隔包含肱三头肌和桡神经。桡神经穿过肱三头肌在后方骨干中段走行于桡神经沟内,在臂中下 1/3 处穿过外侧肌间隔至臂前侧,骨折移位时易受到损伤。

二、损伤机制

(一)直接暴力

直接暴力是造成肱骨干骨折的常见原因,如打击伤、机械挤压伤、火器伤等,可呈横断骨折、粉碎骨折或开放骨折。

(二)间接暴力

如摔倒时手或肘部着地,由于身体多伴有旋转或因附着肌肉的不对称收缩,发生斜形或螺旋形骨折。

(三)旋转暴力

旋转暴力以军事或体育训练的投掷骨折,以及掰手腕所引起的骨折最为典型,多发生于肱骨干的中下 1/3 处,主要由于肌肉突然收缩,引起肱骨轴向受力,导致螺旋形骨折。

由于肱骨干上的肌肉作用,骨折后常呈典型的畸形。当骨折线在胸大肌止点近端时,由于肩袖的作用,骨折近端呈外展和内旋畸形,远端由于胸大肌的作用向内侧移位;当骨折线位于胸大肌以远、三角肌止点以近时,骨折远端由于三角肌的牵拉向外侧移位,近端则由于胸大肌、背阔肌及大圆肌的牵拉作用向内侧移位;当骨折线位于三角肌止点以远时,骨折近端外展、屈曲,远端则向近端移位。

三、骨折的分类

同其他骨折的分类一样,肱骨干骨折可依据不同的分类因素构成多种分类方式。根据骨折是否与外环境相通,可分为开放和闭合骨折;因骨折部位不同,可分为三角肌止点以上及三角肌止点以下骨折;由于骨折程度不同,可分为完全骨折和不完全骨折;根据骨折线的方向和特性又可分为纵、横、斜、螺旋、多段和粉碎型骨折;根据骨的内在因素是否存在异常而分为正常和病理骨折等。

四、肱骨干骨折的临床症状和体征

同其他骨折一样,肱骨干骨折后可出现疼痛、肿胀、局部压疼、畸形、反常活动及骨擦音等,骨科医师不应为证实骨折的存在而刻意检查骨擦音,以免增加伤者的痛苦和桡神经损伤。对于不完全或无移位的骨折,单凭临床体检很难判断,所以对可疑骨折的患者必须拍 X 线片。拍片范围包括:肱骨的两端、肩关节和肘关节。对于高度怀疑有骨折的患者,即使在急诊拍片时未能发现骨折也不要轻易下无骨折的结论,可用石膏托暂时固定两周后再拍片复查,若有不全的裂纹骨折此时因骨折线的吸收而显现出来。若骨折合并桡神经损伤,可出现垂腕、手部掌指关节不能伸直、拇指不能伸展和手背虎口区感觉减退或消失。肱骨干骨折的患者应当常规检查患肢远端血运的情况,包括:对比两侧桡动脉搏动、甲床充盈、皮肤温度等,必要时可行血管造影,以确定有无肱动脉损伤。

五、治疗方法

近几十年来,骨折固定技术有了极大的提高,治疗手段远比过去丰富,在具体实施何种治疗方案时必须考虑如下因素:骨折的类型和水平、骨折的移位程度,患者的年龄、全身健康情况、与医师的配合能力、合并伤的情况,患者的职业及对治疗的要求等,此外经治医师还应考虑本身所具备的客观设备条件,掌握各种操作技术的水平、经验等。经过全面分析比较后再确定一最佳治疗方案。根本原则是:有利于骨折尽早愈合,有利于患肢的功能恢复,尽可能减少并发症。

(一)闭合治疗

近几十年来的骨科著作中,均强调绝大多数的肱骨干骨折可经非手术治疗而痊愈,国外的文献报道中其成功的比例甚至可高达 94% 以上。但在临床实际工作中能否达到如此高的比例仍值得商榷。此外,现代的就医人群已对骨科医师提出了更高的要求,即不仅要获得良好的最终治疗结果,而且希望治疗过程中尽量减少痛苦,在骨折愈合期间有相对高的生活质量,甚至仍能够从事一些工作。那种令患者在石膏加外展架上苦撑苦熬数个月,夜间无法平卧的传统治疗方式很难为多数患者所接受。依现代的治疗观点,闭合治疗的适应证应结合患者的具体情况认真审视后而定。

1.适应证

可供参考的适应证如下。

(1)移位不明显的简单骨折(AO 分类:A_1、A_2、A_3)。

(2)有移位的中、下 1/3 骨折(AO 分类:A_1、A_2、A_3 或 B_1、B_2)经手法整复可以达到功能复位标准的。

2.闭合治疗的复位标准

肱骨属非负重骨,轻度的畸形愈合可由肩胛骨代偿,其复位标准在四肢长骨中最低,其功能复位的标准如下:2 cm 以内的短缩,1/3 以内的侧方移位、20°以内的向前、30°以内的外翻成角以及 15°以内的旋转畸形。

3.常用的闭合治疗方法

(1)悬垂石膏:应用悬垂石膏法治疗肱骨干骨折已有半个多世纪的历史,目前在国内外仍有相当多的骨科医师在继续沿用。此法比较适合于有移位并伴有短缩的骨折或者斜形、螺旋形的骨折。悬垂石膏应具有适当的重量,避免过重或过轻,其上缘至少应超过骨折断端 2.5 cm,下缘可达腕部,屈肘 90°,前臂中立位,在腕部有三个固定调整环。在石膏固定期间,前臂需始终维持下垂,以便提供一向下的牵引力。患者夜间不宜平卧,而采取坐睡或半卧位(这是使用悬垂石膏的不便之处)。吊带需可靠地固定在腕部石膏固定环上,向内成角畸形可通过将吊带移至掌侧调整,反之向外成角则通过背侧的固定环调整。后成角和前成角,可利用吊带的长短来调整,后成角时加长吊带,而前成角则缩短吊带。使用悬垂石膏治疗应经常复查拍 X 线片,开始时为 1~2 周,以后可改为 2~3 周或更长的间隔时间。石膏固定期间应注意功能锻炼,如握拳、肩关节活动等,减少石膏固定引起的不良反应。对某些患者,如肥胖或女性,可在内侧加一衬垫,以免由于过多的皮下组织或乳房造成的成角畸形。当骨折的短缩已经克服、骨折已达到纤维性连接时,可更换为 U 形石膏。

悬垂石膏曾成功地治愈过许多患者,但也不乏骨折不愈合或延迟愈合的例子。故治疗期间应注意密切观察,若固定超过 3 个月仍无骨折愈合迹象,已出现失用性骨质疏松时,应考虑改用其他方法,如切开复位内固定加自体植骨,不要一味地坚持下去,以避免最后因严重的失用性骨质疏松导致连内固定的条件都不具备,丧失有利的治疗时机,对中老年患者更应注意这点。

(2)U 形或 O 形石膏:多用于稳定的中下 1/3 骨折复位后,或应用其他方法治疗肱骨干骨折后的继续固定手段。所谓 U 形即石膏绷带由腋窝处开始,向下绕过肘部,再向上至三头肌以上。若石膏绷带再延长一些,使两端在肩部重叠则成为 O 形石膏。U 形石膏有利于肩、腕和手部的关节功能锻炼(图 4-1),而 O 形石膏的固定稳定性更好一些。

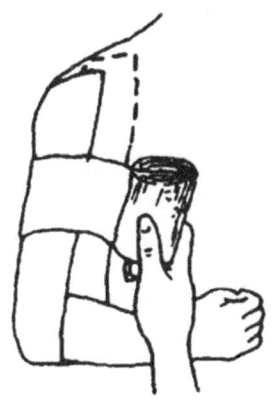

图 4-1　U 形石膏

(3)小夹板固定:对内外成角不大者,可采用二点直接加压方法(利用纸垫);对侧方移位较多,成角显著者,常用三点纸垫挤压原理,以使骨折达到复位。不同水平的骨折需用不同类型的小夹板,如上1/3骨折用超肩关节小夹板,中1/3骨折用单纯上臂小夹板,而下1/3骨折需用超肘关节小夹板固定。其中尤以中1/3骨折的固定效果最为理想(图4-2)。

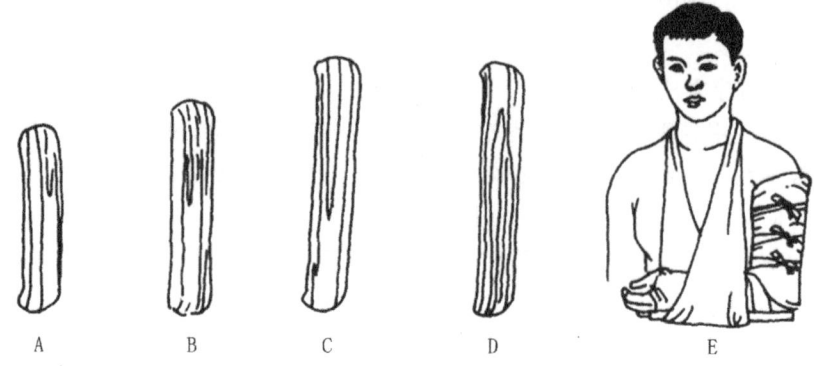

图4-2 小夹板固定治疗肱骨干骨折

A.内侧小夹板;B.前侧小夹板;C.后侧小夹板;D.外侧小夹板;E.小夹板固定后的外形

利用小夹板治疗肱骨干骨折时,经治医师需密切随诊,观察病情的变化,根据肢体肿胀的程度随时调整夹板的松紧度,避免因固定不当而引起并发症,同时鼓励患者在固定期间积极锻炼患肢功能。

(4)其他治疗方法:采用肩人字石膏、外展架加牵引或鹰嘴骨牵引等治疗肱骨干骨,但多数情况下已经较少使用。

(二)手术治疗

如果能够正确掌握手术指征并配合以高质量手术操作,绝大多数的肱骨干骨折可以正常愈合。同时可以减少因长期石膏或小夹板等外固定带来的邻近关节僵硬、肌肉萎缩和失用性骨质疏松等不利影响,甚至可在在固定期间从事某些非负重性工作,治疗期的生活质量相对较高。不利的方面是,所花费用较多,需二次手术取出内固定物,手术本身具有一定的风险等。

1.手术治疗的适应证

(1)绝对适应证:①保守治疗无法达到或维持功能复位的。②合并其他部位损伤,如同侧前臂骨折、肘关节骨折、肩关节骨折,伤肢需早期活动的。③多段骨折或粉碎性骨折(AO分型,B_3、C_1、C_2、C_3)。④骨折不愈合。⑤合并有肱动脉、桡神经损伤需行探查手术的。⑥合并有其他系统特殊疾病而无法坚持保守治疗的,如严重的帕金森病。⑦经过2~3个月保守治疗已出现骨折延迟愈合现象,开始有失用性骨质疏松的(如继续坚持保守治疗,严重的失用性骨质疏松可导致失去切开复位内固定治疗的机会)。⑧病理性骨折。

(2)相对适应证:①从事某些职业对肢体外形有特殊要求,不接受功能复位而需要解剖复位的。②因工作或学习需要,不能坚持较长时间的石膏、夹板或支具牵引固定的。

2.手术治疗的方法

(1)拉力螺丝钉固定:单纯的拉力螺钉固定只能够用于长螺旋形骨折,而且术后常需要外固定保护一段时间,优点是骨折段软组织剥离较少,骨折断端的血运影响小,正确使用可缩短骨折愈合时间。

(2)接骨钢板固定:尽管带锁髓内钉的使用趋于增多,但现阶段接骨钢板仍在较广的范围内继续应用,缘于其操作简单,易于掌握,无须C形臂X线透视等较高档辅助设备。钢板应有足够长度,螺钉孔数目不得少于6孔,最好选用较宽的4.5 mm动力加压钢板(DCP或LC-DCP),远近骨折段至少各由3枚螺钉固定,以获得足够的固定强度。对于短斜形骨折尽量使用1枚跨越骨折线的拉力螺钉,而粉碎性骨折最好同时植入自体松质骨(图4-3)。AO推荐的手术入路是后侧切口(Henry,1966),将钢板置于肱骨干的后侧,而且在骨折愈合后不再取出。但国内多数骨科医师愿意采用上臂前外侧入路,将钢板放置在骨干的前外侧,在骨折愈合后取出内固定物也相对比较容易。

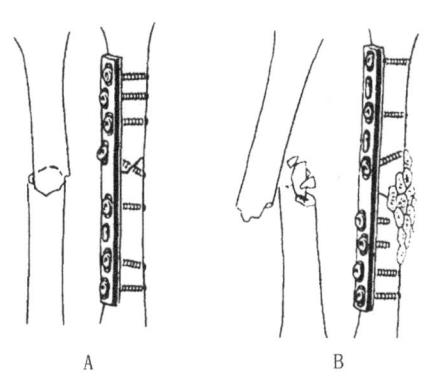

图4-3　肱骨干骨折钢板螺钉内固定
A.横形骨折的固定方法;B.如为粉碎性骨折应Ⅰ期自体松质骨植骨

(3)带锁髓内针固定:随着带锁髓内针的普及应用,以往的Rush针或V形针、矩形针已较少使用。使用带锁髓内针的优点:软组织剥离少,术后可以适当负重,用于粉碎性骨折时其优点更为突出。由于是带锁髓内针,其尾端部分基本与肱骨大结节在同一平面,对肩关节功能影响不大(近期可能有一定影响)。使用时刻采用顺行或逆行穿针方法,与股骨或胫骨不同的是,其近端锁钉一般不穿过对侧皮质(避免损伤腋神经),而远端锁钉最好采用前后方向(避免损伤桡神经)(图4-4)。

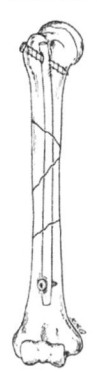

图4-4　髓内针治疗肱骨干骨折(顺行穿针)

(4)外固定架固定:从严格意义上讲,外固定架固定是一种介于内固定和传统外固定之间的一种固定方式,其有创、有固定针进入组织内穿过两侧皮质,必要时切开直视下复位。优点:创伤小,固定相对可靠,愈合周期比较短,不需二次手术取出内固定物,对邻近关节干扰小。缺点:针道可能发生感染,尽管其固定物已经比其他外固定方式轻便了许多,但仍有不便,用于中上1/3骨折时可能影响肩关节活动。肱骨干骨折多用单边固定方式,有多种比较成熟的外固定架可供选择,治疗成功的关键在于熟悉和正确使用,而不在于外固定架本身。

(5) Ender 针固定：采用多根可屈件的髓内针——Ender 针固定，现国内少数医院的医师仍在应用。利用不同方向插针和三点固定原理，可较好地控制骨折端的旋转，成角。操作比较简单，既可顺行也可逆行打入。术前需要准备比较齐全的规格、型号，包括不同长度和直径的 Ender 针。切忌强行打入，否则可造成骨质劈裂和髓内针穿出髓腔。

六、护理要点

(一)固定的患者护理

患者可平卧，要保持固定不移位，悬垂石膏固定患者取坐位或半卧位，以保证下垂牵引作用。内固定术后宜取半卧位，患肢下垫枕，减轻肿胀。伴有桡神经损伤者，注意观察神经恢复情况。石膏或夹板固定者，密切观察患肢血运。术后观察伤口渗血情况。

(二)功能锻炼

骨折 1 周内，做患侧上臂肌肉的主动舒缩活动，握拳、伸曲腕关节、小幅度的耸肩运动。伴桡神经损伤者，可被动进行手指的主动屈曲活动。2～3 周后可做肩关节内收外展活动。4 周后可做肩部外展、外旋、内旋、后伸、手爬墙等运动以恢复患肢功能。

(三)健康指导

向患者解释，肱骨干骨折复位后可遗留 20°以内向前成角，30°以内向外成角，不影响功能。伴桡神经损伤者伸指伸腕功能障碍，要鼓励坚持功能锻炼。嘱其分别在术后第 1、第 3、第 6 个月复查 X 线，伴桡神经损伤者，应定期复查肌电图。

（杨居成）

第二节　肱骨近端骨折

一、解剖特点

肱骨近端包括肱骨头、小结节、大结节以及外科颈。肱骨头关节面呈半圆形，朝向上、内、后方。在肱骨头关节面边缘与大小结节上方连线之间为解剖颈，骨折少见，但骨折后对肱骨头血运破坏明显，极易发生坏死；大、小结节下方的外科颈，相当于圆形的骨干与两结节交接处，此处骨皮质突然变薄，骨折好发于此处。大结节位于肱骨近端外上后方，为冈上肌、冈下肌和小圆肌提供止点，向下移行为大结节嵴，有胸大肌附着。小结节居前，相当于肱骨头的中心，有肩胛下肌附着，向下移行为小结节嵴，有背阔肌及大圆肌附着。结节间沟内有肱二头肌长头腱经过（图 4-5，图 4-6）。

二、损伤机制

肱骨近端骨折多为间接暴力所致。对于老年患者，与骨质疏松有一定关系，轻或中度暴力即可造成骨折。常见于在站立位摔伤，即患肢外展时身体向患侧摔倒，患肢远端着地，暴力向上传导，导致肱骨近端骨折。对于年轻患者，其受伤暴力较大，多为直接暴力。

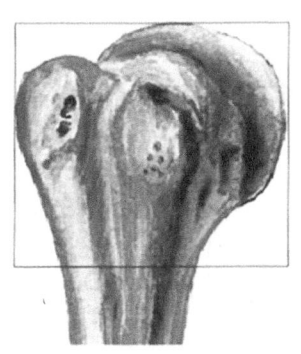

图 4-5 肱骨近端

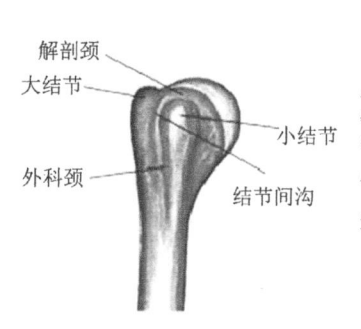
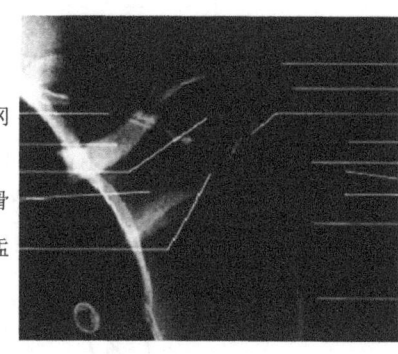

图 4-6 肱骨近端解剖特点

大结节骨折时,在冈上肌、冈下肌和小圆肌的牵拉下向后上方移位;小结节骨折时,在肩胛下肌的牵拉下向内侧移位。外科颈骨折时三角肌牵拉使骨折端短缩移位,胸大肌使远折端向内侧移位。

三、骨折分类

(一)骨折分类法的发展

肱骨近端骨折的分类不但能充分区别和体现肱骨近端骨折的特点,并能对临床治疗有指导意义。1986 年,Koher 根据骨折线的位置进行了骨折的解剖分类,分为解剖颈、结节部和外科颈,但没有考虑骨折的移位,对临床治疗的意义不大。Watson-Jones 根据受伤机制将肱骨近端骨折分为内收型和外展型,有向前成角的肱骨近端骨折,肩内旋时表现为外展型,而肩外旋时表现为内收型损伤。所以临床诊断有时会引起混乱。1934 年,Codman 描述了肱骨近端的 4 个解剖部分,即以骺线为基础,将肱骨近端分为肱骨头、大结节、小结节和干骺端四个部分。1970 年 Neer 发展 Codman 理念,基于肱骨近端的四个解剖部分,将骨折分为一、二、三、四部分骨折。4 个解剖部分之间,如骨折块分离超过 1 cm 或两骨折块成角>45°,均称为移位骨折。如果两部分之间发生移位,即称为两部分骨折;三个部分之间或四个部分之间发生骨折移位,分别称为三部分或四部分骨折(图 4-7)。任何达不到此标准的骨折,即使粉碎骨折也被称为一部分骨折。Neer 分类法对临床骨折有指导意义,所以至今广为使用。肱骨近端骨折除 Neer 分类法外,AO 分类法在临床应用也较多。

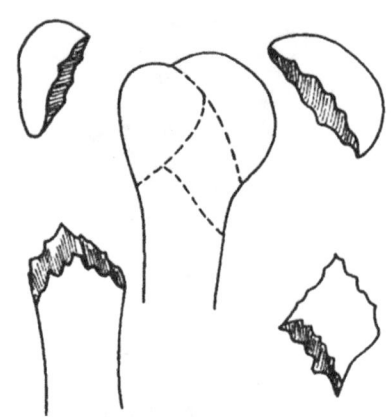

图 4-7　肱骨近端四个解剖结构

(二)Neer 分类

Neer(1970)在 Codman 的四部分骨块分类基础上提出的 Neer 分类(图 4-8)包括因不同创伤机制引起的骨折的解剖位置、移位程度、不同骨折类型的肱骨血运的影响及因为不同肌肉的牵拉而造成的骨折的移位方向,对临床治疗方法的选择提供可靠的参考。Neer 分类法骨折移位的标准为:相邻骨折块彼此移位＞1 cm 或成角＞45°。

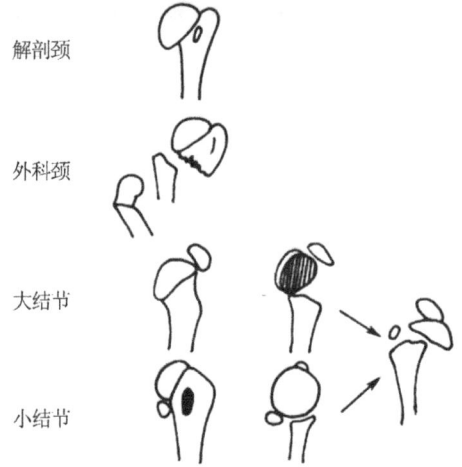

图 4-8　肱骨近端骨折 Neer 分型

1.一部分骨折(包括无移位和轻度移位骨折)

轻度移位骨折是指未达到骨折分类标准的骨折,无移位和轻度移位骨折占肱骨近端骨折的85％左右,又常见于 60 岁以上老年人。骨折块因有软组织相连,骨折稳定,常采用非手术治疗,前臂三角巾悬吊或石膏托悬吊治疗即可。

2.二部分骨折

二部分骨折指肱骨近端四部分中,某一部分移位,临床常见外科颈骨折和大结节撕脱骨折,为二部分骨折。小结节撕脱或单纯解剖颈骨折少见。

(1)大结节骨折:多种暴力可引起大结节骨折,如肩猛烈外展、直接暴力和肩关节脱位等。骨折后,主要由于冈上肌的牵拉可出现大结节向上、向后移位,骨折后往往合并肩袖肌腱或肩袖间隙的纵形撕裂。大结节撕脱骨折可以被认为是特殊类型的肩袖撕裂。

(2)外科颈骨折:发生于肱骨干骺端、大结节与小结节基底部。多见,占肩部骨折的11%,外科颈骨折由于远端胸大肌和近端肩袖牵拉而向前成角。临床根据移位情况而分为内收型和外展型骨折。

(3)解剖颈骨折:单纯解剖颈骨折临床少见,此种骨折由于肱骨头血运破坏,造成骨折愈合困难、肱骨头坏死率高的特点。

(4)小结节骨折:单纯小结节骨折少见,多数与外科颈骨折同时发生。

3.三部分骨折

三个主要结构骨折和移位,常见为外科颈骨折合并大结节骨折并移位,肱骨头可因肩胛下肌的牵引而有内旋移位。CT扫描及三维成像时可清楚显示。三部分骨折时,肱骨头仍保留较好的血运供给,故主张切开复位内固定。

4.四部分骨折

四个解剖部位均有骨折和移位,是肱骨近端骨折中最严重的一种,约占肱骨近端骨折的3%,软组织损伤严重,肱骨头的解剖颈骨折使肱骨头血供系统破坏,肱骨头坏死率高。若行内固定手术,应尽可能保留附着的软组织结构。四部分骨折因内固定手术后并发症多,功能恢复缓慢,对60岁以上老年人,人工肱骨头置换是手术适应证。

5.骨折脱位

在严重暴力时,肱骨近端骨折可合并肱骨头的脱位,脱位方向依暴力性质和方向而定,可出现前后上下甚至胸腔内的脱位,临床二部分骨折合并脱位常见,如大结节骨折并脱位。

6.肱骨头劈裂骨折

严重暴力时,除引起肱骨近端骨折、移位和肱骨头脱位外,还可造成肱骨头骨折或肩盂关节面的塌陷。肱骨头关节面塌陷骨折如达到或超过关节面的40%,应考虑人工肱骨头置换;肱骨头劈裂伴肩盂关节面塌陷时,应考虑盂肱关节置换术。

(三)AO分类法

A型骨折是关节外的一处骨折。肱骨头血循环正常,因此不会发生头缺血坏死。B型骨折是更为严重的关节外骨折。骨折发生在两处,波及肱骨上端的三个部分。一部分骨折线可延及到关节内。肱骨头血循环部分受到影响,有一定的肱骨头缺血坏死发生率。B_2型骨折是干骺端骨折无嵌插,骨折不稳定,难以复位,常需手术复位内固定。C型骨折是关节内骨折,波及肱骨解剖颈,肱骨头血液供应常受损伤,易造成肱骨头缺血坏死。

AO分类较复杂,临床使用显得烦琐,但分类法包括了骨折的位置和移位的方向,还注重了骨折块的形态结构,同时各亚型间有相互比较和参照,对临床治疗更有指导意义。而Neer分类法容易操作,但同一类型骨折中缺少进一步的分类。对同一骨折不同的影像照片,不同医师的诊断会有不同的结果。

四、临床表现及诊断

肩部的直接暴力和肱骨的传导暴力均可造成肱骨近端骨折,骨折患者肩部疼痛明显,主、被动活动均受限,肩部肿胀、压痛、活动上肢时有骨擦感。患肢紧贴胸壁,需用健手托住肘部,且怕别人接触伤部。诊断时还需注意有无病理性骨折的存在。肱骨近端骨折可能合并肩关节脱位,此时局部症状很明显,肩部损伤后,由于关节内积血和积液,压力增高,可能会造成盂肱关节半脱位,待消肿后半脱位能自行恢复。单纯肱骨近端骨折合并神经、血管损伤的机会较少,如合并肩关节脱位,在检查时应注意有无合并神经血管损伤。

骨折的确诊和准确分型依赖于影像学检查,而影像学检查的质量直接影响对骨折的判断。虽然投照中骨折患者伤肢摆放位置上不方便,会增加痛苦,但应尽可能帮助患者将伤肢摆放在标准体位上。肱骨近端骨折检查通常采用创伤系列投照方法,包括肩胛骨标准前后位,肩胛骨标准侧位及腋位等体位。通过三种体位投照,可以从不同角度显示骨折移位情况。

肩胛骨平面与胸廓的冠状面之间有一夹角,通常肩胛骨向前倾斜35°～40°,因此盂肱关节面既不在冠状面,也不在矢状面上。通常的肩关节正位片实际是盂肱关节的轻度斜位片,肱骨头与肩盂有一定的重叠,不利于对骨折线的观察,拍摄肩胛骨标准正位片,需把患侧肩胛骨平面贴向胶片盒,对侧肩向前旋转40°,X线球管垂直于胶片(图4-9)。正位片上颈干角平均为143°,是垂直于解剖颈的轴线与平行肱骨干纵轴轴线的交角,此角随肱骨外旋而减少,随内旋而增大,可有30°的变化范围。肩胛骨侧位片也称肩胛骨切线位或Y形位片。所拍得的照片影像类似英文大写字母Y(图4-10)。其垂直一竖是肩胛体的切线位投影,上方两个分叉分别为喙突和肩峰的投影,三者相交处为肩盂所在,影像片上如果肱骨头没有与肩盂重叠,需考虑肩关节脱位的可能性。腋位X线片上能确定盂肱关节的前后脱位,为确定肱骨近端骨折的前后移位及成角畸形,提供诊断依据(图4-11,图4-12)。

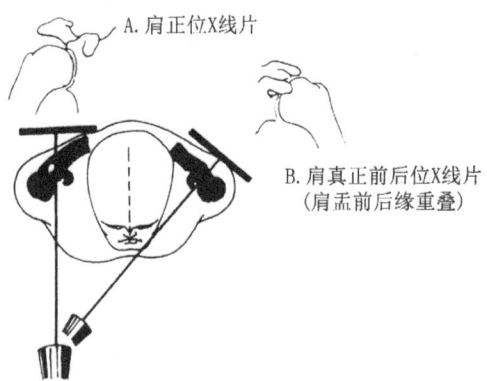

图4-9 肩真正前后位X线片拍摄法及其投影

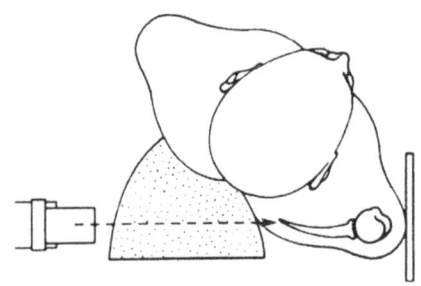

图4-10 肩真正侧位X线片拍摄法

对新鲜创伤患者,由于疼痛往往难于获得满意的各种照像,此时CT扫描及三维重建具有很大的帮助,通过CT扫描可以了解肱骨近端各骨性结构的形态,骨块移位及旋转的大小及游离移位骨块的直径。CT扫描三维重建更能提供肱骨近端骨折的立体形态,为诊断提供可靠的依据

（图 4-13）。MRI 对急性损伤后骨折及软组织损伤程度的判断帮助不大。

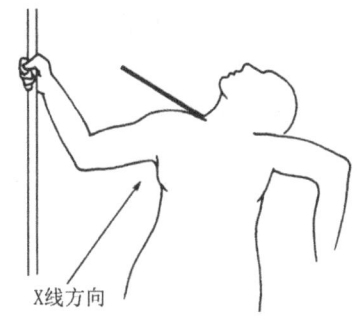

图 4-11　标准腋位投照

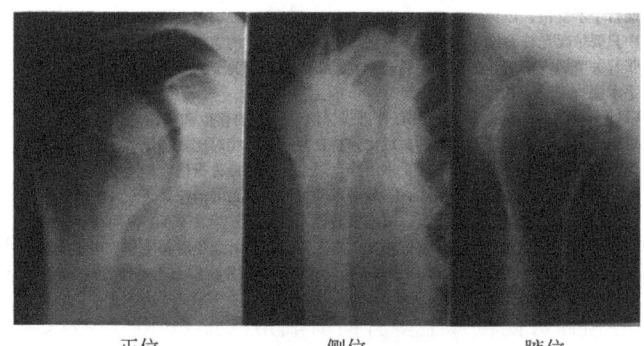

正位　　　　　　　侧位　　　　　　　腋位

图 4-12　肩关节 X 线投照

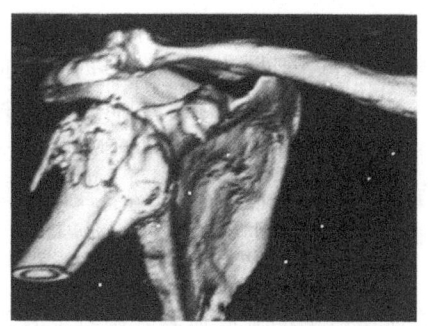

图 4-13　肱骨近端骨折三维重建图

五、治疗

肱骨近端骨折的治疗效果直接影响肩关节的功能，治疗原则是争取骨折早期解剖复位，保留肱骨头血运，合理可靠的骨折固定，早期功能锻炼，减少关节僵硬和肱骨头坏死的发生。肩关节是全身活动最大的关节，关节一定程度的僵硬或畸形愈合，由于代偿的功能，一般不会造成明显的关节功能障碍。治疗骨折方法的选择需综合考虑骨折类型、骨质量条件、患者的年龄、功能要求和自身的医疗条件。

肱骨近端骨折中有 80%～85% 为轻度移位骨折，Neer 分型中为一部分骨折，常采取保守治疗；二部分骨折中，部分外科颈骨折可以保守治疗，大结节骨折明显移位者尽可能行手术复位，以免骨折愈合后，引起肩峰下撞击和影响肩袖功能。而三、四部分骨折中只要情况允许，应尽可能行手术治疗。肩关节脱位的患者,无论有无骨折,有学者主张行关节镜内清理,撕脱盂唇缝合修复,以免引起肩关节的再脱位;肱骨头劈裂多需要手术探查或固定或切除。

(一)一部分骨折

肱骨近端虽有骨折线,但骨折块的移位和成角均不明显。骨折的软组织合页均有保留,肱骨头的血运也保持良好。骨折相对比较稳定,一般不需再闭合复位或切开复位,尽可能采取非手术治疗。通过制动维持骨折稳定,减少局部疼痛和骨折再移位的可能,早期功能锻炼,一般可以取得较为满意的治疗效果。

常用颈腕吊带或三角巾悬吊,可把患肢固定于胸前,肘关节90°屈曲位,腋窝垫一棉垫,保护皮肤,如上肢未与胸壁固定,患者仰卧休息时避免肘部支撑。固定3周左右即可开始做上臂摆动和小角度的上举锻炼,定期照X线片观察是否有继发性的移位,4周后可以练习爬墙,3个月后可以部分持重。

(二)二部分骨折

1.外科颈骨折

原则上首选闭合复位,克氏针固定或用外固定治疗。闭合复位需在麻醉下进行。全麻效果好,肌间沟麻醉不完全。肌肉松弛有利于操作,复位操作手法应轻柔,复位前认真阅片和分析暴力机制,根据受伤机制及骨折移位方向,按一定的手法程度复位,切忌粗暴盲目地反复复位。这样不但难以成功,反而增加损伤,复位时尽可能以X线透视辅助。骨折断端间成角>45°时,不论有无嵌插均应矫正,外科颈骨折侧位片上多有向前成角畸形,正位有内收畸形。整复时,先行牵引以松开断端间的嵌插,然后前屈和轻度外展骨干,以矫正成角畸形,整复时牵引力不要过大,避免骨折端间的嵌插完全解脱,以免影响骨折间的稳定。复位后三角巾悬吊固定或石膏托固定。

骨折端间完全移位的骨折,近骨折块因大、小结节完整,旋转肌力平衡,因此肱骨头没有旋转移位。远骨折端因胸大肌的牵拉向前,故有内侧移位,整复时上臂向远侧牵引,当骨折近端达到同一水平时,轻度内收上臂以中和胸大肌牵拉的力量,同时逐渐屈曲上臂,以使骨折复位,正位片呈轻度外展关系。整复时助手需在腋部行反牵引,并以手指固定近骨折块,同时帮助推挤骨折远端配合术者进行复位,复位后适当活动肩关节,可以感觉到骨折的稳定性,如果稳定,可用三角巾悬吊或石膏固定。如果骨折复位后不稳定,可行经皮克氏针固定。克氏针固定一般需3根克氏针。自三角肌点处向肱骨头打入两枚克氏针,再从大结节向内下干骺端打入第3枚克氏针。克氏针需在透视下打入,注意不要损伤内侧的旋肱血管。旋转上臂观察克氏针位置满意、固定牢固,再处理克氏针尾端,可以埋在皮下,也可留在皮外,三角巾悬吊,早期锻炼,6周左右拔除克氏针。

如骨折端有软组织嵌入,影响骨折的复位,二头肌长头腱卡于骨折块之间是常见的原因。此时需采取切开复位内固定治疗。手术操作应减少软组织的剥离,可以依据具体情况选择松质骨螺钉、克氏针、细线缝合固定或以钢板螺钉固定。

总之,外科颈骨折时,不管移位及粉碎程度如何,断端间血运比较丰富,只要复位比较满意,内、外固定适当,骨折基本能按时愈合。

2.大结节骨折

移位>1 cm的结节骨折,由于肩袖的牵拉,骨块常向上方移位,此时会产生肩峰下撞击和卡压,影响肩关节上举活动,且肩袖肌肉松弛、肌力减弱,往往需切开复位内固定。

肩关节前脱位合并大结节撕脱骨折。一般先行复位肱骨头,然后观察大结节的复位情况,如无明显移位可用三角巾悬吊,如有移位>1 cm,则手术切开内固定为宜。现有学者主张肱骨头脱位时,应当修复损伤的盂唇和关节囊,以免关节脱位复发。

3.解剖颈骨折

单纯解剖颈骨折少见。由于骨折时肱骨头血运遭到破坏,因此肱骨头易发生缺血性坏死,对于年轻患者,如有肱骨头移位建议早期行切开复位内固定。术中操作应力求减少软组织的剥离,减少进一步损伤肱骨头的血运。尤其是头的边缘如有干骺端骨质相连或软组织连接时,肱骨头有可能由后内侧动脉得到部分供血而免于坏死,内固定方式可用简单的克氏针张力带固定,也可用螺钉或可吸收钉固定。

4.小结节骨折

单独小结节骨折极少见,常合并肩关节后脱位。骨块较小不影响肩关节内旋时,可行悬吊保守治疗。如骨块较大,且有明显移位时,会影响肩关节的内旋,则应切开复位螺丝钉内固定术。

(三)三部分骨折

三部分骨折中常见类型是外科颈骨折合并大结节骨折,由于损伤严重,骨折块数量较多,手法复位常难以成功,原则上需手术切开复位;三部分同时骨折时由于肱骨头血运常受到破坏,肱骨头坏死有一定的发生率,有报道为3%~25%。手术治疗的目的是将移位骨折复位,重新建立血供系统,尽量减少软组织剥离,可用钢丝克氏针张力带固定,临床也常用解剖型钢板螺钉内固定,这样可以早期功能锻炼。对有骨质疏松的老年患者,临床使用AO的LCP系统锁定型钢板取得了较好的效果,对骨缺损患者可以同时植骨,但对骨质疏松非常严重,估计内固定可能失败的患者,可一期行人工肱骨头置换术。

(四)四部分骨折

四部分骨折常发生于老年人,骨质疏松患者。比三部分骨折有更高的肱骨头坏死发生率,有的报道高达13%~34%,目前一般均行人工肱骨头置换术(图4-14)。对有些患者,由于各种原因,不能行人工肱骨头置换术,也可切开复位,克氏针张力带内固定术,基本能保证骨折愈合,但关节功能较差,肩关节评分不高。但这些患者,对无痛的肩关节也很满意。但年轻患者,四部分骨折,一般主张切开复位内固定术。

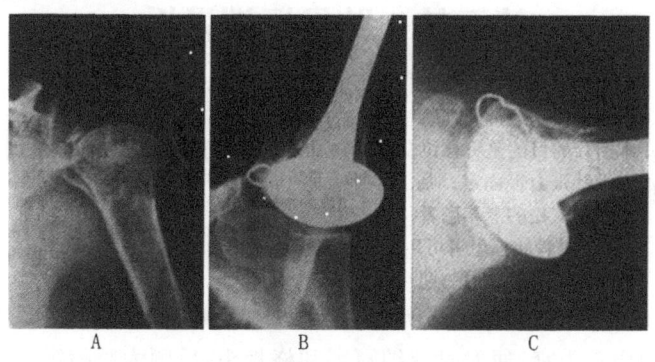

图4-14 肱骨上端粉碎骨折,人工关节置换

人工肱骨头置换术首先由Neer在1953年报道,在此之前,肱骨近端的严重粉碎骨折只能采用肱骨头切除术或肩关节融合术治疗。人工关节的应用为肱骨近端骨折的治疗提供了更多的选择,对某些特殊骨折患者有着内固定无法达到的效果。1973年Neer重新设计出新型人工肱骨头(NeetⅡ)型,经过几十年的应用和改进,目前人工肱骨头置换术治疗肱骨近端骨折已达到

83%以上的优良效果。

(五)骨折合并脱位

1.二部分骨折合并脱位

此类以大结节骨折最常见,此时应先急诊复位,复位后大结节骨折往往达到同时复位,如大结节仍有明显移位,则应切开复位内固定。

肱骨头脱位合并解剖颈骨折时,此时肱骨头血管破坏严重,宜考虑行人工肱骨头置换术。肱骨头脱位合并外科颈骨折时,可先试行闭合复位脱位的肱骨头,然后再行外科颈骨折复位。如闭合复位不能成功,则需手术切开复位,同时复位和固定骨折的外科颈。

2.三部分骨折脱位

一般均需切开复位肱骨头及移位的骨折,选择克氏针、钢板螺钉均可,尽可能减少软组织的剥离。

3.四部分骨折脱位

由于肱骨头解剖颈骨折失去血循环,应首先考虑人工肱骨置换术。手术复位肱骨头时,应常规探查关节囊及盂唇,应缝合修补因脱位引起的盂唇撕裂,可用锚钉或直接用丝线缝合,防止肱骨头再次脱位。

(1)肱骨头压缩骨折:肱骨头压缩骨折一般是关节脱位的合并损伤,肱骨头压缩面积<20%的新鲜损伤,可进行保守治疗;后脱位常发生较大面积的骨折,如肱骨头压缩面积达20%~45%时,可造成肩关节不稳定,引起复发性肩关节脱位,需将肩胛下肌及小结节移位于骨缺损处,以螺钉固定;压缩面积>40%时,需行人工肱骨头置换术。

(2)肱骨头劈裂骨折或粉碎骨折:临床不多见,此种骨折因肱骨头关节面破坏,血运破坏严重,加之关节面内固定困难,所以一般需行人工肱骨头置换术。年轻患者尽可能行切开复位内固定,尽可能保留肱骨头。

(丁　宁)

第三节　肱骨远端骨折

肱骨远端骨折是指肱骨髁上以远的部位的骨折。肱骨远端骨折包括肱骨髁上骨折、肱骨髁间骨折、肱骨内外髁骨折及肱骨小头骨折等,下面分别叙述。

一、解剖特点

肱骨远端前后位扁平,有两个关节面分别为肱骨滑车和肱骨小头。滑车关节面的上方有三个凹陷,前侧有冠突窝和桡骨头窝,屈肘时容纳冠突和桡骨头;后侧为鹰嘴窝,伸肘时容纳鹰嘴。

外上髁前外缘粗糙,是前臂浅层伸肌的起点;内上髁比外上髁要大,是前臂屈肌的起点,其后面光滑,以容纳尺神经通过肘部。外髁肱骨小头凸出的关节面与桡骨头凹状关节面相对合,组成了肱桡关节。内髁滑车的中心为中央沟,与尺骨近端的滑车切迹(半月切迹)相吻合,前方起自冠突窝,后方终止于鹰嘴窝,几乎环绕整个滑车。在滑车的后面,滑车中央沟向外侧轻度倾斜,使伸肘时产生提携角又称外翻角。肱骨远端骨折后复位不良可致提携角减小或增大,形成肘内翻或肘外翻畸形。

二、肱骨髁上骨折

此类骨折为 AO 分类的 A 型骨折，最常见于 5~8 岁的儿童，占全部肘部骨折的 50%~60%。属关节外骨折，及时治疗后功能恢复较好。

(一)骨折类型

根据暴力来源及方向可分为伸直、屈曲和粉碎型三类。

1.伸直型

该型最多见，占 90% 以上。跌倒时肘关节在半屈曲或伸直位，手心触地，暴力经前臂传达至肱骨下端，将肱骨髁推向后方。由于重力将肱骨干推向前方，造成肱骨髁上骨折。骨折线由前下斜向后上方。骨折近段常刺破肱前肌，损伤正中神经和肱动脉。骨折时，肱骨下端除接受前后暴力外，还可伴有侧方暴力，按移位情况又分尺偏型和桡偏型。

(1)尺偏型：骨折暴力来自肱骨髁前外方，骨折时肱骨髁被推向后内方。内侧骨皮质受挤压，产生一定塌陷。前外侧骨膜破裂，内侧骨膜完整，骨折远端向尺侧移位。因此，复位后远端容易向尺侧再移位。即使达到解剖复位，而因内侧皮质挤压缺损而会向内偏斜，尺偏型骨折后肘内翻发生率最高。

(2)桡偏型：与尺偏型相反。骨折断端桡侧骨皮质因压挤而塌陷，外侧骨膜保持连续。尺侧骨膜断裂，骨折远端向桡侧移位。此型骨折不完全复位也不会产生严重肘外翻，但解剖复位或矫正过度时，亦可形成肘内翻畸形。

2.屈曲型

该型较少见。肘关节在屈曲位跌倒，暴力由后下方向前上方撞击尺骨鹰嘴，髁上骨折后远端向前移位，骨折线常为后下斜向前上方，与伸直型相反。很少发生血管、神经损伤。

3.粉碎型

该型多见于成年人。本型骨折多属肱骨髁间骨折，按骨折线形状可分 T 形和 Y 形或粉碎型骨折。

(二)临床表现与诊断

伤后肘部肿胀，偶有开放伤口。伤后马上就医者，肿胀轻，可触及骨性标志；多数病例肿胀严重，已不能触及骨性标志。远折端向后移位，可与肘后脱位相混淆，但肘后三角关系正常，据此可鉴别。伤后或复位后应注意是否有肱动脉急性损伤和前臂掌侧骨筋膜室综合征，是否出现 5P 征：①疼痛(pain)。②桡动脉搏动消失(pulselessness)。③苍白(pallor)。④麻痹(paralysis)。⑤肌肉无力或瘫痪(paralysis)。正中神经、尺神经、桡神经都有可能被累及，但以正中神经和桡神经损伤多见。X 线检查可明确骨折的类型和移位程度。

(三)治疗

治疗主要取决于合并同侧肢体骨与软组织损伤的情况，特别是神经血管是否有损伤。所有骨折均可考虑首先试行闭合复位，但若血液循环受到影响，则应行急诊手术。

1.非手术治疗

无移位或轻度移位可用石膏后托制动 1~2 周，然后开始轻柔的功能活动。6 周后骨折基本愈合，再彻底去除石膏固定。闭合复位尺骨鹰嘴牵引：在某些病例，行鹰嘴骨牵引也是一种可选方法。Smith 提出的行鹰嘴骨牵引的指征为以下几点。

(1)用其他闭合方法不能获得骨折复位。
(2)闭合复位有可能获得成功,但单纯依靠屈肘不能维持复位。
(3)肿胀明显,血液循环受影响,或可能出现Volkmans缺血挛缩。
(4)有污染严重的开放损伤,不能进行外固定。侧方牵引和过头牵引都可采用。应用过头牵引容易消肿和方便敷料更换,在重力的帮助下还可以早期进行肘关节屈曲活动。

2.手术治疗

(1)闭合复位、经皮穿针固定:臂丛神经阻滞麻醉无菌操作下行整复,待复位满意后,维持复位,一助手取1枚2.0 mm克氏针自肱骨外上髁最高点穿入皮肤,触及骨质后在冠状面上与肱骨纵轴呈45°角,在矢状面上与肱骨纵轴呈15°角进针,直至穿透肱骨近折端的对侧骨皮质。再取1枚2.0 mm克氏针在上进针点前0.5 cm处穿入皮肤,向近折端尺侧穿针至透过对侧骨皮质。C形臂X线机透视复位、固定满意后,将针尾屈曲90°剪断,残端留于皮外。无菌纱布包扎针尾,石膏托固定于屈肘90°前臂旋前位(图4-15)。

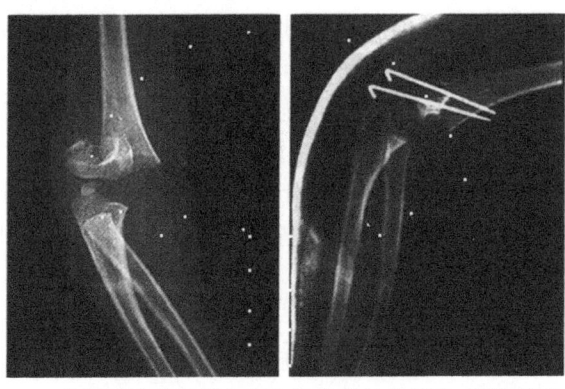

图4-15 肱骨髁上骨折闭合复位经皮穿针内固定,石膏托外固定

术后常规服用抗生素3天以预防感染。当天麻醉恢复后即可行腕关节的屈伸及握拳活动,4周后拔除克氏针,解除外固定,加强肩、肘关节的功能锻炼。此外,对于较严重的粉碎性骨折,可行外固定架固定(图4-16)。

(2)切开复位内固定(ORIF):成人常需采用此种方法。手术指征包括:①骨折不稳定,闭合复位后不能维持满意的复位。②骨折合并血管损伤。③合并同侧肱骨干或前臂骨折。

另外,对老年患者应尽量选择切开复位内固定,以利于早期功能锻炼。若合并血管损伤需进行修补,更应同时稳定骨折端,可通过前方的Henry入路来完成。若未合并血管损伤,则可以采取内、外侧联合切口或后正中切口。多数认为后正中切口显露清楚,能够直视下复位骨折,也方便进行内固定。可使用AO半管状钢板、重建钢板或特制的Y形钢板,尽可能用拉力螺钉增加骨折端稳定。Heffet和Hotchkiss已证实两块钢板呈90°角分别固定内、外侧柱,其抗疲劳性能优于后方单用一块Y形钢板或双髁螺丝钉固定。Home认为,如果因骨折粉碎不能获得良好的稳定,可采取非手术疗法,但此观点并不适用于所有移位的粉碎骨折。粉碎骨折内固定同时应一期植骨。如内固定不稳,则需延长石膏制动时间以维持复位,将导致疗效欠佳,故应尽可能获得稳定固定,手术后不用外固定,以便进行早期功能锻炼。开放骨折应及时行清创术,污染严重者可考虑延期闭合伤口,彻底清创后可用内固定或外固定稳定骨折端。

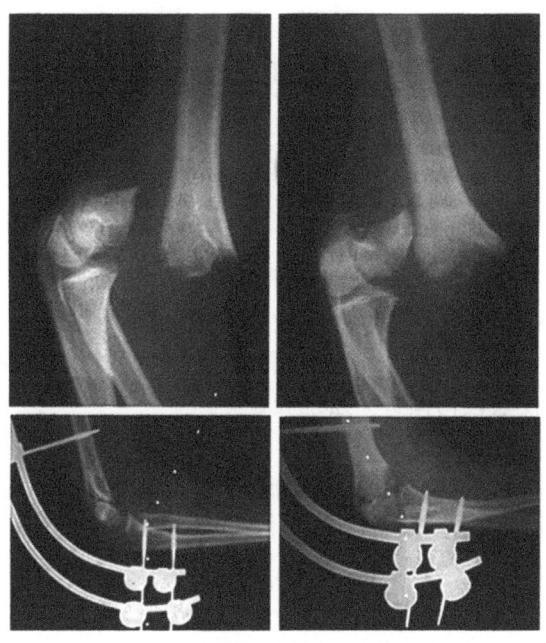

图 4-16　儿童肱骨髁上骨折外固定架固定

(四)并发症

肱骨髁上骨折的并发症较多,有以下几种。

1.Volkmanns 缺血挛缩

Volkmanns 缺血挛缩为髁上骨折最最严重的并发症,发病常与处理不当有关,出血和组织肿胀可使筋膜间室压力升高,外固定包扎过紧和屈肘角度太大使间室容积减小或无法扩张是诱发本病的重要因素。

早期:伤肢突然剧痛,部位在前臂掌侧,进行性灼痛,当手主动或被动活动时疼痛加剧,手指常处于半屈曲状态,屈指无力。同时,感觉麻木、异样感,继之出现感觉减退或消失,肢端肿胀、苍白、发凉、发绀。受累前臂掌侧皮肤红肿,张力大且有严重压痛。桡动脉搏动减弱或消失,全身可有体温升高,脉快。晚期:肢体出现典型的 Volkmanns 缺血挛缩畸形,呈爪形手,即前臂肌肉萎缩、旋前、腕及手指屈曲、拇内收、掌指关节过伸。这种畸形被动活动不能纠正,桡动脉搏动消失。

一旦诊断明确,应紧急处理。早期:应争取时间改善患肢血运,尽早去除外固定物或敷料,适当伸直屈曲的关节,毫不顾惜骨折对位。如仍不能改善血运时,则应即刻行减压及探查手术(应力争在本症发生6~8小时内施行)。术中敞开伤口不缝合,等肢体消肿后,再做伤口二期或延期缝合。全身应用抗生素预防感染,注意坏死物质吸收可引起的酸中毒、高血钾、中毒性休克和急性肾衰竭,给予相应的治疗。严禁抬高患肢和热敷。晚期:以手术治疗为主,应根据损害时间、范围和程度而定。6个月以前挛缩畸形尚未稳定,此时可作功能锻炼和功能支架固定。待畸形稳定后(至少半年至1年后),可行矫形及功能重建手术。酌情选择:尺桡骨短缩、腕关节固定、腕骨切除、瘢痕切除及肌腱延长和肌腱转位等。还有神经松解,如正中神经和尺神经同时无功能存在,可用尺神经修复正中神经。

2.神经损伤

肱骨髁上骨折并发神经损伤比较多见,发生率为5%~19%。大多数损伤为神经传导功能障碍或轴索中断,数天或数月内可自然恢复,神经断裂很少见,偶发生于桡神经。正中神经损伤引起运动障碍常局限于掌侧骨间神经支配的肌肉,主要表现为拇指与示指末节屈曲无力,其他分支支配肌肉不受影响。

神经损伤的早期处理主要为支持疗法,被动活动关节保持功能位置。伤后2～3个月后临床与肌电检查皆无恢复迹象时,应考虑手术松解。

3.肘内翻

肘内翻为髁上骨折最常见的并发症,尺偏型骨折发生率高达50%。由于内侧皮质压缩和未断骨膜的牵拉,闭合整复很难恢复正常对线;其次,悬吊式石膏外固定或牵引治疗均不能防止远骨折段内倾和旋转移位;再有是骨折愈合过程成骨能力不平衡,内侧骨痂多,连接早,外侧情况相反,内、外侧愈合速度悬殊使远段内倾进一步加大。

预防措施主要有以下几方面。

(1)闭合复位后肢体应固定于有利骨折稳定位置,伸展尺偏型骨折应固定在前臂充分旋前和锐角屈肘位。

(2)通过手法过度复位骨折使内侧骨膜断裂,消除不利复位因素。

(3)骨折复位7～10天换伸肘位石膏管型,最大限度伸肘,同时手法矫正远段内倾。

(4)不稳定骨折或肢肿严重不容许锐角屈肘固定者,骨折复位后应经皮穿针固定,否则牵引治疗。

(5)切开复位务必恢复骨折正常对线,提携角宁可过矫,莫取不足。内固定要稳固可靠。

轻度肘内翻无须处理,肘内翻大于15°畸形明显者可行髁上截骨矫形。通常闭合式楔形截骨方法,从外侧切除一楔形骨块。术前先摄患肘伸直位正位X线片,测量出肘内翻的角度,然后算出应予矫正的角度。先画出肱骨轴线AB,另沿尺桡骨之间画一轴线CD,于其相交点E,再画一直线EF,使∠FEB=10°(提携角),则∠DEF即为需切骨矫正的内翻角。然后于肱骨鹰嘴窝上1.5～2.0 cm处画一与肱骨干垂直的横线HO,并于O点向肱骨桡侧画一斜线GO,使∠HOG等于∠DEF,楔形GHO即为设计矫正肘内翻应切除的骨块,其底边在桡侧。

手术取外侧入路,在上臂下1/3外侧,沿肱骨外髁嵴做一长约6 cm的纵形切口。判明肱三头肌与肱桡肌的间隙,分开并向前拉开肱桡肌与桡神经,将肱三头肌向后拉,沿外上髁纵形切开骨膜,在骨膜下剥离肱骨下1/3至鹰嘴窝上缘为止,以显露肱骨的前、后、外侧骨面,无须剥离其内侧的骨膜,也不可损伤关节囊。按设计在鹰嘴窝上1.5～2.0 cm处,和肱骨干垂直的横切面(HO)上,先用手摇钻钻一排3～4个穿透前后骨皮质的小孔,再在与测量切骨相同角度的另一斜面(GO)上,钻一排小孔,用锐利骨刀由外向内切骨,至对侧骨皮质时不要完全凿断,以免切骨端不稳定而易发生移位,取下所切掉的楔形骨块。切骨后将前臂伸直,手掌朝上,固定切骨近段,将前臂逐渐外展,使切骨面对合,矫正达到要求后,即可用两根克氏针,分别自肱骨内外上髁钻入,通过切骨断面,达到并恰好穿透对侧骨皮质为止,折弯尾端于骨外;亦可用U形钉内固定。彻底止血,需要时,可摄X线片复查,了解畸形矫正是否满意,否则重新复位与内固定。克氏针尾端埋在皮肤下,分层缝合切口。术毕,用前后长臂石膏托外固定肘关节于功能位。

三、肱骨髁间骨折

肱骨髁间骨折至今仍是比较常见的复杂骨折,多见于青壮年严重的肘部损伤,常为粉碎性。严重的肱骨髁间骨折常伴有移位、滑车关节面损伤,内髁和外髁常分离为独立的骨块,呈T形或

Y形,与肱骨干之间失去联系,并且有旋转移位,为 AO 分类的 C 型,治疗较困难,且对肘关节的功能影响较大,采用非手术治疗往往不能取得满意的骨折复位。

(一)骨折类型

肱骨髁间骨折的分型较多,现就临床上应用广泛且对骨折治疗的指导意义较大的 Mehne 分型叙述如图 4-17。

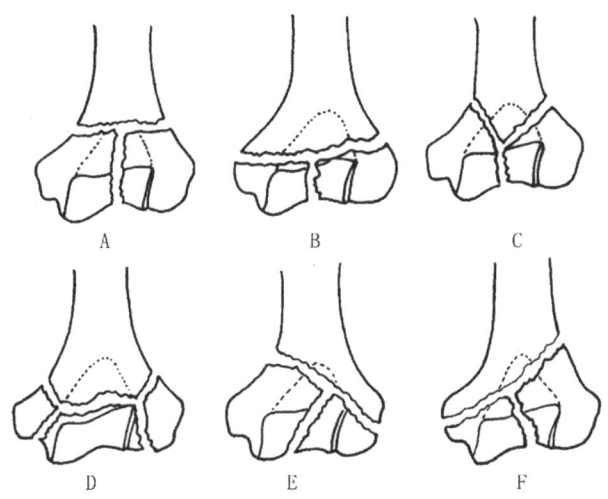

图 4-17　肱骨髁间骨折的 Mehne 分型
A.高 T 形;B.低 T 形;C.Y 形;D.H 形;E.内 λ 形;F.外 λ 形

(二)临床表现与诊断

局部肿胀,疼痛。因髁间移位、分离致肱骨髁变宽,尺骨向近端移位使前臂变短。可出现骨擦音,肘后三角关系改变。明显移位者,肘部在所有方向均呈现不稳定。摄肘关节正侧位 X 线片可明确骨折的类型和移位程度,需注意的是,骨折真实情况常比 X 线片的表现还要严重和粉碎。判断骨折粉碎程度还可行多方向拍片或重建 CT 检查。

(三)治疗

肱骨髁间骨折是一种关节内骨折,由于骨折块粉碎,不但整复困难,而且固定不稳,严重影响关节功能的恢复,故而对髁间骨折要求复位正确,固定稳妥,并早期进行功能锻炼,以争取获得满意的效果。治疗时必须根据骨折类型、移位程度、患者年龄、职业等情况来选择恰当的方法。

1.非手术治疗

对于内、外髁较为完整及轻度分离无明显旋转者,可于透视下手法复位长臂石膏前后托固定,2 周后再换一次石膏,肘部的屈曲程度不能单纯依靠是屈曲型还是伸直型来定,而要在透视下观察在何种位置最稳定。制动时间为 4~5 周,去除石膏后再逐渐练习肘关节的屈伸活动。无移位的骨折仅维持骨折不再移位即可,可用石膏托制动 4 周。

尺骨鹰嘴牵引:对于伤后未能及时就诊或经闭合复位失败者,因局部肿胀严重,不宜再次手法复位及应用外固定,许多学者主张采用此方法,它能够使骨折块达到比较理想的对线。在过头位,能迅速使肿胀消退,一旦患者能够耐受疼痛就开始活动。但单纯采用纵向牵引并不能解决骨折块的轴向旋转。可待局部肿胀消退,肱骨髁和骨折近端的重叠牵开后,做两髁的手法闭合复位。

2.手术治疗

大多数骨折均需手术切开复位内固定。过去多采用肘后正中纵形切口,将肱三头肌做 A 形切断并向远端翻转,以显露骨折。但该手术入路的缺点是术后外固定至少需 3 周,使患肘不能早期屈伸锻炼,关节僵直发生率高。目前多数学者认为采用鹰嘴旁肘后轻度弧形正中切口,尖端向下的 V 形尺骨鹰嘴截骨是显露骨折并行牢固内固定的最佳方式。因其保持肱三头肌的完整性,减少损伤和术后粘连,同时髁间显露充分,复位精确,固定稳妥,常不需用外固定,术后可早期功能锻炼。术中可将尺神经分离显露,并由内上髁区域移开。原则是首先复位和固定髁间骨折,然后再处理髁上骨折。但如果存在大块骨折块与肱骨干对合关系明显,则无论其涉及关节面的大小,都应先将其与肱骨干复位和固定。髁间部位骨折处理重点是维持髁间关节面的平整,肱骨滑车的大小、宽度,特别对于 C_3 型骨折,可以考虑去除那些影响复位、影响固定的小的关节内骨折块,有骨缺损时一定要做植骨固定,争取骨折一期愈合和骨折固定早期的稳定性。通常,在复位满意后先临时用克氏针固定,然后再选用合适的永久性的内固定物。

肱骨髁间骨折手术时必须采用坚强的内固定,才能早期进行关节功能锻炼,避免肘关节僵硬。对 C_2、C_3 型骨折采用双钢板固定于肱骨髁外侧及内侧,内侧也可采用 1/3 管形钢板。合并肱骨髁上骨折常需加用重建钢板,一般需使用两块接骨板才可达到牢固的固定效果,接骨板相互垂直放置可增加固定的强度。日常功能锻炼可使无辅助保护的螺钉固定发生松动。要达到牢固的固定,外侧接骨板的位置应下至关节间隙水平。内侧接骨板应置于较窄的肱骨髁上嵴部位,此处可能需要轻度向前的弧线。3.5 mm 的重建接骨板是较好的选择。髁部手术后,对截下的尺骨鹰嘴复位后使用的固定为 1~2 枚直径为 6.5 mm、长度不短于 6.5 cm 的松质骨螺钉髓内固定+张力带钢丝,或 2 枚平行克氏针髓内固定+张力带钢丝(图 4-18,图 4-19)。需要特别指出的一点是,在做尺骨鹰嘴截骨时应尽量避免使用电锯,因其可造成骨量的丢失,从而导致尺骨鹰嘴的短缩或复位不良,而影响手术效果。

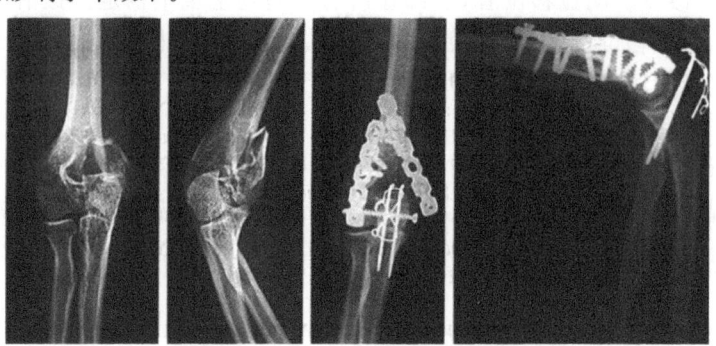

图 4-18　低 T 形肱骨髁间骨折
采用尺骨鹰嘴截骨入路,AO 双重建钛板螺钉内固定

内固定结束后,如果尺神经距内固定物很近,则将尺神经前置,放置引流条,术后 24~48 小时内拔除。早期有效的肘关节功能锻炼,对于肘关节功能的恢复至关重要,肘关节制动时间一旦过长,必将导致关节纤维化和僵硬。骨折坚强固定的病例,患肢不做石膏固定,术后 3 天内开始活动肘关节。内固定不确实的,均石膏托屈肘固定 3 周左右,去除石膏后无痛性主动活动肘关节,辅以被动活动。

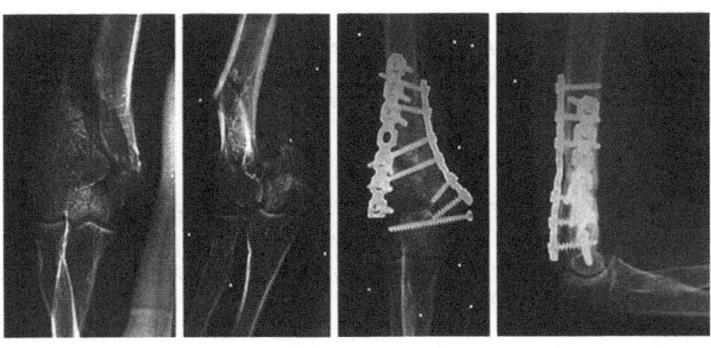

图4-19 外λ形肱骨髁间骨折,采用AO双重建钛板螺钉内固定

早期利用CPM进行功能锻炼,有利于肘关节周围骨与软组织血液供应恢复,肿胀消退,能加快关节内滑液的循环和消除血肿,减少关节粘连,可刺激多种间质细胞分化成关节软骨,促进关节软组织的再生和修复,可抑制关节周围炎性反应。

3.肱骨远端置换与全肘关节置换

近年来,随着人工关节材料的改进和医疗技术的进步,人工关节越来越广泛地应用于髋关节、膝关节等全身大关节严重疾病的治疗,但因人工肘关节研制和应用在国内起步较晚,临床应用尚不多见。对于关节面破坏严重,无法修复或经内固定术后,内固定物松动将严重影响肘关节功能者可行人工关节置换。手术采用肘关节后侧正中切口,游离并保护尺神经,显露肱骨远端、尺骨近端及桡骨小头。锯除肱骨中段滑车,扩大肱骨远段髓腔,参照试件,切除滑车及肱骨小头,直至假体试件的边缘恰能嵌至肱骨内外上髁的切骨断面间隙中。钻开尺骨近端髓腔,扩大髓腔,凿除冠状突周围的软骨下骨。插入试件,检查肘关节屈、伸及旋转活动范围。如桡骨小头内侧关节面有骨折,可切除桡骨小头。冲洗髓腔后置入骨水泥,安装假体。尺神经前置于皮下软组织层,修复肱三头肌腱、韧带及关节囊,放置引流,加压包扎。

术后不做外固定,引流1~2天,1周内做肌肉收缩锻炼,1周后开始做肘关节屈伸及旋转活动,3周后逐渐加大幅度行功能锻炼。

四、肱骨内髁骨折

肱骨内髁骨折是一种少见的肘关节损伤,仅占肘关节骨折的1%~2%,在任何年龄组均少见,儿童相对要多一些。骨折块通常包括肱骨滑车内侧1/2以上和/或肱骨内上髁,骨折块因受前臂屈肌群的牵拉多发生旋转移位,属关节内骨骺损伤。治疗上要求解剖复位,若复位不良不仅妨碍关节功能恢复,而且可能引起肢体发育障碍,继而发生肢体畸形及创伤性关节炎。

(一)骨折类型

肱骨内髁骨折分为三型。

1.Ⅰ型损伤

骨折无移位,骨折自滑车关节面斜形向内上方,至内上髁上方。

2.Ⅱ型损伤

骨折块轻度向尺侧或内上方移位,无旋转。

3.Ⅲ型损伤

骨折块明显旋转移位,常为冠状面旋转,也可同时伴有矢状面的旋转,结果骨折面向后,滑车关节面向前。

(二)临床表现与诊断

外伤后肘关节处于部分屈曲位,活动明显受限,肘关节肿胀、疼痛,尤以内侧明显。局部明显压痛,可触及内髁有异常活动。

儿童肱骨滑车内侧骨骺出现时间为9~14岁。对骨化中心出现后的肱骨内髁骨折,临床诊断一般比较容易。而在肱骨内上髁骨骺骨化中心出现之前发生的肱骨内髁骨折诊断则较困难,因为骨骺尚未骨化,其软骨于X线片上不显影,通过软骨部分的骨折线也不能直接显示,此类损伤于X线片上不显示任何阳性体征(既无骨折又无脱位影像)。因此,临床上必须详细检查,以防漏诊、误诊。细致的临床检查,熟悉不同部位骨骺出现的时间、形态及其与干骺端正常的位置关系是避免漏诊、误诊的关键。对于诊断确有困难的病例,可拍健侧相同位置的X线片加以鉴别,必要时可行CT或MRI检查以明确诊断。

(三)治疗

肱骨内髁骨折既是关节内骨折,又是骨骺损伤,故治疗应遵循关节内骨折及骨骺损伤的治疗原则。无论采取何种治疗方法,应力求使骨折达解剖复位或近似解剖复位(骨折移位<2 mm)。复位不满意不仅妨碍关节功能恢复,而且可能引起生长发育障碍,继而发生肢体畸形及创伤性关节炎。

Ⅰ型骨折和移位不大的Ⅱ型骨折可行长臂石膏后托固定伤肢于屈肘90°,前臂旋前位。石膏托于肘部应加宽,固定范围应完全包括肘内侧,且应仔细塑形,以防骨折发生移位。1周后应摄X线片,如石膏托松动,则更换石膏托;如骨折移位,则应采取其他措施,一般4周后去除石膏托行肘关节功能练习。

对于移位大于2 mm的Ⅱ型骨折及Ⅲ型骨折,因骨折移位大,关节囊等软组织损伤较重,而且肱骨下端髁间窝骨质较薄,骨折断端间的接触面较窄,加之前臂屈肌的牵拉,使骨折复位困难或复位后骨折不稳定,则应采取手术治疗。

手术方法:取肘关节内侧切口,显露并注意保护尺神经,显露骨折后,清除局部血肿或肉芽组织,将骨折复位后以2枚克氏针交叉固定或松质骨螺钉内固定。术中注意保护尺神经,必要时做尺神经前移;不可过多地剥离骨折块内侧附着的肌腱等软组织,以防影响骨折块的血液供应;术中尽量使滑车关节面及尺神经沟保持光滑。对于骨骺未闭合的儿童骨折,内固定物宜采用2枚克氏针交叉固定,因克氏针固定操作简单、牢固,对骨骺损伤小且便于日后取出;丝线缝合固定不易操作且固定不牢固;螺丝钉内固定固然牢固,但对骨骺损伤较大,且不便日后取出。外固定时间一般为4~6周,较肘部其他骨折固定时间稍长,因为肱骨内髁骨折软骨成分较多,愈合时间较长。固定期满后拆除石膏,拍X线片示骨折愈合后拔除克氏针,行肘关节早期、主动功能练习。对于骨骺已闭合的或成人的肱骨内髁骨折,可采用切开复位AO重建板内固定术(图4-20)。

五、肱骨外髁骨折

肱骨外髁骨折是儿童肘部常见损伤,发病多在2~18岁,以6~10岁最为常见,亦有成人发生此类损伤。骨折块通常包括肱骨小头骨骺、滑囊外侧部分及干骺端骨质,故亦称为骨骺骨折。此类骨折多为关节内骨折,且肱骨小头与桡骨小头关节面对应。骨骺部分与骨的生长发育密切相关,如治疗不当,将留有肘部畸形,导致功能障碍及远期其他类型并发症。

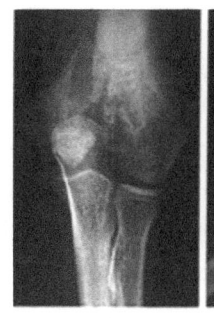 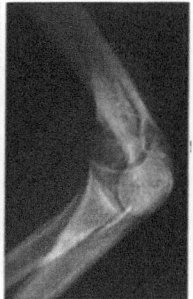 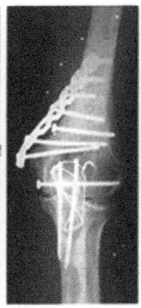 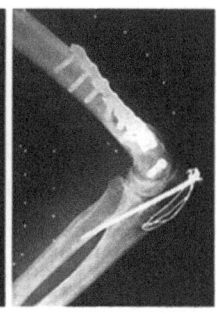

图 4-20　成人肱骨内髁骨折

采用尺骨鹰嘴截骨入路，AO 重建板内固定

(一) 骨折类型

小儿肱骨外髁骨折的 Wadsworth 分类如下。

1. Ⅰ型

无移位。

2. Ⅱ型

有移位，但不旋转。

3. Ⅲ型

外髁骨折块向外侧同时向后下反转移位。

4. Ⅳ型

Ⅳ型与通常骨折不同，多见于 13～14 岁儿童，肱骨小头与桡骨头碰撞发生，有骨软骨的改变。

(二) 临床表现与诊断

肱骨外髁骨折的伤因多由间接复合外力造成，当儿童摔倒时手掌着地，前臂多处于旋前，肘关节稍屈曲位，大部分暴力由桡骨传至桡骨头，再撞击肱骨外髁骨骺而发生骨折。骨折后，肘部外侧肿胀并逐渐扩散，以致达整个关节。局部肿胀程度与骨折类型有明显关系，骨折脱位型肿胀最严重。肘外侧出现皮下瘀斑，逐渐向周围扩散，可达腕部。肘部外侧明显压痛，若为Ⅳ型骨折，则内侧也可有明显压痛，甚至发生肱骨下端周围性压痛。肘关节活动功能丧失，患儿常将肘关节保持在稍屈曲位，被动活动肘关节时出现疼痛，但前臂旋转功能多无受限。

肱骨外髁骨折线常呈斜形，由小头-滑车间沟或滑车外侧缘斜向髁上嵴。根据骨折类型不同，可出现尺骨相对于肱骨干的外侧移位。伸肌附着点的牵拉可使骨块发生移位。应与肱骨小头骨折相鉴别：外髁骨折包括关节面和非关节面两个部位，并常带有滑车的桡侧部分，而肱骨小头骨折只累及关节面及其支撑骨。

X 线摄片时因骨片移位及投照方向造成多种表现，在同一骨折类型不同 X 线片中表现常不一致；加之儿童时期肘部的骨化中心出现和闭合时间相差甚大，部分 X 线表现仅是外髁的骨化中心移位。另外因肱骨外髁骨化中心太小，放射或临床医师常因缺乏经验而造成漏诊或误诊。有些病例 X 线片肱骨外髁干骺部未显示骨折裂痕，但有肘后脂肪垫征(八字征)，在诊断是应加以注意。肘外伤后，肱骨远段干骺部外侧薄骨片和三角形骨片是诊断肱骨外髁骨折的主要依据，肘后脂肪垫征(八字征)是提示肘部潜隐性骨折的主要 X 线征象，要特别予以注意。诊断确有困难的病例可拍健侧相同位置的 X 线片加以鉴别，必要时可行 CT 或 MRI 检查以明确诊断。

(三)治疗

早期无损伤的闭合复位是治疗本病的首选方法。肱骨外髁骨折的固定方法是屈肘60°~90°前臂旋后位,颈腕带悬吊胸前,可使腕关节自然背伸,此时前臂伸肌群松弛,对骨折块的牵拉小;同时屈肘位肱三头肌紧张,有利于防止骨折块向后移位,又由于桡骨小头顶住肱骨小头防止其向前移位,因此,骨折较稳定。另外,从前臂伸肌群的止点在肱骨外上髁的角度来看,屈曲90°以上,前臂伸肌群的力臂减少,牵拉肱骨外髁的力变小,骨折将更稳定。但由于骨折后血肿的形成及手法复位时的损伤,可造成关节明显肿胀,屈肘角度太小会影响血液循环,所以不主张固定在小于屈肘60°的体位,以屈肘60°~90°固定为宜。

对于Ⅰ型和移位轻的Ⅱ型骨折(骨折移位小于2 mm),因其无翻转,仅用手法复位后小夹板或石膏托固定即可;但Ⅲ、Ⅳ型骨折,因骨折处有明显的旋转和翻转移位,由于前臂伸肌腱的牵拉,手法往往难以使骨折达到满意的复位,即使在透视下复位很好,外固定也很难保持满意的位置。可用手捏翻转、屈伸收展手法闭合复位,插钢针固定,或切开复位内固定。

手术方法:取肘后外侧切口,显露骨折后清除局部血肿或肉芽组织。可使用克氏针或AO接骨板内固定(图4-21)。与肱骨内髁骨折一样,对于骨骺未闭合的儿童,内固定物宜选用2枚克氏针交叉固定,螺丝钉固定比较稳固,但由于儿童肱骨外髁的结构特点,螺丝钉如使用不当易损伤骨骺而影响生长发育。术后外用长臂石膏托外固定4~6周,摄X线片证实骨折愈合后,去除石膏托,行肘关节功能练习。

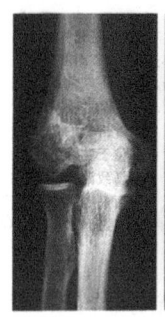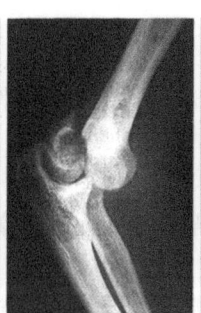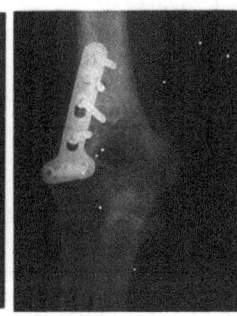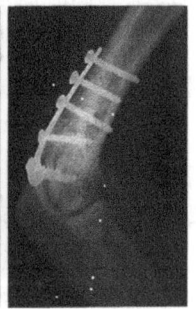

图4-21 肱骨外髁骨折
AO斜T形解剖板内固定

(四)预后

肱骨外髁骨折是儿童肘关节创伤中最多见、最重要的骨折类型,常引起畸形愈合,会发生不同程度的骺间骨缺损,即鱼尾状畸形,无论复位好坏都可能发生这种畸形。它的发生是因骨折线经过骺板全层,愈合时局部产生骨桥。骨折同时也损伤了骺软骨的营养血管,使骨折面的软骨细胞坏死、吸收,使骨折间隙增大。骨折愈合后,肱骨内、外髁骨骺继续发育,而骨桥处生长缓慢以致停滞,最终发生鱼尾状畸形。所以,损伤年龄越小,骨折复位越不满意者,畸形就越明显。肱骨外髁骨折延迟愈合或不愈合以及鱼尾状畸形是造成肘外翻的原因。延迟手术治疗(伤后3周),也可导致骨块的坏死和肘外翻畸形。此外,还可以引起肱骨外髁增大、肱骨小头骨骺早闭、肱骨小头骨骺缺血性坏死、肱骨外上髁骨骺提前骨化等后遗症。

六、肱骨小头骨折

Hahn在1853年第一次提出,Kocher自1896年起对此骨折倾注了许多精力进行研究,又称之为 Kocher 骨折。肱骨小头骨折是一种不太常见的肘部损伤,各种年龄组均可发生。单纯肱骨小头骨折以成年人多见,合并部分外髁的肱骨小头骨折多发生在儿童。本骨折是关节内骨折,常因有些骨折较轻,骨折片较小且隐蔽而容易漏诊或误诊,从而导致延误治疗。

(一)骨折分类

Kocher 和 Lorenz 将肱骨小头骨折分为两类。

1. Ⅰ型

完全骨折又称 Hahn-Steinthal 型,骨折发生在肱骨小头基底部,骨折线位于冠状面,包含一个较大块骨质的小头,亦可累及相邻的滑车桡侧部。

2. Ⅱ型

部分骨折又称 Kocher-Lorenz 型,主要累及关节软骨,几乎不包含骨组织。

Wilson(1933)又提出了第Ⅲ型,即关节面向近侧移位,且嵌入骨组织,也有人将其称为肱骨小头关节软骨挫伤,是致伤外力不足以导致发生完全或部分骨折,早期行普通 X 线检查多不能明确诊断。

(二)临床表现与诊断

肱骨小头骨折常由桡骨头传导的应力所致,故有时可合并桡骨头骨折。最为常见的致伤方式是跌倒后手掌撑地,外力沿桡骨传导至肘部;或跌倒时处于完全屈肘位,外力经鹰嘴冠状突传导撞击肱骨小头所致。急诊患者除了肘关节积血肿胀、活动受限以外,局部症状不突出,多于拍照 X 线片时发现,前臂旋转不受限制是其特点。临床上应注意将肱骨小头骨折与外髁骨折进行鉴别。外髁的一部分即关节内部分是肱骨小头骨折,不包括外上髁和干骺端;而外髁骨折除包括肱骨小头外,还包括非关节面部分,常累及外上髁。

其典型 X 线表现如下:侧位片常常可以看到肱骨下端前面,相当于滑车平面有一薄片骨块影,因骨折块包含有较大的关节软骨,故实际的骨折片要比 X 线片所显示的影像大得多。值得注意的是侧位片上一般很难发现骨折块的来源,需要观察其正位 X 线片究其来源。正位片由于肱骨小头骨折块大都移位于肱骨下端前方,与肱骨远端重叠,故在肘关节正位片上一般看不到骨折块影而易致漏诊。但如仔细观察其正位 X 线片,可以发现其肱桡关节间隙增宽,肱骨侧关节面毛糙,失去正常关节面的光滑结构。如出现此典型改变,再加上侧位片肱骨前下端有骨折块影出现,一般不难做出肱骨小头骨折的诊断。

(三)治疗

争议颇多,包括非手术方法(进行或不进行闭合复位)、骨块切除及假体置换。不论是采取闭合或切开复位,都应争取获得解剖复位,因为即使轻度移位亦可影响关节活动。若不考虑骨折类型,要想获得良好疗效,术后康复至关重要。

1. 非手术治疗

对无移位骨折可行石膏后托固定 3 周。对成人移位骨折,并不建议闭合复位;儿童和青少年移位骨折,可首选闭合复位,可望获得快速而完全的骨愈合。

如有可能,可对Ⅰ型骨折试行闭合复位,伸肘位对前臂进行牵引,直接对骨折处进行施压以获得复位。对肘部施加内翻应力,可使外侧开口加大,有利于骨折复位。一旦复位满意,应保持屈肘,由桡骨头的挤压作用来维持骨折块的复位。尽管有人强调应在最大屈肘位固定以维持复位,但应注意对严重肿胀者应减少屈肘,以防出现缺血性挛缩。前臂旋前有助于桡骨头对骨折块的稳定作用。完全复位后,应将肘部制动 3~4 周。

2.手术治疗

手术难度较大,因为即使获得了解剖复位,也做到了术后早期活动,仍可能发生部分或完全性的肘关节僵硬。

因骨折块位于关节囊内,并且常旋转90°,充分的手术显露很有必要。可采取后外侧入路,在肘肌前方进入关节,注意保护桡神经深支。此切口稍偏前方,优点是术中可以避开后方的肱尺韧带,减少发生后外侧旋转不稳定的危险,且不易损伤桡神经深支。若术中或原始损伤累及了后外侧韧带复合体,应在术中行一期修补,并可将其与骨骼进行锚式固定,术后将前臂置于旋后位短期制动,以维护这种修补术的效果。

术中固定可采用松质骨螺钉、克氏针及可吸收螺丝钉固定骨折块,其中以松质骨螺钉的固定效果最好,螺丝钉可自后方向前旋入固定。手术目的是恢复关节面解剖,并给予稳定固定,以允许术后早期活动。若骨折块不甚粉碎,复位满意后用松质骨螺钉固定稳定可靠,术后则不必进行制动,可立即进行屈伸功能锻炼,临床疗效较为满意。对粉碎严重的骨折,普通螺钉或克氏针固定常很难达到理想效果,则可采用外固定架固定。若骨折块太小或严重粉碎,则可考虑行碎骨块切除。对移位骨折,Smith认为骨折块切除的疗效优于进行闭合或切开复位,并建议早期行切除术,而不是伤后4~5天血肿和渗出开始机化时手术。术后只用夹板或石膏制动2~3天即可开始进行关节活动。骨折块切除术后发生桡骨向近端移位和下尺桡关节的异常并不多见。如果确实因骨折块太小,无法进行复位及固定,遗留在关节内又将成为游离体,进行早期切除有助于功能恢复;但对完全骨折,尤其是骨折累及滑车桡侧时,早期进行骨折块的切除显然不合适,将造成关节活动受限和外翻不稳定。

Jakobsson建议用金属假肢来重建肱骨远端关节面,以避免发生肱骨小头骨折块的无菌性坏死和维持肘关节稳定性,但此种治疗没有得到普遍开展。

对陈旧性骨折伴明显移位而影响肘关节功能时,无论受伤时间长短,都应将骨折块切除。通过手术包括软组织松解、理疗和功能锻炼,肘关节功能将得到明显改善。反之,如行切开复位内固定,即使达到解剖复位,效果也不理想。

七、肱骨内外上髁骨折

每一个上髁都有自己的骨化中心,这在儿童肘部损伤中有其特殊的意义,因为相对于富有张力的侧副韧带,骨骺生长板本身是一个薄弱点。由于撕脱应力的作用,在儿童发生的内上髁骨折常常是一个骨骺分离。在成人,原发的、单纯的上髁骨折比较少见,大多与其他损伤一起发生。

(一)肱骨内上髁骨折

内上髁的骨化中心直到20岁才发生融合,是一个闭合比较晚的骨骺,也有人终生不发生融合,应与内上髁骨折相鉴别。儿童或青少年发生肘脱位时,可合并内上髁撕脱骨折,骨折块可向关节内移位,并停留在关节内,影响肘脱位的复位。20岁后再作为一个单独的骨折出现或合并肘脱位则比较少见。若内上髁骨化中心与肱骨远端发生了融合,成人就不大可能因撕脱应力导致骨折。成人内上髁骨折并不局限于骨化中心的原始区域,可向内髁部位延伸。因内上髁在肘内侧突出,易受到直接暴力,故成人比较多见的是直接暴力作用于内上髁所致的单纯内上髁骨折,这也是成人内上髁骨折的特点之一。尺神经走行于内上髁后方的尺神经沟,发生骨折时可使其受到牵拉、捻挫,甚至连同骨折块一起嵌入关节间隙,导致尺神经损伤。

1.肱骨内上髁骨折的分类

(1)Ⅰ型:内上髁骨折,轻度移位。

(2)Ⅱ型:内上髁骨折块向下、向前旋转移位,可达肘关节间隙水平。

(3)Ⅲ型:内上髁骨折块嵌夹在肘内侧关节间隙,肘关节实际上处于半脱位状态。

(4)Ⅳ型:肘向后或后外侧脱位,撕脱的内上髁骨块嵌夹在关节间隙内。

2.临床表现与诊断

前臂屈肌的牵拉可使骨折块向前、向远端移位。内上髁区域肿胀、甚至皮下淤血,并存在触痛和骨擦音等特点。腕、肘关节主动屈曲及前臂旋前时可诱发或加重疼痛。应仔细检查尺神经功能。

对青少年患者,应将正常的骨化中心与内上髁骨折进行鉴别,拍摄健侧肘部X线片有助于诊断。

3.治疗

对轻度移位骨折或骨折块嵌顿于关节间隙内的治疗已达成共识。若骨折无移位或轻度移位,可将患肢制动于屈肘、屈腕、前臂旋前位7~10天即可。如果骨折块嵌顿于关节内,则应尽早争取手法复位,可在伸肘、伸腕、伸指、前臂旋后位,使肘关节强力外翻,重复创伤机制,利用屈肌群的紧张将骨折块从关节间隙拉出,变为Ⅱ型损伤,然后用手指向后上方推挤内上髁完成复位,以X线片证实骨折复位满意后,用石膏或夹板制动2~3周。

中度或重度移位骨折的治疗至今仍存争议,有三种方法可供选择:①手法复位,短期石膏制动。②切开复位内固定。③骨折块切除。

Smith认为,对患者来说获得纤维愈合与获得骨性愈合的最终结果是一样的。支持手术治疗者认为,移位的内上髁骨块可导致出现晚期尺神经症状及屈腕肌力弱和骨折不愈合,行外翻应力试验检查时会产生肘关节不稳定,并把上述并发症作为手术治疗的理由。但对于骨折块移位超过1 cm者,笔者认为应行手术切开复位内固定,可选用两枚克氏针交叉固定或螺钉内固定(图4-22)。

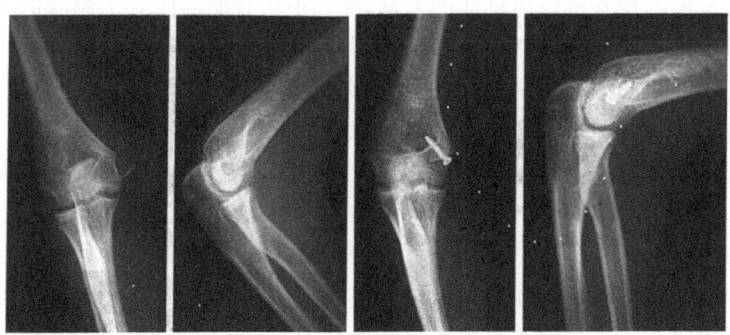

图4-22 肱骨内髁骨折螺钉内固定

(二)肱骨外上髁骨折

临床上非常少见,实际上,有很多学者怀疑它在成人是否是一个单独存在的骨折。外髁的骨化中心较小,在12岁左右出现,一旦骨化中心与主要部分的骨骼融合,撕脱骨折更为少见。外上髁与肱骨外髁平坦的外侧缘几乎在一个水平,遭受直接暴力的机会很少。治疗原则类似于无移位的肱骨外髁的治疗,包括对肘部进行制动,直至疼痛消失,然后开始功能活动。

八、肱骨远端全骨骺分离

肱骨远端骨骺包括外上髁、肱骨小头、滑车和内上髁四个骨骺,借助软骨连成一体。肱骨远端全骺分离是指包括肱骨下端骨骺线水平、肱骨小头和滑车骨骺与肱骨干在水平轴上的分离,婴幼儿童时期肱骨远端为一大片较为扁平薄弱的软骨,在解剖学上不能属于肱骨髁的范围,其实质是一种关节内的骨骺损伤,虽然其损伤机制与髁上骨折相同,但在部位上不同于髁上2cm的骨折。儿童肱骨远端全骨骺分离骨折是儿童肘部损伤中较少见的一种类型,多发生于1~6岁学龄前儿童,因肱骨远端四块骨骺尚未完全骨化,或分离四块骨骺中仅见肱骨小头骨骺,X线检查不能显示其全貌,常因此发生误诊。

(一)骨折分类

根据Salter-Harris对骨骺损伤分类方法,肱骨远端全骨骺分离可分为Ⅰ型及Ⅱ型损伤。

(1)Ⅰ型损伤:多见于2岁以下的婴幼儿,骨折线自外侧缘经过生长板与干骺端相连接的部位达到内侧,造成了生长板以下骨骺的分离移位。

(2)Ⅱ型损伤:多见于3岁以上的儿童。根据肱骨干骨骺骨折块的位置和全骨骺分离移位方向,Ⅱ型损伤又可分为两种亚型。①Ⅱa亚型:为骨折线自外侧缘横形至鹰嘴窝内侧部分转向上方,造成干骺端内侧有骨块伴随内移位,其骨块多呈三角形,称为角征,此亚型常见,是肱骨远端全骨骺分离典型X线表现。②Ⅱb亚型:骨折线自内侧缘横形至鹰嘴窝外侧转向上方,在干骺端外侧有薄饼样骨折片,称为板征。肱骨小头骨骺与尺桡骨近端一起向外侧移位,移位程度较Ⅱa型轻,侧位片显示肱骨小头骺和骨片有移位。

(二)临床表现及诊断

患者有明显肘外伤史,伤后肘部肿痛,肱骨远端压痛。典型X线表现为分离的肱骨远端骨骺与尺桡骨近端一起向同一方向移位,桡骨近段纵轴线总是通过肱骨小头骨骺中心,常伴有肱骨干骺端骨块游离。由于这一时期肱骨远端4块骨骺中,只有肱骨小头骨骺发生骨化,在X线片上不能见到其他3块骨骺核。因此,肱骨远端全骨骺分离,常以肱骨小头骨骺的位置作为X线诊断的主要依据。判定肱骨小头骨骺与桡骨近段纵轴线的关系,肱骨小头骨骺与肱骨干骺端的对应关系,尺桡骨近端与肱骨干骺端对应关系,从X线照片上可见的影像去分析判定不显影部分的损伤,就可减少对肱骨远端全骨骺分离的误诊和漏诊。在X线片,除正常肘关节外,如果见到桡骨近段纵轴线通过肱骨小头骨骺中心,则应考虑为肱骨髁上骨折或是肱骨远端全骨骺分离。但髁上骨折在肱骨干骺端可见骨折线。在肱骨干骺端有分离的骨折块伴随移位,就是Ⅱ型骨骺损伤,否则就是Ⅰ型骨骺损伤。

(三)治疗

肱骨远端全骨骺分离骨折属关节内骨折,复位不佳对关节功能多有影响及出现外观畸形,且涉及多个骨化中心,故应尽可能解剖复位。应该采用闭合复位还是手术切开复位,尚有争论。许多作者推崇闭合复位外固定,我们认为应根据具体情况,若局部肿胀不明显,且闭合复位后骨折对位稳定,则可仅作外固定。但如局部肿胀明显,由于骨折断面处为软骨,断端多较光整,仅靠单纯外固定很难维持断端的稳定,复位后若再移位则难免出现畸形,故应尽早行手术切开复位内固定。术中宜采用克氏针内固定,尽量减少损伤次数,若用1枚克氏针固定较稳定,则不必用交叉双克氏针。因小儿的生理特点,其愈合相当快,常在受伤1周后就有骨痂生长,故我们主张宜早期复位。一般在3周以内均可考虑手术,但在3周左右,骨折实际上已基本上愈合,周围骨痂亦生长多时,切开复位意义不大,可待以后出现后遗畸形再矫形。

(杨居成)

第四节 肱二头肌长头肌腱断裂

肱二头肌是上臂腹侧的主要肌肉,是强有力的屈肘肌,同时也是前臂的旋后肌。在遭受强有力的收缩或肌腱退变的基础上因一定外力作用,可发生断裂,肱二头肌腱断裂多发生于长头腱。本病属中医"筋断""筋绝"的范畴。临床主要特征是突然肩痛和屈肘功能减弱。

一、病因病理

正常的肱二头肌腱很少发生断裂,年轻人多在缺少准备而强力收缩时使肱二头肌腱发生断裂。中年人则因原有不同程度的退行性改变,大结节、小结节及结节间沟有骨赘存在,或肱二头肌腱在结节间沟有粘连,一旦强烈收缩而发生撕裂。许多职业因需要上臂维持外展内旋位,肌腱正对小结节,不但有滑脱倾向,并且增加了肌腱与骨的摩擦,促进变性,更容易断裂。大部分断裂由肱二头肌强力收缩所致的间接暴力引起,极少数在肩部外伤中因直接暴力造成。

断裂最多发生在二头肌腱刚穿出关节囊处的下方之处。断裂的近侧段为活动的关节囊内侧部分,远段相对固定并与肌腹相连接。断裂处为肌腱活动与固定区的交界点。少数断裂发生于盂上粗隆长腱起点处,或肌腹与肌腱交界处,甚至肌腹本身断裂。二头肌腱止点,也可发生断裂。

肱二头肌腱断裂通常为完全性,偶见部分性断裂。完全断裂时肌腱常卷曲在结节间沟以下,部分性断裂者撕裂的纤维可以重新附着于二头肌沟。

二、临床表现与诊断

正常或仅有轻度变性的肌腱发生断裂时,常有二头肌抗阻力强烈收缩的外伤史,伤时可闻及尖锐的撕裂声,伴有肩痛,并放射至上臂的前面。肌腱严重变性者,多无明显外伤或只有轻伤,表现为肩部无力或隐约不适,容易误诊为腱滑膜炎或一般扭伤。

最明显的体征是丰满的肱二头肌肌腹位置异常。近段完全断裂者,在两肘同时用力屈曲时进行比较,可见病侧肌腹下移至上臂下,松软而肌张力较健侧低,二头肌与三头肌间的间隙增大。部分性撕裂时,肌腹位置和大小取决于撕裂范围以及肌腹从断裂处回缩的距离。横过肌腹的断裂可形成裂隙,其大小则取决于撕裂肌纤维的数量。

如断裂发生在肌腱的无血管区,则无瘀斑出现。发生在肌腹或肌腹与肌腱交界处,可在上臂前下方形成瘀斑或出现血肿。新鲜断裂者,有自发疼痛,按压肌肉或二头肌沟时有压痛,出现功能障碍,上臂无力。慢性或陈旧性断裂者,只有少许酸痛,功能障碍轻微,常仅有旋转和外展受限。检查二头肌腱断裂有几种试验,其中以 Yergarson 征最有价值,即屈肘抗阻力旋后时疼痛,并牵涉至肩前内方。

三、治疗

对于慢性损伤的老年患者,或陈旧性肌腱断裂,但无功能障碍者,可采用非手术治疗。

(一)手法治疗

急性期以轻手法为主,慢性期手法宜稍重,施行手法时,先用拿法,由远至近捏拿肱二头肌肌腹及肌腱，以疏通筋络。然后由上臂的远端向肩部顺推5～6次，以理顺筋络、舒筋活血。

（二）固定方法

急性损伤者，一般将患肢用三角巾悬吊胸前位3～4周。

（三）医疗练功

早期宜做握拳和腕部的功能锻炼，解除固定后应加强肩及肘关节的功能活动。

（四）药物治疗

1.内服药

（1）血瘀气滞证：肩部肿胀，或见瘀斑，上臂可扪及隆起包块，疼痛拒按，功能受限。舌质暗或有瘀斑，苔白或薄黄，脉弦或涩。治以活血化瘀、行气止痛，方用活血止痛汤、活血舒筋汤。

（2）筋脉失养证：伤后迁延，局部酸痛，喜揉喜按，肩部无力，肌肉萎缩。舌淡胖，苔白滑，脉沉弦或涩。治以养血壮筋，方用壮筋养血汤加减。

2.外用药

局部瘀肿者，可外敷双柏散、消炎散、消瘀止痛药膏等。陈伤者，可外擦正红花油、万花油等。

（五）手术治疗

喙突是提供肱二头肌长头附着的最合适部位，能保持其屈肘功能，但有时肌腱远段不能达到喙突，尤其是陈旧性者，则可采用肱二头肌沟作为次选附着部位。

肌腹或肌腹肌腱交界处的断裂，宜作较深的"8"字形间断缝合；不够牢固者，可应用阔筋膜加固。陈旧性断裂需要切除较多瘢痕者，常需筋膜移植加固。

手术取肩部前上方切口，自喙突水平至上臂中段，辨清断裂部位，仔细游离肌腱和肌腹，注意避免伤及肌皮神经。探查二头肌沟，寻找近侧肌腱，如果回缩在关节内，则沿喙肱韧带打开关节囊，切除囊内游离肌腱。显露喙突并在其尖端作1.5 cm垂直切口，延长至联合肌腱，骨膜下显露后，在喙突上做一小沟，将二头肌腱远侧断端穿过此沟，在轻度张力下，用尼龙线固定之，并将该肌腱的近侧5 cm长与联合肌腱缝合。

肌腱不能附着于喙突者，在二头肌沟上选好固定点，用骨凿凿至有血溢出，然后把肌腱置于沟中，间断缝合固定于沟内，并通过横韧带下方，也可用门字钉固定肌腱。

术后应用颈腕吊带，第1天开始摆动上臂，每3～4小时活动1次。第4～5天去除颈腕吊带，增加摆动范围，以不痛为限。3周末可以开始日常活动，功能完全恢复需3～4个月。

（渠立振）

第五节　肱二头肌长头肌腱滑脱

本病又称肱二头肌长头肌腱脱位，是指肱二头肌长头滑离结节间沟，停留于肱骨小结节或肩胛下肌之上。

肱二头肌长头肌腱起于肩胛骨盂上结节，向下越过肱骨头进入结节间沟。结节间沟的内侧为小结节、肩胛下肌和胸大肌，外侧为大结节、冈上肌和冈下肌，沟的前侧覆盖横韧带，肱二头肌长头就处于此纵行的骨纤维管内。肩关节活动时肌腱在沟内有一定的滑动，尤其是肩外展、外旋时滑动的范围较大。

一、病因病理

退行性变为内因,外因则为损伤。肱二头肌肌腱由肱骨横韧带维持在结节间沟中,横韧带的近端有旋转袖的纤维加强。横韧带纤维过度牵张或撕裂时,可造成肌腱的半脱位或脱位,结节间沟过浅时更易发生。上臂处于内旋位置时,肌腱也易于从沟壁弹起,此时小结节犹如滑车,肌腱处于机械学上最不利的位置,旋转袖以及大小结节的退行性改变也可增加肌腱的松弛度。多为结节间沟前方肱骨横韧带撕裂,肌腱滑脱于肌腱沟外。

二、临床表现与诊断

老年人因有退行性变基础较为多见,而年轻发病者多有急性外伤史。在剧烈运动扭伤后,立即发生疼痛,肩部可感觉到或听到尖锐的拍打声。肩部肿胀、屈肘位旋转上臂时发出弹响声,系因肩外旋时肌腱滑出腱沟,内旋时又滑回沟内所引起。检查时可一手固定患者于屈肘90°位,并做内外旋转,另一手在二头肌腱最上端处触摸,可以明确感觉到肌腱在腱沟内滑进滑出,并有疼痛。

X线检查特殊位置摄片可以发现腱沟变浅或其他异常。

三、治疗

(一)手法治疗

令患者坐位。术者一手四指放于患侧肩上部,掌心对着腋前侧,拇指放于三角肌前缘的1/3处,用力抵住肱骨颈部(肱二头肌长头肌腱处),另手握患腕部,掌心向前,肩外展60°,并前屈40°,两手对抗牵引。在牵引下将患者前臂逐渐旋后,并将肩放回至40°外展位,将放下的前臂尽量旋后。此时,用拇指掌面桡侧用力向外上推揉滑脱的肱二头肌长头肌腱,同时将患肢作急剧旋前活动,即可复位。如肱二头肌长头肌腱向上嵌入肌腱管内,则须在肱二头肌肌腱及腱联合处弹拨,将嵌入的肌腱向外拨出再行复位。

(二)固定方法

可屈肘位悬吊上肢制动2~3周。避免外展、外旋。

(三)医疗练功

解除制动后,应立即进行上肢主动的功能活动。

(四)药物治疗

1.内服药

(1)血瘀气滞证:肩部肿胀,或见瘀斑,上臂可扪及隆起包块,疼痛拒按,功能受限。舌质暗或有瘀斑,苔白或薄黄,脉弦或涩。治以活血化瘀,行气止痛,方用活血止痛汤、活血舒筋汤。

(2)筋脉失养证:伤后迁延,局部酸痛,喜揉喜按,肩部无力,肌肉萎缩。舌淡胖,苔白滑,脉沉弦或涩。治以养血壮筋,方用壮筋养血汤加减。

2.外用药

局部瘀肿者,可外敷双柏散、消炎散、消瘀止痛药膏等。陈伤者,可外擦正红花油、万花油等。

(五)封闭疗法

如疼痛剧烈,可在沟内作醋酸氢化可的松(或确炎舒松A)和普鲁卡因局部封闭,常能缓解症状。一旦急性症状消退,立即开始主动活动。

(六)手术治疗

非手术治疗无效者,可考虑手术固定肌腱。在肩胛盂上方肱二头肌长头起点处切断肌腱附着点,年轻患者将该腱远段固定于喙突,老年人则附着于喙突或二头肌沟均可,根据损伤病理情况而定。术中应仔细检查肩峰下区和喙肩弓,上臂外展时,肱骨大结节如与喙肩弓碰撞,必须予以纠正。有人认为在做肱二头肌腱的任何手术时,都宜切除喙肩韧带甚至前突的肩峰,以保证肱骨头的充分活动,从而发挥二头肌腱的作用。术后三角巾悬吊,4周后开始活动。6周后可以充分练习活动。

(黄海舟)

第五章　肘部与前臂损伤

第一节　肘关节扭挫伤

肘关节扭挫伤是常见的肘部闭合性损伤,凡使肘关节发生超过正常活动范围的运动,均可导致肘部筋的损伤。

肘关节是复合关节,由肱尺关节、肱桡关节、桡尺近侧关节组成,有共同的关节囊包绕。肘关节的关节囊前后壁薄而松弛,尤以后壁为甚。两侧壁增厚并有桡侧副韧带和尺侧副韧带加强,桡骨头有桡骨环状韧带包绕。肘关节前后的肌肉相当强大,屈伸运动有力,屈伸运动范围约为140°,屈曲时主要受到上臂和前臂的限制,伸直时主要受关节前部的关节囊和肌肉的限制。肘关节做旋转运动时,桡尺近侧关节必须与桡尺远侧关节联动,旋前和旋后运动的范围为140°～150°。由于肘关节活动较多,所以扭挫伤的机会亦多见。

一、病因病理

直接暴力的打击可造成肘关节挫伤。间接暴力致伤较多见,如跌仆、由高坠下、失足滑倒,手掌着地,肘关节处于过度外展、伸直位置,迫使肘关节过度扭转,即可致肘关节扭伤。此外,在日常工作和生活中做前臂过度拧扭动作,以及做投掷运动时姿势不正确,均有可能造成肘关节扭伤。临床上以关节囊、侧副韧带和肌腱等损伤多见。受伤后可因滑膜、关节囊、韧带等组织的扭挫或撕裂,引起局部充血、水肿,严重者关节内出血、渗出,影响肘关节的功能。

二、临床表现与诊断

有明显的外伤史,肘关节处于半屈位,肘部呈弥散性肿胀疼痛,功能障碍,有时出现青紫瘀斑,多以桡后侧较明显,压痛点往往在肘关节的内后方和内侧副韧带附着部。

初起时肘部疼痛,活动无力,肿胀常因关节内积液、鹰嘴窝脂肪垫炎,或肱桡关节后滑液囊肿胀而加重,伸肘时鹰嘴窝消失。

部分肘部扭挫伤患者,有可能是肘关节半脱位或脱位后已自动复位,只有关节明显肿胀,而无半脱位或脱位征象,易误认为单纯扭挫伤。

若肿胀消失,疼痛较轻,但肘关节的伸屈功能不见好转,压痛点仍在肘后内侧,局部的肌肉皮肤较硬,可通过 X 线检查,确定是否合并骨化性肌炎。

严重的扭挫伤要与骨折相区别,环状韧带的断裂常使桡骨头脱位合并尺骨上段骨折,在成人,可通过 X 线片确定有无合并骨折,在儿童骨骺损伤时较难区别,可与健侧同时拍片对比检查,以免漏诊。

三、治疗

肘关节扭挫伤早期施行手法矫正筋骨细微的错缝,外敷和内服中药,局部有效的制动;中后期提倡主动的功能锻炼,配合手法理筋按摩,中药熏洗剂外洗,或搽擦药涂搽,内服温经散寒、养血舒筋、活血通络药物,以及理疗等,均可取得良好的效果。

肘关节扭挫伤的早期,首要给予患肘固定,局部外敷消瘀退肿止痛类中药,轻伤一般用三角巾悬吊,肘关节置于 90°功能位 1～2 周即可。有侧副韧带或关节囊撕裂时,必须予以良好的固定,可用上肢屈曲型杉树皮托板或石膏托固定患肢 2～3 周,固定期间仅行手指和腕关节屈伸和肩部的功能锻炼,严格限制肘关节屈伸活动。外固定过久,会影响关节功能恢复,常可造成肌肉萎缩、关节粘连,甚至出现关节强直,主要还是得靠患者积极主动的功能锻炼逐步恢复,不能使用粗暴的被动锻炼方法。肘关节损伤后功能的恢复不能操之过急,否则会适得其反。

(一)手法治疗

手法治疗的目的在于整复可能存在的关节微细错缝,拽出嵌入关节内的软组织,理顺撕裂的筋肉。对伤后短时间内即来就诊者,可施以整理手法,调整关节错缝和撕裂的筋肉,仅 1～2 次即可,不宜反复实施。常用的手法如下。

1.掂挺法

术者将患侧腕部夹于腋下,掌心朝上,肘尖朝下,术者双手掌环握肘部,轻轻地向肘外上侧摇摆,同时灵活地做肘部向上掂挺 1～2 次,稍有错落处,可听到调整的响声。

2.伸挺法

术者左手托患侧肘部,右手握患侧腕,先作适当范围的肘关节屈伸活动 1 次,使肌肉放松,待患肘处于半伸直位时,握患侧腕部的手放松并顺势将前臂伸直,配合左手掌将患肘向上一挺,亦可听到响声,此时术者的手仍应扶持腕部,以防摆动(图 5-1)。

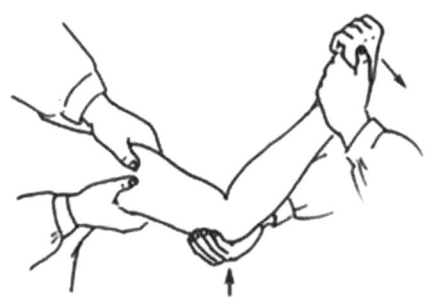

图 5-1 伸挺法

关节微细错缝矫正后,术者以两手掌环抱肘部,轻轻按压 1～2 分钟,有减轻疼痛的作用。然后将肘关节内外两侧的筋肉轻轻地拿捏平整,但不宜反复操作。

固定期间由于肿胀较明显,一般不用手法按摩。2～3 周后,为了防止肘关节粘连,可应用轻柔的手法进行按摩,给予点穴、揉按、分筋、肘关节屈伸活动等手法,每次 15～20 分钟,每天 1 次,以达到舒筋活血通络、消肿止痛、滑利关节的作用。施行手法治疗时,动作要轻柔,切忌粗暴、过多的反复推拿和强力屈伸关节。

(二)药物治疗

中药内服外用是治疗肘关节扭挫伤常用的一种内外兼治的方法,具有散瘀消肿、活血止痛、舒筋活络的功效。应用时宜根据扭挫伤的轻重、缓急、久暂、虚实辨证用药。

1.外用药

急性扭挫伤局部瘀肿者,可选用消瘀止痛膏、双柏散或消炎散等外敷;肿痛消退后,可用上肢损伤洗方、海桐皮汤煎水熏洗。

2.内服药

可按损伤早期和后期临床证候的不同辨证用药。

(1)瘀滞证:损伤早期,肘部疼痛,弥漫性肿胀、瘀斑。局部压痛,肘关节功能活动受限。舌暗红或有斑点,脉弦紧。治宜散瘀消肿,方用活血止痛汤。肿痛甚者,可加服田三七粉或七厘散;肘部肿痛灼热、口干苦者,可加金银花、蒲公英、天花粉。

(2)虚寒证:多见于后期,肘部酸胀疼痛,劳累后疼痛加重,畏寒喜温。舌质淡,苔薄白,脉沉细。治宜温经散寒、养血通络,方用当归四逆汤加减。气虚者,可加黄芪、人参、白术;关节活动不利者,可加伸筋草、海风藤、威灵仙。

(三)手术治疗

肘关节侧副韧带的损伤多见于尺侧副韧带的损伤,当尺侧副韧带完全断裂时,两断端之间存在裂隙,被动活动时肘外翻畸形明显,有时可见异常的侧向运动,甚至有小片撕脱骨折,此种情况宜采用手术治疗。如不行手术,必将形成瘢痕以维持肘关节侧向稳定性,常常会减慢肘关节功能恢复。手术修复侧副韧带取肘关节内侧切口,手术常需切断前臂屈肌抵止点,将屈肌翻开显露尺侧副韧带进行修补或重建。亦有学者主张从内上髁至尺骨结节1 cm之间劈开肌肉,显露尺侧副韧带进行修补。术后屈肘石膏托固定2周后,改用颈腕带悬吊1~2周。

(渠立振)

第二节 旋后肌综合征

旋后肌综合征系指桡神经深支,即骨间背侧神经在进入旋后肌处被卡压,产生部分神经支配肌肉肌力减弱及麻痹等为主的疾病。临床上较为常见,又称前臂骨间背侧神经卡压综合征、桡神经卡压旋后肌综合征、旋后肌腱弓卡压综合征等。

旋后肌起于肱骨外上髁、尺骨外侧缘上部旋后肌嵴,肌束向外下,止于桡骨前面的上1/3,肌束分浅、深两层,深层近侧缘为腱性组织,呈弓状,称旋后肌腱弓,又称Frohse腱弓(图5-2)。桡神经在肱骨中下1/3段紧贴肱骨,在肘关节上约3 cm处分为浅支和深支。浅支主要为感觉纤维,分布在前臂远端桡侧及桡背侧,常有分支发出支配桡侧腕短伸肌。深支进入旋后肌腱弓,即骨间背侧神经,均为肌支,支配的肌肉有旋后肌、指总伸肌、小指固有伸肌、尺侧腕伸肌、拇长展肌、拇短伸肌、拇长伸肌及示指固有伸肌。

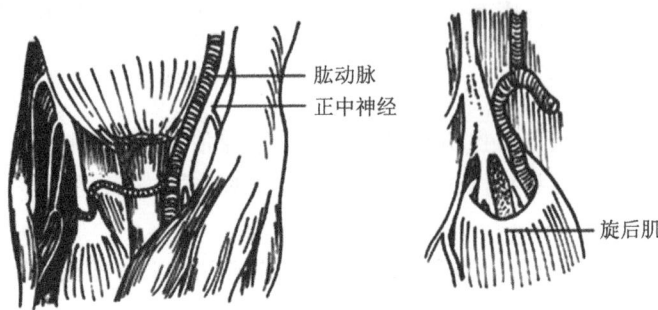

图 5-2　旋后肌腱弓

一、病因病理

常见的病因是在日常生活和劳动中肘关节旋转活动过多，特别多见于运用前臂反复做旋转动作的职业人员，如举重、木工、理发等，因反复牵拉旋后肌而致肌肉损伤变性，旋后肌腱弓增生肥厚，直接压迫骨间背侧神经产生症状。此处如发生脂肪瘤、血管瘤、腱鞘囊肿等占位性病变，亦可造成骨间背侧神经功能障碍。肘关节病变或损伤，如类风湿性关节炎、炎性肿胀、孟氏骨折、桡骨头骨折或脱位，以及局部软组织损伤，使其旋后肌腱弓口处形成的瘢痕粘连或压迫等，皆可引起本病。

旋后肌腱弓容纳神经间隙有限，前臂骨间背侧神经在此只有很少的活动余地。由于慢性劳损旋后肌腱弓增厚，或局部肿物的压迫，使前臂骨间背侧神经在变窄小的旋后肌腱弓处受压，神经近端粗大，呈假性神经瘤变化，受压神经苍白、变扁、有压痛，腱弓处遗有压迹，腱弓以下神经外膜水肿和纤维变性，轴束一般无变化，一般切开腱弓松解神经后，病变可逆转，神经功能可恢复。

中医认为本病多因外伤劳损，瘀滞肘部，经络受阻，掣引肢节，以致疼痛麻木；或因冒雨涉水，居所潮湿，风寒湿邪侵袭，客于肘部为病。

二、临床表现与诊断

骨间背侧神经麻痹发病多缓慢，主要表现为该神经所支配的肌肉肌力减弱或麻痹。本病的特征是：垂指而不垂腕，肌肉麻痹而感觉正常。早期为前臂背侧近端局部持续疼痛，无放射感，在前臂活动时疼痛稍有缓解，静息时反而加重，常有夜间痛醒史。伸拇指、伸其余各指或外展拇指减弱或无力，手指呈垂指状，掌指关节不能伸直呈最后的 45°。尺侧腕伸肌和桡侧腕伸肌受累时，伸腕力弱且桡偏。压痛点可在桡骨小头背外侧明显地被找到，即相当于旋后肌腱弓压迫骨间背侧神经的体表投影处，重压可引起远端疼痛加剧，或可触到条索状肿物。在伸肘位作伸中指抵抗试验或前臂旋后抵抗试验时，可诱发肱骨外髁内下方疼痛加剧。晚期可见前臂伸肌群萎缩，前臂骨间背侧神经所辖肌肉部分或全部肌肉的不完全性瘫痪或完全性瘫痪。

肌电图检查示伸拇、伸指肌有不同程度震颤，神经传导速度减慢。X 线检查则难以确定肘关节附近及软组织损伤。

三、鉴别诊断

肱骨外上髁炎：由于以往对前臂骨间背侧神经卡压症缺乏认识，常易将其混淆为肱骨外上髁炎进行治疗，其治疗缺乏针对性，疗效常不明显。肱骨外上髁炎疼痛和压痛在肱骨外上髁，比较局限。旋后肌综合征系前臂骨间背侧神经受累,疼痛沿着桡神经向上臂和前臂放射,压痛位于前臂近端背侧旋后肌腱弓处,前臂旋后时肘部痛,而肱骨外上髁炎前臂旋前时肘部疼痛明显。此外,伸肘中指抗阻力试验有助于诊断。肱骨外上髁炎无伸拇功能受限与各掌指关节功能障碍。

四、治疗

早期宜采用非手术疗法治疗,急性期患肢适当制动,避免前臂作过度的旋转动作。中医手法理筋、中药内服外用,以及醋酸泼尼松局部封闭等治疗,可获得较好的疗效。晚期已出现明显的神经麻痹症状,经非手术疗法治疗症状改善不明显,经临床检查和肌电图检查,确有前臂骨间背侧神经卡压者,宜早期手术治疗。

(一)手法治疗

1.痛点分筋法

于疼痛部位,术者将拇指置筋结之上,深压着骨,稳力分筋2～3次,可重复1次。

2.屈肘旋转法

术者左掌托患肘,右手握患腕,屈肘旋前、旋后各20次,可重复1次。

3.捏拿伸肌法

术者双手拇指置患臂掌侧,四指置患臂桡骨掌面,依次自上而下捏拿旋后肌、指总伸肌、小指固有伸肌、拇长伸肌、拇短伸肌、拇长展肌等伸肌群,手法用力要均匀,使患臂感到轻松自如。

4.捋顺法

术者一手握患肢手部,另一手以手掌着力于患肢,作上下方向来回捋顺,以透热为度,起到捋顺筋脉、通经活血、缓解软组织痉挛的功效。

(二)药物治疗

1.内服药

(1)瘀滞证:有急性损伤史,肘外侧及前臂近端伸肌群处疼痛、肿胀、灼热,活动痛甚,压痛或触及有肿物。舌红,苔薄黄,脉弦滑或弦细。治宜活血化瘀、消肿止痛,方用和营止痛汤、正骨紫金丹等。

(2)虚寒证:有反复多次劳损史,肘外侧及前臂近端伸肌群处轻度肿胀、疼痛、压痛,劳累后疼痛加重,休息后减轻。手背麻木,手指无力。舌淡,苔薄白,脉沉细。治宜活血止痛、温经通络,方用当归四逆汤加减。

2.外用药

有瘀肿者,可外敷消肿止痛膏,后期用海桐皮汤熏洗。

(三)封闭疗法

用醋酸泼尼松12.5～25.0 mg,加1%～2%利多卡因2～4 mL,在肱桡关节下外侧压痛点明显并产生向前臂外侧放射痛处,将注射针头快速刺入,直达桡骨骨面后稍退针,注射药液3～5 mL,注药时出现局部胀痛和前臂外侧放射痛。

(四)练功疗法

(1)可用旋转屈伸、翻掌运臂等练功方法。

(2)屈肘前后:运用于肘、腕、腰、腿部,先左弓箭步,左臂屈肘上提,拳停于眼前,右拳屈肘向后,停于髋关节后,眼看左拳心,换右弓箭步。左右同姿(图5-3)。

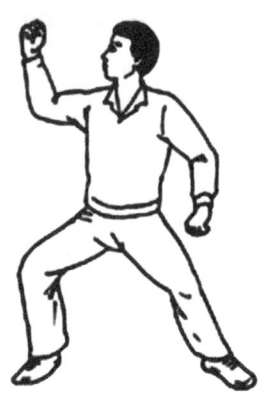

图 5-3 屈肘前后

(3)屈肘上下:适用于肘部颈部。正位,右手掌上举过头,掌心朝天,指尖向左,左手掌下按,掌心向下,指尖朝前。左手移背后下按,指尖朝后,右肘屈曲,手抱枕颈,头向后抬,手向前按,二力相争,背后五指翻转摸背。左右同姿(图5-4)。

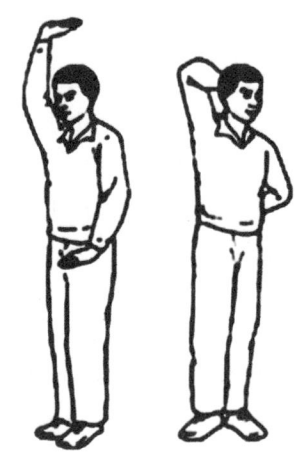

图 5-4 屈肘上下

(五)手术疗法

有明显的神经卡压症状,出现神经麻痹症状较重,经非手术治疗症状无改善,或局部可触及明显包块者,应考虑手术治疗。手术主要是将旋后肌腱弓卡压骨间背侧神经处切开,使神经充分解压。若探查发现有占位性病变,应同时予以切除。

(付邦国)

第三节 尺骨鹰嘴骨折

一、损伤机制

直接暴力作用于肘关节后侧面,即尺骨鹰嘴后方,跌落伤致上肢受伤,间接作用于肘关节,均可发生鹰嘴骨折。不容置疑的是，肌肉肌腱的张力，包括静态和动态，所产生的应力决定了骨折出现的类型和移位程度。若肘关节遭受到了特别大的暴力或高能量损伤，强大的外力直接作用于前臂近端后侧，使尺桡骨同时向前移位，由于肱骨滑车对尺骨鹰嘴的阻挡，致使其在冠状突水平发生骨折，在骨折端和肱桡关节水平产生明显不稳定。表现为鹰嘴的近骨折端常常向后方明显移位，而尺骨的远骨折端则会和桡骨头一起向前方移位，称为"骨折脱位"或"经鹰嘴的肘关节前脱位"。由于常常是直接暴力创伤所致，故鹰嘴或尺骨近端的骨折大多呈粉碎状，而且多合并有冠状突骨折。这种损伤比单纯的鹰嘴骨折要严重得多。如果尺骨鹰嘴或尺骨近端骨折不能获得良好的解剖复位和稳定的内固定，则易出现持续性或复发性畸形。

二、临床表现

由于尺骨鹰嘴骨折属关节内骨折，所有的尺骨鹰嘴骨折都包含有某种程度的关节内部分，故常常发生关节内出血和渗出，这将导致鹰嘴附近的肿胀和疼痛。骨折端可以触及凹陷，并伴有疼痛及活动受限。肘关节不能抗重力伸肘是可以引出的一个最重要体征。它表明肱三头肌的伸肘功能丧失，伸肌装置的连续性中断，并且这个体征的出现与否常常决定如何确定治疗方案。因为尺骨鹰嘴骨折有时合并尺神经损伤，特别是在直接暴力导致严重、广泛、粉碎性骨折时，更易合并尺神经损伤，故应在确定治疗方案之前仔细判断或评定神经系统的功能，以便及时进行处理。

三、放射学检查

在评估尺骨鹰嘴骨折时，最容易出现的一个错误是不能坚持获得一个真正的肘关节侧位X线片。在急诊室常常获得的是一个有轻度倾斜的侧位X线片，它不能充分判断骨折线的准确长度、骨折粉碎的程度、半月切迹处关节面撕裂的范围以及桡骨头的任何移位。应尽可能获得一个真正的肘关节侧位X线片，以准确掌握骨折的特点。前后位X线平片也很重要，它可以呈现骨折线在矢状面上的走向。若桡骨头也同时发生了骨折，在侧位X线片上可以沿骨折线出现明显挛缩，并且没有成角或移位。

四、骨折分类

有几种分类方法，每一种分类都有其优缺点，但没有一种分类能够全面有效地指导治疗以及合理地选择内固定物。有些学者将鹰嘴骨折仅分为横形、斜形和粉碎性3种类型。有的将其分为无移位或轻度移位骨折、横形或斜形移位骨折、粉碎性移位骨折以及其他4种类型。Home(1981年)按骨折线位于关节面的位置将骨折分为近侧中段和远侧三种类型。Holdsworth(1982年)增加了开放骨折型。Morrey(1995年)认为骨折移位超过3 mm应属移位骨折。Graves(1993年)把儿童骨折分为骨折移位<5 mm、骨折移位>5 mm 和开放骨折3型。Mayo Clinic 提出的分型如下：1型，无移位，1a型为非粉碎骨折，1b型是粉碎骨折；2型，骨折移位，但稳定性良好，移位>3 mm，侧副韧带完整，前臂相对于肱骨稳定，2a是非粉碎骨折，2b属粉碎骨折；3型，骨折移位，不稳定，前臂相对于肱骨不稳定，是一种真正的骨折脱位，3a无粉碎骨折，3b有粉碎骨折。显然，对粉碎性骨折、不稳定者治疗最困难，预后也最差。

现在临床上应用比较流行的是Colton(1973年)分类，它简单实用，易于反映骨折的移位程度和骨折形态。1型，骨折无移位，稳定性好；2型，骨折有移位，又分为撕脱骨折、横断骨折、粉碎性骨折、骨折脱位。无移位骨折是指移位<2 mm,轻柔屈曲肘关节至90°时骨折块无移位,并且可抗重力伸肘,可以采取保守治疗。

(一)撕脱骨折

在鹰嘴尖端有一小的横形骨折块(近骨折端),与鹰嘴的主要部分(远骨折端)分开,最常见于老年患者。

(二)斜形和横形骨折

骨折线走行呈斜形,自接近于半月切迹的最低处开始,斜向背侧和近端,可以是一个简单的斜形骨折,也可以是由于矢状面骨折或关节面压缩性骨折所导致的粉碎性骨折折线的一部分。

(三)粉碎性骨折

粉碎性骨折包括鹰嘴的所有粉碎骨折,常因直接暴力作用于肘关节后方所致,常有许多平面的骨折,包括较常见的严重的压缩性骨折块,可以合并肱骨远端骨折、前臂骨折以及桡骨头骨折。

(四)骨折-脱位

在冠状突或接近冠状突的部位发生鹰嘴骨折,通过骨折端和肱桡关节的平面产生不稳定,使得尺骨远端和桡骨头一起向前脱位,常继发于严重创伤,如肘后方直接遭受高能量撞击等。更为重要的是,骨折的形态决定了这种骨折需要用钢板进行固定,而不是简单地用张力带固定。

五、治疗方法

(一)无移位的稳定骨折

屈肘90°固定1周,以减缓疼痛和肿胀;然后在理疗师的指导下进行轻柔的主动屈伸训练。伤后1周、2周、4周复查X线片,防止骨折再移位。

(二)撕脱骨折

撕脱骨折首选张力带固定(图5-5),亦可进行切除术,将肱三头肌腱重新附丽,主要是根据患者的年龄等具体情况来决定。

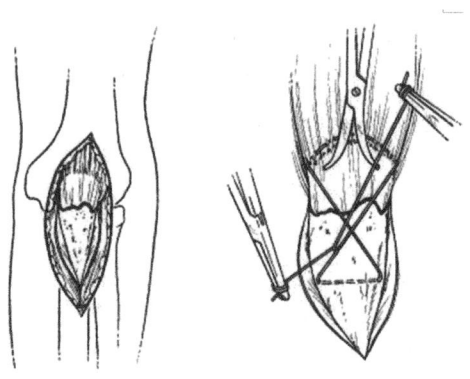

图5-5 张力带钢丝

(三)无粉碎的横断骨折

无粉碎的横断骨折应行张力带固定。可采取半侧卧位,肘后方入路,注意保护肱三头肌腱在近骨折块上的止点,可用6.5拉力螺丝钉加钢丝固定;若骨折块较小,则可用2枚克氏针加钢丝盘绕固定(图5-6)。

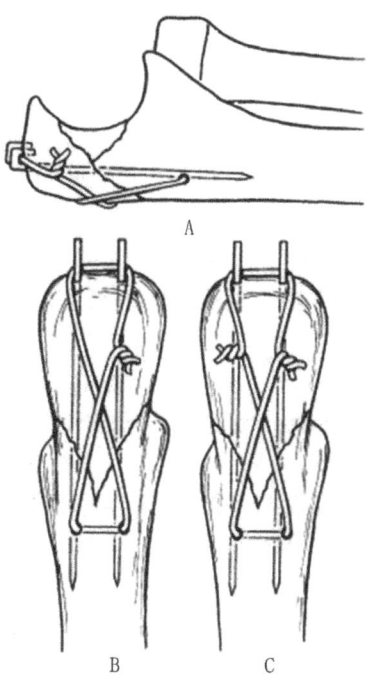

图 5-6　8 字钢丝固定

(四) 粉碎的横断骨折

粉碎的横断骨折应行钢板固定。若用张力带固定,可导致鹰嘴变短,活动轨迹异常,关节面变窄,造成关节撞击,活动受限。最好用克氏针加钢丝,再加上钢板固定。有骨缺损明显者,应行一期植骨,以防止关节面塌陷和鹰嘴变形。

(五) 伴有或不伴有粉碎的斜形骨折

伴有或不伴有粉碎的斜形骨折用拉力螺钉加钢板固定最为理想,有时亦可用张力带加拉力螺丝钉固定,或用重建钢板固定,1/3 管状钢板易失效。重建钢板不要直接放置在尺骨背侧,否则极易出现伤口的问题,可沿尺骨外侧缘固定。若骨折粉碎,则不宜用张力带固定,最好用钢板固定并行植骨术。重建钢板在强度上优于 1/3 管状钢板,且厚度小于 DCP,钢板近端的固定非常重要,可使用松质骨螺丝钉,但注意不要进入关节内。

(六) 斜形骨折

斜形骨折适宜于拉力螺丝钉固定,比较理想的是拉力螺钉加中和钢板,或拉力螺钉通过中和钢板的钉孔拧入。对骨折端的加压应小心。

(七) 单纯的粉碎骨折

无尺骨和桡骨头脱位以及无前方软组织撕裂者,可行切除术,肱三头肌腱用不吸收缝线重新附丽于远骨折端,术后允许肘关节早期活动。重要的是要保持侧副韧带,特别是内侧副韧带前束的完整,以保证肘关节的稳定。若骨折累及尺骨干,则不能进行切除术,可行张力带加钢板固定,有骨缺损者应一期植骨。

(八) 骨折脱位型

骨与软组织损伤严重,应切开复位内固定,可用钢板加张力带固定。骨折块的一期切除应慎重，否则可致肘关节不稳定。

(九)开放性骨折

内固定并不是禁忌，但需彻底清创。若对鹰嘴的软组织覆盖有疑问，应行局部皮瓣或游离组织转移。有时可延期行内固定治疗。

(付邦国)

第四节 尺骨冠突骨折

尺骨冠突是尺骨半月关节面的一部分，它可阻止尺骨向后脱位，阻止肱骨向前移位，防止肘关节过度屈曲对维持肘关节的稳定性起重要作用。冠突边缘有肘关节囊附着，前面为肱肌附丽部，尺骨冠突骨折常合并肘关节脱位及肘部骨折，临床上并不少见，常见报道15%肘关节后脱位患者可合并尺骨冠突骨折。而单纯的尺骨冠突骨折较少，多为肱肌猛烈收缩牵拉造成的撕脱性骨折。冠突骨折常并发肘关节的后脱位，如处理不当，可产生创伤性关节炎、疼痛和功能障碍。

一、应用解剖和损伤机制

尺骨冠突在尺骨鹰嘴切迹前方，与鹰嘴共同构成切迹，冠突在切迹之前方与肱骨滑车形成关节，并与外侧桡骨头一起构成肘关节（尺肱桡关节），借助环状韧带，尺桡骨紧密相合，并互成尺桡上关节。尺骨冠突不仅是肱尺关节的主要组成部分，而且也是肘关节内侧副韧带前束、前关节束和肱肌的附着点，起阻止肱二头肌、肱肌和肱三头肌牵拉尺骨向肘后移位的作用，是维持肘关节稳定的主要结构。

冠突有3个关节面，与滑车关节面相合，关节面互相移行。冠状高度是指尺骨冠突尖到滑车切迹的最低点的垂直距离，高的为1.5 cm，低的0.9 cm，儿童的发育4岁时最快，至14～16岁大致长成。

当暴力撞击手掌，冠突受到传导应力，与肱骨滑车相撞。若暴力足以大到引起冠突骨折时，会造成冠突不同程度的骨折，进而发生肘关节后脱位。研究表明，冠突的损伤会对肘关节的稳定性产生影响；与此同时，附丽于冠突前下的肱肌强力收缩还引起间接暴力的冠突撕脱骨折。

二、临床分类

Regan和Marry在1984年将冠突骨折分3种类型（图5-7）。

(一)Ⅰ型骨折

冠突尖小骨片骨折（又称撕脱骨折），骨块常游离关节腔内或附着于关节囊壁上。

(二)Ⅱ型骨折

50%的冠突骨折，伴肘关节不稳定，临床上往往行手法石膏外固定，必要时行切开复位内固定。

(三)Ⅲ型骨折

冠突基底部骨折如有移位常伴肘关节后脱位。如冠突骨折无移位者，可单纯石膏固定。临床上偶见冠突纵形骨折合并尺骨鹰嘴骨折，治疗方法同尺骨鹰嘴。

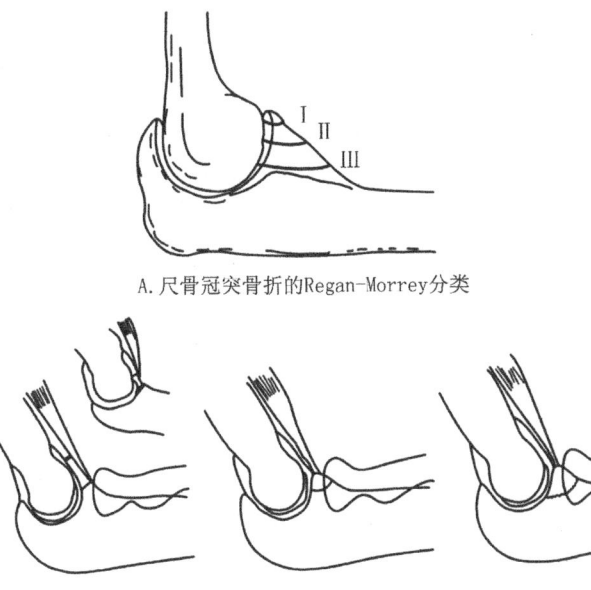

A. 尺骨冠突骨折的Regan-Morrey分类

Ⅰ型　　　Ⅱ型　　　Ⅲ型
B

图 5-7　尺骨冠突骨折的分类分型

根据解剖及临床文献报道,尺骨冠突内侧缘高度 1/2 处为尺侧副韧带前束的附着部,冠突骨折常合并该韧带的损伤,而尺侧副韧带前束是肘关节内侧副韧带的主要结构,对肘关节内侧稳定具有重要作用。因此,尺骨冠突骨折的分型应考虑尺侧副韧带前束损伤情况。

此外,还按骨折形态分类,斜形抑或横形骨折,通过冠突骨折与否各有异同,其预后亦有不同。O'Driscoll 从冠突关节面作了骨折分类。

三、诊断

临床上出现的关节肿胀、出血和肘关节的功能障碍情况,仅能提示可疑骨折,而借以确诊的唯一依据是作 X 线检查,可见冠突残缺和骨折线,骨片上移,偶可进入肱尺关节囊内,影响功能。从 X 线片上观察半月切迹是否圆滑,若不圆滑而出现阶梯样,则提示发生骨折,可作为诊断的一个重要指标。骨片进入关节内,以 CT 扫描最形象地描记出部位、骨片大小,必要时亦可行 CT 三维重建检查。

四、治疗

(一)非手术治疗

非手术治疗适用于冠突骨折骨块小或没有移位的患者。仅用石膏托固定,肘关节于屈曲 80°～90°位。2 周解除石膏托,开始活动肘关节,并继续做颈腕带悬吊,间歇行主动肘关节功能锻炼。对骨折块较大,可行手法复位,石膏外固定方法。

(二)手术治疗

O'Driscoll 认为维持尺关节的稳定须具备 3 个条件:完整的关节面、完整的内侧副韧带前束和桡侧副韧带复合体。所以对尺骨冠突骨折的手术治疗,首先恢复骨性解剖结构,其次应重视内侧副韧带的修复和重建,以期获得一个稳定的关节。对关节腔内游离骨块或骨块较大,手法复位失败的患者,均可考虑手术治疗。避免因非手术治疗因神经或肌肉损伤的忽视而造成后期预后不良、活动度降低等现象。

(1)关节腔内的游离骨切摘除术(Ⅰ型)。对较小的冠突骨折,游离于关节腔内,影响肘关节的活动,应行骨块摘除。有条件者,可行肘关节镜下骨块摘除术。

(2)大块冠突骨折,影响尺骨半月关节面。为恢复滑车的屈成关节的稳定性,应进行切开复位与内固定。AO提出开放整复,螺钉内固定方法,从尺侧入路,辨认并保护尺神经,用一薄凿将肱骨内上髁截骨,将内上髁连同附着肌肉和尺神经一起牵向前方,切开关节囊,即可充分显露骨折部,此时可在直视下将冠突复位,并从尺骨背侧穿入螺钉固定,然后再复位内上髁,用预先准备好的螺钉固定,同时检查前关节囊、肱肌和内侧副韧带前束止点,如有损伤一并缝合。最后将尺神经放回原位或行前置术。冠突骨折超过1/2高度必须良好复位,近特制螺钉固定尤为推崇。

(3)冠突切除术。对于冠突骨折愈合和骨质增生,或畸形愈合,影响肘关节正常屈曲时,应手术切除冠突。一般以不超1/2冠突高度为限;如切除超过1/2,可致肘前方不稳定。

对于尺骨冠突粉碎性骨折,由于碎片多少和大小不等,有的与关节囊相连,有的游离于关节腔内影响关节屈曲功能,所以应手术摘除。Ⅲ型骨折患者往往合并尺侧副韧带前束断裂。在冠突骨折的切开内固定时,一定要修复或重建前束。

目前根据骨折类型及肘部合并伤等情况,多数学者采用肘前入路,肘前入路可避开尺神经,直接行冠突骨折的复位内固定术。但采用肘前入路时,注意适当向远侧游离穿过旋前圆肌深浅头的正中神经,防止术中过度牵拉,产生神经症状或损伤正中神经支配前臂屈肌及旋前圆肌的分支。内固定物可选用螺钉包括小的可吸收螺钉或克氏针加张力带及钢丝固定为主,不主张克氏针、钢丝或缝线单一固定。要求尽量牢固固定,争取早期肘关节的功能锻炼。

儿童冠突骨折少见,常合并肘关节后脱位。儿童尺骨冠突骨折在X线上显示骨块虽小,但周围有软骨,因此实际上骨块比X线片所显示的要大。对于儿童冠突骨折的治疗同成人相同。由于儿童冠突骨折大都较易愈合,预后良好。

手术时应注意以下几点:①因尺神经穿过内侧副韧带前束于尺骨的止点外,先游离尺神经并牵开加以保护,避免损伤之。术终根据手中情况,可将尺神经放置原位或行尺神经前置术。②内固定尽量留于背侧,以利肘关节功能练习。③注意尺侧副韧带及关节囊等软组织的修复,尤其是尺侧副韧带前束的修复,以防产生肘外翻不稳定。④术中注意微创操作,不要剥离附着于骨块的关节囊等软组织,以防发生骨化性肌炎。⑤冠突骨折多为复杂骨折的一部分,应重视并发症,尤其是肘部合并伤,也是影响预后的重要因素。⑥内固定要加强,争取早期行肘关节的主、被动功能练习,提高治疗效果。

当冠突骨折合并桡骨小头骨折和肘关节脱位为肘部"恐怖三联征"时,应引起重视,诊断时有时须借助X线和CT三维重建,采用特别螺钉,后期采用人工桡骨小头替代切除桡骨小头,有些则不得不采取人工肘关节置换。

五、并发症

(一)早期并发症

可因肘关节屈曲固定时间过长,影响肘关节的活动功能或在锻炼中引起疼痛。

(二)后期并发症

在冠突骨折合并肘关节脱位和臂部软组织有广泛撕裂时,偶可发生肘关节的纤维性僵直。当冠突骨折块落入关节腔内,较难退出,而形成关节内的游离体,游离骨块对关节面造成损伤或发生交锁。因此,关节内骨块一经确认,就需尽早切除。当晚期骨折处骨质增生,形成骨化性肌炎骨突,严重妨碍肘关节活动。

部分冠突骨折术后关节活动范围稍差,但肘关节稳定性良好。关节活动范围减少的常见的原因为关节粘连,另外可能与重建骨无软骨而致术后发生创伤性关节炎有关。因此,在今后的临床中可考虑采用带软骨面且有血供的骨块或人工冠突假体重建,以期术后肘关节功能良好恢复,减少肘关节退变和发生骨性关节炎的可能,提高冠突骨折治疗的效果。

(付邦国)

第五节　尺桡骨干双骨折

一、受伤机制

(一)直接暴力
直接致伤因素,作用于前臂,骨折通常基本在同一水平。

(二)间接暴力
患者多为跌倒致伤,由于暴力传导,骨折水平多为桡高尺低,常为短斜形。

(三)其他致伤因素
如暴力碾压、扭曲等,多为多段骨折,不规则,且伴不同程度软组织损伤。

二、分型

常用的 AO 分型如图 5-8 所示。

三、治疗原则

闭合复位外固定:用于移位不明显的稳定性前臂双骨折。传统的复位标准,桡骨近端旋后畸形<30°,尺骨远端的旋转畸形<10°,尺、桡骨成角畸形<10°。桡骨的旋转弓应恢复。不稳定的前臂双骨折或稳定性的骨折,闭合复位失败,骨折再移位及伴有其他血管神经并发症的,应行切开复位内固定。

(一)钢板螺钉内固定
钢板螺钉内固定主要是根据 AO 内固定原则发展的内固定系统,用于前臂双骨折的治疗,明确提高了骨折的治疗水平,提高了愈合率,达到早期功能锻炼及恢复的目的。

(二)髓内固定系统
髓内固定系统用于前臂双骨折的治疗,最初应用是 20 世纪 30 年代的克氏针内固定,20 世纪 40 年代以后,较广泛流行的有 Sage 设计的髓内系统,至目前发展到较成熟的带锁髓内钉固定系统。虽然目前带锁髓内钉固定系统用于前臂骨折,意见仍不统一,特别是对于桡骨的髓内固定,但对于尺骨的髓内固定效果目前是比较肯定的。

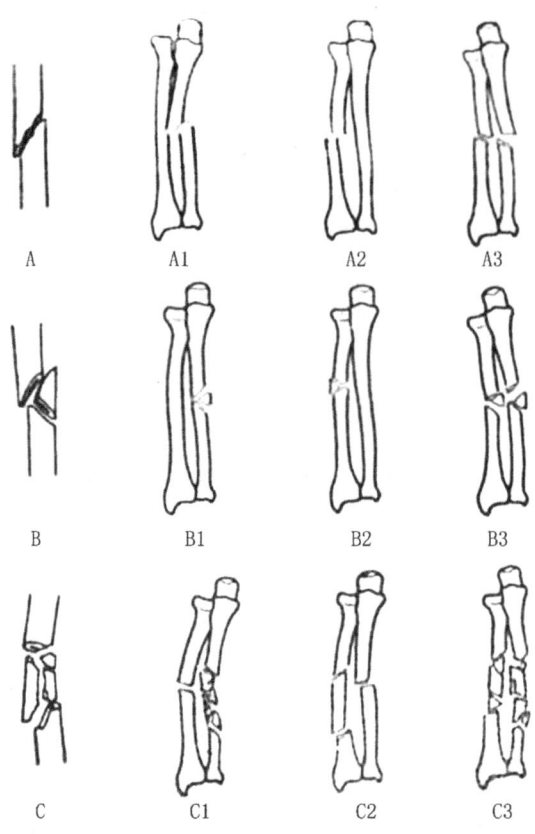

图 5-8　骨折的 AO 分型
A 型:简单骨折;B 型:楔型骨折;C 型:粉碎骨折

满意有效的内固定必须能牢固地固定骨折,尽可能地完全消除成角和旋转活动。我们认为用牢固的带锁髓内钉或 AO 加压钢板均可达到此目的。而较薄的钢板,如 1/3 环钢板及单纯圆形可预弯的髓内钉效果欠佳。手术时选用髓内钉或钢板,主要根据各种具体情况来确定。每种器械均有其优点和缺点,在某些骨折中使用其中一种可能比另一种更易成功。在许多尺、桡骨骨折中,用钢板或髓内钉均能得到满意的效果,究竟选用哪一种则主要根据外科医师的训练和经验。

AO 加压钢板内固定系统已应用多年,业内比较熟悉,这里不再赘述。而髓内钉固定,特别是前臂髓内钉固定系统,近几年有重新流行的趋势。使用髓内钉固定时,其长度或直径的选择、手术方法和术后处理的不慎都可导致不良的后果,这里着重讨论一下。

根据文献,最早广泛使用的前臂髓内钉系统是由 Sage 于 1959 年研制成功的,他曾对 120 具尸体桡骨做解剖,并对 555 例使用髓内固定治疗的骨折作了详细回顾。根据他的设计,预弯的桡骨髓内钉可以保持桡骨的弧度,三角形的横断面可以防止旋转不稳定。桡骨和尺骨 Sage 髓内钉的直径足以充满髓腔,能够做到牢固地固定。虽然在某些医疗机构传统的 Sage 髓内钉仍在应用,但根据 Sage 的研究和临床经验,目前又有更新的髓内钉系统设计应用于临床。

(三)前臂骨折应用髓内钉固定的适应证

(1)多段骨折。

(2)皮肤软组织条件较差(如烧伤)。

(3)某些不愈合或加压钢板固定失败的病例。

(4)多发性损伤。

(5)骨质疏松患者的骨干骨折。

(6)某些Ⅰ型和Ⅱ型开放性骨干骨折病例(使用不扩髓髓内钉)。

(7)大范围的复合伤在治疗广泛的软组织缺损时,可使用不扩髓的尺骨髓内钉作为内部支架,用以保持前臂的长度。

几乎所有前臂的骨干骨折均可应用髓内钉治疗(图5-9)。这些骨折都可使用闭合髓内穿钉技术,同样的方法目前在其他长骨干骨折应用已很成熟。

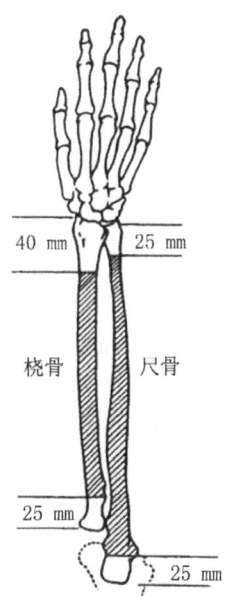

图5-9 尺、桡骨骨折适用髓内钉的骨折部位

(四)前臂骨折应用髓内钉固定的禁忌证

前臂骨折应用髓内钉固定的禁忌证:①活动性感染。②髓腔<3 mm。③骨骺未闭者。

包括Sage髓内钉在内,有多种不同的前臂髓内钉固定系统,这些器械均可用于闭合性骨折的内固定。髓内钉优于加压钢板之处:①根据使用的开放或闭合穿钉技术,只需要少量剥离或不剥离骨膜。②即使采用开放穿钉技术,也只需要一个较小的手术创口。③使用闭合穿钉技术,一般不需要进行骨移植。④如果需要去除髓内钉,不会出现骨干应力集中所造成的再骨折。同加压钢板和螺丝钉固定不一样,髓内钉固定的可屈曲性足以形成骨旁骨痂。正如Sage所推荐的那样,所有需要切开复位的骨干骨折都应做骨移植,通常使用钻和扩髓器时即能获得足够的用于移植的骨材料,因此不需另外采取移植骨。无论使用哪一种髓内钉系统,尺骨钉的入口都是在尺骨近端鹰嘴处。桡骨的钉入口根据钉的不同设计有所不同,其原则是根据钉设计的弧度、预弯等情况加以调整。如Sage(C)桡骨内钉在桡侧腕长伸肌腱和拇短伸肌腱之间的桡骨茎突插入。

Fore Sight(B)桡骨髓内钉则在 Lister 结节的桡侧腕伸肌腱下插入。Ture-Flex 和 SST(A)桡骨髓内钉的插入口是在 Lister 结节的尺侧拇长伸肌腱下(图 5-10)。所有桡骨髓内钉均应正确插入，并将钉尾埋于骨内，防止发生肌腱磨损和可能的断裂。

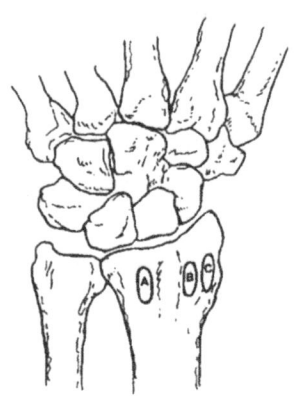

图 5-10　桡骨骨折采用髓内钉固定时，根据不同钉设计的进针点(A、B、C)调整

四、前臂开放骨折

对前臂开放性骨折的治疗原则是不首先做内固定，我们认为以创口冲洗和清创为最初治疗时，并发症较少。这样做能使创口的感染显著降低，或者愈合。如果创口在 10～14 天愈合，即可做适当的内固定。

Anderson 曾报道过采用这种延迟切开复位和加压钢板做内固定的方法治疗开放性骨折的经验。在采用这个方法治疗的 38 例开放性骨折中，没有发生感染。在许多 Gustilo Ⅰ型、Ⅱ型创口中，能够在早期做内固定，而无创口愈合问题。但我们认为延迟固定会更安全。对于单骨折，由于延迟内固定骨折重叠所造成的挛缩畸形一般切开后即可复位(图 5-11)。对有广泛软组织损伤的前臂双骨折，为了避免短缩畸形，并方便软组织处理，需要进行植皮等治疗时，可采用外固定支架、牵引石膏，进行整复和骨折的固定，如果软组织损伤范围较大，必须进行皮肤移植和后续的重建治疗，而这些治疗措施又不能通过外固定支架、牵引石膏的窗口完成时，可采用髓内钉来固定前臂。只有通过外固定或内固定方法，使前臂稳定后，才能进行皮肤移植和其他软组织手术。

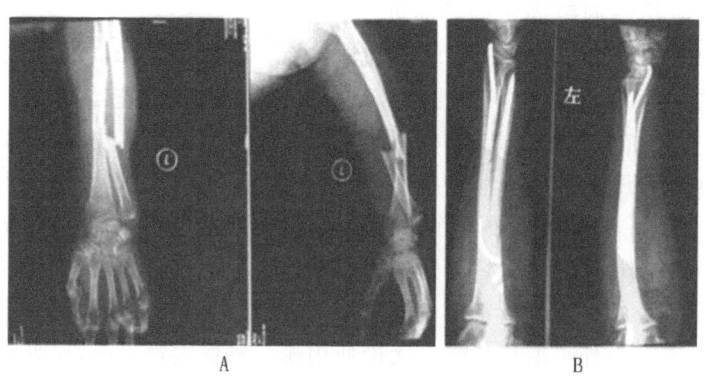

图 5-11　尺、桡骨骨折
A.外伤致尺、桡骨中远端双骨折；B.尺、桡骨骨折髓内钉复位及固定情况

目前,对开放性前臂骨折的治疗趋势为立即清创、切开复位和内固定。有人曾报道,对103例Gustilo Ⅰ型、Ⅱ或ⅢA型前臂开放性骨干骨折,采用立即清创和加压钢板及螺丝钉固定治疗,其中90%效果满意。但ⅢB型和ⅢC型损伤采用此法治疗,疗效不佳,一般用外固定治疗。

五、护理要点

(一)保持有效的固定
注意观察石膏或夹板是否有松动和移位。

(二)维持患肢良好血液循环
术后抬高患肢,观察患肢皮肤的颜色、温度、有无肿胀及桡动脉搏动情况。如出现剧痛,手部皮肤苍白、发凉、麻木,被动伸指疼痛,桡动脉搏动减弱或消失等表现时,提示骨筋膜室综合征的发生,如有缺血表现,立即通知医师处理。

(三)康复锻炼
术后2周开始练习手指屈伸活动和腕关节活动。4周后开始练习肘、肩关节活动。8~10周后X线片证实骨折愈合后,可进行前臂旋转活动。

(付邦国)

第六节 桡骨干骨折

桡骨干骨折比较少见,患者多为青、少年。桡骨的主要功能是参与前臂的旋转活动和支持前臂。桡骨干上1/3骨质较坚固,具有丰厚的肌肉包裹,不易发生骨折,中、下1/3段肌肉逐渐变为肌腱,容易受直接暴力打击而骨折。在桡骨中、下1/3交界处,为桡骨生理弯曲最大之处,是应力上的弱点,故骨折多发生于此处。

一、病因病理

直接暴力和间接暴力均可造成桡骨干骨折,但多由间接暴力所致。直接暴力多为重物打击于前臂桡侧所造成,以横断或粉碎骨折较常见。间接暴力多为跌倒时手掌撑地,因暴力向上冲击,作用于桡骨干所致,以横断或短斜形骨折较常见。桡骨干骨折,因有尺骨支持,骨折端重叠移位不多,而主要是肌肉造成的旋转移位。在幼儿多为不全或青枝骨折。成人桡骨干上1/3骨折时,附着于桡骨结节的肱二头肌及附着于桡骨上1/3的旋后肌,拉骨折近段向后旋移位;而附着于桡骨中部及下部的旋前圆肌和旋前方肌,拉骨折远段向前旋转移位。桡骨干中1/3或中下1/3骨折时,骨折位于旋前圆肌终止点以下,因肱二头肌与旋后肌的旋后倾向,被旋前圆肌的旋前力量相抵消,骨折近段就处于中立位,而骨折远段被附着于桡骨下端的旋前方肌的影响而向前旋转移位。

二、临床表现与诊断

骨折后局部疼痛、肿胀、压痛和纵向叩击痛。完全性骨折时,可有骨擦音,较表浅的骨段骨折,可触及骨折端。不完全性骨折症状较轻,尚有部分旋转功能。前臂X线正侧位片可明确骨折部位和移位情况,拍摄 X 线片时,应包括上、下尺桡关节,注意检查是否有尺桡关节脱位。

三、治疗

无移位的骨折,先将肘关节屈曲至 90°,矫正成角畸形,再将前臂置于中立位,用前臂夹板或长臂管型石膏固定 4~6 周。对有移位的骨折应以手法整复夹板固定为主。

(一)手法复位夹板固定法

1.手法复位

患者平卧,麻醉下,患肩外展,屈肘 90°。一助手握住肘上部,另一助手握住腕部。两助手作对抗牵引,骨折在中或下 1/3 时,前臂置中立位,在上 1/3 置稍旋后位,牵引 3~5 分钟,待骨折重叠移位矫正后,进行夹挤分骨。在牵引分骨下,术者一手固定近侧断端,另一手的拇指及示、中、环三指,捏住向尺侧倾斜移位远侧断端,并向桡侧提拉,矫正向尺侧移位。若有掌背侧移位可用折顶提按法,加大骨折断端的成角。术者一手将向掌侧移位的骨折端向背侧提拉,另一手拇指将向背侧移位的骨折端向掌侧按捺,一般都可复位成功。

手法整复要领:桡骨骨折后可出现重叠、成角、旋转、侧方移位等 4 种畸形,其中断端的短缩、成角和侧方移位是在暴力作用时发生,而旋转移位则是在骨折以后发生的。由于前臂的主要功能是旋转活动,故如何纠正旋转移位就成为整个治疗的关键。由于有尺骨的支撑,桡骨骨折的短缩重叠移位甚少,但常有桡骨骨折端之间的旋转畸形存在。因此,在整复时,只有恰当地处理好这个主要移位,才能为纠正其他移位创造条件。如上 1/3 骨折,为旋前圆肌止点以上的骨折,则骨折端是介于两旋转肌群之间,近侧断端只有旋后肌附着,则近折端处于旋后位,远折端只有旋前肌附着,则远折端相对旋前,按照骨折远端对近端的原则,首先应将前臂牵引纠正至稍旋后位,以纠正远折端的旋前移位。如桡骨中、下 1/3 骨折,近折端有旋后肌与旋前肌附着,其拮抗作用的结果使近折段仍处于中立位,远折端则受旋前方肌的作用而相对旋前,故应首先纠正远折端的旋前移位至中立位。对于桡骨中、下 1/3 骨折整复侧方移位较容易,而桡骨上 1/3 骨折因局部肌肉丰满则较难整复,但如果能以前臂创伤解剖为基础,使用推挤旋转复位亦较易成功。即整复时将肘关节屈曲纵行牵引,前臂由中立位渐至旋后位,术者两手分别握远近骨折端,将旋后而向桡背侧移位的骨折近端向尺掌侧推挤,同时将旋前而向尺掌侧移位的骨折远端向桡背侧推,使骨折断端相互接触,握远端的助手在牵引下小幅度向后旋转并作轻微的摇晃,使骨折完全对位。

2.固定方法

骨折复位后,用前臂夹板固定,尺侧夹板和桡侧夹板等长,不超过腕关节。在维持牵引下,先放置掌、背侧分骨垫各一个,再放置其他压垫。桡骨上 1/3 骨折须在骨折近端的桡侧再放一个小压垫,以防向桡侧移位。然后放置掌、背侧夹板,用手捏住,再放桡、尺侧夹板。桡骨中 1/3 骨折及下 1/3 骨折,桡侧夹板下端超腕关节,将腕部固定于尺偏位,借紧张的腕桡侧副韧带限制骨折远端向尺侧偏移。两骨折端如有向掌、背侧移位,可用两点加压法放置压垫。夹板用 4 条布带缚扎固定,患肢屈肘 90°。桡骨上 1/3 骨折者,前臂固定于稍旋后位;中、下 1/3 骨折者,应将前臂固定于中立位。用三角带悬吊前臂于胸前,一般固定 4~6 周。

固定要领:无论是手法复位或夹板固定,均应注意恢复和保持桡骨旋转弓的形态,复和保持骨间隙的正常宽度。桡骨旋前弓、旋后弓的减少或消失,骨间隙的变窄,不仅影响前臂旋转力量,也将影响前臂的旋转范围。为了保持桡骨旋转弓的形态和骨间隙的正常宽度,在选择前臂夹板固定时,掌背侧夹板应有足够的宽度,使扎带的约束力主要作用于掌背侧夹板上,尺桡侧夹板宜窄,尺侧夹板下端不宜超过腕关节,强调腕关节应固定于尺偏位以抵消拇长肌及伸拇短肌对骨折端的挤压。

3.医疗练功

初期应鼓励患者作握拳锻炼,待肿胀基本消退后,开始做肩、肘关节活动,如小云手等,但应避免做前臂旋转活动。解除固定后,可做前臂旋转锻炼。

4.药物治疗

按骨折三期辨证用药。

(二)切开复位内固定

不稳定骨折和骨折断端间嵌有软组织手法整复困难者,应行切开复位,以钢板螺丝钉固定,必要时同时植以松质骨干于骨折周围。手术途径在桡骨中下段以采用前臂前外侧切口为宜,经桡侧腕伸肌、肱桡肌与指浅屈肌之间进入,此部位桡骨掌面较平坦,宜将钢板置入掌面。桡骨上1/3则宜选用背侧切口,经伸指总肌与桡侧腕短伸肌之间进入,钢板置于背侧。术后仍以长臂石膏固定较稳妥。

(付邦国)

第七节 桡骨远端骨折

一、概述

桡骨远端骨折是骨科疾病常见的上肢骨折,占急诊处理的所有骨折的1/6以上。是指距离桡腕关节面2.5 cm 以内的骨折。年轻患者桡骨远端骨折多为高能量损伤,老年骨质疏松患者多为低能量损伤。虽然多数老年人桡骨远端骨折,尤其是向背侧移位和向背侧成角的关节外骨折保守治疗成功率高,但仍有很多复杂桡骨远端骨折保守效果不好,常见并发症有腕关节疼痛、腕关节畸形、屈伸及旋前旋后功能受限、握力功能下降等。

二、应用解剖

桡骨远端的骨、韧带和其他软组织的解剖对理解损伤机制、诊断、生物力学、损伤分型、治疗有重要意义。桡骨远端是腕关节的重要组成部分。由韧带与骨共同构成的腕关节,对腕关节活动性和支撑轴向负荷的能力至关重要。桡骨远端的骨皮质在干骺端逐渐变薄,松质骨增加,这种骨组织结构形成薄弱区,次部位极易发生骨折,尤其是在老年骨质疏松的病理情况下容易发生骨折。桡骨远端分为3个覆盖关节软骨的关节面:舟骨窝、月骨窝和乙状切迹。桡骨远端第三个明显的关节面是乙状切迹,乙状切迹呈半圆柱形,和尺骨头的凸面形成关节。远端的尺桡关节与前臂远端和腕关节的旋前、旋后活动有关,旋后时尺骨头移向乙状切迹前方;旋前时尺骨头移向后方。

另一个重要解剖结构是三角纤维软骨,次重要稳定结构起自月骨窝的尺侧,延伸至尺骨茎突尺侧,其掌侧缘和背侧缘分别增厚,汇入桡尺掌侧韧带和背侧韧带,构成远端尺桡关节(DRUJ)

的主要稳定结构。DRUJ 其他相关稳定结构包括关节囊、三角纤维软骨、骨间膜、尺腕韧带和尺侧腕伸肌鞘。屈肌腱和伸肌腱分别穿过桡骨远端掌侧和背侧，止于掌骨基底或指骨。肱桡肌止于桡骨茎突，是骨折后发生畸形的重要因素。尺侧腕屈肌、尺动脉和尺神经位于桡骨远端的掌尺侧。尺神经和尺动脉穿过 Guyon 管进入手掌。

尺桡骨远端的三柱理论：桡侧柱由舟状窝和桡骨茎突组成，负担约 40% 的轴向负荷，由于尺偏角的存在，舟骨撞击时容易造成侧方向的剪切骨折，此时最好的支撑钢板位置应该位于桡侧。桡侧的骨性支持，提供稳定性。中间柱由月状窝和桡骨半月切迹组成，负担约 40% 的轴向负荷，桡骨远端最重要的部分，由于月骨直接撞击可同时产生背侧、掌侧的剪切骨折，或造成关节面游离的骨块。中间柱承担主要力传导。尺侧柱由尺骨茎突、三角纤维软骨复合体（TFCC）、腕尺侧韧带组成，负担约 20% 的轴向负荷。尺侧柱承担力传导和提供稳定性。

三、影像学检查

（一）X 线检查

所有桡骨远端骨折须拍摄前后位和侧位 X 线片，高能量损伤应包括前臂全长和腕关节正侧位。斜位片对识别骨折移位及关节面受累情况有价值。正位片有助于识别骨折是否累及关节面，以及是否合并腕部的关节内或骨间韧带损伤。舟骨间隙超过 2 mm 或近排骨关节面不平时，高度怀疑合并其他腕部病变。

1.尺偏角（桡骨倾斜度）

桡骨尺侧乙状切迹中点与桡骨茎突最高点的连线，同桡骨长轴垂线之间的夹角，平均值 23°，<15°具有手术指证。

2.掌倾角

侧位像上，桡骨长轴的垂线和桡骨上下唇连线间的夹角，平均值 10°，骨折复位要求恢复掌倾角，作为术中复位参考值指标。

3.桡骨茎突高度

指两条垂直于桡骨干长轴的平行线之间的距离，一条经过桡骨茎突尖，另一条经过桡骨远端月骨窝的尺侧角，二者之间平均长度为 12 mm，判断桡骨的短缩程度。

4.AP 距离

侧位上桡骨远端掌侧唇与背侧唇之间的距离，男均值 20 mm，女 18 mm，此值增加意味掌侧和背侧骨块分离，提示桡月窝可能存在经关节面的骨折。

（二）CT 检查

CT 能清晰观察到桡骨乙状切迹、月骨面和舟状窝关节面的完整性和移位情况，矢状面和冠状面及三维重建能够提供骨折块的位置、大小及延伸至桡骨干骺端的影像。多数有移位的桡骨远端骨折同时伴有三角纤维软骨复合体（TFCC）损伤。腕骨间韧带损伤，尤其是舟月韧带损伤，常见于关节内骨折，特别是存在舟状窝和月骨窝分离的骨折。年轻患者高能量桡骨远端骨折伴有舟状骨骨折并不少见。

影像学骨折特征的描述：关节内骨折或关节外骨折，横型、斜型、粉碎性骨折，桡骨移位、桡骨短缩、成角移位、关节内骨折（关节面台阶＞2 mm）、腕关节脱位，尺骨茎突骨折（尖、中部、基底部），下尺桡关节损伤（DRUJ）损伤或不稳定，稳定骨折或不稳定骨折。

四、损伤机制

根据损伤机制可将桡骨远端骨折分为五种类型。

(一)关节外弯曲骨折

弯曲骨折(Colles 骨折和 Smith 骨折)是应力作用在桡骨干骺端,一侧皮质受到张力而对侧皮质受到压力导致的骨折。

(二)关节内剪切骨折

掌侧 Barton 骨折、背侧 Barton 骨折、Chaufeur 骨折是轴向传导的力经过近排腕骨作用于桡骨远端的骨折,剪切应力作用时,腕关节掌屈位或背伸位应力导致的掌侧 Barton 骨折、背侧 Barton 骨折。剪切骨折的特征是冠状面骨折,伴腕关节半脱位,腕关节背侧或掌侧不稳定。Chaufeur 骨折是桡骨茎突的剪切骨折。

(三)关节内压缩骨折

关节面骨折合并软骨下骨和干骺端嵌插。压缩力和弯曲力均可造成月骨窝骨折。月骨窝骨折(背侧及掌内侧关节面)、韧带附着点、近排腕骨及尺骨茎突压缩。月骨常是直接压缩的中心,月骨直接撞击桡骨远端背侧面,造成背侧骨折,可见月骨窝增宽,甚至掌内侧骨折块旋转移位。

(四)桡骨尺骨茎突骨折合并桡腕关节半脱位

韧带附着点撕脱骨折包括桡骨茎突骨折和尺骨茎突骨折,多为扭转力,骨折块常伴掌侧移位。

(五)复杂高能量骨折

此类型骨折是弯曲、剪切、压缩、撕脱等损失机制的结合导致关节面粉碎、塌陷,合并尺骨远端不稳定,骨折的粉碎性程度更为严重。

五、骨折分型

分型的目的:指导治疗和判断预后、精确描述骨折、便于交流。

(一)传统人名分型

Colles 骨折、Smith 骨折、Barton 骨折、Chauffeur 骨折。

(二)Fernandez 分型

该型基于受伤机制,对指导临床治疗决策意义较大。

1. Ⅰ型骨折

Ⅰ型骨折是关节外干骺端的折弯骨折,如 Colles 骨折或 Smith 骨折。一处骨皮质被折断,其对侧的骨皮质粉碎并嵌插。

2. Ⅱ型骨折

Ⅱ型骨折是关节内骨折,由剪切应力所致。这些骨折包括掌侧 Barton 骨折、背侧 Barton 骨折及桡骨茎突骨折。

3. Ⅲ型骨折

Ⅲ型骨折是压缩性损伤所引起的关节内骨折和干骺端嵌插,包括复杂的关节内骨折和桡骨 Pilon 骨折。

4. Ⅳ型骨折

Ⅳ型骨折是桡腕关节的骨折脱位并有韧带附着处的撕脱骨折。

5.V型骨折

V型骨折是由于多个力和高速度造成的桡骨远端的广泛损伤。

(三) AO分型

AO分型记录骨折类型精细,适合研究,这一方案是以骨关节损伤增加严重程度的顺序制订的。将桡骨远端骨折分为关节外骨折（A性）、部分关节内骨折（B型）、完全关节内骨折（C型）。

1.关节外骨折

关节外骨折是没有累及到桡腕关节和下尺桡关节的骨折,骨折是二部分骨折,其特征是发生在桡骨远端3~4 cm处。如果骨折移位,下尺桡关节有一定程度的损伤或破裂。

2.关节内骨折

关节内骨折包括任何累及到桡腕关节或尺桡关节的骨折,移位超过2 mm。这些骨折进一步分为二、三、四、五部分或更多部分骨折。

(1)二部分关节内骨折:最常见,简单横行弯曲骨折,累及下尺桡关节,未累及桡腕关节。桡骨远端的乙状切迹断裂导致下尺桡关节功能障碍,疼痛和前臂旋转功能受限。累及桡腕关节二部分骨折包括背侧或掌侧Barton骨折。这些骨折一般合并桡腕关节半脱位。桡骨茎突骨折（Chauffeur骨折）和背尺侧嵌插骨折（die-punch骨折）也是这种类型。

(2)三部分关节内骨折:累及桡骨远端的月骨和舟骨关节面,背纵行的骨折线分开。月骨关节面较为重要,它不仅与桡腕关节相连接,也与下尺桡关节相连接。

(3)四部分关节内骨折:月骨关节面向背侧和掌侧分离关节内骨折,在冠状面上都累及月骨关节面,一定程度上合并下尺桡关节骨折。

(4)五部分或多部分关节内骨折:高能量损伤的桡骨远端关节面骨折。

六、骨折的稳定性判定

(一)稳定性骨折

保守治疗:手法复位后1~6天骨折移位,再次复位失败率87%;7~15天骨折移位,失败率50%。适应证如下。

(1)正位片观尺偏角≥15°。

(2)正位片桡骨茎突长度超过尺骨茎突≥7 mm。

(3)侧位片背侧成角<15°或掌侧成角<20°。

(4)关节面台阶<2 mm。

(二)不稳定性骨折

手术治疗。适应证如下。

(1)显著的粉碎性骨折。

(2)骨质疏松患者。

(3)背侧粉碎达50%或超过干骺端直径。

(4)关节内粉碎性骨折有移位。

(5)关节面移位台阶>2 mm。

(6)主要骨折块成角>20°。

(7)短缩>10 mm。
(8)年龄>60岁。

七、治疗

手术目标:尺偏角>15°;桡骨高度:短缩<2 mm;掌倾角:≥0°,<20°;关节面:<1 mm的台阶及间隙;下尺桡关节(DRUJ)完整及稳定性。

手术适应证:存在不稳定性的骨折;不稳定的边缘型剪切性骨折;无法复位的关节面骨折;桡腕关节骨折脱位;骨折复位后过早丢失;合并腕管损伤或软组织缺损;合并同侧的前臂或肘关节骨折;陈旧性畸形愈合。

(一)手术入路

1.掌侧入路

(1)掌侧入路适应证:过度背伸的掌侧骨折块/失去掌侧支持;桡腕关节的重建;Colles骨折;Smith和反Barton骨折。

(2)掌侧手术入路:沿着桡侧腕屈肌肌腱纵向切开皮肤,打开桡侧腕屈肌腱鞘,将肌腱牵向尺侧,避免正中神经损伤。桡侧腕屈肌腱鞘下方拇长屈肌,分离拇长屈肌牵向尺侧,显露旋前方肌,将旋前方肌近端从桡侧缘的起点掀开,在远端转向内侧呈L型。纤维移行区位于分水岭线近端数毫米处,在纤维移行处将旋前方肌从骨面锐性掀起,显露骨折线和掌侧骨块。不应为了显露桡骨关节面将韧带从桡骨上分离,容易造成腕关节不稳定。骨折固定后,尽量将纤维移行区倒L形切口的水平缘重新缝合,以免内植物激惹表面的软组织。

2.背侧入路

(1)背侧入路的适应证:背尺侧骨折块移位;桡腕关节重建;合并舟骨骨折/腕关节韧带撕裂;早期纠正性截骨(Colles骨折)。

(2)背侧手术入路:于Lister结节表面做直切口,向远侧延伸过桡腕关节线达第二掌腕关节近侧1 cm处,向近侧沿桡骨干延伸3~4 cm。桡神经浅支加以保护。于第三伸肌间室底部显露中间柱,沿拇长伸肌肌腱走行切开伸肌支持带,游离保护拇长伸肌腱。通常在第三和第四伸肌肌间室之间显露桡骨,其次在二和三之间或者一和二之间显露,取决于骨折的类型。骨膜下剥离后显露中间柱,骨膜下掀起第二间室以显露舟状窝的背侧部分,对背侧钢板固定有帮助。闭合切口时,将拇长伸肌肌腱移位至支持带上方,在其下方缝合修补支持带。根据骨折类型选择不同的伸肌肌腱间室入路,需严格评估X线片和CT后制订术前计划。

3.掌、背侧联合入路

过度背伸的掌侧骨折块/失去掌侧支持;合并关节面塌陷的骨折块;合并背尺侧骨折块;合并腕部韧带撕裂。

(二)骨折复位与固定

桡骨远端骨折治疗需要根据患者的需要和功能的要求,同样的骨折不同年龄选择性不同。最好的治疗选择是结合患者的需要和骨折的特点选择治疗方案。

1.关节外骨折

(1)稳定性骨折:对于关节外稳定性骨折,多数患者可以采用闭合复位石膏外固定治疗。固定时间5~6周,1~2周内需要随访拍片,观察骨折移位情况。

(2)不稳定性骨折(图5-12、图5-13、图5-14):有移位和广泛粉碎的关节外骨折,同时骨折合并软组织损伤严重不适合长时间管型石膏固定,可以选择经皮穿针结合外固定治疗或者克氏针和石膏固定。如果骨折存在不稳定,而且维持长度和力线十分重要,存在软组织损伤时更适合外固定治疗,外固定在维持骨折位置、改善手的功能优于石膏固定;关节外骨折上述方法未能成功建议切开复位内固定治疗。

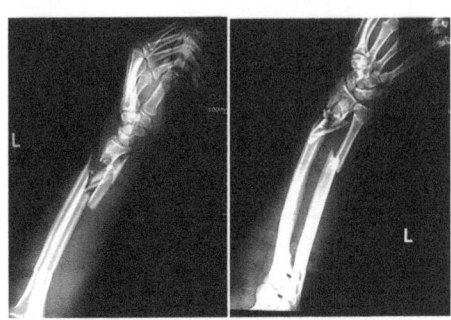

图 5-12　不稳定骨折术前 X 线

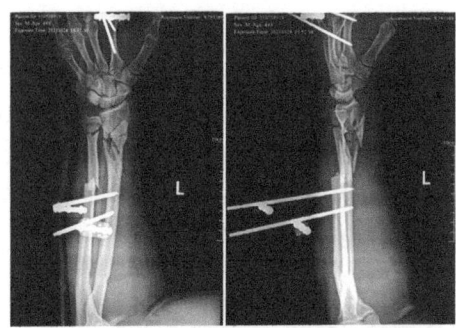

图 5-13　一期急诊外固定(开放性骨折)

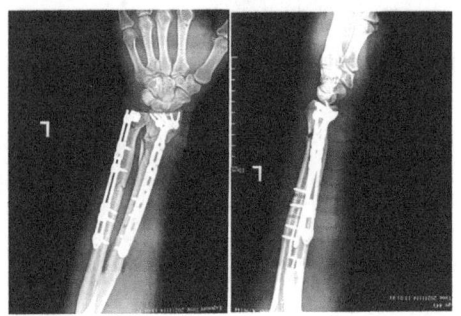

图 5-14　二期切开内固定术后 X 线(尺骨背侧入路、桡骨掌侧入路)

2.关节内骨折

(1)稳定性骨折:治疗累及下尺桡关节或桡腕关节的稳定关节内骨折,治疗原则与稳定性关节外固定相同。累及桡腕关节内的骨折具有不稳定体征,需要每周拍片,观察骨折塌陷和移位情况,直到骨折稳定愈合。

(2)不稳定性骨折:分为以下几种。

1)二部分桡腕关节骨折:高能量、撕脱、二部分桡腕关节骨折脱位(掌侧 Barton 和背侧 Barton 骨折,见图 5-15、图 5-16)需要关节内复位,保证腕关节功能和防止创伤性关节炎。这类不稳定性骨折闭合复位容易再移位。桡腕关节骨折脱位更多发生在骨质强壮的年轻人。多数的掌侧 Barton 的骨折脱位掌侧入路可以解决。注意：基于三柱理论的内固定理念，掌尺侧与背尺侧的骨块须分开各自复位；过度背伸的掌侧骨折块或失去掌侧支持，从掌侧复位；无法通过韧带牵引复位的背尺侧骨折块—从背侧复位。对于不常见的背侧骨折脱位，采用纵行切口，通过第三背侧间隙暴露桡骨远端。在这区域应用钢板和螺钉，经常需要骨折愈合后取出这些钢板和螺钉。

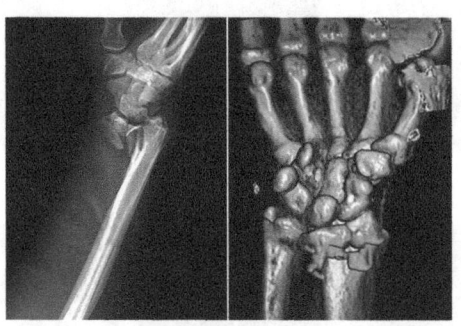

图 5-15　掌侧 Barton 术前 X 线

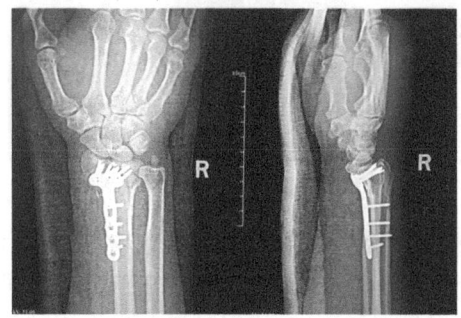

图 5-16　掌侧 Barton 术后 X 线（掌侧入路）

2）二部分嵌插骨折（图 5-17、图 5-18、图 5-19）：由于桡骨远端关节面的嵌插所致，累及月骨关节面，月骨关节面背侧部分撕脱下来的骨折称为 die-punch 碎片。此骨折块也可在四部分损伤上看到背尺侧碎片。这些碎骨块需要切开复位的方法才能固定。累及月骨关节面的背侧部分（die-punch 骨折）或整个月骨关节面的二部分嵌插骨折，可以使用外固定架和有限切开技术相结合的方法。治疗桡骨远端舟骨或月骨关节面的分离掌侧边缘骨折，与掌侧 Barton 骨折一样，通过掌侧入路复位骨折使用支撑钢板。

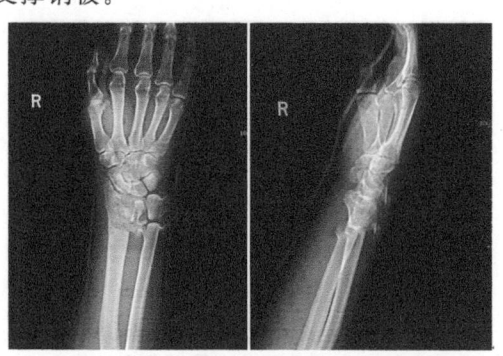

图 5-17　二部分嵌插骨折术前 X 线

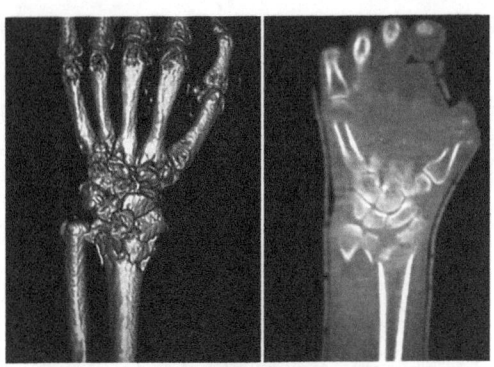

图 5-18　二部分嵌插骨折术前 CT

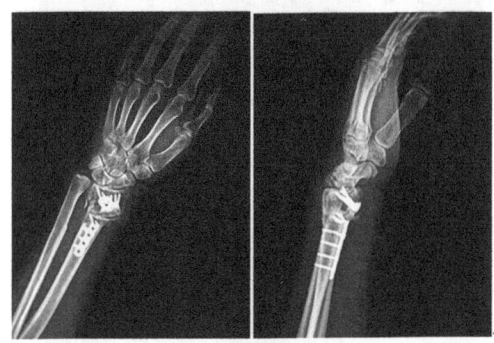

图 5-19　二部分嵌插骨折术后 X 线

3)二部分桡骨茎突骨折:桡骨茎突骨折的解剖复位比较重要,不仅要关节面复位,也要保护好韧带结构。移位的桡骨茎突骨折有内在不稳定性,最好牢固固定,可以用简单的克氏针和石膏固定能获得良好的效果。也可以做螺钉固定,使用时避免损伤桡神经背侧感觉分支。如果闭合复位不能成功,或骨块的后面有明显的干骺端粉碎,茎突骨折合并轴向压缩,需要切开复位。对于粉碎的压缩型有月骨关节面粉碎的茎突骨折,使用外固定架有助于抵消纵向的致畸暴力。

4)三部分关节内骨折(图 5-20、图 5-21、图 5-22):复杂的关节内骨折多采用综合治疗,外固定、有限切开复位、克氏针植骨等。三部分骨折中,月骨和舟骨关节面碎片分离,彼此间移位或向桡骨近端移位。如果骨折解剖复位,骨折碎片可以使用克氏针固定和外固定维持桡骨轴向长度。如果关节面复位不良,需有限切开或背侧入路辅助手术治疗。术中根据干骺端的缺损情况决定是否需要植骨。

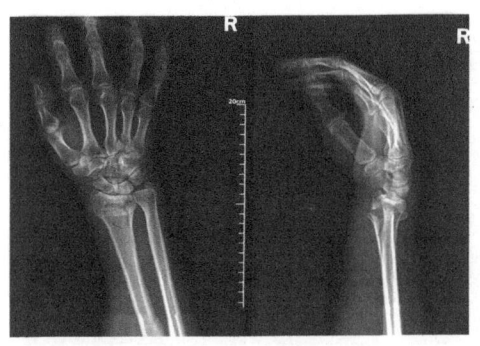

图 5-20　三部分关节内骨折术前 X 线

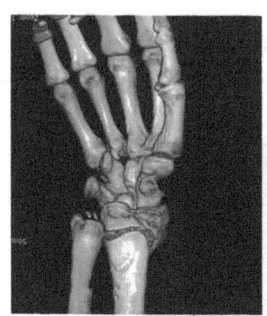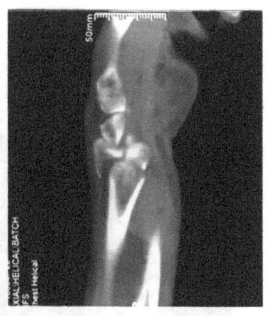

图 5-21　三部分关节内骨折术前 CT

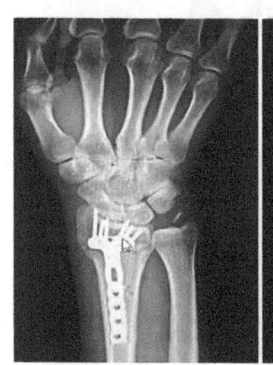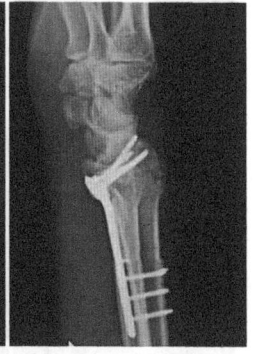

图 5-22　三部分关节内骨折术后 X 线

5）四部分关节内骨折：月骨关节面碎片进一步向背侧和掌侧分离。因为有软组织附着，掌侧月骨关节面骨块比背侧骨块移位明显，闭合复位不理想。掌侧和背侧方向都存在不稳定，需要使用掌侧支撑钢板恢复掌侧皮质稳定，掌侧关节面骨块稳定，可作为支撑使背侧月骨关节面顶起和复位，复位经常需要有限切开或第三间隙背侧入路。

6）五部分或多部分的关节内骨折：高能量损伤，桡骨远端骨关节面粉碎程度严重，术后残留有腕部活动和握力受限，为了获得良好的功能结果和防止晚期创伤关节炎发生，关节面解剖复位是最关键的因素。高能量骨折中，碎片向两个方向移位，需要用掌侧和背侧联合入路。严重的关节面粉碎性骨折可能不能将关节面切开内固定，此时这种情况经常需要早期或延期桡腕关节融合治疗。

3.合并尺骨茎突骨折

桡骨远端骨折合并尺骨茎突骨折非常多见，多数情况下是尺骨茎突尖部撕脱骨折，研究显示这种撕脱骨折对腕关节功能无明显影响。

目前国际上对尺骨茎突骨折固定与否存在争议，建议固定的理由：尺骨茎突基地部骨折可能会导致下尺桡关节的不稳定（下尺桡关节不稳定征象：桡骨较尺骨短缩＞5 mm；尺骨茎突基底骨折；正位片下尺桡关节（DRUJ）间隙增宽；侧位片下尺桡关节脱位）；疼痛发生率更高，功能评分更差；减弱前臂旋后力量；易发生尺侧腕部疼痛、DRUJ 不稳；活动范围及握力下降。

结论：生物力学实验证明固定尺骨茎突基底撕脱骨折可以有效恢复下尺桡关节的旋转稳定性；可以防止出现尺侧腕部疼痛或下尺桡关节不稳。所以这种尺骨茎突骨折需要切开复位内固定治疗。合并尺骨茎突骨折如何处理：固定桡骨远端骨折后评估 DRUJ 稳定性；稳定/旋后位石膏固定 3～4 周；不稳定/切开复位内固定术。尺骨茎突手术方法有应用克氏针、螺纹针、小空心螺钉。

4.桡骨超远端粉碎性骨折

钢板固定外加石膏固定;外固定架加撬拨;外固定架加克氏针固定;超远端钢板固定(图 5-23、图 5-24、图 5-25)。

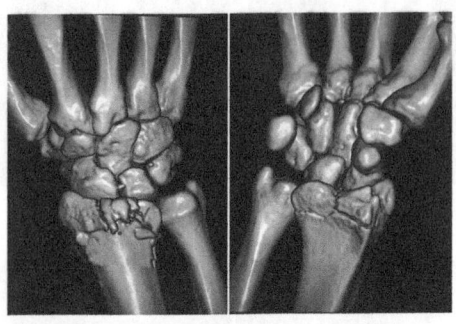

图 5-23　桡骨超远端粉碎性骨折术前 CT

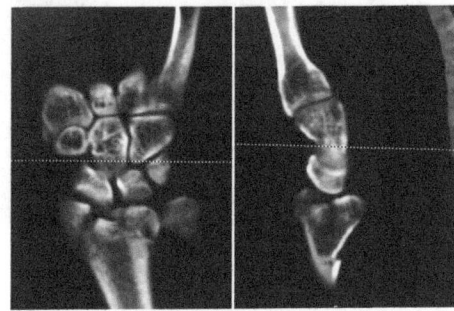

图 5-24　桡骨超远端粉碎性骨折术前 CT

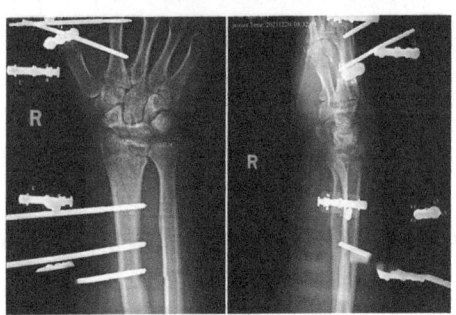

图 5-25　桡骨超远端粉碎性骨折术后 X 线

(付邦国)

第六章 脊柱损伤

第一节 上颈椎骨折与脱位

一、寰枕脱位

（一）概述
寰枕关节是枕骨大孔两侧备具一枕骨髁，其表面隆凸与寰椎侧块的上关节凹面互相咬合，构成枕寰关节。寰枕关节脱位在临床上极为罕见，据推测，该部发生脱位而能存活者甚少，可能在遭受损伤的同时毙命。

（二）病因
高速行进的车辆和高处坠落伤是寰枕脱位的主要致伤原因。

（三）病理
就其解剖特点而言，枕骨大孔两侧的枕骨髁表面隆凸与寰椎侧块的上关节凹面互相咬合构成的枕寰关节，它属于椭圆关节，头部可借助此关节作俯、仰和侧屈活动。枕寰关节借助于寰枕前、后膜及关节囊韧带加强其稳定性，由于该部深在，又有诸多骨和肌肉保护，不易招致外伤。在遭受外力作用，头面部遭受突然打击，而颈和躯干的惯性继续向前，可能在枕骨和寰椎联结处造成剪切作用，导致寰枕关节脱位，临床上寰枕关节脱位不多见，也可因暴力骤停后肌肉猛烈收缩而复位，致临床上X片查不出。

新生儿分娩创伤寰枕脱位的重要原因，多见于臀位产或暴力器械引产致颈椎在产程中屈伸、旋转等致伤。

（四）临床症状
绝大多数患者伤后立即死亡，有幸存者多有极为严重的高位颈髓损伤征象。四肢瘫痪和呼吸困难是主要临床表现。

（五）体征
寰枕脱位幸存者多有极为严重的高位颈髓损伤征象。四肢瘫痪和呼吸困难是主要临床表现。Bohlman报告2例，均因呼吸困难致呼吸衰竭在创伤发生后短期内死亡。经过尸检发现枕骨和寰椎完全分离，颈脊髓完全横断。

(六)诊断

(1)明确外伤史如高处坠落、交通事故致伤史。

(2)临床症状与体征。

(3)影像学检查(X颈椎光片及CT扫描)。

根据外伤史、临床表现、体格检查及影像学等辅助检查可确诊。

(七)治疗

病例罕见,尚无统一治疗程序和方法。根据一些学者报告,采用非手术治疗可获成功。损伤初期,必须采用一系列的改善呼吸功能的措施,同时处理寰枕脱位,例如气管切开及颈椎牵引复位,但必须密切观察复位情况和全身状况的变化。对于复位后仍不稳定者可进行枕颈融合,以达到永久性稳定。

(八)预防

避免交通损伤及其他意外损伤。

二、寰椎骨折

(一)病因

因高处重物落下打击头顶,暴力由头颅传至枕骨孔,穿过寰椎,使寰椎两个脆弱部前弓与后弓断裂。

(二)临床表现

急症病员往往用双手托住头部,欲将头部固定,不使其转动。

(三)诊断

(1)有典型的外伤史。

(2)颈部压痛,颈部肌肉痉挛,头部旋转屈伸活动受限。

(3)击顶试验阳性,枕大神经分布区可有感觉障碍。

(4)特殊检查,X线摄片可发现骨折的移位方向,特别是颏下颅顶位的投照,显示更为清楚。

(四)治疗

1. 非手术疗法

(1)无神经症状者,可采用牵引复位,头颈胸石膏固定。

(2)有神经症状者,可行颅骨牵引,头颈胸石膏固定。

2. 手术疗法

复位不满意者,晚期应行枕骨与枢椎融合术。

三、齿状突骨折

(一)概述

枢椎齿状突骨折常容易累及寰枢椎区域稳定性,是一种严重的损伤,发生率约颈椎损伤的10%。由于具有特殊的解剖学结构,其不愈合发生率也较高,因有不稳定性因素的存在,有可能导致急性或延迟性颈椎脊髓压迫并危及患者的生命。

(二)病因

齿状突骨折多因头颈屈曲性损伤所引起。

(三)病理

枢椎上接寰椎,下连第三颈椎,无典型椎体,只是与第三颈椎椎体连接部呈椎体形态,其上部为一骨性柱状突起,形若牙齿状,故称齿状突,长约 1.5 cm。与寰椎前弓内侧形成关节,借助坚强的横韧带带及翼状韧带等维持其稳定,并限制齿状突的活动范围。

当外力突然作用头部屈曲时,齿状突与寰椎前弓和横韧带组成的牢固解剖结构向前冲击,齿状突即可与椎体分离造成骨折。外力也可能是剪切和撕脱联合作用,造成不同类型骨折。

Anderson 根据齿状突骨折的 X 线解剖部位分三种类型。

Ⅰ型:属于齿状突尖部斜行骨折,有时也表现为撕脱骨折。这是由于附着在其尖部的翼状韧带牵拉后引起的齿状突尖端一侧性骨折。

Ⅱ型:齿状突与枢椎椎体连接部骨折。

Ⅲ型:骨折线波及枢椎椎体的松质骨,是一种通过椎体的骨折。

顶韧带和翼状韧带分别从齿状突的顶部和尾部的两侧呈扇形分散,前面与前寰枕膜混合一起,翼状韧带的后面附着在枕骨大孔的前缘及枕骨髁部,横韧带的两端附着在寰椎两侧块内侧缘并自齿状突后面绕过,二者被一个小滑液囊分开并形成关节。当齿状突根部骨折时,这些韧带都附着或绕过近侧骨段上,如果采用颅骨牵引,将使寰椎和齿状突二者因韧带联结成一体,因寰枢关节囊和颈部肌肉方法限制,故可使枢椎锥体与寰椎齿突分离。翼状韧带主要是传导扭曲外力并引起Ⅰ型头段骨片的旋转移位。Ⅲ型骨折后虽也有韧带牵拉作用,但骨折的接触面积较大,引起损伤如是屈曲外力,骨质段具有互相嵌压作用,故认为它是稳定骨折,因此,这些韧带附着和牵拉作用说明了Ⅰ型骨折具有内在稳定作用,Ⅱ型是不稳定骨折的原因。

寰枢区椎管的前后内径约 30 mm,预测和齿状突的直径各约 10 mm。因此,在寰枢区的脊髓有一定自由活动的缓冲间隙,即寰枢间有不超过 10 mm 的前后移位变化范围,如果超过 10 mm 就有可能引起脊髓压迫。但对各病例也不都如此。寰枢不稳定时脊髓有潜在危险。但是如果齿状突骨折并与寰椎椎弓一并向前移位,则这种危险大为减少;相反,如齿状突没有骨折而寰椎向前移位,则齿状突或寰椎后弓可能对脊髓造成压迫。

(四)临床症状

颈项部(上颈椎)疼痛。四肢无力,神经症状早期有四肢无力,枕部感觉减退或疼痛。

(五)体征

上颈椎压痛,头颈活动受限,以旋转运动受限最明显。肢体深反射活跃,枕部感觉减退。严重者四肢瘫痪和呼吸困难,可在短期内死亡。迟发性脊髓病多见。损伤后不立即发病,未获治疗或治疗不当,寰枢椎逐渐移位。相对而言,缓慢减少缓冲间隙,在一定限度内,脊髓有一定适应能力,但超出了脊髓的适应极限就会出现相关的脊髓受压迫症状。包括痉挛性半瘫、大小便失禁、脊髓半侧损伤、单肢瘫、四肢瘫、吞咽困难和枕大神经痛。神经损害症状可表现为渐进性加重或间歇性发作,有些病例于伤后数年、数十年后出现症状与体征。

(六)诊断

(1)明确外伤史致伤史。

(2)临床症状与体征。

(3)影像学检查(X颈椎光片及CT扫描)。

清晰的开口位片可显示齿状突骨折及其骨折的类型,侧位片看齿突和寰椎前弓的距离能够提示寰枢椎是否脱位。必须注意齿状突骨折可能合并寰椎骨折。有时由于开口及拍片角度不合适,齿状突骨折处显示不清或多重骨影掩盖。必要时,多次拍开1:3片,或侧位伸屈位片,对可疑者必要时还可作CT扫描检查。根据外伤史、临床表现、体格检查及影像学等辅助检查可确诊。

(七)治疗

1.保守治疗

治疗方法包括牵引复位,持续牵引或外固定。

(1)牵引复位:牵引方法应用枕颌牵引,取正中位,牵引重量3~4 kg。时间为1~3周,直到骨折已经复位,即行头颈胸石膏固定,固定时间3~4个月。

(2)颅骨牵引:通常不宜采用,只有在移位严重,或伴有下颈骨折脱位时方可采用,但牵引重量也不宜太大,以避免牵引过大引起齿状突骨折部分离影响愈合。

(3)头环石膏固定:它即可调节复位又具有能够保持高度的稳定作用,但这种装置的安装给患者带来一定不便,由于穿钉和固定其并发症不少见,这种装置和技术也比较复杂。

2.手术治疗

目的是稳定寰枢椎,防止因不稳定造成迟缓性脊髓压迫。适应证:齿状突骨折不愈合合并寰枢椎不稳定者。

手术方法有寰枢椎固定术和枕颈固定术,对合并神经损伤者行寰椎后弓减压并寰枢椎固定,必要时还应将枕骨大孔后缘压迫脊髓部分切除,再施行枕颈融合。

3.功能锻炼

牵引固定期间,应鼓励患者加强四肢关节的屈伸活动。解除牵引和固定后,逐渐进行颈部屈伸、侧屈及旋转活动。早期应避免做与受伤暴力相同方向的运动,以防止骨折愈合不坚固而发生再次骨折等损伤。

(八)预防

避免外伤,积极预防避免并发症的发生。

四、枢椎椎弓骨折

(一)历史发展

自公元10世纪开始,绞刑进入西方社会,是理想的处死犯人的刑法。经过一系列的改进,绞刑终于可以使犯人在不发生挣扎的情况下致死,但是也有不满意的情况。1866年Reveren和Haughton在医学书刊中最早描述Hangman骨折发生脊髓损伤的机制,并给出根据犯人身高计算下落高度的方法,即恰好造成颈椎骨折,而又不会发生头颅躯体分离的严重后果,最终英联邦国家根据犯人的体质量,决定罪犯需要下落的高度,以达到人道处死犯人的目的。

1888年,Marshell研究发现头颈部过伸所致分离是致死的原因,他指出颔下绳结是保证过伸的重要机制。

在解剖标本时发现死者双侧椎弓有骨折、关节脱位、脊髓横断,所以又称枢椎双侧椎弓根骨折、神经弓骨折。发生交通事故时汽车突然减速时可以发生这种过伸分离性颈椎骨折脱位,通常情况下立即致死。

(二)临床分型

1.Effendi分型

Effendi分型(图6-1)可分为3型。其强调稳定性概念。

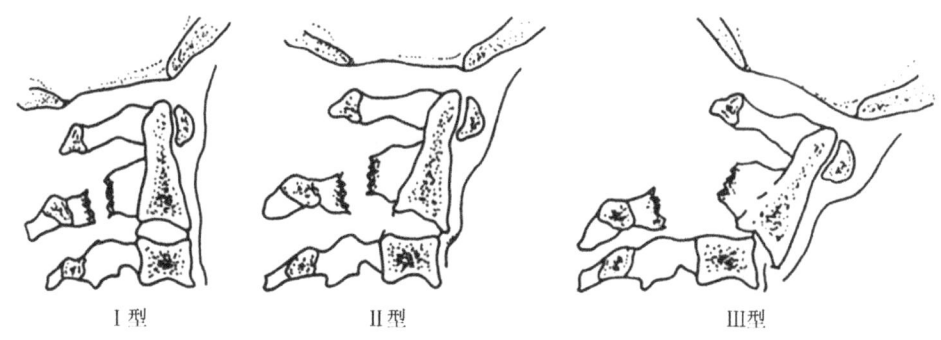

图 6-1 Effendi 分型

(1) Ⅰ型：稳定骨折，骨折线可在椎弓任何部位，C_2～C_3 椎体间结构是正常的。

(2) Ⅱ型：不稳定骨折，枢椎椎体显示屈曲或伸展的成角或明显的向前滑脱，C_2～C_3 椎体间结构已有损伤。

(3) Ⅲ型：移位的骨折，枢椎椎体向前移位并有屈曲，C_2～C_3 小关节突发生脱位或者交锁。

2.Levine 和 Edwards 分型

Levine 和 Edwards 分型（图 6-2）可分为 4 型。

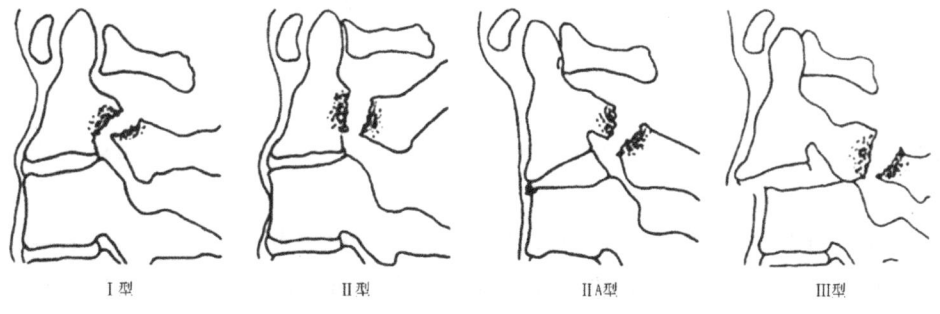

图 6-2 Levine 和 Edwards 分型

(1) Ⅰ型：骨折有轻微的移位（<3 mm），韧带损伤轻微，是稳定的骨折，占 28.8%。

(2) Ⅱ型：骨折有超过 3 mm 的前移和不显著的成角，是不稳定骨折，占 55.8%。枢椎椎体显示屈曲或伸展的成角或明显的向前滑脱，C_2～C_3 间结构已有损伤。

(3) ⅡA 型：有明显成角而无移位，C_2～C_3 间结构已有损伤，是不稳定骨折。

(4) Ⅲ型：双侧椎弓根骨折伴小关节突损伤，通常移位严重，枢椎椎体向前移位并有屈曲，C_2～C_3 小关节突发生脱位或者交锁，占 9.6%。

(三) 诊断

(1) 诊断内容：①骨折属何种类别。②有无神经损伤。③有无伴随损伤。④是否为多发损伤。在整个颈椎骨折脱位中，创伤性枢椎前脱位占 4%～7%，如果缺乏准确的外伤史或对该损伤特点认识不足，会导致漏诊。

(2) 常规检查：X 线平片、CT 扫描三维重建和磁共振检查。

(3) 创伤性前滑脱：常见于车祸，多无神经系统症状，这不同于"绞刑者"骨折，后者常常因绞榨、窒息或脊髓损伤而立即死亡。Fanics 评价大宗病例，仅 6.3% 患者有神经系统并发症。在不同骨折类型中，Ⅲ型骨折中出现神经系统损伤最多。

(四)治疗

1.治疗前准备工作

在治疗前应该充分认识创伤性前滑脱的损伤机制,正确评估骨折后的稳定性,因此应该对创伤进行正确的分型。对于Ⅰ、Ⅱ型骨折,通过影像学检查,动态评估其稳定性;Ⅲ型骨折是不稳定、不可复性骨折,必须手术复位。

2.治疗过程

治疗过程应该分为急诊处理和后续治疗两个阶段。

(1)急诊处理内容。

如果无神经系统症状,无论脱位程度如何,急救时应给予患者佩戴颈围,或者临时枕颌带持续牵引,等待后续治疗。

如果有神经系统症状,合并齿状突骨折等情况,确诊后必须立即进行颅骨牵引术,等待后续治疗。

(2)后续治疗内容。

非手术治疗:包括颈围固定、颅骨牵引和Halo支架固定。通常建议卧床牵引3~6周后改行外固定(石膏、Halo支架)3个月。对于没有移位或者移位非常轻微的Ⅰ型骨折,也有建议短时间牵引1周后选择外固定3个月。非手术治疗的骨融合率达95%。

手术治疗:具体方法详见下文。

3.手术方式及其适应证选择

(1)后路C_2椎弓根松质骨螺钉固定术。

适应证:主要适用于Hangman骨折Ⅰ型与ⅡA型,C_2~C_3椎间盘前半部和前纵韧带基本完好(通过MRI片判断)。

禁忌证:①伴有C_2~C_3椎间盘和前后纵韧带损伤、C_2~C_3小关节脱位和C_2椎体骨折等的Hangman骨折。②牵引无法复位或维持复位有困难的Hangman骨折。③C_2椎弓根发育畸形或结构破坏者。

优点:①采用半螺纹松质骨螺钉固定技术,同时具有复位固定作用,可达到骨折解剖复位;螺钉有加压固定牢固,有利于骨折愈合。②不破坏关节,不累及椎体,避免后路融合术后颈椎活动功能的丢失。③术后无须长期卧床休息或外固定。

(2)后路C_2椎弓根钉棒+后路短节段固定融合术。

适应证:伴有明显成角及移位的Hangman骨折Ⅱ型、Hangman骨折Ⅲ型。

(3)后路C_2椎弓根螺钉固定术+前路C_2~C_3椎体间固定融合术(常用方法)。

适应证:Hangman骨折Ⅲ型,由于Ⅲ型骨折常伴有C_2~C_3椎间盘纤维环的破裂和前后纵韧带的断裂等。治疗上不仅应考虑骨折的复位、固定,还应考虑椎间盘等软组织对脊髓的压迫。这种前后路手术可以达到颈椎牢固的固定,同时减除脊髓前方的压迫。

缺点:手术难度大,技术要求高,具有损伤面神经、舌下神经、喉上神经、颈外动脉分支和颈动脉鞘的风险。

(五)预后

Ⅰ型骨折并发症少,治疗较容易,愈合率接近100%,约10%患者远期出现局部椎间关节创伤性关节炎。Ⅱ、Ⅲ型骨折治疗后如果术后遗留有10°以上畸形,患者将有颈部的长期疼痛。

五、创伤性寰枢关节脱位

(一)定义和临床解剖要点

1.定义

寰枢关节在外伤或者其他因素的作用下出现骨或韧带结构断裂,使关节的活动范围超过正常限度,即称为寰枢关节脱位。绝大多数病例是由外伤造成,少部分是由先天性畸形(如游离齿突)、炎症(如类风湿关节炎)、结核等引起。

2.解剖要点

寰椎和枢椎构成的寰枢关节,具有独特的解剖功能,是脊柱诸关节中旋转活动范围最大的关节,因而也是稳定性相对薄弱的关节。

主要稳定韧带:寰椎横韧带、寰枢侧块关节囊韧带、翼状韧带、齿突尖韧带、椎弓间黄韧带。其中寰椎横韧带最粗大、最坚韧,是起最主要作用的韧带。

3.局部解剖的临床意义

寰枢关节脱位有3种情况:前脱位、后脱位和旋转脱位。

当寰椎横韧带断裂,横韧带失去限制齿突后移的作用,会出现寰椎前脱位。当寰弓两端骨折,前弓失去对齿突的约束,会出现寰椎后脱位。当齿突骨折后,寰椎可以出现前脱位,也可以出现后脱位。当寰椎在枢椎上旋转超过正常范围时,损伤翼状韧带和寰枢关节囊韧带,使得寰枢椎关节旋转固定于正常范围外即称为旋转脱位。

严重或者完全的急性寰枢椎前后脱位,由于患者高位颈髓损伤而出现呼吸肌麻痹,来不及抢救而立即死亡。

临床上见到的外伤后寰枢椎脱位均为半脱位,多没有脊髓神经症状或者仅有极其轻微的神经症状。如果脱位程度是缓慢逐渐加重的,则会出现慢性脊髓压迫症状。在这种情况下,如果是横韧带断裂导致的脱位,压迫脊髓的是枢椎齿突;如果是齿突骨折导致脱位,压迫脊髓的是枢椎椎体的后上缘。故对寰枢椎前脱位病例行寰椎后弓切除+颈枕融合术并不能起到椎管减压目的。

(二)临床表现和诊断

寰枢关节脱位后可以仅表现为颈痛、活动受限而没有或少有任何髓神经损伤症状,也可以有严重脊髓损伤呈现四肢瘫痪,但是临床常见的脊髓损伤症状以脊髓中央管综合征等不全瘫表现最为多见,更加严重的脊髓损伤常导致患者立即死亡。

对于有头颈部外伤病例首先应该拍摄颈椎X线片,包括颈椎正侧位、动力位和张口位片。侧位片观察寰齿前间隙,张口位片观察齿突根部骨的连续性,以排除寰椎横韧带断裂和齿突骨折。

CT三维重建可以更清晰观察到脱位程度和是否有横韧带附着区撕脱性骨折碎片,MRI扫描可以显示局部关节囊等韧带损伤情况。上述全面检查有助于明确诊断和制订正确的治疗方案。

(三)可复性寰枢关节脱位治疗原则

(1)原则上寰枢关节脱位大多数需要手术治疗,只有一部分新鲜齿突骨折(Anderson Ⅲ型)可以在头颈胸外固定下自然愈合。

(2)后路寰枢椎关节融合术是必要的治疗手段,新鲜齿突骨折(Anderson Ⅱ型)可以选择前路手术方式。

(四)后路手术方式

1.寰枢椎后弓钢丝固定植骨融合术

寰枢椎后弓钢丝固定植骨融合术即传统燕尾骨块法。

2.后路经关节突螺钉寰枢椎固定融合术

后路经关节突螺钉寰枢椎固定融合术即 Magerl 螺钉技术。

适应证:①适用于急性或慢性寰枢椎不稳者,不要求后弓完整。②术前要求复位良好,手术相对简单。

3.寰枢椎椎弓根螺钉系统内固定技术

(1)1994 年 Goel 采用寰椎侧块螺钉+枢椎椎弓根螺钉内固定;国内 2003 年有临床报道。

(2)关于枢椎椎弓根螺钉内固定术:LeconLe(1964 年)首先应用枢椎椎弓根螺钉治疗枢椎创伤滑脱。Bome(1984 年)应枢椎椎弓根螺钉内固定治疗 18 例枢椎椎弓根骨折。国内有医师 2002 年应用枢椎椎弓根螺钉治疗 Hangman 骨折。

4.寰枢椎椎弓根技术

寰枢椎椎弓根技术临床应用定位标识、角度和螺钉长度。

(五)目前寰枢椎内固定发展趋势

(1)短节段融合、坚韧内固定及一期完成复位和内固定是寰枢椎手术发展的趋势。

(2)在选择各种内固定方式的同时,还要注意到即时稳定性和永久稳定性的关系,因为生物力学测试结果都是代表即时稳定,而永久稳定性是靠术后植骨块爬行替代来完成。

(3)如后路 Brooks、Apofix 等其植骨块在爬行替代过程中,死骨吸收和新骨形成过程,必然会出现一时性不稳定因素,所以临床外固定不可废除。

(4)同时还要强调,植入物和植骨融合技术,均不可偏废,植骨床的设计、植骨量要足够,是永久稳定性的保证。

(六)各种寰枢椎后路内固定方法生物力学评价

(1)由于上颈段运动功能强大(寰枕关节和寰枢关节占整个颈椎屈伸和旋转的 1/2),过多的融合一方面明显减少了颈椎的运动范围,造成患者术后明显不便,另一方面导致相邻关节退变失稳。

(2)强弱依次为:Magerl 螺钉、寰枢椎椎弓根螺钉钢板、Brooks 钢丝、Halifax 或 Apofix 椎板夹和 Gallie 钢丝。

(3)采用螺钉固定(Magerl 螺钉或寰枢椎椎弓根螺钉内固定技术),术后无外固定或仅需简单的外固定,而其他则必须有坚强的外固定。因此,寰枢椎椎弓根螺钉系统内固定术固定融合效果最高,预后良好。

六、难复性寰枢椎关节脱位

(一)定义

创伤造成的寰枢关节脱位如果病程很长,在关节脱位的位置上软组织挛缩,此时即使采用大重量颅骨牵引也不能复位,即成为难复性寰枢关节脱位。绝大多数难复性寰枢关节脱位都是寰椎前脱位。

(二)处理原则和适应证选择

(1)术前 CT 重建显示寰枢侧块关节有骨性融合和齿状突严重畸形、动力位 X 线片不能复位病例,需要进行前路松解复位术(包括软组织松解和骨性松解),成功后再进行后路固定融合术。由于松解后仍然有一些不能横断的挛缩肌肉软组织,寰椎存在很大的弹性回缩力,最好选择具有三维稳定性的牢固内固定方式,如寰枢椎弓根螺钉内固定系统固定方式。钢丝和椎板夹固定术均不能满足这种要求。

(2)术前动力位X线片和术中大重量颅骨牵引可以部分复位病例,条件允许时可选择后路寰枢椎椎弓根钉板系统复位内固定术。

(3)如果前路松解失败或者后路复位固定失败,宜选择寰椎后弓切除减压+枕颈融合术或选择前路经口齿状突切除减压+后路枕颈固定融合术。

(三)预后

(1)据研究,绝大多数难复性寰枢椎脱位经过前路松解(经过口腔或者颌下切口术式)复位术后再进行后路寰枢椎椎弓根螺钉内固定术而达到满意复位固定效果。

根据我们的临床经验,绝大多数难复性寰枢椎脱位,采用后路寰枢椎椎弓根螺钉板系统能够达到有效复位。

(2)选择后路枕颈融合术病例术后恢复差,头颈活动受到严重限制。目前这种手术方式已经极少被脊柱外科医师所选择。

七、寰枢关节旋转脱位

1968年Wortzman首先报道此病,并将其命名为"寰枢关节旋转脱位和固定"。目前认为寰枢椎旋转半脱位是陈旧性脱位。

(一)发病机制

1.解剖基础

由于侧块关节的上下关节面均为凸面,这使得寰枢关节的轴向旋转范围在脊柱所有关节中最大(80°),整个颈椎大约55%的旋转动作发生在寰枢关节。在正常情况下侧块关节韧带起到限制活动的作用,当过度活动时,翼状韧带和关节囊韧带发生断裂损伤,导致寰枢侧块关节旋转脱位。寰枢椎关节以齿状突为轴心旋转,在旋转过程中颈椎管变窄,有脊髓损伤的可能。然而临床上极少有脊髓损伤病例,原因是寰枢椎的椎管矢状径分别为22 mm和20 mm,明显大于下颈椎矢状径12 mm,脊髓组织不容易受到寰枢椎脱位压迫。

2.发生原因

有多种学说,其中以感染和创伤学说为多数学者认同。上呼吸道感染可发生寰枢关节充血炎症,导致其附着的韧带松脱,从而造成关节脱位。外伤可以引起脱位,但临床多见的是轻微创伤,少见骨性损伤。如果长时间不能恢复正常解剖位置,导致韧带和关节囊在异常位置上发生挛缩,就形成旋转脱位与固定。

(二)临床表现及诊断要点

(1)头颈部轻微外伤史或者扭伤史,主要发生于少年儿童,成人通常发生于交通事故。

(2)典型表现是特发性斜颈、颈部僵硬、头痛及活动受限,患者头颈旋转功能受限最明显。具体表现为下颌转向一侧,头向对侧倾斜20°,并有轻度屈曲,主动或者被动活动困难(转头不能超过中线)。

(3)极少伴有脊髓和神经根损伤。

(4)影像学及其分型:X线张口位片可以发现齿突两侧不对称,CT三维重建可清晰显示旋转脱位。

(三)临床分型

Fielding 将寰枢关节旋转与固定分为 4 型(图 6-3)。

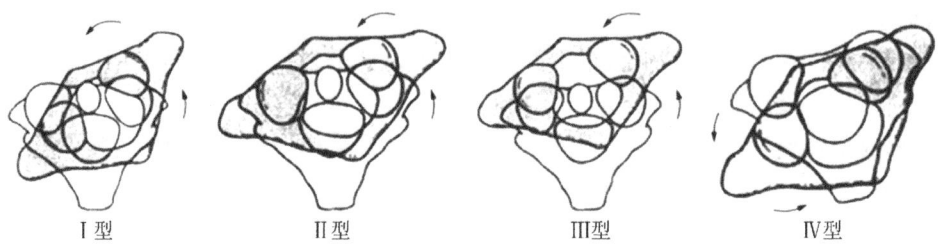

图 6-3　Fielding 将寰枢关节旋转与固定分型

(1) Ⅰ型:不伴有寰枢前脱位的旋转与固定(移位距离不超过 3 mm),表示横韧带没有损伤,寰枢椎旋转运动范围正常。

(2) Ⅱ型:旋转固定移位在 3~5 mm,可能合并横韧带损伤,一侧的侧块有移位,而对应的侧块无变化,寰枢椎运动超出正常范围。

(3) Ⅲ型:严重移位,为加重的Ⅱ型,双侧侧块关节移位明显,寰齿前间隙超过 5 mm。

(4) Ⅳ型:为一侧寰椎侧块向后旋转移位,通常伴有齿状突骨折,临床少见。

(四)治疗原则及其方法

发病初期可以试行手法复位,但有一定的风险,卧床休息或者牵引复位治疗是安全有效的方法,绝大多数病例随着炎症的消退而疼痛缓解,旋转固定会自然恢复。

如果发生在 1 周以内可以适当固定颈椎或者卧床休息即可复位;如果发病在 1 周以上 1 个月以内,就应该住院牵引治疗,复位后应制动 4~6 周;如果持续 3 周以上则可能牵引也不能复位,即使复位后也容易再发脱位;如果牵引也不能复位,则需要手术切口复位。

综上所述,治疗原则如下。

(1)急性期均以牵引复位及石膏固定为主。枕颌带牵引足以达到复位目的,只有失败者方考虑颅骨牵引术。

(2)经过牵引复位失败而又有不稳者需要行寰枢椎融合术。

(五)预后

少年儿童患者基本上都可以通过牵引复位,预后好;成人患者有部分病例需要手术。

(张永志)

第二节　下颈椎骨折与脱位

下颈椎损伤在颈椎损伤最多见,各种暴力,包括屈曲、伸展、旋转、压缩、侧屈等都可导致下颈椎的骨折与脱位,通常合并不同程度的脊髓损伤。

一、单纯颈椎椎体压缩骨折

单纯颈椎椎体压缩骨折常因屈曲暴力与垂直压缩暴力相互作用,导致受力节段椎体前柱压缩而成楔形改变,好发于 $C_4 \sim C_6$,大都为稳定性骨折。

(一)发生机制

通常因屈曲暴力与垂直压缩暴力协同作用,上下椎体终板前缘相互挤压,导致椎体前侧骨皮质碎裂,椎体前柱松质骨随之塌陷,中柱一般无受累,因此椎管形态无改变,脊髓不易受到压迫,但有时因椎间盘突出向后方压迫颈髓或脊髓前中动脉,导致四肢瘫。严重压缩骨折是在屈曲暴力作用下,椎体后柱出现撕裂骨折、关节突骨折脱位及韧带断裂等,属不稳定骨折,多伴有神经症状。

(二)临床表现

主要表现为颈部疼痛、运动受限,颈呈前屈状态,脊髓受压时出现四肢感觉、运动和括约肌功能障碍;脊髓前中动脉受压导致脊髓前 2/3 缺血,出现四肢瘫,具有上肢瘫痪重于下肢,感觉功能障碍轻等特点;颈神经根受压时出现上肢相应支配节段感觉、运动障碍等。

(三)诊断要点

颈椎侧位 X 线片可明确椎体呈楔形改变、颈椎生理屈度是否正常、椎管前后壁是否连续等,颈椎斜位片可了解后方关节突是否有骨折、脱位、神经管是否有骨性狭窄等;CT 平扫可判断椎体中后柱是否受累、椎管容积是否有改变等。MRI 可了解是否合并椎间盘突出、脊髓是否受压、脊髓信号是否有改变等。

(四)治疗选择

1.非手术治疗

轻度压缩骨折行头颈胸石膏外固定 3 个月,严重压缩骨折无神经症状者行枕颌带或颅骨牵引,利用椎体前后纵韧带张力牵拉复位,床旁 X 线复查,牵引 3 周后改用头颈胸石膏外固定 3 个月。

优点:治疗方法简单易行,可在基层医院广泛开展。

缺点:外固定时间长,患者难于坚持;因外固定时间过长而引发的精神行为异常等疾病。

2.手术治疗

严重压缩骨折经非手术治疗后仍有颈椎不稳者、有神经症状、影像学检查脊髓有明确压迫者需行手术减压和固定,通常采用颈前路减压、植骨融合、钢板内固定。

优点:减压直接彻底,防止脊髓迟发性损伤的出现,有利于脊髓损伤的恢复;内固定牢靠,有利于早期功能锻炼,防止并发症的出现;缩短住院时间。

缺点:手术相关风险及手术创伤。

(五)康复指导

非手术治疗患者早期开展四肢抗阻力锻炼,瘫痪者勤翻身防压疮、辅助排尿、四肢被动活动等;手术治疗患者,早期戴颈托下床活动,瘫痪者开展四肢被动活动。3 个月后 X 线观察骨折愈合情况。

(六)预后

稳定性骨折常无脊髓损伤,预后好,严重压缩性骨折出现脊髓损伤症状者预后不一定,与其损伤程度、时间及损伤性质有密切关系 MRI 脊髓信号是否改变不能作为判断预后的唯一依据。骨折后颈椎后凸畸形可引起颈部及双上肢疼痛。

(七)研究进展

自 Dennis 脊柱三柱理论创立以来,颈椎压缩性骨折的概念更趋清晰,与椎体爆裂骨折的区别就在于椎体中柱是否有受累。Cloward 首创颈前路椎间盘摘除植骨融合术以来,颈前路技术取得了飞速发展,适合不同人种体格的颈前路钢板的研制工作如雨后春笋般出现,其在生物力学、人体组织相容性及颈部器官匹配性能方面都取得了满意效果;手术技术方面,普遍的观点认为直接减压是颈椎手术的金指标,前方的压迫主张前路减压,后方的压迫主张后路减压。前路切开内固定植骨技术已在国内推广数十年,取得了良好疗效,为广大脊柱外科、骨科医师广泛接受。周跃等应用腰椎间盘镜系统(MED)实施微创颈前路椎间盘摘除、植骨及内固定,取得初步成果,为颈前路手术微创化积累了宝贵经验。颈椎骨折后后凸畸形的治疗引起了许多学者的关注,颈椎前柱压缩后不能很好复位,生理前凸较少,甚至形成后凸,形成的病理改变主要体现在几个方面。

(1)运动节段蜕变加速,椎间盘突出或颈椎不稳。

(2)原有先天性或退变性椎管狭窄者,后凸畸形可导致脊髓受压。

(3)椎间孔变窄,椎后小关节创伤性关节炎导致难以忍受的颈痛和上肢疼痛。因此,多数学者主张对后凸畸形行积极的外科干预,椎间撑开植骨内固定是当前采用较多的术式,且有满意的中远期疗效。

二、颈椎椎体爆裂骨折

颈椎椎体爆裂骨折是一种少见而严重的骨折,CT扫描技术的应用大大提高了该型骨折的诊断水平。

(一)发生机制

颈椎中立位时垂直暴力自头顶向下经椎间盘传导至椎体,导致前后纵韧带破裂,骨折块自椎体中央向四周分离移位,与单纯椎体骨折损伤病理不同的是前中柱同时受累,骨折碎块突入椎管或椎间孔,引起脊髓和神经根损伤;椎体高度变低或后突过度时后柱也会发生骨折脱位。

(二)临床表现

颈部疼痛、活动受限,压痛广泛,以损伤节段的棘突压痛明显,脊髓损伤时导致完全或不完全性四肢瘫,损伤平面以下出现感觉、运动和括约肌功能障碍,在C_2损伤则表现为呼吸困难。

(三)诊断要点

颈部外伤后疼痛、活动受限,伴有不完全或完全性四肢瘫时可考虑颈椎爆裂骨折,X线片是诊断的重要依据,侧位X线片可显示椎体高度、颈椎生理曲线改变,正位X线片显示椎体变低、增宽;CT扫描可清楚显示椎体爆裂骨折,中柱结构严重破坏,椎管容积变小;MRI可明确颈髓损伤的程度、性质,对预后的判断有指导作用。

(四)治疗选择

1.颅骨牵引

此型损伤多伴有脊髓损伤,经急救和处理危及生命的合并损伤后,立即行颅骨牵引以纠正成角畸形,恢复颈椎的正常序列,牵引重量通常为2~3 kg,不可过大,以免加重颈髓损伤,持续牵引期间,每天床旁X线检查颈椎畸形的恢复程度。颅骨牵引仅仅作为颈椎爆裂骨折治疗的一个步骤,不应单独应用。

(1)优点:操作简单、便捷,有一定作用。

(2)缺点:不可能达到解剖对位甚或解决根本问题。

2.手术治疗

多数学者主张在患者全身情况允许的条件下,应行手术治疗。根据此类损伤的脊髓压迫来自椎管前方的骨块,应行颈前路径,清除粉碎的椎体骨块,彻底减压,骨折椎体上下的椎间盘必须一一清除,取自体髂骨条植骨,髂骨条的长度必须略长于减压区域的高度,置入减压区后起一定支撑和固定作用,术后头颈胸石膏固定 3 个月以上。主张在植骨的同时采用前路钢板内固定,术后仅需颈托制动 3 个月,国内外学者的研究表明,颈前路内固定对提高植骨融合率和术后生活质量、减轻早期颈部不适、预防损伤后并发症等具有积极的作用。

(1)优点:有利于尽早解除压迫,挽救、恢复脊髓功能。
(2)缺点:手术风险大,病死率较高。

对于颈椎爆裂骨折的手术时机的选择一直存在争议,急诊手术的观点认为骨折块直接压迫脊髓早期手术能在脊髓各种病理变化出现之前减压,有利于最大限度地挽救和恢复脊髓功能,防止脊髓继发性损伤的出现;反对急诊手术的观点认为在脊髓损伤出现相应病理改变之前,脊髓损伤自发性加重,此期间实施手术有加重损伤之嫌,且早期手术的并发症和病死率较高,易激发医疗纠纷。目前,已有较多的文献支持晚期手术后脊髓功能恢复较早期手术无显著性差异。

(五)康复指导

颈前路手术内固定后早期进行四肢主动功能锻炼,鼓励排痰,早期如有明显颈部不适多因颈部手术牵拉所致,可行雾化吸入,一般数天后即可恢复,完全性四肢瘫患者应在家属帮助下进行四肢关节被动锻炼,鼓励早期采用半坐卧位。

(六)预后

预后与颈髓损伤的程度及性质关系密切,颈段 MRI 可初步判断脊髓损伤的程度与性质,一般不完全性四肢瘫在早期手术后往往有不同程度的脊髓功能恢复;完全性四肢瘫恢复的可能性不确定;部分病例因脊髓损伤平面上移导致呼吸抑制,需人工辅助呼吸。

(七)研究进展

自 Cloward 首创颈前路减压术以来,颈椎爆裂骨折的治疗措施发展已相当成熟,近 10 年以来的研究成果体现在以下几个方面。

(1)颈前路低切迹内置物的研究发展迅速,置入物的材料由不锈钢至钛合金,组织相容性与细胞相容性更好;医学的研究成果使内置物形态与生物力学越来越适应不同人种,术后对吞咽的影响越来越小。

(2)组织工程与基因工程的研究成果使植骨融合率大大提高,传统的自体髂骨条与腓骨条植骨在内固定辅助下可分别达到 90% 以上,但毕竟是一种有创的植骨材料准备方法,组织工程型植骨材料包括骨传导载体与骨生长因子复合体植入、转基因型细胞与载体复合体植入的研究方向未艾,已有诸多报道显示其融合率相当可靠;国内外较多学者采用钛网填塞原位碎骨块的方法融合取得良好融合率,从而避免了有创取骨法带来的取骨区并发症。

三、颈椎过伸性损伤

颈椎过度伸展暴力造成的颈髓损伤往往较隐匿,最常见的如挥鞭样损伤,为乘车者在紧急刹车时,颈椎在惯性作用下屈曲后猛烈反弹造成过伸性损伤,X 线检查往往无明显骨折脱位,易漏诊,影响治疗。此类损伤常见于高处坠落、交通事故,头面部撞击障碍物产生过伸性暴力致伤。

(一)发生机制

颈椎过伸性暴力作用下,后柱结构作为支点,承受压力,前部结构受到张力作用,椎间盘与前纵韧带可被撕裂,损伤发生的瞬间,在遭受外力最强的平面,同时伴有向后的剪切外力发生,使上位颈椎向后移位,下位颈椎相对向前移位,黄韧带皱褶内陷入椎管,椎体下缘因前纵韧带的牵拉造成撕脱骨折,颈髓在移位的瞬间,损伤即已形成,脱位在颈部肌肉作用下自行复位,但突出的椎间盘往往无法自行复位,因而大部分病例因移位后椎间盘突出持续压迫颈髓造成损伤。颈髓在前部椎体后缘与椎间盘、后部黄韧带皱褶的压迫下,以脊髓中央管与脊髓前部损伤多见,相应的临床表现称之为脊髓中央综合征和前脊髓综合征。

(二)临床表现

颈椎过伸性损伤的临床表现根据损伤严重程度的不同差异较大,额面部、鼻部皮肤擦裂伤常提示颈椎遭受过伸性暴力作用,对诊断具有较高价值。损伤节段后部偶有压痛及活动受限,较多见的症状是颈前部疼痛,吞咽时加重,部分可有吞咽困难。神经损伤多表现为脊髓中央综合征和前脊髓综合征,极少数表现为完全性损伤或脊髓半截综合征,脊髓中央综合征的典型表现为上肢瘫痪重于下肢,手部重于臂部,触痛觉重于深感觉;前脊髓综合征表现为损伤平面以下运动功能丧失,括约肌功能障碍,浅感觉减退或消失,深感觉存在 $C_7 \sim T_1$ 节段损伤时通常会出现上睑下垂、眼裂变窄、瞳孔变小等症状,少数患者伴有喉返神经损伤,出现发声困难。

(三)诊断要点

根据损伤机制及临床表现可初步诊断,X 线表现不显著,常易于漏诊,侧位片显示颈前部软组织肿胀、椎体前下缘撕脱骨折提示颈椎过伸性损伤的存在,陈旧性损伤颈椎动力位 X 线片显示颈椎不稳;颈段 MRI 是诊断该型损伤最有力的手段,T_1 相可见前纵韧带断裂、颈椎间盘突出,压迫脊髓,T_2 相显示脊髓高信号改变,提示脊髓挫伤出血或水肿。

(四)治疗选择

颈椎过伸性损伤的机制及伤后病理变化提示该损伤并不存在需复位的明显骨折脱位,治疗方法的选择依赖于患者的临床表现及其进展和影像学检查结果。

1.非手术治疗

采用较多的治疗方法,主要适用于神经症状无明显进展、影像学检查显示无明确致压物及颈椎无明显不稳的病例,一经确诊,即采用枕领带牵引,重量为 1.5~2.5 kg,牵引位置取颈椎略屈曲位,也可采取中立位,持续牵引 2~3 周,后改头颈胸石膏外固定,损伤较轻者也可采用颈托制动 2~3 个月,牵引期间,配合静脉给予脱水剂及激素以减轻脊髓水肿,促进恢复。

(1)优点:方法简单,有一定的效果。

(2)缺点:难以解剖对位,而且需持续牵引,时间较长。

2.手术治疗

颈椎损伤后神经症状进行性加重、影像学检查提示有明显致压物存在或明显颈椎不稳者采用手术治疗,治疗的目的在于减压、重建脊柱稳定。通常采用颈前路减压、植骨、内固定的方法,术后同样需配合脱水及激素治疗以促进脊髓水肿消退及恢复。尚需辅助颈托制动 3 个月。

(1)优点:可快速解除脊髓压迫,为恢复功能创造条件。

(2)缺点:手术风险大,技术要求高,成功与否,决定于脊髓损伤的程度。

(五)康复指导

颈椎过伸性损伤患者很少出现脊髓完全性损伤,治疗早期应积极开展四肢大关节的主动锻炼,辅助手部功能锻炼;手术患者应早期下床活动,括约肌功能锻炼也应早期开展,鼓励自主排尿或间歇导尿。

(六)预后

过伸性损伤导致的脊髓中央综合征预后通常较好,症状越轻恢复越快,通常下肢症状在伤后3小时即开始恢复,其次为膀胱功能恢复较快,上肢症状恢复较慢,最迟恢复的是手部功能,常因脊髓前角运动神经元损伤致手内在肌萎缩,残留功能障碍。

(七)研究进展

近年来对颈椎过伸性损伤的认识逐步深入,MRI 的应用使其诊断变得相对容易,治疗方面的进展源于对脊髓损伤机制的认识,多数学者认为过伸性损伤的机制在于暴力作用瞬间,上下位椎体位置的相对改变使脊髓挫伤,因此,有文献支持采用颈前路减压、植骨、内固定来稳定脊柱,为脊髓损伤的修复创造条件,且采用非手术治疗需长时间头颈胸石膏固定,对患者生活质量的影响太大,持积极手术治疗观点的文献近年来较多;亦有文献进行了非手术治疗与手术治疗的疗效比较,发现二者在促进神经症状的恢复方面无显著性差异,且手术治疗的成本高,因此主张应以非手术治疗为主。争议并不意味着矛盾,大多数学者在非手术治疗与手术治疗的适应证是一致的,即对损伤后节段不稳、症状进行性加重、影像学显示明确压迫的病例应采用手术治疗。

四、颈椎骨折脱位

颈椎骨折脱位是一种较严重的下颈椎损伤,指椎体骨折与小关节脱位同时发生,多伴有颈髓损伤,常见于颈部。

(一)发生机制

颈椎骨折脱位系屈曲暴力致伤,强烈屈曲暴力作用下,垂直分力足以导致椎体骨折,椎管形态发生改变,水平剪力导致小关节完全脱位,椎管容积进一步减小,除少数病例外,大多数患者发生不完全或完全性四肢瘫,损伤平面在 C_2 以上时导致呼吸中枢受损。

(二)临床表现

损伤局部疼痛剧烈,椎前及后部结构均有明显压痛,此外还出现不同程度的神经损伤症状,如四肢瘫、呼吸困难、大小便失禁等。

(三)诊断要点

依据临床表现与影像学检查可确诊,X线侧位片可显示颈椎椎体骨折、小关节脱位、颈椎排列异常;CT 扫描可明确椎体骨折的类型、移位程度与方向、小关节交锁的状况及椎管容积的改变等;MRI 检查有助于了解脊髓损伤程度、性质等,且对预后的判断具有指导意义。

(四)治疗选择

此类损伤系严重颈椎损伤,多数伴有颈髓的压迫与损伤,颈椎前中后三柱均受累,为不稳定性骨折,治疗以手术减压、内固定为主。但手术治疗只是治疗过程的一个组成部分,术前的牵引、药物治疗也是重要的组成部分。

1. 非手术治疗

一经确诊,需行颅骨牵引,牵引的目的是复位,通常采用的方法有两种:一种为持续牵引,牵引重量为 2~3 kg,持续牵引 2~3 周,期间反复床旁 X 线检查复位情况,此法适用于脱位较轻者;另一种为大重量牵引法,Crutchfield 建议在第 1 颈椎用 4~5 kg 牵引重量,每向下增加一个节段,牵引重量增加 2.0~2.5 kg,第 7 颈椎脱位时,最大重量可达到 15~18 kg,与持续牵引法不同的是,此种方法风险较大,床旁需医护人员看护,持续心电、血氧饱和度监测,备气管切开包、呼吸机等,每半小时床旁摄片 1 次,一旦复位就改用维持重量牵引。牵引期间,配合使用脱水剂与激素治疗,以减轻脊髓水肿,促进修复。部分关节突交锁严重,牵引无法复位者应果断采用手术复位、减压。

(1)优点:方法简单,有一定的效果。

(2)缺点:难以解剖对位,而且需持续牵引,时间较长。

2.手术治疗

术前 CT 及 MRI 明确致压物与颈椎三柱损伤状况,根据颈髓受压来源与颈椎的稳定状况决定手术方案。

颈髓致压物来源于椎体粉碎骨块或椎间盘应行颈前路骨折椎体次全切、椎间盘摘除、植骨、前路钢板内固定。严重骨折脱位,前方骨折块压迫伴后方关节突交锁无法牵引复位或伴后方椎板骨折压迫颈髓者,应行前后路联合手术,单纯前路内固定辅助头颈胸石膏固定 3 个月或直接采用前后路联合内固定,可获得良好的稳定性重建。单纯后方关节突交锁无法牵引复位者,采用后路关节突切除复位、后路内固定、椎板间植骨融合术。

(1)优点:可快速解除脊髓压迫,为恢复功能创造条件。

(2)缺点:手术风险大,技术要求高,成功与否,决定于脊髓损伤的程度。

(五)康复指导

颈椎骨折脱位除少数"幸运性损伤"外,大多数伴有脊髓损伤,康复治疗应在外科处理的同时进行,损伤早期即开始四肢主动功能锻炼,完全性四肢瘫者应进行被动四肢大关节功能锻炼,膀胱功能的锻炼也应早期开始,通常采用排尿训练或间歇导尿的方法。鼓励早期咳嗽、排痰,防止肺部并发症。

(六)现场急救

颈椎骨折脱位是一类较严重的损伤,现场的急救处理相当重要,早制动、早运送是救治的基本原则。需重视的是需快速采用气管切开、呼吸机辅助通气。

(七)预后

此类损伤多数伴有严重脊髓损伤,少数幸运者可无神经症状,颈椎 MRI 对判断预后有指导意义,脊髓挫裂严重、完全性四肢瘫者恢复的可能性相当小;不全性脊髓损伤可望恢复部分脊髓功能。颈$_4$ 平面损伤或严重骨折脱位有引起瘫痪平面上升的可能,有呼吸抑制的风险,长时间卧床可导致坠积性肺炎、压疮等并发症,积极的外科处理是防止并发症出现的基本保证,正确的康复治疗可显著改善患者生活质量、杜绝各种并发症的发生。

(八)研究进展

下颈椎骨折脱位的诊断相对容易,近年来该领域的研究进展主要体现在治疗方面,传统的观点认为颅骨牵引复位、外固定是安全有效的治疗手段,毛兆光等通过观察单纯颅骨牵引治疗下颈椎骨折脱位的远期疗效,发现疗效不佳的比率达到 47.5%,分析其原因与外伤性颈椎间盘突出、退变性椎管狭窄、颈椎不稳及硬膜神经根粘连有关,因此主张更积极的颅骨牵引复位和手术减压、内固定。颈椎椎体爆裂骨折及外伤性椎间盘突出,脊柱中柱的损伤及脱位椎体后上缘的压迫是造成损伤的主要病因,大多数学者主张前路减压、植骨、钢板内固定,手术技术的好坏与疗效密切相关。对颈椎中后柱损伤伴脊髓后方受压者及前后柱均有损伤、脊髓前后受压者宜采用后路减压,侧块钢板螺钉内固定,AXIS 颈椎侧块钢板螺钉系统能较好重建下颈椎稳定性,且不影响椎板减压,是一种安全有效的后路手术方法。

(张永志)

第三节 胸腰椎骨折与脱位

一、概述

胸腰椎骨折与脱位占脊柱损伤的首位,伤情严重,治疗比较复杂,严重者常造成残废。胸椎遭受损伤的机会相对较少,胸廓的支撑、固定作用,将胸椎联合成一个整体,较小的暴力,由于胸廓的吸收作用而衰减,不至于引起明显损伤,因此临床所见的胸椎骨折,多由严重的直接暴力所致。巨大的暴力,往往同时造成胸廓损伤,治疗比较复杂,应首先处理直接威胁患者生命的合并伤,病情稳定后,再着手胸椎骨折的治疗;胸椎椎管较小,其内容纳脊髓,骨折块突入椎管或发生骨折脱位,脊髓缓冲空间有限,容易损伤,加之胸段脊髓血供不丰富,伤后神经功能的恢复可能性极小。腰椎椎管较胸椎椎管大得多,加之其容纳的主要为马尾神经,因而腰以下的腰椎骨折,发生完全性截瘫者少见,多保留下肢部分神经功能,早期减压复位,有望取得明显的手术效果。胸腰椎损伤最常发生在胸椎和腰椎交界处,因此临床上把 $T_{11} \sim L_2$ 称为脊椎的胸腰段。胸腰段具有较大的活动度,又是胸椎后凸和腰椎前凸的转折点,在脊柱屈曲时以胸腰段为弯曲的顶点,因此最易由传导暴力造成脊椎骨折。胸段骨折合并截瘫通常是脊髓圆锥与马尾神经混合伤,伤后主要神经症状表现为以双下肢瘫痪、括约肌功能障碍为主。

二、胸椎骨折

(一)发生机制

造成胸椎骨折的主要暴力包括间接暴力和直接暴力,常见于坠落伤、车祸和重物打击伤后。根据暴力的类型、方式和体位,损伤各不相同,常见的暴力类型有以下数种。

1.屈曲暴力

屈曲暴力致伤,脊柱的前部承受压应力,脊柱后部承受张应力。主要造成椎体的前缘压缩骨折,当暴力很大时椎体前缘压缩超过其高度的1/2,常伴有椎体后上缘骨折块突入椎管。椎体后缘高度往往无明显改变。

2.压缩暴力

在轴向压缩载荷的作用下椎体产生爆裂骨折,横断面上整个椎体的各径线均增大。骨折块向椎体左右和前后碎裂,椎体后部碎骨块突出进入椎管,造成脊髓神经不同程度的损伤。

3.屈曲分离暴力

屈曲分离暴力常见于车祸中,又名安全带损伤。高速行驶的汽车发生车祸时,由于安全带的作用,下肢和躯干下部保持不动,上半身高速前移,造成以安全带附近脊椎为支点,脊柱后部结构承受过大的张力而撕裂,受累的结构以后柱和中柱为主。

4.屈曲扭转暴力

屈曲和扭转两种暴力同时作用于脊柱,损伤严重,椎体旋转、前中柱骨折,单侧或双侧小关节突交锁。

5.水平暴力

水平剪力往往较大,造成上下位椎体前后脱位,对脊髓和马尾神经的损伤严重,预后差。

6.伸展分离暴力

在胸腰椎比较少见,此种主要造成脊柱前部张力性破坏,黄韧带皱褶突入椎管,压迫脊髓。

(二)分类

根据 Dennis 的脊柱三柱理论,脊柱的稳定性依赖于中柱的形态,而不是后方的韧带复合结构。三柱理论的基本概念:前纵韧带、椎体及椎间盘的前半为前柱;后纵韧带,椎体和椎间盘的后半构成中柱,而后柱则包括椎弓、黄韧带、关节突、关节囊和棘间、棘上韧带。椎体单纯性楔形压缩骨折,不破坏中柱,仅前柱受累为稳定性骨折。爆裂性骨折,前、中柱均受累,则为不稳定骨折,屈曲牵张性的损伤引起的安全带骨折,中柱和后柱均破坏,亦为不稳定损伤,而骨折脱位,由于前、中、后三柱均破坏,自然属于不稳定损伤。

1.根据暴力类型分类

(1)爆裂骨折:以纵向垂直压缩暴力为主,根据暴力垂直程度分下列几个类型:非完全纵向垂直暴力;椎体上下方终板破裂;椎体上方终板破裂;椎体下方终板破裂;合并旋转移位;椎体一侧严重压缩粉碎骨折。

非完全纵向垂直暴力。

A 型:一般上、下终板均破裂。

B 型:略前屈终板损伤,多见。

C 型:略前屈终板损伤,少见。

D 型:伴旋转损伤。

E 型:略带侧弯伴一侧压缩。

爆裂骨折特点:两椎弓根间距增宽;椎板纵裂;CT 示突入椎管的骨块往往比较大,多数病例之椎体后上骨块突入椎管,椎管受压较重。严重爆裂骨折,脊柱三柱损伤,椎管狭窄严重,截瘫发生率高。

(2)压缩骨折:根据压缩暴力的作用方向,可分屈曲压缩性骨折和侧向压缩骨折,前者椎体前柱压缩,中柱无变化或轻度压缩,椎弓根间距正常,棘突无分离,属稳定性骨折,可用非手术方法治疗;后者造成椎体一侧压缩骨折,多伴有明显脊柱侧弯,临床比较少见。

(3)分离骨折:常见的主要有 Chance 骨折,椎体楔形变,椎后韧带复合结构破坏,棘突间距离增宽,关节突骨折或半脱位,而椎弓根间距正常。不论损伤是经骨-骨、骨-软组织,还是软组织,此种损伤均为三柱破坏,属不稳定骨折,需手术内固定。受压往往较轻,不伴脱位的病例,截瘫发生率较低;过伸分离骨折比较少见,由过伸暴力作用引起,严重者因后方黄韧带皱褶突入椎管压迫脊髓造成不全性截瘫。

(4)水平移位型骨折:引起本类骨折的暴力有水平暴力与旋转暴力。暴力主要集中于椎间盘,故多数为经椎间盘损伤,椎体之间的联结破坏,极易发生脱位,截瘫发生率高。根据暴力的特点,本类骨折又可分为两种类型。

剪力型:由水平暴力引起。水平移位型骨折脱位发生率高,多经椎间隙发生,椎体无压缩骨折,有时可伴有椎体前上缘小分离骨折,棘突间距不增宽,后凸畸形较轻,如伴有旋转脱位,往往有旋转移位、横突、肋骨和关节突骨折,脱位纠正后,损伤椎间隙变窄,截瘫恢复差。

旋转型:椎间隙变窄,可合并肋骨、横突骨折,并伴有脊椎骨折和关节突骨折,有时在脱位部位下一椎体的上缘发生薄片骨折,此骨折片随上一椎体移位;多数骨折伴有一侧关节突交锁。

2.根据脊柱骨折稳定程度分类

(1)稳定性脊柱骨折:骨折比较单纯,多不伴有中柱和后部韧带复合结构的损伤,骨折发生后,无论是现场急救搬运或是伤员自身活动,脊柱均无移位倾向,见于单纯屈曲压缩骨折。椎体的前部压缩,而中柱高度不变,后柱完整,此种骨折多不伴有脊髓或马尾神经的损伤。

(2)不稳定性骨折:脊柱遭受严重暴力后,发生骨折或骨折脱位,并伴有韧带复合结构的严重损伤。由于参与脊柱稳定的结构大多破坏,因而在伤员的搬运或脊柱活动时,骨折损伤部位不稳定,若同时伴有后纵韧带和纤维环后半损伤,则更加不稳。根据Dennis三柱理论,单纯前柱损伤为稳定骨折,如单纯椎体压缩骨折;中柱在脊柱稳定方面发挥重要作用,前柱合并中柱损伤,如椎体爆裂骨折,为不稳定性骨折;前中后三柱同时受累的Chance骨折、伴后柱损伤的爆裂骨折、骨折脱位,均为极度不稳定性骨折。

(三)病理变化

1.成角畸形

胸腰椎骨折大部分病例为屈曲损伤,椎体的前部压缩骨折,脊柱的中后柱高度不变,前柱缩短,形成脊柱后凸畸形,前柱压缩的程度越严重,后凸畸形越明显。当椎体前部压缩超过1/2,后柱的韧带复合结构受到牵张力。较轻者深筋膜、棘上、棘间韧带纤维牵拉变长,韧带变薄,肉眼观察,韧带的连续性尚存在前柱继续压缩,后柱复合结构承受的牵张力超过生理负荷,纤维发生部分断裂,严重者韧带撕裂,裂隙内充满积血,黄韧带和小关节囊撕裂,小关节可发生骨折或关节突交锁;骨折和软组织损伤的出血,渗透到肌组织内形成血肿,血肿机化后产生瘢痕,萎缩和粘连,影响肌纤维的功能,妨碍脊柱的正常活动功能并引起腰背疼痛。在椎体的前部,前纵韧带皱褶,在前纵韧带和椎体之间形成血肿,血肿压迫和刺激自主神经,使胃肠蠕动减弱,致患者伤后腹胀和便秘。

2.椎体后缘骨折块对脊髓神经的压迫

垂直压缩暴力造成椎体爆裂骨折,骨折的椎体厚度变小而周径增加,骨折的碎块向四周裂开并发生移位。X线片显示椎体左右径与前后径显著增宽,向前移位的骨块,由于前纵韧带的拉拢,除产生血肿刺激神经引起患者胃肠功能紊乱外,无大的危害性,而在椎体的后缘,暴力瞬间,后纵韧带处于牵张状态,破裂的椎体后上部骨块向椎管内移位仅受后纵韧带的张力阻拦,易突破后纵韧带移入椎管内,碎骨块所携带的功能,足以将脊髓摧毁,造成脊髓圆锥和马尾神经的损害。

3.椎间盘对脊髓的压迫

屈曲压缩和爆裂骨折占椎骨折的绝大部分,而此种损伤都伴有椎体的屈曲压缩性改变,前柱的高度丧失均大于中柱,椎间隙呈前窄后宽形态,间隙内压力增高,髓核向张力较低的后方突出,当屈曲压缩的力量大于后纵韧带和纤维环的抗张强度,后纵韧带和纤维环相继破裂,椎间盘进入椎管内,使属于脊髓的有限空间被椎间盘所占据,加重脊髓的损伤。

4.来自脊髓后方压迫

Chance骨折或爆裂骨折,脊柱的破坏相当严重,黄韧带断端随同骨折的椎板,由后向前压迫脊髓的后部,未发生断裂的黄韧带,张于两椎板之间,有如绷紧的弓弦,挤压硬膜囊。在过伸性损伤中,黄韧带形成皱缩,凸向椎管,同样构成脊髓后部压迫。

5.骨折脱位椎管容积丧失

水平移位性损伤产生的骨折脱位,对脊髓的损伤最为严重。在此种损伤中,暴力一般都比较大,脊柱的三柱均遭到严重破坏,脊柱稳定功能完全丧失。上位椎体向一个方向移位 1 mm,相应下位椎体向相反的方向移动 1 mm。脊髓的上、下部分别受到来自相反方向的压迫,脊髓内部的压力急剧增加,血供迅速破坏,伤后脊髓功能恢复的可能性极小。

6.脊柱成角、脱位导致脊柱损伤

慢性不稳定脊柱骨折脱位或成角,破坏了脊柱正常的负重力线,长期非生理情况下的负荷,导致成角畸形缓慢加重,引起慢性不稳定,对于那些骨折早期无神经压迫症状的患者,后期由于脊柱不稳定产生的异常活动造成迟发性脊髓损伤,此外脊柱成角本身可造成椎管狭窄,脊髓的血供发生障碍。

(四)临床表现

有明确的外伤史,重者常合并脑外伤或其他内脏损伤,神志清醒者主诉伤区疼痛,肢体麻木,活动无力或损伤平面以下感觉消失。检查见伤区皮下淤血、脊柱后凸畸形。严重骨折脱位者,脱位局部有明显的空虚感,局部触痛,常可触及棘突有漂浮感觉。由于损伤的部位及损伤程度不一,故神经功能可以是双下肢活动正常,亦可表现双下肢完全性瘫痪。神经功能检查,临床常用 Frankel 分级法。括约肌功能障碍,如表现为排便无力、尿潴留、便秘或大小便完全失禁。男性患者阴茎不能有意识勃起,被动刺激会阴或阴茎表现为不自主勃起,如脊髓颈胸段损伤而圆锥功能仍存在者;如为脊髓圆锥部的骨折脱位,脊髓低级性中枢遭到摧毁,勃起功能完全丧失。

(五)诊断要点

根据外伤史及外伤后的症状、体征可初步确定为胸腰椎骨折或脱位,并可依感觉、运动功能丧失而初步确定损伤节段,便于进一步选择影像学检查部位。X 线平片是胸腰椎骨折的最基本的影像学检查手段,应常规应用。通常拍正侧位片,根据病情需要可加照斜位或其他位置。单纯压缩骨折正位片可见椎体高度变扁,左右横径增宽,侧位片可见椎体楔形变,脊柱后凸畸形,椎体后上缘骨折块向后上移位,处于椎间水平。爆裂骨折侧位片显示椎体后上缘有大块骨块后移,致伤椎椎体后上部弧形突向椎管内小关节正常解剖关系破坏。骨折脱位者侧位片显示两椎体相对位置发生明显变化,以上位脊椎向前方或前方偏一侧移位摄常见。CT 扫描比普通 X 线检查能提供更多的有关病变组织的信息,因而优越性极大,有条件者应该常规应用。CT 片可以显示骨折的类型和损伤的范围,用于单纯椎体压缩骨折,可以显示椎体后缘有无撕脱骨块,骨块是否对硬膜囊形成压迫,有助于决定治疗方法。爆裂骨折 CT 扫描可以观察爆裂的椎体占据椎管的程度,有助于决定采用何种手术方法减压,并为术中准确解除压迫提供依据。MRI 能够较清楚地显示椎管内部软组织的病损情况,在观察脊髓损伤的程度(水肿、压迫、血肿、萎缩)和范围方面较 CT 优越,对脊柱后柱结构的损伤亦有良好显示,有助于判断脊柱稳定性。

(六)治疗原则

根据脊柱的稳定程度可以采用非手术治疗或手术治疗。非手术治疗主要用于稳定性脊柱骨折,目的在于通过缓慢的逐步复位恢复伤椎的解剖关系,通过脊柱肌肉的功能训练,为脊柱提供外源性稳定,从而避免患者晚期常见的损伤后背痛。手术治疗脊柱损伤的目的:解除脊髓神经压迫,纠正畸形并恢复脊柱的稳定性。手术早期稳定性由内固定材料提供,坚强的内固定可以保证患者早下地活动,防止长期卧床导致的各种并发症,加速创伤愈合,恢复机体的生理功能。脊柱稳定性的远期重建,依赖正规的植骨融合。

(七)治疗选择

1.非手术治疗

(1)适应证:用于稳定性脊柱骨折,如椎体前部压缩<50%,且不伴神经症状的屈曲压缩骨折,脊柱附件单纯骨折。

(2)方法:伤后仰卧硬板床,腰背后伸,在伤椎的后侧背部垫软垫。根据椎体压缩和脊柱后凸成角的程度及患者耐受程度,逐步增加枕头的厚度,于12周内恢复椎体前部高度。X线片证实后凸畸形已纠正,继续卧床3周,然后床上行腰背肌锻炼。床上腰背肌锻炼为目前临床上较常用的功能疗法,腰背肌锻炼的目的是恢复肌力,为后期脊柱稳定性重建提供动力基础、预防后期腰背痛与骨质疏松症的出现,过早下地负重的做法不宜提倡,因为有畸形复发可能,尤其是老年骨质疏松的患者,临床上出现慢性不稳定者,大多源于此。

(3)优点:治疗方法简单,无须长时间住院,治疗费用较低。

(4)缺点:卧床时间长,老年患者易出现肺部并发症和压疮,部分病例遗留晚期腰背痛和骨质疏松症,适应证较局限等。

2.手术治疗的目标和适应证

(1)手术治疗的目标:为损伤脊髓恢复功能创造条件(减压和避免再损伤);尽快恢复脊柱的稳定性,使患者能尽早起床活动,减少卧床并发症;植骨融合后提供长期稳定性,预防顽固性腰背痛的发生。

(2)适应证:适用于多数不稳定性骨折与伴脊髓有明显压迫的骨折、陈旧性骨折椎管狭窄、后凸或侧凸畸形者,近年来,随着微创脊柱外科技术的发展,适应证已进一步扩大,包括单纯压缩骨折、骨质疏松症所致压缩骨折等。

3.手术方法

(1)对有神经症状者应行脊髓神经减压术:脊柱骨折脊髓压迫的因素主要来自硬膜的前方,包括脊柱脱位,伤椎椎体后上缘压迫脊髓前方;压缩骨折,椎体后上角突入椎管压迫脊髓;爆裂骨折,骨折块向后移位压迫脊髓;单纯椎间盘突出压迫脊髓;脊柱呈锐弧后凸或侧凸畸形>20°,椎管受到压迫性和张力性两种损伤,故应采用硬膜前方减压,经一侧椎弓根的侧前方减压或经两侧椎弓根的环形减压或侧前方入路下直接减压。

(2)内固定:以短节段为主。Luque棒或Harrington器械固定,由于节段过长,有一定的缺点,目前应用较少。减压完成后,应使患者维持于脊柱过伸位,在此基础上行内固定,可望使椎体达到良好的复位要求。目前应用的内固定器械包括后路与前路两大类,后路多采用短节段椎弓根螺钉系列,前路多采用短节段椎体螺钉钢板系列或椎体螺钉棒系列。

(3)植骨融合内固定只能提供早期稳定,后期的永久性稳定需依赖于植骨融合,因而植骨是处理胸腰椎骨折的一个常规手段,必须保证正规、确实的植骨操作。植骨数量要足够,由于植骨是在非生理情况下的骨性融合,因而骨量少,骨痂生成少,有限的骨痂难以承受生理活动所施加的载荷。植骨的质量要保证,异体骨应避免单独应用于脊柱融合,有不少失败的报道,有的后果相当严重,但在前路大量植骨时,自体骨量不够,可混合少量异体骨或骨传导活性载体。大块髂骨植骨质量可靠,并可起到支撑和承载作用,而火柴棒样植骨增加了生骨面积,能较早发生骨性融合,两者可联合应用。究竟是采用前路椎体间融合还是采用后路椎板、横突间融合应根据具体情况决定,决定因素取决于骨折类型、脊髓损伤程度、骨折时间、脊髓受压的主要来源以及患者的一般状况等。通常后路张力侧能同时做到固定与减压,但在脊柱稳定性方面远不如前路椎体间植骨。

三、单纯椎体压缩骨折

单纯椎体压缩骨折为稳定性骨折,临床比较常见,一般不伴有神经损伤,个别患者有一过性肢体麻木乏力,多能在短时间自行恢复,非手术方法治疗能取得良好的效果。

(一)发生机制

单纯椎体压缩骨折多为遭受较轻微的屈曲暴力作用,老年者骨质疏松多由摔倒臀部着地引起,临床病理改变主要体现为脊柱前柱压缩呈楔形改变,不伴有中柱的损伤,后柱棘间韧带部分损伤,少有韧带断裂及关节突骨折与交锁者;因中柱结构完整,椎管形态无改变,脊髓除少数因冲击作用直接损伤外,一般无明显骨性压迫损伤。如椎体压缩不超过50%,脊柱稳定性无破坏。

(二)临床表现

伤后腰背部疼痛,脊柱活动受限。伤区触痛和叩痛(+),少数患者可见轻度脊柱后凸畸形,早期双下肢主动抬腿肌力减弱,这是由于髂腰肌、腰大肌痉挛,伤区疼痛等间接原因所致,不应与神经损伤相混淆。

(三)诊断要点

(1)明确外伤史及伤后腰背部疼痛、伤区触痛及叩击痛。

(2)X线检查:正位片显示伤椎椎体变扁,侧位片示椎体方形外观消失,代之以伤椎前低后高呈楔形变。测量伤椎前缘的高度,一般不低于后缘高度的50%,个别患者在伤椎后上缘可见小的撕脱骨块,骨块稍向上后移位,脊柱中柱、后柱完整性多无破坏。

(3)CT扫描:可见椎体前上部骨折,椎体后部多数正常,椎管各径线无变化。

(4)MRI示骨折区附近硬膜前方有局限性高密度改变,为伤区水肿、充血所致,脊髓本身无异常;后凸严重时可显示椎后软组织区水肿甚至韧带断裂。

(5)青少年患者,就与Scheuermann病相鉴别,后者又称青年性驼背、脊椎骨骺炎或脊椎骨软骨炎,其特点为胸椎长节段、均匀的后凸,相邻多个椎体楔形变。老年患者,尤其是老年妇女,应与骨质疏松胸腰椎楔形变相鉴别,后者无外伤史,骨质疏松明显,亦为多个椎体改变;MRI检查椎体或椎后软组织的信号改变可鉴别。

(四)治疗选择

1.非手术治疗

(1)适应证:单纯椎体压缩骨折。

(2)方法:伤后立即卧硬板床,腰下垫枕,使伤区脊柱前凸以达复位之目的。腰背部垫枕厚度应逐步增加,应以患者能够耐受为度,不可操之过急,尤其是高龄患者,复位过于急促,可导致严重的消化道症状。垫枕开始时,厚度5~8 cm,适应数天后,再增加高度,1周后达15~20 cm。

(3)优点:方法简单,有一定效果。

(4)缺点:不可能达到解剖复位,卧床时间相对较长。

2.手术治疗

少数骨折后腰背部疼痛严重,长时间不能缓解或老年患者不能耐受伤后疼痛和长期卧床者,可采用手术治疗行椎体成形或后凸成形术。

(1)优点:缓解疼痛快,卧床时间短。

(2)缺点:手术有风险,费用开支大。

(五)康复指导

患者伤后1~2周疼痛症状基本消失,此时即应积极行腰背肌功能锻炼。具体做法是:开始时采用俯卧位抬高上半躯体和双下肢(燕子背飞)的方法;腰部力量有所恢复后采用双肩(力量较强者头顶)顶住垫在床头板的枕头上,双手扶床,膝关节屈曲,双足着床,挺腹,将躯干中部上举,以获脊柱过伸,使压缩的椎体前部在前纵韧带、椎间盘组织的牵拉下复位,每天3次,每次5~10下,开始次数和高度要求不过于勉强,循序渐进,并定期摄片,观察骨折复位情况。一般1周后,多能获得满意的复位结果。练习间歇期间应坚持腰背部垫枕,维持脊柱过伸位。3个月后,可下地练习行走。过早下地活动的做法极易造成患者畸形加重并导致远期顽固性腰背疼痛。

(六)预后

单纯胸腰椎椎体压缩骨折无脊髓、神经损伤,且属稳定性骨折,预后较好;但少数患者,特别是老年性骨质疏松症患者,可能遗留后凸畸形及晚期顽固性腰背痛。

(七)研究进展

多年来,胸腰椎椎体单纯压缩骨折的治疗一直主张非手术治疗、卧床为主,但随着人们生活水平的提高,生活质量的要求亦随之提高;近年来,压缩骨折后顽固性腰背痛的报道较多,过去较容易忽略的问题摆上了脊柱外科医师的工作日程,传统手术治疗因其较大创伤难以取得理想的疗效/代价比,微创脊柱外科技术的发展使单纯压缩骨折后期腰背痛的解决成为可能,经皮椎体成形强化、经皮椎体后凸成形等技术较好地解决了晚期后凸畸形和顽固性腰背痛的问题,使早期能够下床活动、防止肺部并发症的出现成为现实。

四、椎体爆裂骨折

椎体爆裂骨折是一类较严重的胸腰椎骨折,因骨折块占据椎管容积,腰以上节段损伤时,通常易出现完全性或不完全性截瘫,腰以下则多数无神经症状,部分出现不同程度的马尾和神经根损伤。

(一)发生机制

椎体爆裂骨折多为垂直压缩暴力致伤,病理改变表现为除前柱骨折外,中柱亦遭受破坏,椎体碎裂,向前后、左右移位,向后方椎管内移位的骨块造成脊髓或神经的损害。

(二)临床表现

损伤部位疼痛剧烈,就诊超过24小时者伤区明显肿胀。体查见棘突周围皮下大面积淤血、肿胀,棘突后凸畸形,伤区触痛剧烈。损伤平面以下感觉、运动和括约肌功能不同程度发生障碍。

(三)诊断要点

有严重外伤史及伤后腰背部疼痛、肿胀伴有损伤平面以下感觉、运动和括约肌功能障碍者应考虑胸腰椎爆裂骨折的可能。

1.正位X线片

正位X线片显示伤椎椎体高度降低,椎体横径增宽,椎板骨折,弓根间距增宽,椎体正常的解剖征象破坏。侧位片见椎体高度降低,以前方压缩尤为明显,伤椎上方之椎体向前下滑脱,椎间隙变窄,伤椎椎体后方向椎管突入,尤以后上方最剧,并常见有骨折块进入椎管内。可能有棘突骨折或关节突骨折,少数患者关节突骨折累及椎弓根。

2.CT片

CT片可清晰显示椎体爆裂,骨折块向四周散开,椎体的后缘骨折块向后移位,进入椎管。

骨块向后移位严重的一侧,患者神经损伤症状亦重于对侧,如骨块完全占据椎管空间,脊髓神经多为完全性损伤;CT扫描时应考虑手术治疗的需要,扫描范围应包括上位和下位椎体、椎弓根,以确定是否适合后路短节段内固定物的置入。

3.MRI

MRI显示脊髓正常结构破坏,损伤区上下明显水肿,对判断预后有指导性意义。

(四)治疗选择

根据胸腰椎爆裂骨折的病理机制:脊柱的前、中柱均受累,稳定性破坏;中柱的骨折碎块对脊髓造成直接损伤而导致完全性或不完全性截瘫。治疗目的应是重建脊柱稳定性,去除脊髓压迫,防止进一步及迟发性损伤,为脊髓损伤的康复和患者早期功能锻炼创造条件。治疗方法首选手术治疗,不能因完全性截瘫无恢复可能而放弃手术。

手术方法可以根据患者的情况、医院的条件和术者的经验,分别采用后路经椎弓根减压、椎弓根螺钉系统短节段固定和前路减压内固定。不论取何种方法均应同时植骨行脊柱融合,以获远期稳定。

1.后路经椎弓根减压、椎弓根螺钉系统内固定

常规后正中显露,显露伤椎横突,于上关节突、椎板、横突连接处行横突截骨。咬除椎弓后侧骨皮质,以椎弓根探子探清椎弓根走向,辨清外侧皮质后咬除,仅保留椎弓根内侧及下方皮质,术中尽量保留上关节突,经扩大椎弓根入口进入椎体,以各种角度刮匙行环形刮除椎体碎骨块及上下间隙椎间盘,自椎体后侧采用特殊的冲击器将椎管内碎骨块挤入椎体,减压完成,行椎弓根螺钉固定,并取松质骨泥行椎间隙植骨,融合的范围应包括上、下正常椎的椎板、小关节和横突。

(1)缺点:受减压通道的限制,减压操作较复杂,尤其是上下两个椎间盘的减压更难完成;植骨面的准备也不如前路充分,因此椎体间植骨的效果不如前路直接减压。

(2)优点:手术创伤小,时间短,尤适用于多处严重创伤的病例,能同样达到前方直接减压的目的。

2.前路减压植骨、内固定术

(1)适应证:胸腰椎骨折或骨折脱位不全瘫痪,影像学检查(CT、MRI、造影)证实硬膜前方有压迫存在,就骨折类型来说,最适用于爆裂骨折。胸腰椎陈旧性骨折,后路减压术后,仍残留明显的神经功能障碍且有压迫存在者。胸腰段骨折全瘫者可酌情采用。

(2)禁忌证:①连续2个椎体骨折。②心肺情况差或伴有严重合并不能耐受手术打击者。③陈旧性骨折脱位成角畸形严重者;胸椎骨折完全性截瘫且证实脊髓横贯伤损伤者。④手术区大血管有严重损伤者。

(3)手术要点如下。①全麻:患者侧卧位,手术区对准手术台腰桥,两侧垫枕,通常从左侧进入。②手术步骤:经胸腹膜后途径切除第10或第11肋,自膈肌止点1 cm处,弧形切开膈肌和内侧的弓状韧带,到达伤椎椎体,结扎上下椎体之节段血管,推开腰大肌,可见白色隆起的椎间盘,压之有柔韧感,与之相对应的椎体则稍向下凹陷,触之坚硬。仔细辨认病椎、椎弓根和椎间隙,勿损伤走行于椎间隙的神经根和根动静脉。在椎体后缘椎弓根和椎间隙前部,纵行切开骨膜,骨膜下电刀切剥,将椎体骨膜以及其前部的椎前组织一并向前方推开。在椎体切骨之前宜先切除病椎上、下位的椎间盘,用锐刀顺纤维环的上下缘切开手术侧显露的椎间盘,以尖头咬骨钳切除手术侧纤维环及髓核组织,显露病椎的上下壁。以小骨刀切除大部分病椎,超薄枪钳将椎弓根及病椎后侧皮质、碎骨块一一咬除,减压完成后,用锐利骨刀切除病椎上、下及其相对应椎间盘的终板

软骨,以利植骨融合。放下腰桥,必要时人工牵引以保证无侧凸畸形,用撑开器撑开椎体的前部以纠正后凸畸形,撑开器着力点位于椎体前半,不可使撑开器发生弹跳,避免误伤周围重要解剖结构。后凸畸形纠正满意后,在撑开情况下确定植骨块的长度及钢板(棒)长度,以不影响上下位椎间关节的活动为准,取自体三面皮质骨髂骨块植骨,松开撑开器,拧入椎体钉,安放动力加压钢板或棒,如 Kanaeda 器械。冲洗伤口后常规鼓肺检查有无胸膜破裂,再次检查植骨块位置,并在植骨块前方和侧方补充植入松质骨碎块、壁胸膜,牵回腰大肌。放置负压引流,伤口缝合如切开膈肌,应将膈肌原位缝合。术毕严格观察患者呼吸和口唇颜色,并连续监测血氧饱和度。必要时,患者未出手术室前即行胸腔闭式引流术,以防不测。术后卧床时间根据脊柱损伤程度而定,一般 2~3 个月,并定期拍 X 线片,观察植骨融合情况。

(4)优点:直视下前路椎管减压,操作相对容易;前路内固定更符合植骨的生物力学要求,融合率较高。

(5)缺点:手术创伤较大,伴多处严重创伤者,特别是严重胸腔脏器损伤患者难以耐受手术。

(五)康复指导

胸腰椎椎体爆裂骨折多伴有完全性或不完全性截瘫,康复治疗不应局限于手术恢复后,早期的主动功能锻炼及水疗、高压氧治疗、药物治疗及针灸均占据重要地位。鼓励咳嗽排痰,勤翻身防压疮。

(六)预后

无论前路手术还是后路手术,减压、植骨融合的效果都是可以肯定的,脊柱的稳定性不难重建;预后与原发脊髓损伤的程度及继发病理改变的程度密切相关。通常不完全性脊髓损伤的恢复较好,完全性脊髓损伤较难恢复,圆锥部位的损伤引起的大小便失禁较难恢复。

(七)研究进展

胸腰椎爆裂骨折的诊断不难,治疗方法较统一,大多数学者一致认为首选手术治疗,但在术式的选择上争议较多。后路椎弓根螺钉系统的出现解决了脊柱三柱稳定性重建的问题,术后短期稳定性由坚强内固定提供,虽然通过后路椎弓根途径行椎体减压已不再是问题,但后路内固定的植骨融合效果不确切。有学者认为前路内固定更能满足椎间融合的生物力学要求,传统的侧前方减压植骨内固定创伤较大,采用胸腔镜或腹腔镜下辅助或不辅助小切口技术行侧前方减压、植骨、内固定取得良好疗效,且创伤较小。有学者认为使用后路椎弓根螺钉系统仅仅能撑开爆裂骨折椎体的周围皮质骨,椎体中央塌陷的松质骨不可能复位,残留的骨缺损将由纤维组织替代,在生物力学性能上无法满足要求,他们主张在后路椎弓根螺钉撑开复位的基础上,后路病椎经椎弓根减压,运用自固化磷酸三钙骨水泥行伤椎加强。有学者则采用后路微创技术行经皮椎弓根螺钉系统内固定,利用后路撑开技术使椎体高度在韧带张力作用下恢复,病椎以磷酸钙骨水泥加强;或采用经椎弓根椎体环形减压、椎体加强以重建脊柱稳定性。

总之,胸腰椎爆裂骨折的治疗进展相当快,从脊柱三柱理论的创立、椎弓根螺钉系统的发明到微创技术的具体应用,国内外学者做出了不懈的努力,使得手术过程逐渐向微创、快速化发展,术后疗效更理想。

五、胸腰椎骨折脱位

(一)发生机制

胸腰椎骨折脱位见于严重平移暴力致伤,多合并脊髓完全性损伤,脊柱严重不稳,术后脊髓功能恢复较差。

(二)临床表现

损伤部位疼痛剧烈,就诊超过24小时者伤区明显肿胀。体查见棘突周围皮下大面积淤血、肿胀,棘突排列有阶梯感,伤区触痛剧烈。损伤平面以下感觉、运动和括约肌功能不同程度发生障碍,部分患者合并椎前或腹膜后血肿,刺激胸膜或腹膜,引起呼吸困难或腹胀腹痛等症状。

(三)诊断要点

根据患者的临床症状、体征及影像学检查可确诊。X线检查正侧位片可发现脱位椎体向左右或前后移位,正常脊柱序列严重破坏,伴有小关节、椎板或棘突骨折,有时可见椎体向前严重脱位而后部附件留在原位,伤椎的椎弓部可见很宽的裂隙。脱位超过Ⅱ度者,损伤平面的韧带复合结构均遭完全性破坏。MRI可见脊髓连续性中断,部分脊髓或马尾神经嵌于椎板间隙间加权显示的高信号狭窄区为脊髓损伤水肿、出血所致。

(四)治疗选择

1.非手术治疗

脊柱稳定性完全破坏,非手术治疗很难重建稳定,不利于康复及损伤并发症的预防。伤后卧硬板床,腰下垫软枕复位或在伤后4~8小时行手法复位以利术中在正常的解剖序列下操作,前后移位虽可通过手术器械复位,左右移位术中复位较难,应在术前解决。

2.手术治疗

手术应尽早施行,如拖延时间过长,损伤区血肿机化、粘连形成,复位有一定困难,如反复应用暴力,有误伤血管的可能性。通常采用椎弓根螺钉系统复位内固定术;手术采用全麻,先取大块髂骨条,留作植骨。常规显露并行椎板减压,显露椎板过程中需防损伤暴露于椎板后方的散乱马尾神经,如发现硬膜有破裂应当缝合,不能缝合者,用蒂的骶棘肌瓣覆盖,术中清除椎管内的血肿和骨折块及卷入的韧带组织,切开硬膜,探查脊髓。准确置入椎弓根螺钉,不可完全依靠RF或AF器械固定,必须依靠体位、重力和手术组医师手法协助才能完全复位。复位时,将手术床头端升高30°~40°,助手根据脱位的方向,用狮牙钳夹持脱位平面上、下椎节棘突,施加外力,协助术者纠正脱位、恢复脊柱的正常排列。将切取的大块髂骨条修整,分别植于两侧椎板关节和横突间。

(1)优点:能及时加强脊柱的稳定性,解除对脊髓的压迫,有利于神经的恢复。

(2)缺点:手术有风险,技术要求较高,费用开支较大。

(五)康复指导

术后早期活动,2小时翻身1次,防止并发症,1周后半坐位,鼓励咳嗽排痰,同时加强四肢功能锻炼,尽早使用轮椅。

(六)预后

胸腰椎骨折脱位多伴有严重脊髓损伤,MRI显示脊髓完全横断的病例,即使经过早期手术减压、固定,神经症状基本无恢复,手术内固定后,患者生活质量得到保证,早期可借助轮椅或功能康复器参加一般活动;长期卧床患者,因多种并发症的影响预后不佳。脊髓圆锥部位的损伤,最难恢复的是括约肌功能,马尾神经损伤多引起下肢的不完全性感觉、运动障碍。

(七)研究进展

胸腰椎骨折脱位是一种较严重的损伤,治疗的难度高,单纯后路短节段椎弓根螺钉系统复位内固定往往难以达到重建脊柱稳定性的目的,传统的方法是借助手法或体位复位使用椎弓根螺钉短节段固定,早期重建脊柱稳定性不成问题,但后期矫正度丢失、迟发性脊髓损伤的不良后果屡有报道。有学者使用后路钉钩系统联合复位内固定,取得较好的早期和远期疗效,解决了短节段固定脊柱骨折脱位力学强度不足的问题。与胸腰椎单纯骨折不同的是本类型损伤脊柱三柱均严重损伤,无论内固定的强度多高,远期疲劳无法避免,因此,植骨融合显得尤为重要,远期骨性融合是骨折节段稳定的根本保障。融合的方法包括后外侧横突、关节突、椎板间融合,融合的材料以自体颗粒状或火柴棒式松质骨最好,也可采用大块 H 形单面皮质骨材料。

(张永志)

第四节　胸腰椎陈旧性骨折

一、概述

由于胸腰椎骨折的非手术治疗和不恰当的手术治疗常继发晚期(陈旧性)脊柱后凸畸形,从而导致重力线前移及脊柱不稳,引起局部疼痛、畸形和神经功能障碍。因而后凸畸形的手术治疗是脊柱外科医师面临的一个比较棘手和富有挑战性的问题。

二、解剖与生物力学特点

椎体矢状位的正常排列顺序对于人至关重要,由于后凸畸形的力学改变将导致楔形变,椎体至身体重力线的杠杆力臂延长,造成偏心载荷的增加、椎体楔形变和畸形的加重。随着畸形的加重,出现疼痛和神经症状加剧。胸腰椎陈旧性骨折继发后凸畸形可直接压迫脊髓或神经根,同时后凸状态下脊髓或神经根受到牵张,也可造成损伤,从而导致脊髓、神经根损害。胸腰段后凸会导致腰椎持续过度前凸,腰椎负重线后移,矢状面失平衡,引起小关节突关节的运动改变、椎体间剪力加大和潜在的不稳定,从而加速退变。相邻椎间关节慢性损伤、腰背肌过度牵张疲劳、椎间盘损伤等原因可引发严重腰背痛。

三、病理改变与临床表现

脊柱后凸畸形所引起的病理改变主要由于畸形压迫并影响胸腹腔脏器功能和畸形局部不稳定,以及可能发生的进行性椎管狭窄等引起一系列变化。

(1)由于胸椎后凸导致胸廓畸形,限制肺功能而引起限制性通气障碍,甚至引起肺源性心脏病;多数患者活动时即出现心悸、气短等心、肺功能不全的症状体征。由于胸腰椎后凸导致腹腔容积变小,使胃肠道受压和肠道蠕动减慢,从而导致消化吸收不良,食欲减退,形体消瘦。

(2)脊柱的失衡与代偿:脊柱后凸导致脊柱重力线移位,躯体前倾,人体为了克服前倾趋势,颈椎和腰椎前凸必然增大,以保护整个躯干平衡,当后凸严重、胸腰椎前凸代偿不完全时,还会继发髋膝关节屈曲,引起一系列退变症状。此类患者常常合并下腰椎退变性滑脱或不稳即是典型后果。由于脊柱力线前移,引起腹部肌肉软组织广泛挛缩,进一步加重后凸,同时也是导致脊柱动力性不稳的主要原因。此类患者常慢性腰背酸痛,易疲劳,长时站立、坐着和行走活动后疼痛加重,并且随着病情加重逐渐出现继发性腰椎退变、椎管狭窄表现。

(3)脊髓神经系统表现:特别好发于角状后凸畸形病例,脊髓马尾受压时出现大小便无力、会阴部麻木等症状体征。

(4)外观局部后凸畸形,胸腰段局部压痛等。

四、主要检查

(1)X线片:包括正侧位片和过伸、过屈侧位片及前屈正位片。
(2)CT包括平扫及三维重建。
(3)MRI全面了解脊髓神经和周围软组织损伤程度和范围。

五、诊断依据

(1)凡既往有典型的外伤史及手术史。
(2)局部有压痛及后凸畸形者。
(3)有上述症状体征。
(4)明确的影像学检查。

六、治疗原则与适应证

治疗目的是矫正畸形、稳定脊柱、减轻疼痛和改善神经功能。保守治疗大多疗效欠佳。

(一)手术适应证

(1)长期慢性腰背痛。
(2)后凸畸形>30°(也有认为>20°)。
(3)有逐渐加重的神经症状,影像学显示椎管有狭窄或明显骨性压迫。

(二)手术方式

根据畸形和症状的严重性,陈旧性骨折后凸畸形的外科治疗主要分为原位固定和畸形矫正两类手术。

(1)原位固定融合:一般采用单一后路固定融合,由于其没有恢复脊柱正常的矢状面形态,脊柱后部仍然承受过度的负荷,一方面融合的效果不佳,同时后凸畸形还会继续进展,这种术式已逐渐被淘汰。

(2)畸形矫正手术:根据入路可分为前路、后路和前后联合入路。目前针对不同角度的后凸应该采取何种术式尚无定论。

七、手术方式选择

胸腰椎陈旧性骨折后凸畸形的手术治疗方式目前有以下3种。

(一)单纯前路手术

手术内容包括前路椎间松解、有椎管骨性压迫者需椎体次全切除椎管减压、椎间撑开矫形植骨融合钢板内固定。

优点:绝大多数没有脊髓神经症状病例仅仅通过椎间松解矫形即可达到有效矫形目的,手术简单安全、效果好;少数有骨性椎管压迫患者需要行椎体部分切除椎管减压。

适应证:脊柱后凸成角≥40°,T_{12}或L_1以下节段无骨质疏松,后方小关节无骨性融合病例。

此手术最大的缺点是后凸矫形效果有限。对于T_{10}以上椎间隙松解效果差,前路椎间隙撑开矫形能力有限,故不适宜选择此手术方式。

有学者行单纯前路手术平均手术时间 140~210 分钟,平均 170 分钟,失血量 400~1 200 mL,平均 650 mL;后凸矫正情况:由术前平均后凸 43°(35°~60°),矫正至术后 13°(0°~22°),矫正率为 72%。

(二)单纯后路矫形术

单纯后路矫形术主要有 3 种手术方式:①经椎弓根后路截骨矫形。②后路椎体间张开-后方闭合减压矫形。③后路畸形节段切除减压矫形。

1.经椎弓根后路截骨矫形术式

经椎弓根后路截骨矫形术式可经椎体截骨或经椎间隙截骨,前者不需处理终板,手术相对简单,同时保留了椎间盘的生理功能,不减少椎间孔面积,对神经干扰少,但经椎体截骨矫正度数 1 个椎体只能矫正 30°左右。一般脊柱骨折易伤及椎间盘上终板,截骨同时处理椎间盘及骨折的上终板,增加了融合的机会。椎间隙松解或者截骨其矫正度数较椎体截骨更大,可达 40°以上,但该术式减少了椎间孔面积,增加了神经卡压受伤可能。

此术式优点是只需一次手术,由于不开胸,对患者肺功能无干扰;截骨面或松解椎间隙张口后植入骨块,易于融合;一般短节段固定即可获得良好的畸形矫正,特别适用于胸腰段陈旧性骨折合并中度后凸畸形患者。其缺点是术中在脊髓周围的操作多,二次手术的患者局部瘢痕粘连严重,增加了脊髓损失风险;脊髓侧方及前方的止血相对困难,出血可能较多;矫形程度有限制。Gertzbein 认为后路截骨矫形应限制在 30°~40°。有学者行单纯后路截骨矫形平均手术时间 230 分钟,出血量为 1 780 mL。

2.后入路椎体间张开－后方闭合矫形术式

后入路椎体间张开－后方闭合矫形术式即采用后路松解(包括椎板、双侧神经根管)、侧入路完成 1~2 个椎间隙松解,通过后路钉棒系统内固定矫形,最后行椎间隙植骨融合。

其优点是只需后路一次手术,不需要开胸,对肺功能无干扰,适应于胸椎陈旧性骨折合并轻中度后凸畸形的矫正,特别是中老年患者;能恢复脊柱前柱的高度,避免了截骨面闭合时脊髓出现过度短缩、堆积的现象,大大提高了单纯后路矫正严重的后凸畸形效率,椎间融合较为确实。但其缺点是手术技术要求高、难度大,对脊髓干扰大,故手术风险高,出血相对较多。有学者采用此法平均后凸矫正 64.7°,最大矫正 82°,总体矫正率达到 88.6%;平均手术时间 4.5 小时,平均出血量为 2 280 mL。

3.后路脊柱节段切除矫形术式

对于严重的后凸畸形,尤其是角度＞90°的畸形及后凸并严重侧凸的病例,畸形局部由多个畸形节段组成,为达到神经彻底减压及畸形矫正,常需切除 1~2 个畸形节段,后路脊柱节段切除矫形术式在单一后方入路的前提下完成了脊髓前方多节段的截骨矫形,避免了前后路联合手术造成的二次创伤,但手术要求高,风险大。有学者采用此法治疗中重度后凸成角畸形,术前平均后凸角度为 89.7°,术后平均为 26.2°,矫正率为 71.8%;平均手术时间 6 小时,平均出血量 2 710 mL。有国外报道平均出血量可达 7 000 mL。

(三)前后路联合矫形手术

前后路联合矫形手术式的方法是首先进行前路椎间隙松解、椎管减压,再进行后路小切口松解(必须包括棘突间、椎板间及伤椎上下小关节间和神经根管),最后进行前路撑开矫形植骨融合内固定术。

适应证:前后路联合手术适用于不同程度的后凸畸形,尤其是后凸>45°或再次手术的病例。

优点:前后路脊柱松解彻底,直视下操作相对安全简单,出血少,对脊髓神经组织干扰小,可显著矫正不同程度的后凸畸形;通过前方有效伸展脊柱,达到脊柱矫形椎管减压目的,而不会出现单纯后方压缩而造成的脊髓堆积、皱褶。其缺点是前后同时入路,需2个手术切口,手术创伤大、时间长。有学者行前后路手术治疗后凸畸形患者,平均手术时间5小时,平均出血量为1 500 mL。

总之,后凸畸形矫形的原理是后方短缩和/或前方结构撑开,在矫形中避免过度的脊柱短缩或椎管延长,防止脊髓神经受损。在临床实践中,要根据患者的临床症状、手术耐受程度、畸形的程度等选择最合适的治疗方案。我们的体会:①对于后凸角度不大(<40°)和/或后凸为非僵硬性后凸的患者,尤其后凸顶椎为 $L_{1\sim 2}$ 节段病例,适宜选择单纯前路手术。对于后凸顶椎为 T_1、T_2 的患者,选择后路矫形术可避免干扰胸腔,降低术后肺部并发症的发生。②对于后凸角度较大的患者(>40°且<60°),单纯后路手术操作技术要求较高,手术时间长,出血量往往较大,此时选择前后路(小切口松解)联合手术,前路短节段融合固定,只要技术应用得当,不仅操作简单,而且创伤小,手术风险低,能达到理想的矫形效果。③对于僵硬性且后凸角度大的患者,应列为高危手术,发生并发症的风险较大,后凸角度越大,手术风险越高,矫形效果也相对欠佳。此类手术需详尽的术前计划,尽量选择前后路联合手术松解、后路长节段内固定。前路显露困难病例,则必须选择后路全脊柱截骨矫形内固定术式。

八、预后

合适的手术治疗常可取的理想的临床效果,腰背痛及后凸畸形可得到明显的改善,脊髓神经功能障碍也可得到不同程度的恢复。

(周海定)

第五节 胸腰椎骨质疏松性骨折

一、胸腰椎骨质疏松性骨折概念与分类

(一)定义

骨质疏松症是以骨矿物质和骨基质等比例减少和骨组织显微结构退化为特征,致使骨的脆性增高和骨折危险性增加的一种全身性骨病,好发于绝经后妇女。脊柱胸腰段椎体是骨质疏松性骨折最常见的部位,往往外伤较轻,或无明显外伤史,其中约85%有疼痛症状,其余15%可无症状,易漏诊或误诊。

(二)分类

目前国外常用的胸腰椎骨质疏松性骨折有 Genant 半定量法,Heini 分型法,和 AO 分型。Genant 半定量法单纯地依靠标准侧位 X 线片进行分级,而同等程度的压缩骨折合并的临床症状可能各不相同,因此临床治疗方法的选择意义不大。Heini 分型虽然结合骨质疏松性患者的临床特征及影像学表现,进行了分型,但是并没有提出每一种类型相应的治疗手段,因此,仍未被广泛接受。AO 组织则将椎体骨质疏松性骨折笼统的归纳到 AO 分型中。国内中华医学会骨科分

会则仅将胸腰椎骨质疏松性骨折分为压缩骨折和爆裂骨折两种类型。这些分型方法主要侧重于椎体的形态学改变和脊柱局部的稳定性,均没有结合骨质疏松症患者自身特点,对骨折的严重程度进行系统、全面的评估,因此,无法有效的指导临床治疗。

我们提出的胸腰椎骨质疏松性骨折评分分型系统(见表6-1),从伤椎形态学改变,MRI检查,骨密度检查,临床表现(疼痛和神经症状)四个指标进行综合评分,综合考虑了脊柱局部稳定性,临床症状,骨质疏松的严重程度,以及神经功能情况,根据不同的分值选择相应治疗方式,为胸腰段椎体骨质疏松性骨折的治疗方法的选择确立客观、科学的判定标准。

表6-1 胸腰椎骨质疏松性骨折评分分型系统

评估项目	分值
形态学改变	
正常	0
压缩骨折(单凹改变或者双凹改变)	1
爆裂骨折	2
MRI检查	
正常	0
长T_1长T_2信号改变	1
椎体内真空现象或者积液征	2
骨密度	
T值>-2.5	0
-2.5>T值>-3.5	1
T值<-3.5	2
临床表现	
无明显痛	0
腰背痛(体位改变诱发痛)	1
持续明显痛/脊髓损伤	2
总分	0~8

注:T<4分者可采用保守治疗:正规抗骨质疏松+卧床+支具保护;T=4分者应首先根据患者生命体征能否耐受手术,其次患者对手术的意愿和对生活质量的要求,采用保守治疗,或者手术治疗(椎体成形术或椎体后凸成形术);T≥5分者建议采用手术治疗(椎体成形术、椎体后凸成形术或开放手术即钉道骨水泥强化附加伤椎骨水泥成形术)。

二、胸腰椎骨质疏松性骨折诊断

诊断标准:①腰背痛病史;②腰部活动受限;③X线与CT表现:椎体楔形压缩(包括上、下终板双凹塌陷);椎体爆裂骨折(以椎体前中柱崩裂,椎体后壁骨折为特征);④MRI检查提示椎体内信号改变;⑤骨密度T值<-2.5。

三、胸腰椎骨质疏松性骨折治疗

(一)椎体成形术

国内外研究报道,椎体成形术或椎体后凸成形术是治疗胸腰段骨质疏松性骨折切实、可靠的方法,其创伤小,能有效地恢复椎体高度,增强伤椎强度,具有明显的止痛效果,患者可以早日下地,生活质量明显提高。但是该术式的并发症也不容忽视,主要包括肺栓塞、骨水泥热损伤、骨水泥渗漏(椎管内渗漏、椎旁渗漏和硬脊膜渗漏),以及神经损伤。骨水泥渗漏是最常见的并发症,发生率为4%～65%,神经损伤是最严重的并发症,发生率为2.52%。目前大部分学者认为骨水泥的注入量和术后并发症关系较为密切,胸腰段椎体建议注入为5～8 mL,我们建议骨水泥的注入量达到伤椎体积的25%,效果最佳。

(二)固定融合

对于椎体严重变形,或者伴有明显的神经症状,或存在潜在神经损伤可能的时候,椎体成形术可能无法满足临床的需要,此时,需行后路固定融合术。为了增加螺钉的把持力,我们建议植钉内倾角度应适当增大,行双皮质固定,固定节段最好包括伤椎上下各两个节段。

(三)常规方法

对于胸腰椎骨质疏松性骨折传统常采用后路切开复位融合内固定术,由于骨质条件差,往往固定节段长,术中出血多,创伤大,术后内固定松动、移位发生率高。

(四)骨水泥强化钉道

研究表明骨水泥钉道强化能有效地改善固定界面,增加螺钉的把持力,稳定性维持术后脊柱的稳定性。实际操作中为了获得良好的骨水泥弥散,应该在钉道的不同部位进行注入,保证骨水泥尽量弥散在钉道周围。制备钉道时,尽量保证一次成功,避免多次反复穿刺,破坏局部的骨性结构。

(五)膨胀螺钉

椎体骨质疏松已成为导致椎弓根螺钉固定能力下降、螺钉松动,融合失败的一个重要原因。有学者提出,膨胀式椎弓根螺钉的设计在膨胀后其纵轴切面成三角形,不增加椎弓根螺钉的基础上,使椎体内的螺钉直径增大,使抗拔出能力增加。特别是其膨胀后产生张开的"爪"状鳍,潜入周围的骨质,可以有效地对抗轴向拔出负荷产生的旋出扭矩,达到螺钉固定稳定性的效果。膨胀式椎弓根螺钉能在不断增加螺钉长度和在椎弓根内直径,降低椎弓根处骨折风险的前提下,提供更加可靠的固定强度,是老年骨质疏松性胸腰椎骨折的较理想的固定器,但是不能耐受手术或严重的骨质疏松的患者不适用。

(六)前路手术

有学者提出,后路椎弓根钉复位,融合固定是治疗胸腰段脊柱骨折的常用方法,但对于骨质疏松患者往往复位不理想,固定不牢,后期常有假关节形成,矫正度丢失。采用前路空心螺钉固定也是一种较好的选择。该方法采用左侧前外侧入路,用自体髂骨植于上下椎间隙,融合上下椎体,在骨折椎体的上下位椎体中心定点插入定位针,安装2枚装有白体骨的空心螺钉,进行复位固定。手术资料显示,此方法并发症少,内固定良好,患者恢复情况好,效果满意。

(杨 雷)

第六节 尾骨骨折

尾骨骨折常发生于滑倒臀部着地或坐位跌下时,在临床上以女性为多见,往往因为忽视治疗而遗留长时间的尾痛症。尾骨在人类的发生学上是一个退化的骨头,在婴幼儿时期尾骨由

4~5块骨组成,后随发育最后融合成一块尾骨,也可能为3节。尾骨在坐位时并不负重,而是由坐骨结节负重,尾骨上端为底、较宽,有卵圆形的关节面和骶骨相关节,其间有纤维软骨盘,尾骨后上部的凹陷和骶骨相连的部分为骶尾间隙。在关节面的后部有一个尾骨角,相当于第1尾骨的椎弓和上关节突,尾骨的侧缘是韧带和肌肉的附着处。尾骨的形状可以有很多的变异,长短不一,两侧可以不对称,其屈度可以前弯,可以侧屈,尾骨的各节可以成角。尾骨尖一般为圆形,可以呈分歧状,尾骨可以改变骨盆出口的形状,在妇女分娩的时候有重要意义。骶尾关节可以发生融合,而使尾骨和骶骨愈合成一块骨骼。

一、病因、病理

多由于不慎跌倒时,臀部着地,尾骨尖直接撞击于坚硬的物体,致使尾骨骨折或是脱位,并由于提肛肌和尾骨肌的牵拉作用,使骨折端向前方或是侧方移位。

二、临床表现与诊断

有明显的外伤史,伤后局部的疼痛剧烈,尤其是坐位时疼痛加重,由于臀大肌的部分纤维附着于尾骨上,故患者在坐位、站位或者是在行走、跨台阶时,由于肌肉的牵拉而出现疼痛加重。检查时局部有明显的压痛,但是肿胀不明显,肛诊时可以触及尾骨的前后错动。尾骨骨折脱位后,由于附着于其上的提肛肌、尾骨肌和肛门外括约肌以及韧带的张力发生变化,患者往往出现肛门的坠胀感,里急后重等症状。X线片可以确诊,侧位片可以看到尾骨向前移,正位片上可以见到尾骨的远端向侧方移位。

三、治疗

(一)非手术疗法

1.中药治疗

早期可以内服七厘散,元胡伤痛宁等消肿止痛药物,中后期可以口服接骨丹,配合外敷膏药。

2.手法复位

对于骨折无移位或是有移位但是没有肛门坠胀感和大便异常者,不作特殊的处理,仅需卧床1~2周,坐位时可以用气垫保护;对于移位较多而且伴有肛门坠胀和大便次数改变者,要用肛内手法复位胶布固定。

具体方法:患者取胸膝位或者是侧卧位,医师戴手套,一手的示指或中指插入肛门,抵住骨折或是脱位的远端向后顶挤,另一手用示指和拇指向前挤按骨折或是脱位的近端,双手协作配合,即可复位。复位后可以用宽2~3 cm,长20~30 cm的胶布,一端从中间劈开,劈至离另一端约10 cm左右,将未劈开的一端固定于尾骨尖和骶骨部,劈开的两条分别向后外上绕过臀部拉向双侧髂前上棘加以固定,固定后患者休息2~3周,避免骶尾部的直接坐位,疼痛缓解后应用舒筋活血中药坐浴熏洗。少数患者日后可遗留顽固的尾痛症,可用醋酸泼尼龙25 mg,加透明质酸酶1 500 U及适量利多卡因行局部封闭,也可以行骶管封闭,每周1次,3~4次为1个疗程。

(二)手术疗法

病情严重者可以采取尾骨切除术。患者俯卧位,骶尾处的纵行或是"人"字形切口,注意显露骶尾韧带并切断,用骨膜剥离器剥离尾骨,用长钳持住,取出尾骨。术中注意保护肛门周围的括约肌和它的支配神经不受损伤。

四、并发症

尾骨骨折的主要并发症是直肠的损伤,往往会有会阴部的坠胀感,肛门指诊可见到手套的血迹及饱满感,应采取直肠修补和造瘘,以防并发弥漫性腹膜炎,引起中毒性休克。

(渠立振)

第七节 骶尾关节脱位

骶尾关节由骶骨尖与尾骨底组成微动关节,其间有甚薄的椎间盘。骶尾关节前侧有前纵韧带,各附着于骶骨和尾骨盆面,骶骨后韧带为脊柱后纵韧带和棘上、棘间韧带及骶棘肌筋膜延续部分,位于两侧的骶尾韧带,相当于横突间韧带,骶尾角之间还有骨间韧带相连。

该关节通常有轻微的屈伸活动,其活动度取决于肛提肌的紧张与松弛,有部分正常人也可由于骶尾关节骨性融合而不活动。临床上骶尾关节脱位常见于女性。单纯脱位较少,常合并骶尾交界处的骨折脱位。

一、病因、病理

骶尾关节脱位与直接暴力、产伤有密切关系。

(一)直接暴力

滑倒仰坐摔伤,尾骶部直接撞击坚硬的地面或硬物,引起骶尾关节脱位。如摔坐楼梯台阶边沿,椅凳角上,尾骨往往因受背侧暴力的作用和肛提肌、尾骨肌的收缩而向前脱位。如伴有侧向暴力时,可合并侧方脱位。有的暴力来自尾尖垂直方向,可发生后脱位或骨折脱位。

(二)产伤

胎儿大、育龄高、产程长,可引起骶尾关节脱位。胎儿过大、胎头径线大、过熟,颅骨较硬头不易变形,形成相对头盆不相称,兼有育龄高,韧带松弛退变,激素分泌异常,韧带松弛弹性变差,加之产程长,造成分娩时韧带撕裂,发生骶尾关节后脱位。

二、分类

按脱位的时间分为新鲜脱位和陈旧性脱位;按尾骨脱位的方向可分为前脱位、后脱位和侧方脱位,前脱位较多见。

三、诊断

患者有滑倒仰坐摔伤史和产伤史。患者骶尾部疼痛,不能坐位,常以半侧臀部坐在椅凳上,弯腰下蹲等活动受限,甚则疼痛。骶尾部局部软组织肿胀,皮下瘀血及压痛明显。骶尾交界区有台阶样感,或凹陷感。按压尾骨尖时,骶尾区有过度的伴有疼痛的异常活动。肛诊时前脱位可触及骶尾前侧有凸起,压痛。后脱位可触及尾骨向后凹陷,压痛。X线侧位片可显示尾骨向前脱位,或向后脱位,或骨折脱位。正位片可能显示有侧向移位,但应除外变异。

四、治疗

(一)复位方法

1.肛内复位法

患者侧卧位屈膝屈髋,或胸膝位,在局部麻醉或不需麻醉下,术者戴手套,以示指或中指伸入肛门内,于骶尾前方触及高起的压痛区,施以向背后挤压力,与此同时,术者拇指抵于骶尾末端,作与中指或示指相对的推压力,使骶尾交界区变得光滑,且疼痛明显减轻或消失,即告复位。此法适用于骶尾关节前脱位。

2.肛外复位法

患者术前准备同肛内复位法,术者戴手套,用拇指在尾骨后凸的压痛区,向前挤压脱位的尾骨,此时可感到有向前的滑动感,复位即成功。此法适用于骶尾关节后脱位。

3.过伸复位法

患者俯卧于床,双膝关节并拢尽量屈曲,术者位于患者左侧,左手按于骶骨尖处向下压,右手臂托持膝部和小腿向上搬提同时用力使髋关节向后过伸,连续3～5次。体质肥重者,可让一助手站在远端,双手握住患者双踝向上提拉双下肢,术者用拇指或手掌小鱼际向下按压骶骨尖处,使髋关节向后过伸,连续3～5次。术后让患者站立,做下蹲站起动作,如疼痛缓解,复位成功。1周后可用此方法再治疗1次。此法适用于骶尾关节前脱位,且不宜行肛内复位者。

(二)固定方法

复位后,可局部贴用膏药,并用宽胶布将两臂部靠拢贴牢,并嘱卧床休息2～3周。

(三)药物治疗

固定期间除局部贴用活血止痛膏外,在解除固定后,应用活血祛瘀中药熏洗或坐浴,如仍有疼痛,可配合局部封闭。

(四)其他疗法

对仍有移位但无症状,可不予以处理;如有顽固性尾痛症状,经保守治疗无效时,可考虑尾骨切除术。

(渠立振)

第八节　脊柱附件骨折

一、胸腰椎关节突跳跃征和关节突骨折

(一)发生机制

胸腰椎关节突跳跃,见于两种以上暴力致伤。单纯关节突跳跃在胸腰椎并不多见,多合并椎体的骨折或骨折脱位。可发生于一侧,也可双侧同时脱位,或一侧骨折,对侧脱位。由于脱位的关节突移位入椎管内,直接压迫脊髓,早期恢复正常解剖关系至关重要。关节突骨折主要见于旋转暴力致伤,以车祸多见。下部胸椎一侧上关节突骨折,骨折的上关节突可侵入椎管内,造成脊髓压迫。汽车撞于腰部是引起腰椎下关节突骨折的常见原因。由于受到下位椎节的上关节突自

前外向后内半包绕,因而腰椎下关节突骨折很少有引起神经症状者。

(二)临床表现

外伤后背部疼痛、肿胀大部分患者伴有完全性或不完全性截瘫。腰椎下关节突骨折后腰部的症状往往相当明显,腰部屈伸活动可引起严重疼痛。

(三)诊断要点

1.X 线正位片

显示椎间隙增宽,关节突正常解剖关系破坏。侧位片显示上位椎下关节突位于下位椎上关节突的前方,对侧关节突骨折。

2.CT

向前方跳跃的下关节突位于椎管内,脊髓受压。

3.MRI

MRI 可明确脊髓受压的程度及初步估计预后。

(四)治疗选择

胸腰椎关节突跳跃征多伴有脊髓或神经根压迫症状,手法很难复位,且有加重脊髓损伤的嫌疑,因此主张尽早手术复位,术中将下位椎节的上关节突上部切除,助手用狮牙钳夹持脱位椎节棘突向后上方提起,术者将骨膜剥离器伸入绞锁的两关节突之间,将脱位椎节的下关节突向上后方撬拨,另一助手双手于棘突部压下位脊椎,恢复关节突的正常解剖关节,复位后行后路椎弓根螺钉系统内固定,并植骨融合。合并有椎体爆裂骨折的患者尚需同时完成硬膜前方的减压手术,可采用一期侧前方减压、植骨内固定,也可采用后路经椎弓根环形减压、椎体加强或融合的办法。

1.优点

能及时解除对脊髓的压迫,尽早复位。

2.缺点

手术有风险,条件要求高。

无神经症状的腰椎关节突骨折或交锁,可采用屈伸复位、卧床及腰椎牵引的方法缓解腰部剧烈疼痛。

(五)康复指导

胸腰椎关节突跳跃征术后的康复治疗与一般胸腰椎骨折脱位相类似,术后早期加强四肢主动功能锻炼,借助轮椅或功能康复器械摆脱长期卧床带来的各种并发症。

此类损伤多伴有关节突对脊髓的压迫,损伤后不恰当的手法复位往往劳而无功,甚至加重脊髓的损伤,因此建议不可轻率地采用手法复位的方法,即使不能接受手术治疗,也应在局部或全身麻醉下缓慢复位,一旦手法无法复位,则应果断采用切开复位,同时行脊髓减压。

(六)预后

与脊髓损伤的程度密切相关,无神经症状者术后恢复较好的部分无神经症状的患者,如采用不正确的复位方法或没有接受正规的治疗,有导致迟发性脊髓损伤的可能。

二、横突骨折与棘突骨折

横突骨折可由直接暴力引起,亦可由间接暴力如汽车撞伤腰部造成横突骨折,直接暴力损伤较多见于腰部弯向一侧的情况下,突然猛力竖直躯干,由于肌肉的强力收缩造成横突的撕脱骨折。伤后腰部剧烈疼痛、翻身困难,咳嗽时疼痛加重,X线正位片可明确横突骨折的数量、移位程度。如果是肥胖患者腹腔内有大量气体存在诊断有困难者,可行灌肠后拍片或行CT薄层扫描确诊;单一横突骨折,只需卧床休息1个月,多能自愈。多发的横突骨折的治疗,主要是对症处理和卧床休息,卧床时间可适当延长,一般无需外固定。

单纯棘突骨折多发生于第7颈椎,如最常见的铲土者骨折,多发生于铲土工或篮球运动员急剧猛烈抬头,第7颈椎棘突在肌肉和韧带的牵拉下发生撕脱骨折;在胸腰椎很少见,发生于胸腰椎压缩骨折的棘突骨折,多在治疗胸腰椎损伤的同时,予以适当处理。由于棘突骨折多不影响脊柱的稳定性,无需特殊治疗,卧床休息多能治愈。见于重体力劳动者的陈旧性棘突骨折,可引起腰部无力和疼痛等症状,影响正常劳动,可行局部封闭或骨折棘突骨块切除术。

(张玉强)

第九节 慢性腰肌劳损

慢性腰肌劳损为临床常见病、多发病,发病因素较多,主要症状是腰部酸痛,日间劳累加重,休息后可减轻,日积月累,可使肌纤维变性,甚至少量撕裂,形成疤痕或纤维索条或粘连,遗留长期慢性腰背痛。治疗上以非手术治疗为主,若各种非手术疗法无效者,可施行手术治疗。

一、病因

腰部肌肉长期紧张,形成损伤性炎症。此外,可因急性腰部外伤治疗不当,迁延形成慢性腰肌劳损。

二、症状

(1) 腰部酸痛或胀痛,部分刺痛或灼痛。
(2) 劳累时加重,休息时减轻;适当活动和经常改变体位时减轻,活动过度又加重。
(3) 不能坚持弯腰工作。常被迫时时伸腰或以拳头击腰部以缓解疼痛。
(4) 腰部有压痛点,多在骶棘肌处、髂骨脊后部、骶骨后骶棘肌止点处或腰椎横突处。
(5) 腰部外形及活动多无异常,也无明显腰肌痉挛,少数患者腰部活动稍受限。

X线检查:多无异常,少数和可有骨质增生或脊柱畸形。

三、治疗

(1) 避免过劳、矫正不良体位。
(2) 适当功能锻炼,如腰背肌锻炼,防止肌肉张力失调。
(3) 理疗、按摩等舒筋活血疗法。
(4) 药物治疗:主要为消炎止痛药及舒筋活血的中药。
(5) 封闭疗法:有固定压痛点者,可用0.5%～1%普鲁卡因5～10 mL加醋酸泼尼松龙或醋酸氢化可的松0.5～1.0 mL作痛点封闭,效果良好。
(6) 手术治疗,对各种非手术治疗无效的病例,可施行手术治疗。

有一种最为常见的腰痛,痛在以腰骶关节为中心约一巴掌大的地方,或隐隐作痛,或酸痛不适,早晨起床时减轻,活动后加重,不能久坐、久站,弯腰困难。到医院检查,照 X 光片、验血也大都正常。患腰痛的人虽然大都能正常生活和坚持工作,但时间一长,会影响工作效率,降低生活情趣。这种腰痛,中医常称为肾虚腰痛,也就是腰肌劳损的腰痛。腰部是人体的中点,腰骶关节是人体唯一承受身体重力的大关节,是腰部活动的枢纽,前俯、后仰、左右侧弯、转身都有牵涉,无论是运动还是活动,这里的关节比全身哪个关节承受的力量都大。劳动强度大或活动量大,关节活动就多。关节的活动,都有肌肉的参与,所以这里的肌肉容易发生疲劳和损伤。腰肌劳损就有腰部肌肉积劳成疾的意思。有些人即使体力活动不大,劳动强度也不大,但由于姿势不对,脊柱处于半弯状态,腰背肌肉一直紧绷着,日积月累,也就产生劳损,进一步发展形成无菌性炎症,刺激神经末梢,引起疼痛,于是腰痛就发生了。

四、预防

首先要加强锻炼,提高身体素质。特别是长年坐着的人,腰背肌肉比较薄弱,容易损伤。因此,应有目的地加强腰背肌肉的锻炼,如做一些屈、后伸、左右腰部侧弯、回旋以及仰卧、起坐的动作,使腰部肌肉发达有力,韧带坚强,关节灵活,减少生病的机会。肥胖者应减肥,以减轻腰部的负担。其次要注意自我调节,劳逸结合,避免长期固定在一个动作上和强制的弯腰动作,如站久了可以蹲一蹲,蹲下不仅使腰腿肌肉得到放松休息,而且减少了体能的消耗。

其次注意生活中的各种姿势,如从地上提取重物时,应屈膝下蹲。另外,避免弯腰加重负担;拿重物时,身体尽可能靠近物体,并使其贴近腹部,两腿微微下蹲;向高处取放东西时,够不着不宜勉强;睡眠时应保持脊柱的弯曲等。另外,避免潮湿和受寒也是很重要的。

(1)急性腰肌扭伤之后,治疗不及时,不正确,不彻底。

(2)腰肌的慢性积累性损伤:腰部肌肉韧带在日常生活和劳动中经常受到牵拉,如工作姿势不良,一侧腰肌紧张一侧松弛,致使两侧腰肌不平衡,久之则发生劳损。这些已劳损的组织,功能差,易受牵拉,常因其压迫内在神经纤维而产生腰痛。

(3)肌筋膜无菌性炎症:长期弯腰或坐位工作,使腰背肌长期处于牵拉状态;或感受寒湿,使腰肌紧张,出现痉挛、缺血、水肿、粘连等;均可引起腰背部疼痛、无力。

(4)先天性的脊柱畸形、下肢功能或结构性缺陷,这些均可引起腰部肌力的不平衡,最终导致腰背部组织的劳损,产生腰背痛。

此外,脊柱骨折之后,伴随韧带损伤,脊柱内在平衡系统破坏,从而引起外源性平衡系统的失调,也会产生腰肌劳损。

五、症状

腰背部及骶部酸胀、疼痛,有无力感。休息时轻,劳累后加重,若适当活动或经常改变体位也有助症状减轻。患者不能久站,不能坚持弯腰工作,常被迫频频伸腰或以拳击腰部以缓解疼痛。仰卧时腰部垫枕可使肌肉放松,保持腰椎生理前凸时则较舒适。腰部疼痛常与天气变化有关,阴雨天气、潮湿环境或感受风寒后,疼痛往往加重。

慢性腰肌劳损的治疗比较困难。对急性腰扭伤者应彻底治疗;对慢性劳损患者,应采取包括改善劳动条件、劳动姿势的综合疗法,不能单靠药物。

(1)功能锻炼:对于慢性腰肌劳损患者,加强腰背肌的功能锻炼是十分必要且行之有效的方法。本法能增强脊柱的外源性平衡系统,充分发挥肌肉动力的作用。

(2)理疗:中药离子导入、频谱照射、超短波等疗法,对本病均有一定疗效。

(3)封闭疗法:对压痛点明确者,可用0.5%普鲁卡因 10 mL 加强的松龙 1 mL 做痛点注射。

(4)止痛解痉药物:布洛芬、阿司匹林、吲哚美辛等可在疼痛较重时选用,但不宜长期服用。

另外,平时要注意劳动姿势,改善工作条件,必要时可带腰围加以保护,坚持腰背肌功能锻炼,注意劳逸结合,以利恢复并防再发。

六、锻炼

慢性腰肌劳损往往是多种因素造成的。例如,长时间的体力劳动或运动,可因腰部负荷过重而造成腰肌的损伤。长期缺乏体育锻炼的肥胖者,站立时重心前移,也很容易引起腰部韧带、肌肉的劳损。腰部长时间遭受风寒,也可以引起慢性腰背部僵硬、疼痛。急性损伤处理不当或治疗不彻底,也会发展成慢性腰肌劳损。劳累后加重是慢性腰肌劳损的特点。下面介绍几种效果可靠又简便易行的康复锻炼方法。

(一)腰部前屈后伸运动

两足分开与肩同宽站立,两手叉腰,做好预备姿势。然后做腰部充分前屈和后伸各四次,运动时要尽量使腰部肌肉放松。

(二)腰部回旋运动

姿势同前。腰部作顺时针及逆时针方向旋转各一次,然后由慢到快。由大到小,顺、逆交替回旋各八次。

(三)"拱桥式"

仰卧床上,双腿屈曲,以双足、双肘和后头部为支点(五点支撑)用力将臀部抬高,如拱桥状,随着锻炼的进展,可将双臂放于胸前,仅以双足和头后部为支点进行练习。反复锻炼20~40次。

(四)"飞燕式"

俯卧床上,双臂放于身体两侧,双腿伸直,然后将头、上肢和下肢用力向上抬起,不要使肘和膝关节屈曲,要始终保持伸直,如飞燕状。反复锻炼20~40次。

以上方法于睡前和晨起各做一次。

(1)消除致病因素:如劳损原因为工作姿势关系,应针对原因改变条件和改善劳动体位。

(2)加强锻炼:增加有针对性的体育疗法,如太极拳、保健体操等。

(3)休息与固定:腰骶部慢性劳损患者有剧痛时可卧床休息,也可用围腰制动,或用宽腰带加以保护。工作时可配围腰,以减少腰肌牵拉。

(饶汉荣)

第七章 骨盆与髋臼损伤

第一节 骨盆骨折

一、骨盆的生物力学

骨盆为一个纯环形结构。很明显,如果环在一处骨折并且有移位,在环的另一侧肯定存在骨折或脱位。前方骨盆骨折可以是耻骨联合和单侧或双侧耻骨支骨折。

(一)骨盆的稳定

骨盆的稳定可以被定义为在生理条件下的力作用于骨盆上而无明显的移位。很明显,骨盆的稳定不仅依赖于骨结构,而且也依赖于坚强的韧带结构将3块骨盆骨连接在一起,即2块无名骨、1块骶骨。如果切除这些韧带结构,骨盆会分为3部分。

骨盆环的稳定依赖于后骶髂负重复合的完整(图7-1)。后部主要的韧带是骶髂韧带、骶结节韧带和骶棘韧带。

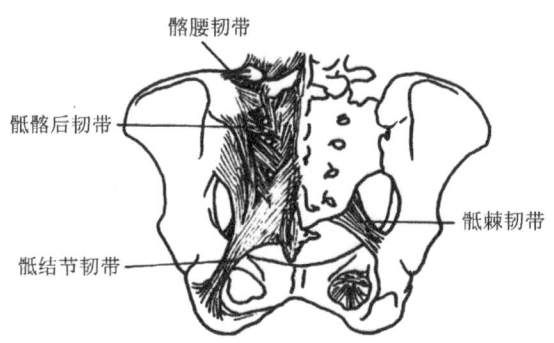

图7-1 骨盆环后方主要稳定结构(张力带)

复杂的骶髂后韧带复合是非常巧妙的生物力学结构,它可承受从脊柱到下肢的负重力的传导。韧带在骨盆后部稳定中扮演了重要的角色,因为骶骨在拱形中并不形成拱顶石的形状,它的形状恰恰相反。因此,骶髂后骨间韧带为人体中最坚固的韧带以维持骶骨在骨盆环中的正常位置。同样,髂腰韧带连接 L_5 的横突到髂棘和骶髂骨间韧带的纤维横形交织在一起,进一步加强了悬吊机制。骶髂后复合韧带如同一个吊桥的绳索稳定骶骨。

粗大的骶棘韧带从骶骨的外缘横形止于坐骨棘,控制骨盆环的外旋。骶结节韧带大部分起于骶髂后复合到骶棘韧带和延伸至坐骨结节。这个粗大韧带在垂直面走行,控制作用于半骨盆的垂直剪力。因此,骶棘韧带和骶结节韧带相互成90°,很好地控制了作用于骨盆上的2种主要外力,即外旋外力和垂直外力,并以此种方式加强骶髂后韧带。

骶髂前韧带扁平、粗大,虽然没有骶髂后韧带强大,但可控制骨盆环外旋与剪力。

(二)致伤外力作用在骨盆上的类型

作用在骨盆上的大部分暴力为:外旋、内旋(侧方挤压)和在垂直水平上的剪力。

1.外旋

外旋暴力常常由于暴力直接作用在髂后上棘致单髋或双髋强力外旋造成,并引起"开书型"损伤,即耻骨联合分离。如外力进一步延伸,骶棘韧带与骶髂关节前韧带可以损伤(图7-2、图7-3)。

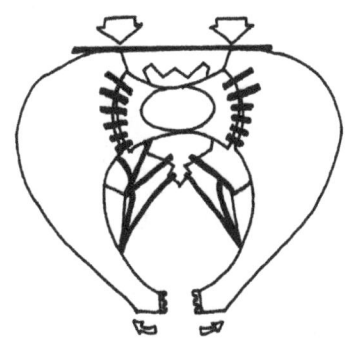

图7-2　骨盆受到由后向前的暴力造成耻骨联合分离的"开书"样损伤

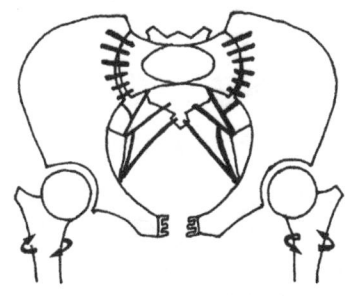

图7-3　下肢的极度外旋也可造成"开书"样损伤

2.内旋(侧方挤压)

内旋外力或外侧挤压力可由暴力直接作用在髂嵴上而产生,常常造成半骨盆向上旋转或所谓"桶柄"骨折,或外力通过股骨头,产生同侧损伤(图7-4、图7-5)。

3.在垂直水平上的剪力

在垂直平面上的剪力通过后骶髂复合骨小梁,而侧方挤压力引起松质骨嵌压,通常韧带结构保持完整,此种情况在侧方挤压型骨折中由于注重耻骨支的骨折,较易使骶骨压缩性骨折漏诊(图7-6)。剪式应力可造成骨的明显移位和广泛软组织结构移位(图7-7)。这个力持续作用于骨盆,超出了软组织的屈服强度,可产生前后移位的骨盆环不稳定。

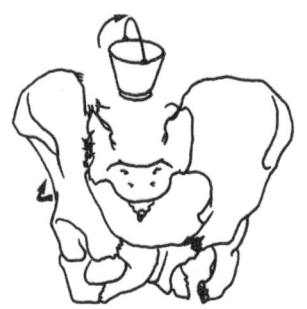

图 7-4　骨盆骨折"桶柄"样损伤

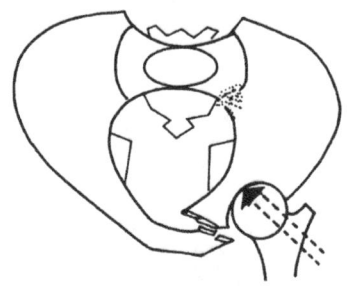

图 7-5　侧方暴力作用在大转子造成髋臼前柱骨折,同侧骶髂后复合也受到损伤

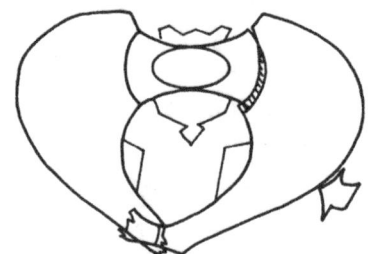

图 7-6　侧方暴力作用在髂嵴造成患侧半骨盆内旋,使骶骨压缩骨折和耻骨支骨折

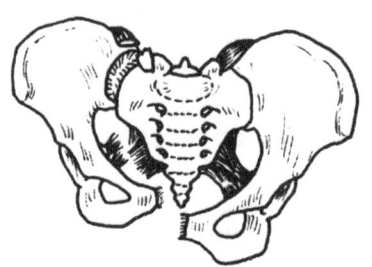

图 7-7　垂直剪力造成的半骨盆移位

二、骨盆骨折分类

骨盆骨折可分为稳定型、不稳定型和其他型。其他型又分为复杂类型骨折、合并髋臼骨折,以及前弓完整的骶髂关节脱位。

不稳定的定义为骶髂关节和耻骨联合的活动超出了生理的活动范围,即后骶髂复合由于骨和韧带的移位所造成的不稳定。不稳定损伤有 2 种:其一为外旋外力造成的开书型或前后挤压型损伤;其二为内旋外力造成的侧方挤压型损伤。应牢记外旋外力造成的开书型损伤在外旋位是不稳定的,而侧方挤压型损伤在内旋时是不稳定的。但两者在垂直平面上是稳定的,除非存在剪式应力将后侧韧带结构撕裂。同样,任何超过软组织屈服强度的外力都会造成骨盆的不稳定。

Tile 骨盆骨折分型如下。

(一)骨盆环稳定型骨折

此种骨折多为低能量骨折。例如,髂前上棘和坐骨结节撕脱骨折,因骨盆环完整,称为骨盆环稳定型骨折。

(二)骨盆环部分稳定型骨折

1.开书型骨折(前后挤压型骨折)

外旋外力作用于骨盆造成耻骨联合分离,但是前部损伤亦可使耻骨联合附近的撕脱骨折或者通过耻骨支的骨折。它们分为3个阶段。

(1)第一阶段:耻骨联合分离<2.5 cm,可保持骨盆环的稳定。这种情况与妇女生产时不同,骶棘韧带和骶髂前韧带完整(图7-8)。因此,CT扫描无骶髂关节前侧张开。

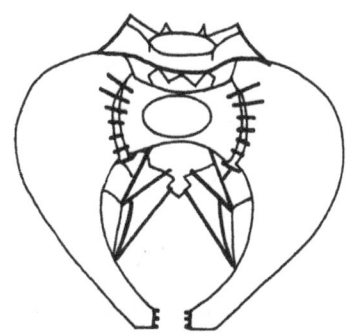

图7-8 第一阶段开书型骨折

(2)第二阶段:外旋外力到达极限,后部髂骨棘顶在骶骨上。在这种特殊情况下,骶棘韧带和骶髂前韧带断裂,骶髂后韧带完整(图7-9)。因此,外旋时此种损伤是不稳定的,但只要外力不持续下去而不超过骶髂后韧带的屈服强度,通过内旋可使稳定性恢复。要充分认识到持续的外旋外力超过骶髂后韧带的屈服强度可导致完全的半骨盆分离。这不再是开书型损伤而是最不稳定的骨折(图7-10)。

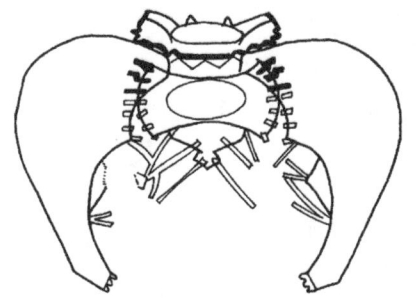

图7-9 第二阶段开书型骨折

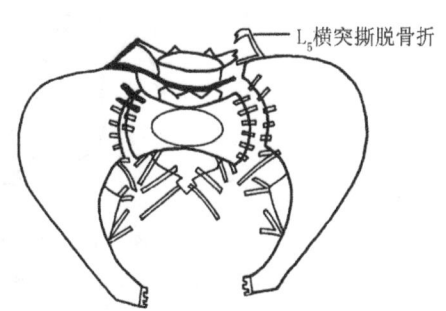

图7-10 半骨盆分离

如果暴力继续加大,骶髂后韧带断裂,整个半骨盆失去稳定,此时在X线上可见L_5横突骨折

(3)第三阶段:耻骨联合分离并波及骨盆内软组织损伤,例如阴道、尿道、膀胱和直肠。

2.侧方挤压骨折

根据损伤位置的前和后,侧方挤压损伤有几种类型。前或后部损伤可以在同侧(Ⅰ型),或者对侧,产生所谓"桶柄"型损伤(Ⅱ型)。"桶柄"型损伤有2种类型:前后相对的损伤或四柱或骑跨骨折,即双耻坐骨支均骨折。

Ⅰ型:同侧损伤。

(1)双支骨折:内旋暴力作用在髂骨或直接外力撞击大转子可造成典型的半骨盆外侧挤压或内旋骨折。上下支均骨折在骶髂关节前可造成挤压,通常骶骨后部韧带结构完整。在暴力的作用下,整个半骨盆可挤压到对侧,造成骨盆内膀胱和血管撕裂。组织的回弹可使检查者误诊,因为在X线上骨折无明显移位。

(2)耻骨联合交锁:这种少见的损伤是同侧侧方挤压类型的一种形式。当半骨盆内旋时,耻骨联合分离和交锁,使复位极为困难(图7-11)。

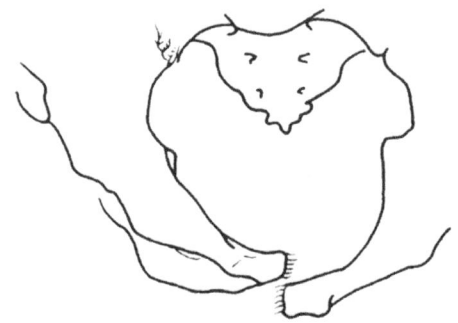

图7-11 耻骨联合交锁

在侧方挤压暴力下发生少见的耻骨联合交锁伴后方挤压,复位困难

(3)不典型类型:在年轻妇女中常常可见到不典型的外侧挤压型损伤。当半骨盆向内移动发生耻骨联合分离和耻骨支骨折,常常波及髋臼前柱的近端。暴力继续使半骨盆内旋,耻骨上支可向下内移位进入会阴(图7-12)。此种损伤实际上是骨盆的开放性损伤,临床上极易漏诊。

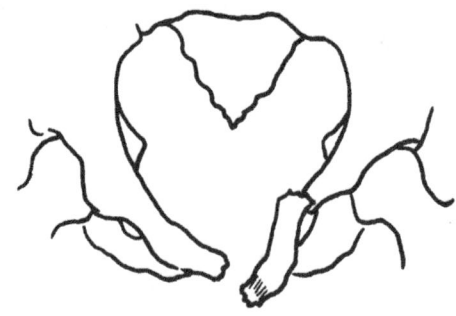

图7-12 侧方挤压造成耻骨上支的骨折

年轻妇女常见,有时耻骨支刺破阴道造成骨盆开放骨折,临床上较易漏诊

Ⅱ型:桶柄型损伤。桶柄型损伤通常由直接暴力作用在骨盆上造成。前部骨折后常常伴对侧后部损伤或全部前侧四支骨折,亦可存在耻骨联合分离伴两支骨折。这种损伤有其特殊的特征,患侧半骨盆向前上旋转,如同桶柄一样。因此,即使后部结构相对完整,患者会存在双腿长度的差异。通常后侧结构嵌插,在查体时很易察觉畸形。在复位这种骨折时需要纠正旋转而不是

单纯在垂直面上的牵引。

随着持续内旋,后侧结构受损,产生某些不稳定。但前方的骶髂嵌插通常很稳定,使复位极为困难。

3.完全不稳定型骨折

不稳定型骨折意味着骨盆床的断裂,其中包括后侧结构以及骶棘韧带和骶结节韧带。此种损伤可为单侧,波及一侧后骶髂复合或可为双侧都受累。X线显示 L_5 椎体横突撕脱骨折或骶棘韧带附着点撕脱骨折。CT可进一步证实这种损伤。为明确诊断,建议所有病例都应用CT检查。

三、临床表现

骨盆环损伤的物理检查是非常重要的,无论是在急诊室或手术室,其基本判断是相同的。视诊可了解出血的情况,例如腹股沟和臀部的挫伤及肿胀说明存在非常严重的损伤,其下方有出血。阴囊出血常伴前环的损伤。骨盆的触诊可揭示较大的出血或骨折脱位区域的损伤。骨盆骨折的潜行剥脱,Morel-Lavallee损伤(大转子部软组织损伤)在损伤初期并不明确,但随时间延长可变明显。骨盆前环损伤要高度怀疑尿道损伤。

在潜在骨盆环损伤患者的初诊,首先要证实潜在的不稳定和畸形。诊断骨性的稳定要用双手按两侧髂棘给予内旋、外旋、向上及向下的应力,任何超量的活动均视为异常。患者清醒时由于疼痛检查时非常困难,最好在麻醉下或镇静剂下检查。一旦检查证实骨盆环存在不稳定,禁忌重复检查,因为反复检查可造成进一步出血。存在半骨盆不稳定而有活动性出血的患者,需尽快手术使其达到稳定,对清醒患者耻骨联合与骶髂关节的触诊可证实其真实损伤。同时还要检查畸形情况,包括肢体的长度差异和双侧髋关节旋转不对称。

不要漏诊开放的骨盆骨折。重视会阴及直肠部的软组织检查以及骨盆后部的软组织缺损。对不稳定型损伤推荐使用肛镜,对妇女有移位的前环损伤有必要使用阴道镜检查。骨盆的开放骨折有很高的致残率和死亡率,早期积极治疗,即刻清创,稳定骨盆及开腹探查是治疗的基本原则。

APC-Ⅲ型损伤、垂直剪力、LC-Ⅲ型损伤为高能量损伤,常伴有其他脏器的损伤,75%的患者存在潜在出血,腹部损伤发生率达25%,腰丛损伤达8%~10%,并且60%~80%的患者合并其他骨折。因此对这些骨折要给予充分的重视。

波及骨盆带结构的骨折通常由交通事故或高处坠落伤所致。尽管这些损伤较少见,但其致残率和死亡率很高。由于骨盆骨折的临床体征不明显,所以X线诊断相当重要。X线诊断包括平片和CT,其他辅助技术如血管造影、膀胱造影、骨扫描及MRI等可用于判断伴随的软组织损伤及骨盆内器官的损伤。

作为全面了解骨盆损伤的正位X线片在急诊复苏时常用。然而单独依靠正位X线片可造成错误判断,因为骨盆的前后移位不能从正位X线片上识别。一个重要的解剖特点是在仰卧位骨盆与身体纵轴成40°~60°角倾斜。因此骨盆的正位片对骨盆缘来讲实际上是斜位。为了多方位了解骨盆的移位情况Pennal建议采用入口位及出口位X线片。

骨盆骨折标准的X线评估包括正位、入口位、出口位、Judet位和轴向CT。

(一)正位

正位的解剖标志为耻骨联合、耻坐骨支、髂前上、下棘、髂骨嵴、骶骨棘、S_1关节、骶骨岬、骶

前孔及 L_5 横突。前弓主要诊断耻坐骨支骨折,耻骨联合分离或两者并存。后弓则存在骶骨骨折,髂骨骨折及骶髂关节脱位,其骨折移位的程度可作为判断骨折稳定与否的指标。其他骨折不稳定的情况也应注意,如 L_5 横突骨折常伴有骨盆垂直不稳定。如存在移位的坐骨棘撕脱骨折,说明骶棘韧带将其撕脱,骨盆存在旋转不稳定。正位相可评价双侧肢体长度是否一致,这可通过测量骶骨纵轴的垂线至股骨头的距离来判断。除此之外,亦可见骨盆的其他骨性标志,如髂耻线、髂坐线、泪滴、髋臼顶及髋臼前后缘。

(二)出口位

患者仰卧位,X 线球管从足侧指向耻骨联合并与垂线呈 40°角。这种投射有助于显示骨盆在水平面的上移,也可观察矢状面的旋转。此位置可判断后半骨盆环无移位时存在前半骨盆环向上移位的情况。出口位是真正的骶骨正位,骶骨孔在此位置为一个完整的圆,如存在骶骨孔骨折则可清楚地看到。通过骶骨的横形骨折,L_5 横突撕脱骨折及骶骨外缘的撕脱骨折亦可在此位置观察到。

球管向头侧倾斜 45°,可很好显示闭孔、骶孔、L_5 横突等骨性结构。

(三)入口位

患者仰卧位,X 线球管从头侧指向骨盆部并与垂直线呈 40°角。为了充分了解入口位,认识 S_1 前方的骶骨岬(即隆起)非常重要。在真正的入口位,X 线束与 S_2、S_3 的骶骨体前方在同一条线上。在此条线上 S_2、S_3 的前侧皮质重叠,在骶骨体的前方形成一条单独的线,此线在骶骨岬后方几毫米代表骶髂螺钉的最前限。

入口位显示骨盆的前后移位优于其他投射位置。近年来研究表明,后骨盆环的最大移位总是出现在入口位中。外侧挤压型损伤造成的髂骨翼内旋,前后挤压造成的髂骨翼外旋以及剪式损伤都可以在入口位中显示。同时入口位对判断骶骨压缩骨折或骶骨翼骨折也有帮助。沿着骶骨翼交叉线细致观察并与对侧比较,可发现骶骨的挤压伤及坐骨棘撕脱骨折。

球管向足侧倾斜 45°,可很好显示骶髂关节、坐骨棘耻骨支耻骨联合等骨性结构。

(四)骨盆骨折的 CT 检查

CT 可增加诊断价值。例如,CT 诊断后侧骨间韧带结构非常准确,这对于判断骨盆是否稳定非常有意义。CT 对判断旋转畸形和半骨盆的平移也很重要。例如,骶骨分离、骶孔骨折及 $L_5 \sim S_1$ 区域损伤等只有在轴位 CT 上才能发现。骶髂关节前后皆分离的损伤可通过平片证实,但对于开书型骨折骶髂关节前方损伤而后方完整的情况,只能通过 CT 来诊断。CT 检查亦可诊断伴随的髋臼骨折,如耻骨支骨折可影响髋臼下面的完整性。最后,CT 检查对于识别骶骨翼骨折及嵌插骨折也有非常重要的意义。

四、骨盆骨折的治疗

对多发创伤患者的总体评估的详细讨论不在本部分的讨论范围之内。由于多发创伤合并骨盆骨折患者的死亡率为 10%～25%,故而其治疗对于骨科医师来说具有很大挑战性的说法是不为过的。由此,对多发创伤患者制订治疗计划必要性的强调从来不会有过度的时候。患者从损伤初始直到骨折固定的治疗必须始终在适当的监护病房中进行。系统治疗计划的执行应在复苏抢救的同时而不是序列进行。

在基本内容里涉及气道、出血和中枢神经系统的问题应优先得到处理。迅速地复苏抢救应同时针对保持气道通畅和纠正休克。在骨盆创伤中,休克会因后腹膜动静脉出血而难以纠正。

基本复苏处理之后的进一步处理包括对气道、出血、中枢神经系统、消化系统、内分泌系统以及骨折的进一步检查。

(一)急救

由于后腹膜出血和骨盆后出血是骨盆创伤的主要并发症,下面把讨论重点放在这个问题上。

伴发此并发症的患者需要大量液体输注。休克的早期处理应包括抗休克充气衣(PSAG)。PSAG 的优点大于缺点,唯一较显著的缺点是无法进行腹部操作。充气衣不能立即放气。在逐步放气的同时应仔细监测血压。收缩压下降＞1.3 kPa(10 mmHg)以上是进一步放气的禁忌证。其他重要指示包括充气时先充腿部后充腹部而放气时顺序相反。

骨折固定属急诊复苏期处理范畴之内。越来越多的证据表明应用简单的前方外固定架即可实现其他介入性疗法很少达到的减少骨盆后静脉出血及骨质出血的作用。因此应早期进行骨盆骨折的固定。目前有一种可在急诊室应用的,不论是否进行骨盆直接固定的骨盆钳。希望此器械能通过使骨盆恢复正常容积从而发挥骨性骨盆的压塞效应以帮助停止静脉出血来减低死亡率。对于骨盆骨折早期固定的详细方法将在下面讨论。

Tile 发现对此类患者的治疗方法中骨盆血管栓塞的价值很小。在他的创伤中心只限于出血主要来源于诸如闭孔动脉或臀上动脉等小口径动脉的患者应用此方法。此方法对于那些存在髂内血管系统中主要血管大量出血的血流动力学不稳定的患者无甚价值,因为血管栓塞并不能控制此种类型的出血并且患者可能在施行过程中死亡。同样,它对静脉性及骨性出血亦无价值。

当患者在应用上述措施如输液,抗休克充气衣和早期骨盆骨折固定后休克得以很好的控制,但当输液量减少时又重新回到休克状态时应考虑小口径动脉出血的可能。在这种情况下,当患者达到血流动力学稳定后将患者转移至血管中心进行动脉造影,若发现小口径动脉存在破裂则用栓塞材料栓塞。

直接手术方法控制出血一般很少应用并且常不成功。手术的主要适应证是开放骨盆骨折合并主要血管损伤而导致低血容量休克的极危重患者。

开放骨盆骨折的死亡率很高,但是开放骨盆骨折的类型,是后侧还是外侧对于预后的判断十分重要。由此开放骨盆骨折并不能如此笼统地放在一起讨论。必须看到一些骨盆骨折实际上相当于创伤性半骨盆切除,并且在极少数情况下完成此半骨盆切除可能挽救生命。

若患者处于重度休克状态(即血压低于 8.0 kPa(60 mmHg)并对输液无反应),必须采取紧急措施以节省时间。若排除了胸腔、腹腔出血则应怀疑后腹膜出血。腹腔镜探查及镜下主动脉结扎可为进行正确方法的止血和血管修复争取时间。

(二)临时固定

临时固定只用于潜在增加骨盆容积的骨折,即宽开书型损伤或不稳定型骨盆骨折。对于占骨盆骨折总数 60% 的 LC 型损伤则很少需要临时固定。

可在急诊室应用骨盆钳(Ganz 钳)以解决无法立即应用外固定架的问题。否则必须急诊应用前方外固定架以获取临时固定。应用前方外固定架可减少骨盆容积从而减少了静脉性和骨性出血。另一个优点是显著缓解疼痛并能使患者处于直立位而保持良好的肺部通气。鉴于这些患者的一般状况极差,简单的外固定架构型即足够经皮在每侧髂骨内置入 2 根互相成 45° 的外固定针,1 根置于髂前上棘另 1 根置于髂结节内,在前方以直角四边形构型连接。

生物力学研究表明应用简单构型外固定架即可对开书型骨折提供可靠的稳定性。但是对于不稳定型骨盆骨折,若要使患者能够行走则不论应用多么复杂的外固定架也不能完全地固定骨盆环。复杂的外固定架需要对髂前下棘做过多的解剖显露,而这与急诊期处理原则相抵触。它们在生物力学上有一些优点,但不足以抵消由于手术操作而带来的风险而不值一用。

(三)最终固定

对肌肉骨骼损伤的最终固定依靠对骨折构型的准确诊断。对于稳定的和无移位或微小移位的骨盆骨折,不论骨折类型如何只需对症治疗。此型损伤患者可短期内恢复行走功能,骨盆骨折的影响可以忽略。但有移位的骨盆骨折则需要仔细检查和考虑,如下述。

1.稳定型骨折

(1)开书型(前后挤压型)骨折。

Ⅰ型:开书型骨折Ⅰ型中耻骨联合增宽<2.5 cm时不需特殊治疗。一般此型损伤患者无后方破坏并且骶棘韧带保持完整。因此这种情况与怀孕时耻骨联合所发生的变化相似。在诸如卧床休息等对症治疗后骨折常能彻底愈合并且极少残留任何症状。

Ⅱ型:当耻骨联合增宽>2.5 cm时,医师面临以下几种选择。

1)外固定:如上文所述推荐应用简单的前方外固定架固定骨盆。保持外固定针6~8周;然后松开外固定架摄骨盆应力相以判断耻骨联合是否愈合及其稳定性。若已完全愈合则在此阶段去除外固定针。若未愈合则再应用外固定架固定4周。若不合并垂向移位则患者可很快恢复行走。

可通过在侧卧位或仰卧位时令双下肢充分内旋以达到复位。

2)内固定:若患者合并内脏损伤而需进行经正中旁或Pfannenstiel切口(耻骨上腹部横形半月状切口)行手术时,应用4.5 mm钢板即可维持稳定性。这一步骤需在结束腹部手术后关腹之前进行。在这种情况下,应用被推荐用于在不稳定骨折中固定耻骨联合的双钢板并非必需,因为开书型损伤存在与生俱来的稳定性。

3)髋人字石膏或骨盆吊带:开书型损伤患者亦可通过应用双腿内旋状态下的髋人字石膏或骨盆吊带来治疗。这2种方法较适用于儿童及青少年,Tile主张应用外固定架作为最终治疗方法来治疗此型骨折。

(2)外侧挤压型骨折(LC型骨折):外侧挤压型骨折一般较为稳定,故一般不需手术切开固定,而只应用于需要纠正复位不佳或纠正下肢不等长的情况。由于此型损伤常导致后方结构的压缩以及一个相对稳定的骨盆,只有在患者的临床情况允许的情况下才能进行去压缩和复位。这会因患者的年龄,总体情况,半骨盆旋转的程度以及下肢长度变化的多少的不同而各不相同。对于年轻患者,下肢长度不等>2.5 cm可作为外侧挤压型损伤复位的适应证。这尤其适用于桶柄状损伤。但是必须再次强调大部分外侧挤压型损伤可通过单纯卧床治疗而不需任何外固定或内固定治疗。

如果由于上述原因而需要复位,则可通过用手或借助置入半骨盆内的外固定针使半骨盆外旋来完成。通过安装在连接杆上的把手施与外旋外力,可使桶柄状骨折通过向外侧和后方的去旋转而使后方结构去压缩,从而使骨折得以复位。在一些情况下无法获得满意复位,医师必须决定是否需要选择切开复位这个唯一可选择的手段。

如果在外固定针的帮助下获得复位,则应该在复位后应用一个简单的直方形前方外固定架来维持半骨盆的外旋位置。

内固定方法极少用于治疗外侧挤压型损伤,但在骨折突入会阴部(尤其见于女性)的非典型类型的情况下除外。在此特殊情况下,应用一个小的Pfannenstiel切口即可实现上耻骨支的去旋转,并能通过应用带螺纹针而达到充分的固定。在稳定型损伤中此针可于6周后拔除。

注意:外侧挤压型和垂向剪式不稳定损伤是应用骨盆吊带的禁忌证,因为它会导致进一步的骨折移位。

2.不稳定型骨折

应用简单的前方外固定架作为治疗不稳定剪式骨折的最终固定方法是不够的,因为这会在试图使患者行走时导致再次移位。因此有2种选择摆在医师面前:一是附加股骨髁上牵引;二是内固定。

(1)骨牵引加外固定:单纯的不稳定型剪式损伤可通过应用前方外固定架固定骨盆并附加股骨髁上牵引的方法而得到安全而充分的治疗。通过临床回顾调查发现,对患者特别是那些存在骶骨骨折,骶髂关节骨折脱位或髂骨骨折的患者应用此方法治疗得到了满意的长期随访结果。即使发生骨折再移位也是很微小并常无临床意义。由于对后方骨盆结构采用内固定的治疗方法会导致很多并发症,所以对于骨科医师处理骨盆创伤特别是单纯骨盆创伤应用此方法要比设计错误的切开复位手术方法安全得多。

牵引必须维持8~12周并应用前后位平片和入口相以及必要时的CT扫描来监测患者骨折情况。过去主要的问题是过早的活动,这类患者需要更长时间的卧床以获得坚固的骨性愈合。

(2)切开复位内固定:实际上在1980年以前没有对骨盆骨折尤其是后方骶髂结构应用内固定方面的报道,并且除了零星的个例报道外几乎没有有关这方面的论著。曾有应用钢板和钢丝固定前耻骨联合的报道,但对后方结构的处理方面报道几乎没有。过去的十几年中骨盆骨折切开复位内固定的方法风行一时,因此必须检查其是否合理。从自然病史来看占病例总数60%~65%的稳定型骨折几乎没有应用内固定治疗的适应证。对于不稳定型骨折,很多患者可通过外固定和牵引的方法得到安全而充分的治疗。由此可见,骨盆后方内固定的方法不应如此频繁应用,而只在显示出明显适应证的病例中应用。从另一角度看,骨盆骨折多为高能量损伤,除四肢多发伤外往往合并内脏损伤。在急诊病情不稳定的情况下很难完成内固定手术,而病情稳定后因时间过长或腹部造瘘管的污染又很难实施二期手术。因此,骨盆骨折的内固定的前提是必须具备高素质、高水平的急救队伍。

1)骨盆骨折内固定治疗的优点:①解剖复位与坚固固定可维持良好的骨盆环稳定性,从而使多发创伤患者的无痛护理更容易进行;②现代内固定技术(尤其是加压技术)应用于骨盆大面积松质骨面上可帮助防止畸形愈合和不愈合。

2)骨盆骨折内固定治疗的缺点如下。①压塞作用丧失和大出血可能:骨盆创伤常伤及臀上动脉(其也可能在手术探查时再次损伤),但由于动脉内血凝块形成而未被发现。由于此类患者需大量输血,因此术后第5天至第10天时会出现凝血机制缺陷。术中探查骨折时若再次伤及此动脉,到时会导致大出血。②急性创伤期采用后侧切口常导致不能接受的皮肤坏死高发生率,尽管未采取后侧切口,亦在很多严重的垂向剪式不稳定损伤患者中发现皮肤坏死。由于手术中将臀大肌由其附着点上剥离,从而破坏了皮肤下方筋膜等营养皮肤的组织。尽管采取精细的手术操作,供给患者充足的营养以及术前抗生素应用,皮肤坏死的发生率仍很高。③神经损伤:固定骶髂关节的螺钉可能误入骶孔造成神经损伤。因此后方跨越骶髂关节的螺钉的置入一定要十分精确以防止此类并发症的出现。

3)前方内固定适应证。①耻骨联合分离:如果一个合并耻骨联合损伤的患者先由普外,泌尿科或创伤科医师进行了腹腔镜手术或膀胱探查术,此时应用钢板固定已复位的耻骨联合将大大简化处理过程。对于稳定型的开书型骨折,在耻骨联合上方平面应用短2孔或4孔钢板固定即可获得稳定。如果耻骨联合损伤是不稳定骨盆骨折的一个组成部分,应用双钢板固定以避免垂向与矢状面上移位的方法是可取的。当其与外固定架固定结合则可保持骨折的稳定性。但是在有粪便污染或有耻骨联合上管置入的情况下不宜应用钢板固定,此时采取外固定。②会阴区的有移位骨折:对于在外侧挤压型损伤的非典型类型中那些上耻骨支旋转经耻骨联合进入会阴区的损伤,经一个局限的 Pfannenstiel 切口进入将骨折块去旋转复位并用带螺纹固定针固定骨折直至骨折愈合。也可采用长 3.5 mm 系列螺钉从耻骨结节逆行向前柱方向固定,但操作要在透视下进行,以免螺钉进入关节。③合并前柱的髋臼骨折:如果合并髋臼前柱骨折或横形骨折合并耻骨联合破坏,骶髂关节脱位或髂骨骨折,则可采取髂腹股沟入路以固定骨折的各个组成部分。

4)后方骨折内固定适应证。①后骶髂结构复位不良:有时对后方骶髂结构(尤其是单纯骶髂关节脱位的病例)的闭合复位不能达到满意而常会导致后期慢性骶髂关节疼痛。但是其中有些病例是由于骨折特点而无法闭合复位,因此需要切开复位。②多发创伤:现代外科治疗要求对多发创伤患者的护理在直立体位进行以便改善肺部通气。如果骨盆骨折的不稳定性使之无法满足此要求,切开复位可作为创伤后处理的辅助治疗手段。由于应用前方外固定架固定骨盆可以在最初的几天满足直立体位护理的要求,此适应证应为相对性而并非绝对性。③开放的后方骨盆骨折:对于那些后骶髂结构破坏并且后方皮肤由内向外撕裂的少见损伤类型,适用于其他开放性骨折的处理方法亦在此适用。对于已存在开放伤口的损伤,医师应选择时机按本部分后面所描述的方法固定后方结构。有时根据情况可开放伤口等待二期闭合。但是如果伤口位于会阴区,则是所有类型内固定的禁忌证。必须仔细检查直肠和阴道有无皮肤裂伤以排除潜在的开放骨盆骨折。涉及会阴区的开放骨盆骨折是非常危险的损伤并且死亡率很高。开放骨盆骨折的治疗应包括彻底仔细的清创以及开放伤口换药。骨折应首先应用外固定架固定。实施结肠造瘘、膀胱造口以进行肠道、膀胱分流亦是基本的治疗方法。④骨盆骨折合并后柱的髋臼骨折:切开复位固定骨盆后方结构及髋臼对于一部分骨盆骨折合并横形或后方髋臼骨折的病例来说是适应证。这要求谨慎的决定和周密的术前计划。只有在骨盆骨折复位后才能将髋臼骨折解剖复位。⑤手术时机:一般来讲等待患者的一般情况改善后,即伤后第5天与第7天之间予行骨盆切开复位。在这个初始阶段应用外固定架来维持骨盆的相对稳定性。例外的情况是已经进行了腹腔镜或膀胱探查术而显露了耻骨联合;此时应进行一期内固定。另外,在骨盆骨折合并股动脉损伤需要进行修补的少见病例,骨科医师应与血管科医师协作仔细商讨切口的选择使之能在修补血管的同时亦能进行前方耻骨支的固定。正如上文所提及的,后方的开放骨盆骨折可能是切开复位内固定的一个不常见的适应证。⑥抗生素应用:对这些手术患者因手术较大常规术前预防性应用抗生素是必要的。一般在术前静脉注射头孢菌素并持续48小时或根据需要持续更长时间。

(3)内固定物的应用。

1)钢板:由于普通钢板很难被预弯成满足骨折固定所需的各个方向上的形态,推荐3.5 mm和4.5 mm的重建钢板进行骨盆骨折固定。这种钢板可在2个平面上塑型并且是最常用的。一般对大多数女性和体格较小的男性应用3.5 mm钢板而对体格较大的男性应用4.5 mm钢板。

对于前柱骨折可应用预定形重建钢板。

2)螺钉:与2种型号的标准拉力螺钉(4.0 mm和6.5 mm)一样,3.5 mm和6.5 mm全螺纹松质骨螺钉亦是骨盆骨折固定系统的基本组成部分。骨折固定过程中还需要超过120 mm的特长螺钉。

3)器械:手术中最困难的部分就是骨盆骨折块的复位,因此需要特殊的骨盆固定钳。这些包括骨折复位巾钳和作用于两螺钉间的骨折复位巾钳。还有一些其他特殊类型的骨盆复位巾钳,可弯曲电钻和丝攻以及万向螺丝刀在骨盆骨折切开复位内固定手术中也是必需的。这些器械扩大了操作范围,尤其方便了对肥胖患者的耻骨联合作前方固定时的操作。需要强调的是如果没有骨盆骨折内固定的特殊器械,手术必须慎重。

(4)前方骨盆固定。

1)耻骨联合固定。①手术入路:如果已进行了经正中线或旁正中线切口的腹部手术,则可简单地通过此切口对耻骨联合进行固定。如果在进行耻骨联合固定手术之前未进行其他手术,采用横形的 Pfannenstiel 切口可得到良好的显露。在急诊病例中腹直肌常被撕脱而很容易分离。医师必须保持在骨骼平面上进行操作以避免损伤膀胱及输尿管。②复位:急诊病例的耻骨联合复位常较容易。应显露闭孔内侧面而后将复位钳插入闭孔内以达到解剖复位。夹紧复位钳时要小心避免将膀胱或输尿管卡在耻骨联合间。③内固定:对于稳定的开书型骨折,在耻骨联合上方平面应用两孔或四孔 3.5 mm 或 4.5 mm 的重建钢板即可得到良好的稳定性。对此类型损伤不需应用外固定架。

对于耻骨联合损伤合并不稳定型的骨盆损伤推荐应用双钢板固定技术。通常用 4.5 mm 的 2 孔钢板置于耻骨联合上方平面,在靠近耻骨联合两侧用 2 个 6.5 mm 松质骨螺钉固定耻骨联合。为防止垂向移位的发生,常在耻骨联合前方应用钢板(在女性应用 3.5 mm 重建钢板,在男性应用 4.5 mm 重建钢板)以及相应的螺钉固定会增强稳定性。保持这个前方的张力带,当夹紧复位钳时外旋半骨盆可使原先应用的前方外固定架对后方结构产生加压作用。由此可获得良好的稳定性并使患者能够采取直立体位。

2)耻骨支骨折:尽管存在技术上的可行性,但不提倡对耻骨支骨折的直接固定。如果骨折位于外侧,固定此骨折常需采用双侧髂腹股沟入路进行分离显露。假如耻骨支骨折合并了后方骨盆损伤有学者认为采用后侧入路更为恰当,固定此部位骨折的水平要比前方固定的水平高。因此在这种情况下很少进行耻骨支骨折的固定。

(5)后方骨盆固定:后骶髂结构可通过经骶髂关节前方或后方的入路得以显露。目前选择哪种入路仍存在很多争论,但以下几项原则可供参考。第一,采取后方切口的患者在创伤后阶段并发症的发生率很高。在处理的患者中尤其是挤压伤的患者,伤口皮肤坏死的发生率是不能接受的。后方部位的皮肤常处于易损状态下,即使未行手术也可因为下方臀大肌筋膜的撕脱而导致皮肤坏死。因此目前有对骶髂结构进行前方固定的趋势。从前方应用钢板固定可以维持骨盆的稳定性。目前这一更为生理性的入路被越来越多的医师所采用。

因此推荐对于骶髂关节脱位和其他一些骨折脱位采用前侧入路进行内固定,对于一些髂骨骨折和骶骨压缩采用后侧入路进行固定。

(6)前方固定骶髂关节:手术入路由髂嵴后部至髂前上棘上方做一长切口。显露髂嵴后沿骨膜向后剥离髂肌以显露包括髂骨翼在内的骶髂关节。若要进行进一步的显露,可将切口沿髋关节手术的髂股切口或 Smith-Peterson 切口扩展。为保护坐骨神经必须清晰地显露坐骨大切迹。

L_5 神经根由 L_5 和 S_1 之间的椎间孔内穿出并跨越 $L_5 \sim S_1$ 间盘到达骶骨翼,与由 S_1 椎间孔穿出的 S_1 神经根汇合。手术过程中易伤及这些神经,因此在应用复位巾钳或骶骨部分所用钢板超过两孔时要特别小心。

由于此部位十分靠近神经因此该手术方法不适于骶骨骨折,而只用于治疗骶髂关节脱位或髂骨骨折。复位可能十分困难,可在纵轴方向上牵引以及用复位巾钳夹住髂前上棘而将髂骨拉向前方的帮助下进行。应在坐骨大切迹处由前方检查复位情况。

应用 2 孔或 3 孔 4.5 mm 钢板及 6.5 mm 全螺纹松质骨螺钉固定即可获得良好的稳定性。轻度的钢板过度塑形会对复位有帮助,因为外侧螺钉的紧张有使髂骨向前复位的趋势。在耻骨联合未做内固定时可应用直方形外固定架作为后方结构固定的辅助。关闭伤口并作引流。

如果患者较年轻且骨折固定的稳定性良好,则可采取直立体位但在骨折愈合之前避免负重,大约需 6 周时间。

(7)后方固定骶髂关节:如前所述,骶髂关节的后侧入路较为安全和直观但易出现诸如伤口皮肤坏死及神经损伤等并发症,因此在操作时应十分小心。其指征包括未复位的骶骨压缩,骶髂关节脱位和骨折脱位。鉴于目前对采用骶髂关节前侧还是后侧入路并无明确的适应证,医师可根据个人喜好做出选择。

手术入路:在髂后上棘外侧跨越臀大肌肌腹作纵向切口。医师在选择切口时应避开骨骼的皮下边缘,尤其是在这个区域。经切口显露髂后上棘及髂嵴区。臀大肌常存在撕脱,沿骨膜下剥离之显露臀上切迹。必须保护经此切迹穿出的坐骨神经。在不稳定型骨折中应用此切口时可用手指经此切迹探查骶骨前部。只有通过此方法才能证实是否获得解剖复位。C 形臂机的作用非常重要,尤其对使用跨骶髂关节螺钉时和避免螺钉误入骶孔方面帮助很大。

(8)髂骨骨折:髂骨后部骨折或骶髂关节的骨折脱位适于应用切开复位一期内固定的标准手术操作,即在骨折块间使用拉力螺钉固定后再应用作为中和钢板的 4.5 mm 或 3.5 mm 的重建钢板固定骨折。通常应用 2 块钢板固定以防止发生移位。

(9)骶髂关节脱位:应用螺钉作跨越骶髂关节的固定可获得可靠的固定。螺钉可单独使用亦可经过充当垫片作用的小钢板使用(尤其适用于老年患者)。应用螺钉固定骨折的操作必须十分精细,否则因误入脊髓腔或 S_1 孔而损伤马尾神经的情况十分常见。此方法应在 C 形臂机两平面成像的辅助下进行。

上方的螺钉应置入骶骨翼内并进入 S_1 椎体内。先用 1 根 2 mm 克氏针暂时固定并在 C 形臂机下检查复位情况。当需要做跨越骶髂关节的固定时应使用 6.5 mm 松质骨拉力螺钉固定。

对于骶髂关节脱位,螺钉长度 40~45 mm 即足够。但对于骶骨骨折或骶骨骨折不愈合来说,螺钉长度必须足以跨越骨折线并进入 S_1 椎体。在这种情况下必须应用 60~70 mm 的长螺钉,因此螺钉的位置变得至关重要。术者必须将手指跨越髂棘顶部并置于骶骨翼上作为指导,电钻和导针的方向、位置必须在 C 形臂机透视下得以明确。

第 2 枚螺钉在 C 形臂机指导下应在 S_1 孔远端置入。为避免损伤孔内的神经结构,尽管因骨质较薄而致操作极为困难,最后这枚螺钉仍需置于 S_1 孔远端。此孔可通过 C 形臂机下显影或可因后方结构破坏和解剖显露而能直接观察到。常用的方法是近端 2 枚螺钉远端 1 枚螺钉。

(10)骶骨压缩骶骨棒固定:对于急性骶骨压缩需要经后侧入路行切开复位时,应用骶骨棒可获得既安全又充分的固定。由于固定物并不穿越骶骨而不会导致神经结构的损伤。应用 2 根骶骨棒固定后方结构可维持良好的稳定性。附加应用前方外固定架会使固定更充分。

切口的选择如上文所述在髂后上棘的外侧。显露一侧后嵴后在其上钻滑动孔,将带螺纹的骶骨棒穿入直至抵到对侧髂后上棘。利用骶骨棒的尖端插入后嵴直至透过髂嵴外板。安装好垫圈和螺帽后将骶骨棒尾部齐螺帽切断。在远端置入第2根骶骨棒。此方法的绝对禁忌证是髂后上棘区域存在骨折。若不存在此损伤,则通过固定可对骶骨压缩产生加压作用而无损伤神经结构的危险。对于需要治疗的骶骨压缩推荐应用此方法。

双侧骶髂关节损伤:对于双侧骶髂关节损伤不能应用骶骨棒固定,除非用螺钉固定至少一侧骶髂关节以防止后方移位的发生。

五、术后处理与康复

术后处理完全依骨质情况和骨折固定情况而定。假如骨质良好并且骨折固定稳定,在双拐帮助下行走是可能的。但是从大多数病例来看,术后一定时期的牵引是明智的并且能防止晚期骨折移位的发生。

骨折不愈合与畸形愈合、骨盆骨折不愈合并不罕见,发生率约为3%,因此对这一难题运用上述方法来处理可能是有效的。医师在治疗骨折不愈合之前尤其是那些骨折复位不良的患者,应熟悉上述所有方法。处理这些复杂的问题需要因人而异,而且应认真制订术前方案。纠正垂向移位可能需要行后方髂骨截骨术。若所需矫正的畸形很大(超过2.5 cm),可分步进行。第一步治疗包括清理不愈合的骨折端及前方或后方的矫正性截骨。而后予患者重量为14~18 kg的股骨髁上牵引。在患者清醒的状态下运用放射学方法监测矫正进程。在清醒状态下亦检查有无坐骨神经的问题。在第一次手术后的2~3周行第二次手术固定骨盆。

Matta采用一次手术三阶段方法治疗骨折畸形愈合。首先仰卧位松解骨盆前环的耻骨联合,然后俯卧位使骶髂关节复位固定之,再使患者仰卧位固定耻骨联合,达到较好的效果。

骨盆骨折是一种死亡率很高的严重损伤。其早期处理按多发创伤的处理原则进行。此损伤的并发症很多,包括大出血,空腔脏器破裂尤其是膀胱、输尿管和小肠,以及会阴区的开放伤口。在损伤处理的过程中不应抛开肌肉骨骼系统损伤的处理,而应与其他损伤的处理同时进行。创伤科或骨科医师应认真制订包括骨盆骨折固定在内的早期治疗计划。了解骨盆骨折的各种类型是作出合理决定的基础。

骨折外固定在不稳定骨盆骨折时作为临时固定方法是挽救生命的手段。应迅速而简单地运用之。外固定亦可作为稳定型开书型骨折(前后方向挤压)和外侧挤压损伤中需要通过外旋复位的骨折类型的最终固定方法,并可与股骨髁上牵引或切开复位内固定联合应用。

由于大多数骨盆骨折应用简单牵引的方法即可得到良好的结果,所以内固定的作用并不十分明确。但是的确存在经前侧或后侧入路对前方的耻骨联合及后方的骶髂关节结构应用内固定的适应证。对于骶髂关节脱位和髂骨骨折可采用前侧入路显露骶髂关节,而对髂骨骨折和其他一些骶髂关节的骨折脱位采用后侧入路。应用两根位于后方的骶骨棒固定骶骨骨折,在前方应用钢板固定治疗骶髂关节脱位,应用拉力螺钉和钢板固定的标准操作技术固定髂骨骨折。

最重要的是合并这些骨折的患者多为非常严重的多发创伤患者,并且骨折情况极为复杂。因此不应教条地处理问题而应因人而异。

(渠立振)

第二节 髋臼骨折

一、概述

髋臼由3块骨骼组成:髂骨在上,耻骨在前下,坐骨在后下,至青春期以后三骨的体部才融合为髋臼。从临床诊治的角度出发,Judet 和 Letournel 将髋臼视为包含于半盆前、后两个骨柱内的一个凹窝。前柱又称髂耻柱,由髂骨前半和耻骨组成,包括髋臼前唇、前壁和部分臼顶。后柱又称髂坐柱,由髂骨的坐骨切迹前下部分和坐骨组成,包括髋臼后唇、后壁和部分臼顶。

二、病因、病理

髋臼骨折多由间接暴力造成,因臀部肌肉丰富故直接暴力造成骨折少见。由于遭受暴力时股骨的位置不同,股骨头撞击髋臼的部位即有所不同,因而造成不同类型的髋臼骨折。当髋关节屈曲、内收位时受力,常伤及后柱,并可发生髋关节后脱位;若在外展、外旋位时受力,可造成前柱骨折和前脱位;若暴力沿股骨颈方向传递,即可造成涉及前后柱的横形或粉碎性骨折。严重移位的髋臼骨折,股骨头大部或全部突入骨盆壁内,出现股骨头中心脱位。传达暴力的髋臼骨折,髋臼的月状软骨面和股骨头软骨均有不同程度的损伤,重者股骨头亦可发生骨折。

三、诊断

(一)病史

确切的外伤史。

(二)体征

患侧臀部或大腿根部疼痛、肿胀及皮下青紫瘀斑,髋关节活动障碍。局部有压痛,有时可在伤处扪到骨折块或触及骨擦音。

(三)并发症

若合并有髋关节脱位,后脱位者在臀部可摸到脱出的股骨头,患肢呈黏膝状;前脱位者在大腿前侧可摸到脱出的股骨头,患肢呈不黏膝状;中心型脱位者,患肢呈短缩外展畸形。

(四)X线或CT检查可明确诊断

为了正确评估髋臼骨折,检查时应摄不同体位的X线片,以便了解骨折的准确部位和移位情况。Letoumel对髋臼骨折在 Judet 3 个角度 X 线片上的表现进行分类。该方法包括摄患髋正位、髂骨斜位片(IOV)和闭孔斜位片(OOV),它们是诊断髋臼骨折和分类的依据。

正位片显示髂耻线为前柱内缘线,前柱骨折时此线中断;髂坐线为后柱的后外缘,后柱骨折时此线中断;后唇线为臼后壁的游离缘,臼后缘或后壁骨折时后唇线中断或缺如;前唇线为臼前壁的游离缘,前缘或前壁骨折时此线中断或缺如;臼顶和臼内壁的线状影表示其完整性,臼顶线中断为臼顶骨折,说明骨折累及负重区,臼底线中断为臼中心骨折泪滴线可用来判断髂坐线是否内移。为了显示前柱或后柱骨折,尚需摄骨盆45°斜位片。①向患侧旋转45°的髂骨斜位片;可清晰显示从坐骨切迹到坐骨结节的整个后柱,尤其是后柱的后外侧缘。因此,该片可以鉴别后柱和后壁骨折,如为后壁骨折,髂坐线尚完整,如为后柱骨折,则该线中断或错位。②向健侧旋转45°的闭孔斜位片:能清楚地显示自耻骨联合到髂前下棘的整个前柱,特别是前内缘和前唇。应当指出的是,骨折错位不一定在每张 X 线片上显示,只要有一张 X 线片显示骨折,诊断明确。髋关节正位、髂骨和闭孔位 X 线片虽可显示髋臼损伤的全貌,但有时难以显示复杂的情况。CT 可显示骨折线的位置、骨折块移位情况、髋臼骨折的范围、粉碎程度、股骨头和臼的弧线是否吻合以及股骨头、骨盆环和骶骨损伤,因此对于髋臼骨折的诊断和分类,CT 是 X 线片的重要补充。特别是对平片难以确定骨折类型和拟切开复位内固定治疗者,以及非手术治疗后髋臼与股骨头弧线呈非同心圆位置或髋关节不稳定者均应作 CT 检查。

四、治疗

髋臼骨折后关节软骨损伤,关节面凹凸不平,甚至失去弧度,致使股骨头与髋臼不相吻合。势必影响髋关节的活动。长期磨损则出现骨关节炎造成疼痛和功能障碍。因此,髋臼骨折的治疗原则与关节内骨折相同,即解剖复位、牢固固定和早期主动和被动活动。

(一)手法复位

手法复位适应于单纯的髋臼骨折。根据骨折的移位情况采取相应的复位手法。患者仰卧位,一助手双手按住骨盆,术者可将移位的骨折块向髋臼部位推挤,一面推挤,一面摇晃下肢使之复位,复位后采用皮牵引固定患肢 3~4 周。

(二)牵引疗法

牵引疗法适应于髋臼内壁骨折、骨折块较小的后壁骨折及髋关节中心性骨折脱位。或虽有骨折移位但大部分髋臼尤其是臼顶完整且与股骨头吻合,以及中度双柱骨折头臼吻合者。方法是:于股骨髁上或胫骨结节行患肢纵轴牵引,必要时(如严重粉碎,有移位和中心脱位的髋臼骨折,难以实现手术复位内固定者)在股骨大转子部加用侧方骨牵引,并使这两个方面牵引的合力与股骨颈方向一致。其纵轴牵引力量为 7~15 kg,侧方牵引力量为 5~8 kg,1~2 天后摄 X 线片复查,酌情调整重量,并强调在维持牵引下早期活动髋关节。6~8 周或 8~12 周后去牵引,扶双拐下地活动并逐渐负重,直至完全承重去拐行走。

(三)手术治疗

(1)对后壁骨折片大于 3.5 cm×1.5 cm 并且与髋臼分离达 5~10 mm 者行切开复位螺丝钉内固定术。

(2)移位明显的髋臼前柱骨折,采用改良式 Smith-Peterson 切口或经髂腹股沟切口,显露髋臼前柱,骨折复位后用钢板或自动加压钢板内固定。

(3)对髋臼后柱和后唇骨折采用后切口。其骨折复位后用钢板或自动加压钢板内固定,其远端螺丝钉应旋入坐骨结节。如有移位骨折片,需行骨片间固定时,可用拉力螺钉内固定。

(四)功能锻炼

对髋臼骨折应在维持牵引下早期活动髋关节,不仅可防止关节内粘连,而且可产生关节内的研磨动作,使关节重新塑形。

(渠立振)

第八章 髋部与大腿损伤

第一节 髋关节脱位

髋关节脱位和骨折脱位是一种高能量创伤,常见致伤原因为车祸伤,好发于青壮年。在以往常被认为是较为少见的损伤。近十年来随着我国家庭轿车使用的日益增多,髋关节骨折脱位也逐渐成为一种常见的严重创伤。该类创伤应严格按急诊处理,否则将诱发创伤性休克或增加股骨头缺血坏死等并发症。

髋关节脱位常合并股骨头、髋臼后壁或股骨颈骨折,以及其他部位骨骼和重要脏器损伤。骨盆、脊柱及膝部的合并损伤,可改变脱位后的典型体征,容易漏诊。髋关节复位后,关节内残留的碎骨片容易漏诊,并可导致创伤性关节炎甚至髋关节活动受限等严重并发症。髋关节常分为后脱位、前脱位及中央型脱位。

一、髋关节前脱位

髋关节前脱位较少见,仅约占髋脱位的10%。

(一)损伤机制

当股骨暴力下外展外旋时,大转子或股骨颈以髋臼上缘为支点,迫使股骨头穿破前关节囊而脱位。此时若髋关节屈曲较大,则常脱位于闭孔或会阴处,若髋关节屈曲度小,则易脱于耻骨横支处。

(二)骨折分类

(1) Ⅰ型:高位型(耻骨型)。Ⅰ型又分为3型。

ⅠA型:单纯前脱位于耻骨横支。

ⅠB型:前脱位伴有股骨头骨折。

ⅠC型:前脱位伴有髋臼骨折。

(2) Ⅱ型:低位型(闭孔型)。Ⅱ型又分为3型。

ⅡA:单纯前脱位于闭孔或会阴部。

ⅡB:前脱位伴有股骨头骨折。

ⅡC:前脱位伴有髋臼骨折。

(三)临床表现与诊断

明确外伤史。患肢剧烈疼痛,髋活动受限。患肢常处于外旋、外展及轻度屈曲位,有时较健肢稍长。

应强调复位后再次拍片,以明确是否合并骨折,CT 检查可以发现关节内接近 2 mm 的碎骨块,MRI 则可帮助判断关节唇的完整性及股骨头的血供情况。

(四)治疗

早期诊断和急诊复位是十分重要的,全麻或腰麻可放松髋部强大的肌肉,避免暴力下复位时对股骨头关节软骨的进一步损伤。试行闭合复位次数应限定在 3 次以内,否则会加重软组织损伤而影响愈后。

闭和复位方法与髋关节后脱位大致相似,主要有以下 3 种。

1. Stimson 法

令患者上半身俯卧于检查床一端,患髋及膝各屈曲 90°,一助手通过下压骶骨或抬伸健肢而固定骨盆。术者一手握持患者足踝部,并轻度旋转股骨,一手用力下压小腿近端后部而复位。此法不适用于患髋处于伸展位的耻骨前脱位。

2. Allis 法

患者仰卧于低床或地上,一助手面向患者足侧蹲位,用一手和前臂向下按牢患者骨盆,另一手于患肢股骨近端向外侧持续牵拉股骨。术者面对患者头侧,使患侧髋和膝屈曲接近 90°,将患者足踝抵于术者会阴部,用双手或前臂合抱患肢小腿近端,利用腰背肌伸直力量向上提拉患髋,再适度内、外旋股骨复位。

3. Bigelow 法

患者仰卧,术者面对患者头侧,适度屈曲患者髋和膝关节,双手合抱患肢小腿近端。先沿大腿纵轴方向持续牵引,同时将患髋依次内收、内旋和屈曲,然后再外展、外旋并伸直。此复位轨迹类似于一个问号,在复位过程中,如感到或听到弹响,患肢伸直后畸形消失,则已复位。此法应注意极度内收、内旋时应循序渐进,应持续牵引并适度用力,否则易造成股骨颈或股骨头骨折。复位前、后均应拍 X 线片,必要时行 CT 检查,以利发现复位前的无位移骨折或复位后关节内较小的骨折块。

如在麻醉下 2 次以上闭合复位失败,应急诊行切开复位。可选择 Watson-Jones 等手术入路。若合并有移位的股骨颈骨折,可直接行切开复位内固定。若合并股骨头骨折,骨块较小及不在负重区时,可选择闭合复位后观察,或切开复位时切除骨折块;若骨块大于股骨头的 1/3 或处于负重面,应行切开复位内固定。

闭合复位成功后应行 3~4 周的皮牵引,对合并股骨颈或股骨头骨折的病例可在手术后牵引 4~8 周。

(五)并发症

1. 早期并发症

早期并发症主要为合并神经血管损伤及闭合复位失败。前者主要为Ⅰ型前脱位或开放损伤时股骨动静脉或股神经损伤,此时最有效的治疗方法为立即复位髋关节脱位。造成后者的原因为闭孔处的骨性阻挡,或为股直肌、髂肌和髋关节前关节囊的阻挡,对此切开复位是必要的。

2. 晚期并发症

大多数髋关节前脱位病例的最终治疗结果是满意的,但最新研究表明有约 1/3 的病例因发生创伤性关节炎而疗效欠佳,这主要集中在合并股骨头颈骨折、髋臼骨折或发生股骨头缺血坏死的病例。对创伤性关节炎的治疗仍应以预防为主,即解剖复位和对髋关节内较小骨折块的切除术等。

单纯性髋关节前脱位病例的股骨头无菌性坏死率稍低于后脱位者,约为8%。其发生主要是由原始损伤的程度所决定的,且与延迟复位和反复多次闭合复位密切相关,可在脱位后2～5年内发生。早期负重未增加其坏死率,但因股骨头塌陷等原因加重症状,所以在复位后的2～6个月中行MRI检查,可早期诊断并及时对症治疗。

二、髋关节后脱位

髋关节后脱位占急性髋关节脱位的绝大多数,且随着车祸等高能量损伤的增多而变的较为常见。

(一)损伤机制

最常见的创伤机制为髋及膝关节均处于屈曲位时,外力由前向后作用于膝部,再经股骨干而达髋部。如高速行驶的汽车突然刹车,乘客膝部暴力撞击仪表板而脱位,此时屈曲的股骨干若处于内收位或中立位,常发生单纯后脱位,若处于轻度外展位,则易发生合并髋臼后上缘骨折的后脱位。

另一种创伤机制为外力由后向前作用于骨盆,使股骨头相对后移而脱位。如弯腰劳动时被塌方的重物砸击骨盆。

(二)骨折分类

临床上多采用Thompson和Epstein分型,共分5型。

Ⅰ型:单纯后脱位或合并裂纹骨折。

Ⅱ型:髋关节后脱位,合并髋臼后缘较大的单一骨折块。

Ⅲ型:髋关节后脱位,合并髋臼后唇粉碎性骨折,有或无一个主要骨折块。

Ⅳ型:髋关节后脱位,合并髋臼唇和顶部骨折。

Ⅴ型:髋关节后脱位,合并股骨头骨折。

经上述分型,判断髋关节复位后的稳定性无疑是十分重要的。通常Ⅲ型以上骨折脱位可发生不稳定,判定的方法除根据复位前X线片显示骨折块大小和复位后头臼的位置关系外,还应依据复位中及复位后术者的手感而定。

(三)临床表现与诊断

典型患者有明确创伤史,患肢呈现屈曲、内收、内旋和短缩畸形。可触及大转子上移和臀后部隆起的股骨头,髋关节主动活动丧失,被动活动时常出现剧痛。但有报道当合并股骨头骨折时,股骨头嵌顿于髋臼后缘,未出现患肢的短缩、内收和内旋畸形。特别是合并同侧股骨干骨折时,常因症状不典型而容易漏诊。

髋关节后脱位中合并坐骨神经损伤的病例占10%～14%,同时合并股骨头、股骨干骨折及膝关节韧带损伤的病例也不少见,所以在急诊检查时应除外上述合并伤的可能。

患者除拍摄患髋正位及侧位外,还应常规拍摄骨盆轻度前倾的侧位,其方法为拍摄患侧卧位,身体前倾15°的侧位片。此法可除外健侧髋臼的干扰,较为清楚地观察患髋的髋臼及坐骨切迹。方法为骨盆前倾15°侧位。患侧紧贴X线片盒,患者向前倾斜15°,管球垂直片盒投照。

即使患者因疼痛难以拍侧位片,也应在麻醉后及复位前拍片,详细观察是否存在股骨头及髋臼骨折,以及可能在复位时移位的股骨颈无位移骨折。

复位后应立即拍摄双髋正位及患髋侧位,以便了解复位的程度,关节内是否残留骨折块及髋臼及股骨头骨折是否需要进一步手术。有多位学者认为当髋关节间隙较健侧可疑增宽时,应行CT检查,其原因在于此类患者多数存在能被CT发现的髋臼及股骨头骨折。

(四)治疗

1. Ⅰ型骨折脱位

以急诊闭合复位为主,近年文献强调:①麻醉下复位以减少进一步的损伤;②12小时内复位并发症发生率低。其闭合复位方法仍以Stimson法、Allis法和Bigelow法为主。

(1)Stimson法:患者上半身俯卧于检查床一端,患髋及膝各屈曲90°,一助手通过下压骶骨或抬伸健肢而固定骨盆。术者一手握持患者足踝部,并轻度旋转股骨,一手用力下压小腿近端后部而复位。

(2)Allis法:患者仰卧于低床或地上,一助手面向患者足侧蹲位,用双手向下按压患者骨盆。术者面对患者头侧,使患侧髋和膝屈曲接近90°,将患者足踝抵于术者会阴部,用双手或前臂合抱患肢小腿近端,利用腰背肌伸直力量向上提拉患髋,再适度内、外旋股骨复位。

(3)Bigelow法:患者仰卧,助手面向患者足侧蹲位,用双手向下按压患者双侧髂前上棘。术者面对患者头侧,使患侧髋和膝屈曲接近90°,适度屈曲患者髋和膝关节,双手合抱患肢小腿近端。先沿大腿纵轴方向持续牵引,同时将患髋依次内收、内旋和屈曲,然后再外展、外旋并伸直。此复位轨迹类似于一个问号,在复位过程中,如感到或听到弹响,患肢伸直后畸形消失,则已复位。此法应注意极度内收、内旋时应循序渐进,应持续牵引并适度用力,否则易造成股骨颈或股骨头骨折。复位前、后均应拍X线片,必要时行CT检查,以利发现复位前的无位移骨折或复位后关节内较小的骨折块。

复位后应行影像学检查,并行3周左右皮牵引,以利关节囊恢复并避免再脱位的发生。开始负重的时间虽有争议,且延长非负重时间至半年以上并不减少缺血坏死,但一般应在复位4周后,疼痛及痉挛消失,关节活动大致正常时开始,必要时可延长至12周再完全负重。

2. Ⅱ～Ⅳ型骨折脱位的治疗

在Ⅱ～Ⅳ型骨折脱位的治疗上争议较大,大多数学者同意闭合整复是多数病例的首选,但强调只能在麻醉下试行1次,以避免多次整复造成股骨头的进一步损伤。

有学者认为一期切开复位内固定(ORIF)的疗效明显好于闭合复位者、先闭合复位再ORIF者及延期复位者,且先闭合复位再ORIF者又优于单用闭合复位者。因此建议对Ⅱ～Ⅳ型病例采取急诊切开复位内固定术。其理由主要有:①91%以上的Ⅱ～Ⅳ型病例存在关节镜下的关节腔内碎骨片或经软骨骨折,切开复位可去除碎骨;②对有髋臼后壁较大骨块的病例可重建关节稳定性;③可确保精确复位,降低创伤性关节炎的发生率。

多数学者认可的ORIF的指征主要包括髋臼后壁骨折块较大等原因引起的髋关节不稳定;CT等证实复位的关节腔内有碎骨块残留;髋臼或股骨头骨块可能阻挡闭合复位者。

临床上如何判断复位后关节的稳定性十分重要。除依据主治医师经验及复位时的手感外,复位后的髋关节一般应满足内收位屈髋90°而不脱位。有学者试验后认为骨折块小于髋臼后壁面积的20%时,髋关节稳定,而>40%时,髋关节不稳定。所以采用螺旋CT估计后壁骨折块的大小对判定关节的稳定性或有帮助。

尽管有学者认为髋关节前方入路并不增加股骨头缺血坏死率,但通常选用髋关节后侧入路,切断近端外旋肌进入。其原因主要是髋后脱位的损伤主要集中在后侧,既避免进一步的软组织及血供的损伤,又利于Ⅱ～Ⅳ型骨折髋臼后壁的复位及固定。

手术中应强调彻底清除髋关节腔内的骨折块,准确复位股骨头及髋臼骨折块,尽可能保护周围软组织。对Ⅱ型骨折可采用直径4 mm的半螺纹松钉或皮质骨钉固定并辅以支撑接骨板固定;皮牵引3周后练习髋、膝活动,术后6周逐渐负重。对内固定欠牢固或保守治疗的患者应牵引6~8周,再开始练习髋关节活动及逐渐负重。Ⅲ型骨折ORIF牢固者治疗与Ⅱ型骨折基本相同,较大面积的粉碎性骨折除部分可应用克氏针、重建接骨板及弹性接骨板固定外,对无法有效固定者可取整块髂骨重建髋臼后壁。总之,获得一个稳定的髋关节对Ⅲ骨折的最终疗效往往是至关重要的。

Ⅳ型骨折一般可试行闭合复位1次,复位后行X线或CT检查以了解髋臼骨折情况,必要时,采用ORIF治疗,由于骨折位于髋臼顶部,通常需要行大转子截骨才能充分显露骨折并固定。该型骨折愈后较差。

三、髋关节后脱位合并股骨头骨折(Ⅴ型)

髋关节后脱位合并股骨头骨折是一种少见的损伤。在1869年Birkett通过尸体解剖首次报告了此种损伤,此后由于病例数量少,分类不统一,极容易漏诊及误诊,在1980年以前的英文文献中仅报告了150个病例。近年来,随着高速交通的发展,此类患者明显增多,但其治疗对大多数骨科医师而言仍是一个颇为棘手的问题。

(一)损伤机制

髋关节后脱位合并股骨头骨折是一种高能量损伤,多与车祸有关;尤其在撞车时未使用安全带、屈髋屈膝撞击引起。其次为摔伤,也有报告说对大转子的直接暴力也能引起此种损伤。

创伤作用机制为暴力沿股骨干长轴传导,股骨头向后上移位,此时屈髋90°,造成髋关节后脱位;屈髋60°,坚硬的髋臼后缘对股骨头产生剪式应力,造成骨折。Pipkin Ⅰ型为内收型骨折,Pipkin Ⅱ型为外展位损伤;当股骨头骨折后,与颈相连的部分成锐性边缘,在暴力继续作用下,向近端从骨膜下剥离,有时甚至达髂嵴,此时股骨头在骨膜下固定,持续的脱位暴力造成股骨颈骨折为Pipkin Ⅲ型损伤。

当屈髋>60°时,发生锤砧作用,使髋臼易骨折,且髋臼及股骨头的关节软骨破坏,Ⅱ期形成变性,愈后差。

(二)分类

Thompson分型的第Ⅴ型为髋后脱位合并股骨头、颈的骨折,之后Pipkin又将第Ⅴ型分为4个亚型。

Ⅰ型:髋关节后脱位伴股骨头陷凹中心远侧的骨折。

Ⅱ型:髋关节后脱位伴股骨头陷凹中心近侧的骨折。

Ⅲ型:Ⅰ或Ⅱ型伴股骨颈骨折。

Ⅳ型:Ⅰ或Ⅱ型伴有髋臼骨折。

从上述分类方法,基本能判断出损伤的严重程度和预后;该分类体系得到了大多数医师的认同。

临床近十年来发现多例Ⅰ型合并Ⅱ型的骨折病例。

(三)临床表现

(1)临床表现:典型特征为患肢的缩短、内旋、内收、屈曲畸形,有时伴有同侧肢体的损伤,如股骨干、膝、小腿等,有时因为搬运等原因,会使脱位复位,而失去上述体征,且常因高能量损伤致全身大脏器损伤或伴有休克等病情,容易漏诊。

(2)放射学:对创伤患者一定要有骨盆正侧位平片,必要时辅以CT等检查。

(四)治疗

对髋关节后脱位合并股骨头骨折的治疗,包括手法整复及手术治疗,然而采取哪种方法仍有很大分歧。Epstein等研究表明,手术能获得较好的效果,且提倡Ⅰ期手术,因为手法复位对关节面、股骨颈会造成进一步损伤,即使尝试手法复位后再行手术治疗,预后也会较差。而Stewar等研究则显示:经手法复位治疗后,功能随时间的增长会有改善;而手术治疗只能逐渐变差。Epstein指出经五年随诊,功能上只会逐渐变差。有学者均认为应急诊处理,尽早复位。动物试验发现股骨头缺血坏死仅见于脱位6小时以上的情况。根据临床及随诊发现,早期复位能使股骨头血供尽早及完全恢复,延至12小时以上则有害。且由于高能量损伤,在纠正心肺异常,出血的同时,尽早复位能减轻低血压。

1.手法复位

不适当的手法复位能造成进一步的损伤,如Bigelow环绕复位施加太大应力于股骨颈,使股骨颈与髂骨翼发生杠杆作用,能造成Ⅰ型及Ⅱ型骨折加重为Ⅲ型骨折。另外,环绕时加大旋转,还能造成坐骨神经损伤,因此整复前后一定要详查下肢神经的功能。Stimson法因需患者俯卧位,而较少应用。临床上常在麻醉下应用Allis法复位。复位后应达到:①髋关节解剖复位;②股骨头解剖复位。

手法复位后摄双髋正位片,确定复位及作双侧对比,如与对侧X线片比较,关节间隙增大超过2mm则提示:①关节内游离碎骨块;②复位不完全;③软组织嵌入。此时应作CT等检查并考虑切开复位内固定。随后应评估髋关节稳定性,在屈髋0°~30°内轻微活动髋关节,如能保持稳定,并经影像学确认解剖复位则可行牵引治疗6周,之后再经6周免负重活动。

2.手术治疗

由于存在关节内碎骨块及软组织嵌入等因素影响复位,故多需手术治疗。

(1)手术适应证:①手法复位失败或髋关节在复位后的X线片及CT片上未及解剖复位;②复位后髋关节不稳定;③明显的髋关节粉碎性骨折或复位后骨折块移位>2mm;④手法复位后出现坐骨神经症状;⑤合并股骨颈骨折;⑥股骨头承重区大块骨折。

(2)手术入路的选择:较大折块(>1/3)时内固定是必要的,股骨头中心凹陷远侧折块通常较小,且属于非负重区,可行切除,不影响功能;有学者认为没有必要切除,因为股骨头部分缺损,会影响与髋臼的适合性,但研究中未发现明显差异。不论手术切除或内固定,术后仍需要牵引6周。

切开复位时应注意保护股骨头的血供,约有超过1/3的病例其残留于关节内的较大骨块仍有关节囊等软组织与髋臼相连,原则上应尽量保留,但不能因此而过分延长手术时间或影响复位质量。部分学者对圆韧带提供血供的重要性持怀疑态度。

对股骨头骨折块多采用可吸收钉或直径4mm的半螺纹钉埋头后固定。可吸收钉的最大优点在于股骨头晚期坏死塌陷时,其本身不会对髋臼软骨造成进一步的损害。

Ⅰ型骨折位于股骨头前内下部,采用髋后侧入路时,需极度内旋股骨,股骨头脱位时骨折面正对着髋臼方向,不便于骨折块复位及内固定。通常采用髋关节前入路显露髋关节,与髋关节外展外旋位下很方便骨折的复位和固定。

Ⅱ型骨折块常常被髋臼所遮盖,目前流行的方法是行大转子截骨,显露髋关节前方关节囊,切开前方的关节囊来显露骨折并固定。

Ⅲ型骨折通常是在Ⅰ型和Ⅱ型骨折脱位的基础上,股骨颈嵌卡在髋臼缘上造成股骨颈的骨折。由于骨折本身固有的特点,很难对这个骨折进行有效的固定。所以,就是患者很年轻,通常也只能行人工关节置换术。

Ⅳ型骨折的髋臼骨折块多因较小而可以切除,较大髋臼后壁骨折块通常选用髋关节后侧入路进行复位固定。其疗效与Ⅰ、Ⅱ型骨折大致相当,明显好于Ⅲ型骨折。

(五)并发症

早期并发症主要有坐骨神经损伤、无法闭合复位及漏诊膝关节损伤,后者包括股骨远端、胫骨平台或髌骨骨折,其发生率可高达25%左右。而前两者的发生率与其他髋关节骨折脱位大致相仿,并也多需手术治疗。

晚期并发症主要有以下3种。

(1)股骨头缺血坏死:Ⅰ、Ⅱ、Ⅳ型坏死率为6%～40%,Ⅲ型坏死率高达90%以上。多数学者强调应在受伤后6～12小时内复位髋关节,并应在3～6个月避免负重。

(2)创伤性关节炎:其发病率在30%以上。早期行ORIF可通过清除关节内碎骨头,准确复位及确保髋关节的稳定性而减少关节炎的发生。

(3)髋关节周围骨化。

(渠立振)

第二节 股骨头骨折

股骨头骨折是指股骨头或其软骨失去完整性或连续性,多见于成人髋关节后脱位。儿童股骨头骨折罕有发生,可能与儿童股骨头的坚韧性有关。

一、诊断

(一)病史

股骨头骨折多同时伴髋关节后脱位发生,Pipkin认为髋关节屈曲约60°时,大腿和髋关节处于非自然的内收或外展位,强大暴力沿股骨干轴心向上传导,迫使股骨头向坚硬的髋臼后上方移位,股骨头滑至髋臼后上缘时,股骨头被切割导致股骨头骨折并髋关节后脱位。髋关节前脱位时罕有发生股骨头骨折。

(二)症状和体征

伤后患髋疼痛,主动活动丧失,被动活动时引起剧痛。患髋疼痛,呈屈曲、内收、内旋及缩短畸形;大转子向后上方移位,或于臀部触及隆起的股骨头;股骨颈骨折时下肢短缩,且有浮动感。髋关节主动屈、伸功能丧失,被动活动时髋部疼痛加重。髋关节正侧位X线片可证实诊断。

(三)辅助检查

X线检查:显示髋关节脱位及骨折,股骨头脱离髋臼,或部分移位,或完全脱位。部分移位指髋臼内嵌塞股骨头骨折片,头-臼间距加大或股骨头上移。有时合并髋臼后缘、后壁、后壁后柱骨折,X线片均可显示,需行CT检查以明确诊断。

二、分型

Pipkin将Thampson和Epstein的髋关节后脱位第5型伴有股骨头骨折者,再分为4型,为Pipkin股骨头骨折分型。

(一)Ⅰ型
髋关节后脱位伴股骨头在圆韧带窝远侧的不全骨折。

(二)Ⅱ型
髋关节后脱位伴股骨头在圆韧带窝近侧的骨折。

(三)Ⅲ型
第Ⅰ或Ⅱ型骨折伴股骨颈骨折。

(四)Ⅳ型
第Ⅰ、Ⅱ或Ⅲ型骨折,伴髋臼骨折。

这种分型既考虑到股骨头骨折的特点,又照顾到髋脱位、髋臼骨折的伴发损伤,对诊断、治疗和预后是有重要意义的。

临床中最多的是PipkinⅠ型,其他各型依序减少,以Ⅳ型最少。

三、治疗

本类损伤应及时、准确地施行髋关节脱位复位术,对PipkinⅠ、Ⅱ型股骨头骨折先试行髋关节复位,如股骨头复位后,股骨头骨折片也达到解剖复位,则宜行非手术治疗。如股骨头虽然复位,而股骨头骨折片复位不满意,一块或多块骨片嵌塞于头-臼之间,则是手术切开复位的指征。无论采用何种治疗,切不可忽视患者其他部位的损伤,如颅脑、腹腔内脏和胸腔内脏损伤及其出血、感染。应待这些损伤稳定后,再考虑患髋的手术治疗。抢救休克同时进行复位是明智的选择。

(一)非手术治疗
闭合复位牵引法。

1.适应证

PipkinⅠ型、Ⅱ型。并应考虑如下条件:股骨头脱位整复后其中心应在髋臼内;与股骨头骨折片对合满意;股骨头骨片的形状;头-臼和骨片之间的复位稳定状况。

2.操作方法

同髋关节后脱位,如骨折片在髋臼内无旋转,股骨头复位后往往能和骨折片很好对合,再拍片后如已证实复位良好,则应采用胫骨结节部骨牵引,维持患肢外展30°位置牵引6周,待骨折愈合后再负重行走。

(二)手术治疗
1.切开复位内固定或骨折片切除法

(1)适应证:年轻的患者,股骨头虽然复位,而股骨头骨折片复位不满意,一块或多块骨片嵌塞于头-臼之间。

(2)操作方法:手术多用前方或外侧切口,以利骨折片的固定及切除。采用可吸收钉、螺丝钉、钢丝等内固定材料将骨折片固定,钉尾要深入到软骨下,钢丝缝合后于大转子下固定或皮外固定,穿引容易,拆除简单。如骨折片甚小,不及股骨头周径1/4且不在负重区,可将骨折片切除。

2.关节成形、人工股骨头置换或人工全髋关节置换术

(1)适应证:PipkinⅢ型、Ⅳ型,年老的患者,陈旧性病例,或髋关节本来就有病损,如骨性关节炎或其他软骨、软骨下骨疾病的患者,应依据骨折的类型和髋臼骨折范围和其移位等情况,选择关节成形术、人工股骨头置换或人工全髋关节置换。

(2)操作方法:同陈旧性髋关节脱位关节成形术及股骨颈骨折人工髋关节置换术。

(三)药物治疗

1.中药治疗

按"伤科三期"辨证用药。早期瘀肿,疼痛较剧,宜活血化瘀,消肿止痛,用桃红四物汤或加三七接骨丸;中期痛减肿消,宜通经活络,活血养血,用活血灵汤或舒筋活血汤;后期宜补肝肾,壮筋骨,用特制接骨丸。局部及远端肢体虚肿宜益气通络活血,用加味益气丸,肌肉消瘦、发硬,功能障碍者,宜养血通络利关节,用养血止痛丸。

2.西药治疗

如手术治疗,术前半小时预防性应用抗生素,术后一般应用3天,如合并其他内科疾病给予对症药物治疗。

(四)康复治疗

功能锻炼(主动、被动)包括以下两方面。

(1)复位固定后即行股四头肌舒缩及膝、踝关节的功能活动。

(2)两周后扶双拐下床不负重活动,注意保持外展位。PipkinⅢ型、Ⅳ型骨折可适当延缓下床活动时间。8周后可扶双拐轻负重活动,半年后视病情扶单拐轻负重行走,1年后弃拐进行功能锻炼,并注意定期复查。

股骨头骨折治疗的主要问题是防止骨折不愈合、股骨头缺血性坏死及创伤性骨关节炎,所以中后期的药物治疗、功能锻炼及定期复查尤为重要。一旦出现股骨头缺血性坏死征象,即应延缓负重及活动时间。

(渠立振)

第三节 股骨颈骨折

股骨颈骨折是指由股骨头下至股骨颈基底部之间的骨折。多发生于老年人,此症临床治疗存在的主要问题是骨折不愈合及股骨头缺血性坏死。

一、诊断

(一)病史

股骨颈骨折多见于老年人,亦可见于儿童及青壮年,女性略多于男性。老年人因骨质疏松、

股骨颈脆弱,即使轻微外伤如平地滑倒,大转子部着地,或患肢突然扭转,都可引起骨折。青壮年骨折少见,若发生骨折必因遭受强大暴力如车祸、高处跌下等,常合并他处骨折,甚至内脏损伤。

(二)症状和体征

伤后患髋疼痛,多不能站立或行走,移位型股骨颈骨折症状明显,髋部疼痛,活动受限,患髋内收,轻度屈曲,下肢外旋、短缩。大转子上移并有叩击痛,股三角区压痛,患肢功能障碍,拒触、动;叩跟试验(+),骨传导音减弱。

嵌插型骨折和疲劳骨折,临床症状不明显,患肢无畸形,有时患者尚可步行或骑车,易被认为软组织损伤而漏诊,如仔细检查可发现髋关节活动范围减少。对老年人伤后主诉髋部疼痛或膝部疼痛时,应详细检查并拍摄髋关节正侧位片,以排除骨折。

(三)特殊检查

内拉通(Nelaton)线、布来安(Bryant)三角、舒美卡(Schoemaker)线等均为阳性,Kaplan交点偏向健侧脐下。

(四)辅助检查

X线检查可明确骨折部位、类型和移位情况。应注意的是某些线状无移位的骨折在伤后立即拍摄的X线片可不显示骨折,2~3周再次进行X线检查,因骨折部发生骨质吸收,如确有骨折则骨折线可清楚显示。因而临床怀疑骨折者,可申请CT检查或卧床休息两周后再拍片复查,以明确诊断。

二、分型

按骨折错位程度分为以下几型(Garden分型)。

(一)Ⅰ型

不完全骨折。

(二)Ⅱ型

完全骨折,但无错位。

(三)Ⅲ型

骨折部分错位,股骨头向内旋转移位,颈干角变小。

(四)Ⅳ型

骨折完全错位,骨折端分离,近折端可产生旋转,远折端多向后上移位。

三、治疗

应按骨折的时间、类型、患者的年龄和全身情况等决定治疗方案。

(一)非手术治疗

(1)手法复位,经皮空心加压螺钉内固定术。①适应证:GardennⅡ、Ⅳ型骨折。②操作方法:新鲜移位型股骨颈骨折,可由两助手分别相向顺势拔伸牵引,然后内旋外展伤肢复位;或屈髋屈膝伸展牵引,然后内旋外展伸直伤肢进行复位;或过度屈髋、屈膝、拔伸牵引内旋外展伸直伤肢复位;也可先行骨牵引快速复位,复位满意后按前述方法进行固定。

(2)皮肤牵引术。对合并有全身性疾病,不宜施行侵入方式治疗固定的股骨颈骨折,若无移位则可行皮肤牵引并"丁"字鞋保持下肢外展足部中立位牵引固定。

(3)较小儿童选用细克氏针固定骨折,较大儿童可用空心螺钉固定。

(二)手术治疗

1.空心加压螺钉经皮内固定

(1)适应证:GardenⅠ、Ⅱ型骨折。

(2)操作方法:新鲜无移位股骨颈骨折可在G形或C形臂X线机透视下直接行2~3枚空心螺钉内固定。先由助手牵引并扶持伤肢轻度外展内旋,常规皮肤消毒、铺巾、局麻,于股骨大转子下1cm及3cm处经皮做2~3个长约1cm的切口,沿股骨颈方向钻入2~3枚导针经折端至股骨头内,正轴位透视见骨折无明显移位,导针位置良好,选择长短合适的2~3枚空心加压螺钉套入导针钻入股骨头至软骨面下5mm处,退出导针,再次正轴位透视见骨折复位及空心加压螺钉位置良好,固定稳定,小切口缝1针,无菌包扎,将患肢置于外展中立位。1周后可下床不负重进行功能锻炼。

2.空心加压螺钉内固定

(1)适应证:闭合复位失败或复位不良的各种移位型骨折。

(2)操作方法:取髋外侧切口,显露骨折端使骨折达到解剖复位或轻微过度复位,空心加压螺钉内固定技术同上述。

3.滑移式钉板内固定

(1)适应证:股骨颈基底部骨折闭合复位失败者或股骨上端外侧皮质粉碎者。

(2)操作方法:取髋外侧切口,加压髋螺钉应沿股骨颈中轴线或偏下置入,侧方钢板螺钉应在3枚以上,为防止股骨颈骨折旋转畸形,可附加1枚螺钉通过股骨颈固定至股骨头内。

4.内固定并植骨术

(1)适应证:陈旧性股骨颈骨折不愈合,或兼有股骨头缺血性坏死但无明显变形者或青壮年股骨颈骨折移位明显者。

(2)操作方法:可先行股骨髁上牵引,待骨折端牵开后,行手法复位空心加压螺钉经皮内固定(亦可手术时再行复位内固定),再视病情行带旋髂深动脉蒂、缝匠肌蒂的髂骨瓣或带股方肌蒂骨瓣等转位移植术。

5.截骨术

(1)适应证:陈旧性股骨颈骨折不愈合或畸形愈合,可采用截骨术以改善功能。

(2)操作方法:股骨转子间内移截骨术(麦氏)、孟氏截骨术、股骨转子下外展截骨术、贝氏手术等。但必须严格掌握适应证,权衡考虑。

6.人工髋关节置换术

(1)适应证:主要适用于60岁以上的陈旧性股骨颈骨折不愈合,内固定失败或恶性肿瘤、骨折移位显著不能得到满意复位和稳定内固定者,有精神疾病或精神损伤者及股骨头缺血性坏死等均可行人工髋关节置换术。

(2)操作方法:全身麻醉或硬膜外阻滞麻醉。手术入路可采用髋部前外侧入路(S-P入路)、外侧入路、后外侧入路等,根据手术入路不同采用相应的体位。对老年患者应时刻把保护生命放在第一位,要细心观察,防治合并症及并发症。

(三)药物治疗

1.中药治疗

按"伤科三期"辨证用药。早期瘀肿,疼痛较剧,宜活血化瘀,消肿止痛,用桃红四物汤加减;中期痛减肿消,宜通经活络,活血养血,用活血灵汤或舒筋活血汤;后期宜补肝肾,壮筋骨,用三七接骨丸。局部及远端肢体虚肿宜益气通络活血,用加味益气丸,肌肉消瘦、发硬、功能障碍者,宜养血通络利关节,用养血止痛丸。

2.西药治疗

如手术治疗,术前半小时预防性应用抗生素,术后一般应用3天。合并其他内科疾病应给予对症药物治疗。

(四)康复治疗

功能锻炼(主动、被动)主要包括以下三方面。

(1)复位固定后即行股四头肌舒缩及膝踝关节的功能活动。

(2)1周后扶双拐下床不负重活动,注意保持外展位。GardenⅡ、Ⅳ型骨折可适当延缓下床活动时间。8周后可扶双拐轻负重活动,半年后视病情扶单拐轻负重行走,1年后弃拐进行功能锻炼,并注意定期复查。

(3)股骨颈骨折治疗的主要问题是骨折不愈合及股骨头缺血性坏死,所以中、后期的药物治疗及定期复查尤为重要。要嘱咐患者不侧卧、不盘腿、不内收伤肢。一旦出现股骨头缺血性坏死的征象,即应延缓负重及活动时间。

(渠立振)

第四节 股骨转子间骨折

股骨转子间骨折又称股骨粗隆间骨折,系指由股骨颈基底至小转子水平以上部位所发生的骨折。是老年人常见的损伤,约占全身骨折的3.57%,患者年龄较股骨颈骨折患者高5~6岁,青少年极罕见。男多于女,约为1.5:1。由于股骨转子部的结构主要是骨松质,周围有丰富的肌肉包绕,局部血运丰富,骨的营养较股骨头优越得多。解剖学上的有利因素为股骨转子间骨折的治疗创造了有利条件。因此,多可通过非手术治疗而获得骨性愈合,骨折不愈合及股骨头缺血性坏死很少发生,故其预后远较股骨颈骨折为佳。临床上大多数患者可通过手术治疗获得良好的预后。但整复不良或负重过早常会造成畸形愈合,较常见的后遗症为髋内翻,还可出现下肢外旋、短缩畸形。另外长期卧床易出现压疮、泌尿系统感染、坠积性肺炎等并发症。

一、病因病理与分类

(一)病因病理损伤原因及机制

该骨折与股骨颈骨折相似,多发生于老年人,属关节囊外骨折。因该处骨质疏松,老年人内分泌失调,骨质脆弱,遭受轻微的外力如下肢突然扭转、跌落或转子部遭受直接暴力冲击,均可造成骨折,骨折多为粉碎性。

(二)骨折分类

根据骨折部位、骨折线的形状及方向将股骨转子间骨折分为顺转子间骨折、逆转子间骨折。

1.顺转子间骨折

骨折线自大转子顶点的上方或稍下方开始,斜向内下方走行,到达小转子上方或稍下方。骨折线走向大致与转子间线或转子间嵴平行。依暴力方向及程度,小转子可保持完整或成为游离骨片。由于向前成角和内翻应力的复合挤压,可使小转子成为游离骨片而并非髂腰肌收缩牵拉造成。即使小转子成为游离骨片,股骨上端内侧的骨支柱仍保持完整,支撑作用仍较好,移位一般不多,髋内翻不严重。远端则可因下肢重量及股部外旋肌作用而外旋。若暴力较大,骨质过于脆弱,可致骨折片粉碎。此时,小转子变成游离骨片,大转子及内侧支柱亦破碎,成为粉碎性。远端明显上升,髋内翻明显,患肢外旋。其中顺转子间骨折中Ⅰ型和Ⅱ型属稳定性骨折,其他为不稳定性骨折,易发生髋内翻畸形。此型约占转子间骨折的80%。

按 Evan 标准分为4型。①Ⅰ型:顺转子间骨折,无骨折移位,为稳定性骨折。②Ⅱ型:骨折线至小转子上缘,该处骨皮质可压陷或否,骨折移位呈内翻位。③ⅢA型:小转子骨折变为游离骨片,转子间骨折移位,内翻畸形。④ⅢB型:转子间骨折加大转子骨折,成为单独骨块。⑤Ⅳ型:除转子间骨折外,大小转子各成为单独骨块,亦可为粉碎性骨折。

2.逆转子间骨折

骨折线自大转子下方,斜向内上方走行,到达小转子上方。骨折线的走向大致与转子间嵴或转子间线垂直,与转子间移位截骨术的方向基本相同。小转子可能成为游离骨片。骨折移位时,近端因外展肌和外旋肌群收缩而外展、外旋;远端因内收肌、髂腰肌牵引而向内、向上移位。

根据骨折后的稳定程度 AO 的 Mtiller 分类法将转子间骨折分为3种类型。①A1型:是简单的两部分骨折,内侧骨皮质仍有良好的支撑。②A2型:是粉碎性骨折,内侧和后方骨皮质在数个平面上破裂,但外侧骨皮质保持完好。③A3型:外侧骨皮质也有破裂。

二、临床表现与诊断

患者多为老年人,青壮年少见,儿童更为罕见。有明确的外伤史,如突然扭转、跌倒臀部着地等。伤后髋部疼痛,拒绝活动患肢,患者不能站立和行走。局部可出现肿胀、皮下瘀斑。骨折移位明显者,下肢可出现短缩,髋关节短缩、内收、外旋畸形明显,检查可见患侧大转子上移。无移位骨折或嵌插骨折,虽然上述症状较轻,但大转子叩击和纵向叩击足跟部可引起髋部剧烈疼痛。一般说来,股骨转子间骨折和股骨颈骨折的受伤姿势、临床表现及全身并发症大致相同。因转子间骨折局部血运丰富,所以一般较股骨颈骨折肿胀明显,前者压痛点在大转子部位,愈合较容易而常遗留髋内翻畸形。后者压痛点在腹股沟韧带中点下方,囊内骨折愈合较难。髋关节正侧位X线片可以明确骨折类型和移位情况,并有助于与股骨颈骨折相鉴别及对骨折的治疗起着指导作用。

骨折后,常出现神色憔悴,面色苍白,倦怠懒言,胃纳呆减诸症。津液亏损,气血虚弱者还可见舌质淡白,脉细弱诸候。中气不足,无水行舟,可出现大便秘结。长期卧床还可出现压疮、泌尿系统感染、结石、坠积性肺炎等并发症。老年患者感染发热,有时体温不一定很高,可仅出现低热,临床宜加警惕。

三、治疗

股骨转子间骨折的治疗方法很多,效果不一。骨折的治疗目的是防止髋内翻畸形,降低死亡率。国外报道,转子间骨折的病死率在10%~20%。常见的死亡原因有支气管肺炎、心力衰竭、脑血管意外及肺梗死等。具体选择何种治疗方法,应根据患者的年龄、骨折的时间、类型及全身情况,还要充分考虑患者及家属的意见,对日后功能的要求、经济承受能力、医疗条件和医师的手术技术和治疗经验等,进行综合分析后采取切实可行的治疗措施。在积极地进行骨折局部治疗的同时,还应注意防治患者伤前病变或治疗过程中可能发生的危及生命的并发症,如压疮、泌尿系统感染、坠积性肺炎等。争取做到既保证生命安全,又能使肢体的功能获得满意的恢复。

(一)非手术治疗

1. 无移位股骨转子间骨折

此类骨折无须复位,可让患者卧床休息。在卧床期间,为了防止骨折移位,患肢要保持外展30°～40°,稍内旋或中立位固定,并避免外旋。为了防止外旋,患足可穿"丁"字鞋。也可用外展长木板固定(上至腋下7～8肋间,下至足底水平),附在伤肢外侧绷带包扎固定或用前后石膏托固定,保持患肢外展30°中立位。固定期间最好卧于带漏洞的木板床上,以便大小便时,不必移动患者;臀部垫气圈或泡沫海绵垫,保持床上清洁、干燥,以防骶尾部受压,形成压疮;如需要翻身时,应保持患肢体位,防止下肢旋转致骨折移位。应加强全身锻炼,进行深呼吸、叩击后背咳嗽排痰,以防坠积性肺炎的发生;同时应积极进行患肢股四头肌舒缩锻炼、踝关节和足趾屈伸活动,以防止肌肉萎缩和关节僵直的发生。骨折固定时间为8～12周。骨折固定6周后,可行X线片检查,观察骨生长情况,骨痂生长良好,可扶双拐保护下不负重下地行走;若骨已愈合,可解除固定;若未完全愈合,可继续固定3～5周,X线片检查至骨折坚固愈合。如果骨折无移位,并已连接,可扶拐下地活动,至于弃拐负重行走约需半年或更长时间。

2. 牵引疗法

牵引疗法适用于所有类型的转子间骨折。由于病死率和髋内翻发生率较高,国外已很少采用,但在国内仍为常用的治疗方法。具体治疗应根据患者的骨折类型及全身情况,是否耐受长时间的牵引和卧床。一般选用Russell牵引,可用股骨髁上穿针或胫骨结节穿针,肢体安置在托马架或勃朗架上。对不稳定骨折牵引时注意牵引重量要足够,约占体重的1/7,否则不足以克服髋内翻畸形;持续牵引过程中,髋内翻纠正后也不可减重太多,以防止髋内翻的再发;另外牵引应维持足够的时间,一般8～12周,对不稳定者,可适当延长牵引时间。待骨痂良好生长,骨折处稳定后,练习膝关节功能,嘱患者离床,在外展夹板保护下扶双拐不负重行走,直到X线片显示骨折愈合,再开始患肢负重。骨折愈合坚实后去除牵引,才有可能防止髋内翻的再发。牵引期间应加强护理,防止发生肺炎及压疮等并发症。据报道,股骨转子间骨折牵引治疗,髋内翻发生率可达到40%～50%。

3. 闭合穿针内固定

闭合穿针内固定适用于无移位或轻度移位的骨折。采用局部麻醉,在C形臂X线透视下,对移位骨折,先进行复位,于转子下2.5 cm处经皮以斯氏针打入股骨颈,针的顶端在股骨头软骨下0.5 cm处,一般用3枚或多枚固定针,最下面固定针须经过股骨矩,至股骨颈压力骨小梁中。固定针应呈等边三角形或菱形在骨内分布,使固定更坚强。固定完成后,针尾预弯埋于皮下。在C形臂X线透视下行髋关节轻微屈曲活动,观察断端有无活动。术后患肢足部穿"丁"字鞋,保持外展30°中立位。术后患者卧床3天后可坐起,固定8～12周后,行X线片检查,若骨折愈合,可扶双拐不负重行走,练习膝关节功能。

近年来越来越多的人主张在条件许可的情况下,为了防止骨折再移位,避免长期卧床与牵引,早期使用经皮空心钉内固定。但也不能一概而论,应视具体情况而定,因内固定本身是一种创伤,且还需再次手术取出。

(二)切开复位内固定

手术治疗的目的是要达到骨折端坚固和稳定的固定。骨折的坚固内固定和患者的早期活动被认为是标准的治疗方法。所以治疗前首先应通过X线片来分析骨折的稳定情况,复位后能否恢复内侧和后侧皮质骨的完整性。同时应了解患者的骨骼情况,选择合适的内固定器械,达到骨折的坚固和稳定固定的目的。转子间骨折常用的内固定物有两大类:带侧板的髋滑动加压钉和髓内固定系统。如 Jewett 钉、DHS 或 Richard 钉、Gamma 钉、Ender 钉、Kirintscher 钉等。

1. 滑动加压髋螺钉内固定系统

滑动加压髋螺钉系统在20世纪70年代开始应用于一些转子间骨折的加压固定。此类装置由固定钉与一带柄的套筒两部分组成,固定钉可在套筒内滑动,以保持骨折端的紧密接触并得到良好稳定的固定。术后早期负重可使骨折端更紧密的嵌插,有利于骨折得以正常愈合。对稳定性骨折,解剖复位者,130°钉板;对不稳定性骨折,外翻复位者,用150°钉板。常用的有带侧板的髋滑动加压钉固定。在 Richard 加压髋螺钉操作时,应首先选择进针点于转子下2 cm处,一般在小转子尖水平进入,于股骨外侧皮质中线放置合适的角度固定导向器,打入3.2 mm 螺纹导针至股骨头下 0.5~1.0 cm,C形臂X线正侧位透视检查,确认导针位于股骨颈中心且平行于股骨颈,并与软骨下骨的交叉点上。测量螺丝钉长度后,沿导针方向行股骨扩孔、攻丝,拧入拉力螺丝钉,将远端的套筒钢板插入滑动加压螺钉钉尾,然后以螺钉固定远端钢板。固定完毕后行髋关节屈伸、旋转活动,检查固定牢固,逐层缝合切口。术后患者卧床3天后可坐起,2周后可在床上或扶拐不负重行膝关节功能练习。固定8~12周后,行X线片检查,若骨折愈合良好,可除拐负重行走,进行髋、膝关节功能锻炼。

2. 髓内针固定系统

髓内针固定在理论上讲与切开复位比较有以下优点:手术操作范围小,骨折端无须暴露,手术时间短,出血量少。目前有两种髓内针固定系统用于转子间骨折的固定,即髁-头针和头-髓针。

(1)头-髓针固定:包括 Gamma 钉、髋髓内钉、Russell-Taylor 重建钉等。Gamma 钉即带锁髓内钉。在股骨颈处斜穿1枚粗螺纹钉,并带有滑动槽。该钉从生物力学角度出发,穿过髓腔与侧钢板不同,它的力臂较侧钢板短,因此在转子内侧能承受较大的应力,以达到早期复位的目的。术中应显露骨折部和大转子顶点的梨状肌窝,以开口器在梨状肌窝开孔并扩大髓腔,将髓内棒插入股骨髓腔,在股骨外侧皮质钻孔,以髓内棒颈螺钉固定至股骨头下,使骨折断端加压,然后固定远端螺钉,其远端横穿螺钉,能较好地防止旋转移位。适用于逆转子间骨折或转子下骨折。

(2)髁-头针固定:如 Kirintscher,Ender 和 Harris 钉。Ender 钉的髓内固定方法,20世纪70年代在美国广泛应用。Ender 钉即多根细髓内钉。该钉具有一定的弹性和弧度,自内收肌结节上方进入,在C形臂X线透视检查下,将钉送在股骨头关节软骨下0.5 cm处,通过旋转改变钉的位置,使各钉在股骨头内分散,由于钉在股骨头颈部的走行方向与抗张力骨小梁一致,从而抵消了造成内翻的应力,3~5枚钉在股骨头内分散,有利于控制旋转。原则上,除非髓腔特别窄,转子间骨折患者最少应打入3~4枚 Ender 钉;对于不稳定的转子间骨折且髓腔特别宽大时,可打入4~5枚使之尽可能充满髓腔。优点:①手术时间短,创伤小,出血量少;②患者术后几天内可恢复行走状态;③骨折部位和进针点感染机会少;④迟缓愈合和不愈合少。主要缺点为:控制旋转不绝对可靠,膝部针尾外露过长或向外滑动,可引起疼痛和活动受限。

3. 加压螺丝钉内固定

加压螺丝钉内固定适用于顺转子间移位骨折。往往在临床应用中需采用长松质骨螺钉固定,以控制断端的旋转。术后患肢必须行长腿石膏固定,保持外展30°中立位,以防骨折移位,造成髋关节内翻。待骨折完全愈合后,才可负重进行功能锻炼。固定期间应行股四头肌舒缩锻炼,防止肌肉萎缩,有利于关节功能恢复。现此种方法在临床上已应用很少。

4.人工关节置换

股骨转子间骨折的人工关节置换在临床上并未广泛应用。术前根据检查的结果对患者心、脑、肺、肝、肾等重要器官的功能进行评估,做好疾病的宣教,向患者和家属说明疾病治疗方法的选择、手术的目的、必要性、大致过程及预后情况,对高危人群应说明有多种并发症出现的可能及其后果,伤前病变术前治疗的必要性和重要性,使患者主动地配合治疗。在老年不稳性转子间骨折,同时存在骨质疏松时,可考虑行人工关节置换。但对运动要求不高且预计寿命不长的老年患者,这一手术没有必要。而对转子间骨折不愈合或固定失败的患者是一种有效的方法。作者在严格选择适应证的情况下,对部分股骨转子间骨折患者行骨水泥人工股骨头置换术,取得了良好的效果,使老年患者更早、更快地恢复行走功能,减少了并发症的发生。

(三)围术期的处理

股骨转子间骨折与股骨颈骨折都多见于老年人,且年龄更大。治疗方法多以手术为主,做好围术期的处理,积极治疗伤前病变,提高手术的安全性,注重术后处理以减少并发症,在本病的治疗中占有十分重要的位置。

四、并发症

(一)压疮

股骨转子间骨折的患者往往需要长时间卧床,若护理不周,可在骨骼突出部位发生压疮。这是由于局部受压,组织因血液供应障碍,导致坏死,溃疡形成,经久不愈,有时还能发生感染,引起败血症。对此,应加强护理,以预防为主。对压疮好发部位,如骶尾部、踝部、跟骨、腓骨头等骨突部位应保持清洁、干燥,定时翻身,进行局部按摩,并注意在骨突出部加放棉垫、气圈之类。对已发生的压疮,除了按时换药,清除脓液和坏死组织外,还应给予全身抗生素治疗及支持疗法或投以清热解毒、托毒生肌中药。

(二)坠积性肺炎

坠积性肺炎是老年患者长期卧床或牵引、石膏固定常见的并发症。由于长期卧床,肺功能减弱,痰涎积聚,咳痰困难,易引起呼吸道感染,有的因之危及生命。对此,对长期卧床的患者,应鼓励其多作深呼吸及鼓励咳嗽排痰,并在不影响患肢的固定下加强患肢的功能活动,以便及早离床活动。

(三)髋内翻

髋内翻多因股骨转子间骨折复位不良,内侧皮质对位欠佳或未嵌插,内固定不牢所致。髋内翻发生后患者行走跛行步态,双侧者呈鸭行步态,类似双侧髋关节脱位。查体见患者肢体短缩,大转子突出,外展、内旋明显受限。单侧 Allis 征阳性,Trendelenburg 征阳性。X 线表现:骨盆正位片可见患侧股骨颈干角变小,股骨大转子升高,其多由于肌肉的牵引及重力压迫所致。

治疗上保守治疗效果不佳。对轻的髋内翻,不影响行动者可不处理,<120°的内翻,早期发现应做牵引矫正,年轻者应行手术矫正。根据股骨近端的正侧位 X 线平片,计算各个矫正角度,来制订术前计划,外翻截骨应恢复生物力学平衡,但在另一方面,要根据髋关节现有功能,限定矫正的度数,以免发生外展挛缩。手术方法有许多,常用的有两种,转子间或转子下截骨术。关节囊外股骨转子间截骨:术前在侧位X线片上测量患侧股骨头骨骺线与股骨干轴线形成的头—干

角,并与正常侧对照,在蛙式位上测量股骨头—干角,确定其后倾角度,也与正常侧比较。两者之差,可作为确定术中楔形截骨块的大小。术中用片状接骨板或螺丝接骨板内固定,术后可扶拐部分负重 6～8 周,然后允许完全负重。转子间或转子下截骨:在股骨干及关节囊以外进行。不仅间接矫正颈之畸形,而且不影响股骨头的血液供应。通过手术将股骨头同心性地位于髋臼内,恢复股骨头对骨干轴线的功能位置。中度及重度滑脱时,股骨头在臼内后倾及向内倾斜,引起内旋、内收、外旋及过伸畸形。为同时矫正这种三种成分的畸形,可用三维截骨术,即远段外展、内收及屈曲,通常需要切除楔形小骨块,构成三维截骨的两个角性成分,再矫正旋转的角度,矫正后用钉板固定。切除的骨块咬成碎块充填于截骨区周围有助于新骨形成。从生物力学观点,它可有足够强度内固定,可减少术后固定,但术后最好仍用石膏固定,直至愈合。不论用什么方法,畸形可能复发,故要经常随访复查。

（丁　宁）

第五节　股骨干骨折

股骨干是指股骨小转子下 2～5 cm 到股骨髁上 2～4 cm 的部分。股骨干骨折约占全身骨折的 6%。男多于女,约 2.8∶1,患者以 10 岁以下儿童最多,约占股骨干骨折的 50%。随着近年来交通事故的增多,股骨干骨折的发病比例呈上升趋势,男多于女。骨折往往复杂,且合并伤较多,给治疗增加了很大的难度。

一、病因病理与分类

股骨干骨折多见于儿童和青壮年。以股骨干中部骨折较多发。直接暴力和间接暴力均可造成骨折。碰撞、挤压、打击等直接暴力所致者,多为横形、粉碎性骨折。而扭转、摔倒、杠杆作用等间接暴力所致者,多为斜形、螺旋形骨折。除青枝骨折外,股骨干骨折均为不稳定性骨折。

（一）骨折的典型移位

骨折发生后受暴力作用,肌肉收缩和下肢重力作用,不同部位可发生不同方向的移位趋势。见图 8-1。

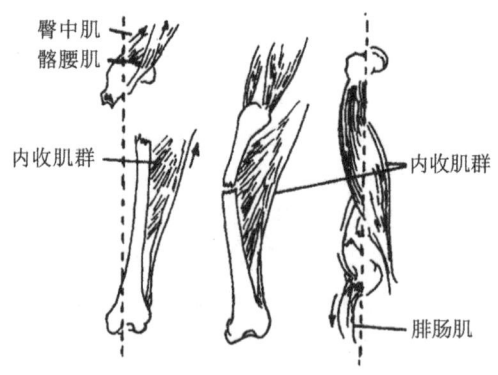

图 8-1　股骨干骨折的典型移位示意图

(1)上 1/3 骨折：近端受髂腰肌和臀中、小肌及外旋肌的牵拉而产生屈曲、外展及外旋倾向，远端则因内收肌群的作用而产生向后、上、内移位。

(2)中 1/3 骨折：除重叠外，移位规律不典型，多数骨折近折端呈外展、屈曲倾向，远折端因内收肌的作用，下方向内上方移位，使两骨折端向前外成角。

(3)下 1/3 骨折：由于膝后方关节囊及腓肠肌的牵拉，将远端拉向后方，其锐利的骨折端可刺伤腘动、静脉，而骨折近端内收向前移位。

(二)根据骨折线的形状

(1)横形骨折：骨折线为横行，大多由直接暴力造成。

(2)斜形骨折：骨折线为斜行，大多由间接暴力造成。

(3)螺旋形骨折：骨折线为螺旋形，多由强大的旋转暴力造成。

(4)粉碎性骨折：骨折片在 3 块以上，多由直接暴力造成。

(5)青枝骨折：因骨膜厚，骨质韧性较大，断端一侧皮质未完全断裂。多见于小儿。

造成股骨干骨折常需较强大的暴力，骨折后断端移位明显，软组织损伤严重。临床上应注意，成人股骨干骨折内出血 500~1 000 mL，出血较多，加上创伤后剧烈疼痛刺激，特别是多发性骨折、多段骨折，更易早期出现休克；有挤压伤者，应注意是否有挤压综合征的发生。下 1/3 骨折时，注意检查是否有腘动、静脉损伤，应密切观察病情，以免贻误治疗。

二、临床表现与诊断

股骨干骨折多有明确的外伤史，如车祸、高处坠落、重物直接打击等。伤后局部疼痛、肿胀明显，可出现短缩、成角畸形，患肢功能活动完全丧失，可触及骨擦感和异常活动，但儿童青枝骨折除外。下 1/3 骨折时，应注意足背动脉及胫后动脉搏动情况，如出现动脉搏动减弱或消失，末梢循环障碍，后方血肿形成，应疑为腘动、静脉损伤，应急诊手术探查。严重挤压伤、粉碎性骨折或多发性骨折患者，应注意挤压综合征和脂肪栓塞的发生。轻微外力造成的骨折，应考虑到病理性骨折。

X 线片检查可以明确骨折部位及移位情况。上 1/3 骨折时，X 线检查应包括髋关节；下 1/3 骨折时，X 线检查应包括膝关节。怀疑髋关节脱位患者，应加拍髋关节正位及侧位 X 线片，以明确诊断。

三、治疗

(一)急救处理

股骨干骨折的治疗，应开始于急救处理阶段。一般患者完全丧失站立或行走能力，由于下肢长而重，杠杆作用大，不适当的搬运可引起更多的软组织损伤。因此，合理地就地固定患肢，是非常重要的。患者如无休克、颅脑损伤或胸、腹部损伤时，应先给予止痛剂，禁止在现场做不必要的检查。最简单的方法是将患肢与健肢用布条或绷带绑在一起，如有合适的木板，可在患肢的内外侧各放一块，内抵会阴部，外超骨盆平面，布条或绷带绑住固定，固定时下肢应略加牵引，这样可以部分复位并减轻疼痛。

(二)非手术治疗

1.新鲜儿童股骨干骨折的治疗

儿童股骨干骨折由于愈合快，自行塑形能力强，有些移位、成角均可自行矫正。采用牵引和外固定治疗，不易引起关节僵硬，故多采用保守治疗。儿童股骨干骨折的另一重要特点是，常因骨折的刺激引起肢体过度生长，其可能的原因是由于在骨折后临近骨骺的侧支血液供给增多之故。至伤后2年，骨折线愈合，骨痂重新吸收，血管刺激停止，生长即恢复正常。

根据以上儿童股骨干骨折的特点，骨折在维持对线的情况下，短缩不超过2 cm，无旋转畸形，均被认为达到功能复位要求。尽量不采用手术治疗。

(1)青枝骨折和无移位的稳定性骨折，无须整复，以小夹板固定即可。对移位较多或轻度成角畸形者，可采用手法复位，矫正畸形，并行小夹板固定。对无移位或移位较少的新生儿产伤骨折，将患肢用小夹板或圆形纸板固定2~3周。

(2)3岁以下儿童可采用Bryant牵引，亦称过头牵引，这是一种传统的治疗方法，利用皮肤牵引达到治疗效果。选用合适长度的胶布粘贴，自骨折水平面或以上1 cm处开始，下到足底1 cm左右的扩张板上，用绳索连接后，再通过两滑轮，加上牵引所需重量。下肢突起部位如腓骨头、内外踝部应加垫，以避免局部压迫，引起溃破、疼痛和神经麻痹，最后用绷带松紧适度的缠绕下肢，以防胶布滑脱。牵引重量为双下肢同时牵引时，患儿臀部悬空，距离床面1~2 cm为度。患儿大腿可行夹板固定。为防止骨折向外成角，可使患儿面向健侧躺卧。牵引期间应定期拍X线片，观察骨折对位情况，密切观察患肢血运及活动。牵引3~4周后，根据X线片显示骨愈合情况，去掉牵引。儿童股骨横断骨折，常不能完全牵开而呈重叠愈合。开始虽然患肢短缩，但因骨折愈合期，血运活跃患骨生长加快，约1年余双下肢可等长。

(3)3~14岁儿童移位骨折，可在水平牵引下施以手法复位、小夹板固定；骨牵引可行胫骨结节或股骨髁上牵引；皮牵引用胶布贴于患肢内、外两侧，再用螺旋绷带包住，患肢放于垫枕上，牵引重量为2~3 kg，如骨折断端重叠未能牵开，可行2层螺旋绷带中间夹1层胶布的缠包方法，再加大牵引重量。在皮肤或骨牵引完成后，患儿仰卧，一助手固定骨盆，另一助手使伤侧髋半屈曲位拔伸牵引，术者双手用端、挤、提、按手法进行整复，然后行小夹板固定。注意调整牵引针方向、重量及肢体位置以防成角畸形；小夹板固定也应注意松紧适度，并应随时进行调整。4~6周行X线片复查，观察骨折愈合情况。如愈合良好，可去牵引，行功能锻炼。

2.成人股骨干骨折的治疗

无移位的稳定骨折，无须整复，只要固定即可。有移位的骨折，可根据受伤部位不同而行股骨髁上或胫骨结节骨牵引，并手法复位夹板固定。对股骨上及中1/3骨折，可选用胫骨结节牵引；下1/3骨折，可选用胫骨结节或股骨髁上牵引。股骨中段骨折时，患肢伸直位牵引；股骨下段骨折时，患膝屈曲90°牵引。牵引过程中，应注意膝关节活动及控制远端旋转；经常测量下肢长度及骨折的轴线；复位中，要求无重叠，无成角，侧方移位不大于1/2直径，无旋转错位。手法复位前先行穿针，后整复骨折。股骨上段骨折，需一助手固定骨盆，另一助手一手握踝，一肘挎腘窝，膝关节屈曲90°，髋关节半屈曲位向上提拉，并使股骨远端外旋；术者根据不同部位骨折的移位情况，采用推、按、扳、提手法，纠正骨折的旋转、成角及侧方移位，然后固定。治疗期间，第2天即开始练习股四头肌收缩及踝关节活动，第2周开始练习抬臀，第3周两手提吊环，健足踩在床上，收腹，抬臀，使身体、大、小腿成一直线，加大髋膝活动范围。从第4周开始可扶床架练站立。X线片检查示骨折临床愈合后，可去牵引后逐渐扶拐行走，直至X线片检查骨折愈合为止。

(三)切开复位内固定

成人股骨干骨折后，由于肌肉的牵拉，往往移位严重，保守治疗难以达到满意的效果，因此须采用手术切开复位内固定，以恢复正常的解剖关系。切开复位内固定的适应证包括：用手法或牵引不能达到整复要求的骨折;严重开放性骨折,受伤时间短,尚未出现感染迹象者;合并神经血管损伤的骨折;多发性骨折。常用的内固定有钢板螺丝钉内固定和髓内针固定。自20世纪60年代以来,瑞士AO学组的外科医师对所有的股骨干骨折采用髓内固定或钢板螺丝钉内固定。

AO加压钢板内固定的基本原则:①无创技术,保存骨折端血运,内固定放于骨膜外,慎重保留软组织;②解剖复位;③张力侧钢板固定。AO学者利用特制的内固定器材,使骨折断端间产生加压作用,使骨折获得一期愈合,早期功能活动,恢复肢体正常功能。但加压钢板内固定易发生一定的并发症,常见的有钢板疲劳断裂、钢板下骨质萎缩、感染。髓内针内固定早在20世纪40年代就由Knntscher介绍闭合髓内钉技术。第二次世界大战以后,由于开放式髓内钉固定的出现和广泛应用,对于无并发症的青年髓腔最狭窄非粉碎骨折,髓内钉成为股骨干骨折的最终治疗方法。随着手术技术的完善,特别是影像器的应用,髓内钉固定技术得到更好的临床应用。

1.切开复位加压钢板螺丝钉内固定

AO方法自20世纪60年代起逐渐普及,可分为加压器钢板和自身加压钢板两种。主要适应于股骨干上、中、下1/3横形骨折、短斜形骨折。手术在侧位进行,大腿后外侧切口,在外侧肌间隔前显露股骨干外侧面,推开骨膜后,钢板上在股骨干外侧。股骨干骨折内固定选择后外侧切口的优点是,由前肌群与后肌群之间隙进入,不损伤肌肉,内固定物置于股骨外侧,可避免膝上方前面股四头肌与股骨之间的滑动机构发生粘连。术后患者卧位2～3周,逐渐扶拐下地,练习下肢关节活动,待骨折愈合后,方能完全离拐行走。

2.切开复位梅花形髓内针内固定

适应证:①股骨干上、中1/3横形及短斜形,蝶形骨折或陈旧粉碎骨折;②股骨多段骨折;③股骨中上、上1/3陈旧骨折、延迟愈合或不愈合;④股骨上中1/3骨折,并发大腿神经、血管损伤,需修复者;⑤多发骨折(包括股骨骨折)或多发伤,如胸或腹部广泛烧伤需经常变换体位,不能应用牵引者。长斜形及螺旋形骨折应视为相对禁忌证。

髓内针的选择:测量健肢股骨大转子尖至髌骨上缘,为其长度。在标准X线片中,测髓腔最狭窄部位的横径,减去10%,即为所用髓针的粗细(直径),或在术前把选好的髓内针用胶布贴在大腿外侧,进行X线摄片(股骨全长)。髓针的长度粗细与髓腔进行对照,髓内针的长度应自股骨髁间窝上1cm,至股骨大转子上2cm,其粗细能通过髓腔最狭窄部位为准。手术方法可采用逆行髓内穿针法和顺行髓内穿针法。如为陈旧骨折,把植骨材料如碎骨条放在骨折端的周围。近年来梅花形髓内针由于在固定中的强度欠佳,抗旋转力较差,临床上已较少使用。

3.闭合髓内针内固定

适应证:①股骨上及中1/3的横形、短斜形骨折,有蝶形骨片或轻度粉碎性骨折;②多发骨折。

术前先行骨牵引,重量为体重的1/6,以维持股骨的力线及长度,根据患者全身情况,在伤后3～10天内手术。髓内针长度及粗细的选择同逆行髓内针者。患者体位分为侧卧位及平卧位两种。侧卧位:患者健侧卧于骨折牵引台上,健肢伸直位,固定在足架上,患肢髋屈曲80°～90°,内收20°～30°中立位。对双下肢进行牵引,直到骨折端分离,在X线电视引导下,施手法进行复位。平卧位:患者平卧于骨折手术台上,两腿分开,插入会阴棒,阻挡会阴。躯干略向健侧倾斜,患肢内收20°～30°中立位,固定于足架上。这样可使大转子充分暴露,尽量向患侧突出。健肢外展、下垂或屈曲位,以不影响使用C形臂X线机透视患肢侧位为准。对患肢施以牵引,直到骨折断端分离,在透视下使骨折复位或至少在同一平面上得到复位。术后一般不需外固定,48～

72小时除去引流。术后7～10天,可逐步扶拐下地活动。此法创伤较小、膝关节功能恢复较快、不必输血,是值得选用的。但是,需要C形臂X线电视设备。骨折2周以上影响复位者,不宜选用此法。

4.带锁髓内针内固定

带锁髓内针内固定适用于股骨干上、中、下段横形、斜形或粉碎性骨折。现临床上应用较多。其优点在于通过远近端栓钉有效控制旋转,克服了髓内针旋转控制不好的情况,扩大了应用范围。全程应在C形臂X线透视下进行。闭合带锁髓内针手术操作时应利用骨折复位床,将骨折复位;开放带锁髓内针在髓内针内固定的基础上,进行近端和远端栓钉固定。术中应扩大髓腔,根据骨折情况,可行动力固定或静力固定。

四、并发症

(一)骨折畸形愈合

最常见的畸形愈合是成角畸形,其次为短缩畸形及旋转畸形。有时以上3种畸形中的二者可同时存在。成角畸形多因牵引重量不足,石膏固定不当或下地负重太早,使股骨干骨折发生成角畸形。在股骨干上1/3骨折,易发生向外或向前外成角畸形;中1/3骨折,可发生向外或向前成角畸形;下1/3骨折,多发生向外或向后成角畸形。短缩畸形主要由于牵引重量不足,未能将骨折重叠牵开所致,或者是并发伤较多,忽略治疗所致。旋转畸形忽略治疗者,远骨折端随肢体重量处于外旋位,并在外旋畸形位愈合。不是所有的畸形愈合都需要外科治疗,在儿童,轻度短缩可自行矫正,在成人轻度短缩则可以垫高鞋跟来补偿,但短缩2.5cm以上则招致明显跛行及骨盆倾斜,对年轻人应考虑矫正。不论儿童或成人,对于旋转畸形均无自行矫正能力,应予矫形。股骨干的成角畸形,成人>15°,儿童>30°,即应采取截骨矫正术。

术前应做好充分的准备:①因膝关节长时间固定而活动障碍,术前应锻炼屈膝至90°;②成角畸形并缩短的患者,常发生股内收肌挛缩,可妨碍短缩的矫正,故术前应做短期牵引;③为使截骨后顺利愈合,应准备植骨。

手术一般在硬膜外麻醉下进行,对有内收肌挛缩者,可先切断股内收肌起点,选用股骨外后侧切口,外侧肌间隔前显露。手术包括截骨矫形、内固定及植骨3个部分:①截骨,一般于成角畸形处截骨,以气或电锯或骨刀截骨,横断截骨易于操作,如做成台阶状则更有利于愈合并防止旋转,有重叠或旋转畸形者同时矫正;②内固定,对股骨上、中1/3骨折畸形愈合,截骨后选用逆行髓内针固定,畸形愈合处骨髓腔多闭塞,予以通开并扩大以接纳较粗的梅花髓内针,对下1/3骨折可选用角翼接骨板,梯形接骨板或加压钢板固定,置于骨干外侧;③植骨,取同侧髂骨碎骨条植于截骨处周围,置负压引流缝合切口,术后48小时拔除引流管。拆线后练习膝关节功能,骨折愈合前不能负重活动。

(二)骨不连接

其病因包括:过度牵引;开放骨折于清创时取出碎骨片较多并感染;内固定与外固定不足;过早活动等。后者约占全部病例的一半。股骨干骨折后骨不连接常伴有成角畸形、肢体短缩畸形及膝关节活动障碍。对股骨干骨不连接的治疗原则是矫正畸形,坚强固定及植骨促使愈合,同时应注意到保存及恢复膝关节活动。

术前应做好充分的准备:有成角畸形及短缩者,行患肢股骨髁上牵引1～2周。对中上1/3骨不连,以夹板等短期固定股部,进行膝关节活动锻炼,达90°屈曲范围再手术,则术后膝关节活动较易恢复;下 1/3 不连接的外固定较难,应早日手术,术后练习膝关节活动。

手术取股外后侧切口进入,操作分以下 3 个步骤:①切除断端间纤维组织,打通髓腔扩髓至 10 mm 以上,修整断端,矫正畸形。②坚强固定,以 10 mm 以上梅花髓内针固定,对骨质疏松髓腔粗大者,以双根梅花髓内针套接固定。此适用于上及中 1/3 骨不连接。对下 1/3 骨不连接则宜选用钢板固定。对于转子下骨不连接,由于髓腔较粗大,梅花髓内针不能完全控制轴线,可将髓内针上端相当于不连处折弯 15°~20°角,使角尖向内,开口向外,顺行打入髓腔,此成角髓内针使骨不连处发生向内 10°~15°的成角,但由于髓腔粗大的抵消,仅有轻度成角,保持处于轻微外翻位(正常范围),从而防止髋内翻的发生。对于下 1/3 骨不连的内固定,亦可选用梅花髓内针,但针的长度应达股骨髁间凹之上的松质骨中,另外还可横穿 1 枚斯氏针,两端均露在皮外,以备术后用小夹板卡住斯氏针做外固定,以防止旋转活动,如有锁钉髓内针固定则更好,横穿斯氏针可于 6 周后骨折初步愈合时拔除。③植骨,取同侧髂骨碎骨条,植于骨不连处四周,置负压引流,缝合切口。

(三)膝关节活动障碍

1.病因

(1)长时间固定膝关节,未进行股四头肌及膝关节活动锻炼者,膝关节长期处于伸直位,股四头肌挛缩,甚至关节内粘连。

(2)手术及骨折创伤造成股四头肌与股骨前滑动结构粘连,股骨中下 1/3 骨折错位,损伤股前滑动结构出血粘连;前外侧手术入路,钢板置于股骨前外与股中间肌粘连,手术及创伤使股中间肌纤维化挛缩。

(3)膝关节长期处于半屈曲位,亦可发生屈曲挛缩,后关节囊粘连,腓肠肌、髂胫束及腘绳肌挛缩。

2.诊断

膝关节伸屈活动范围甚小,在 10°~20°,髌骨不能向内外推动者,为膝关节内粘连,髌上滑囊与两侧滑囊粘连,扩张部挛缩。严重者交叉韧带挛缩。膝关节有一定范围活动,常在 30°稍多,主要为屈曲受限,可伸直,髌骨可在左右推动及上下滑动者,主要为伸膝结构粘连与挛缩。屈膝正常,伸膝受限者为屈曲挛缩。

3.治疗

(1)手法治疗:对轻度股四头肌挛缩及伸膝结构粘连者,例如膝可伸直,屈曲仅 50°左右者,股四头肌处于无可触及的瘢痕条带者,可应用手法复位。在麻醉下,手法被动屈曲膝关节,稳妥而较慢强力屈膝至听到组织撕裂声,以膝被动屈膝至 90°或稍多为止,不可一次要求完全屈曲。

(2)牵引治疗:对 20°以内轻度屈曲挛缩,可行骨牵引治疗,重量逐渐增加,患者可自己压迫股骨向后,牵引中注意观察有无腓总神经损伤症状,一旦出现应立即减轻牵引,牵引不能伸直者,可做手术前准备。

(3)股四头肌成形术:适应于伸膝装置粘连,股四头肌挛缩。采用硬膜外麻醉,患者平卧位,在大腿根部置气囊止血带,驱血后手术。取股前正中纵行切口,经髌骨内侧至其远端。将股内侧肌及股外侧肌从股直肌上分离开直至髌骨上方。电灼,止血。然后把股直肌与股中间肌完全分开,股前瘢痕及挛缩多集中在股中间肌。因此,将股直肌用布带提起,将其下方股中间肌连同瘢痕一并切除。股内外侧肌中的瘢痕也切除。向下切开两侧关节囊的挛缩,后屈曲膝关节。由助手稳定大腿,术者双手握小腿,渐渐用力使膝关节屈曲到超过 90°,此过程可听到组织撕裂声。

如瘢痕过多则不可强力屈曲,以防发生撕裂伤或骨折。缝合时,将股内侧肌与股外侧肌缝在股直肌两旁,关节囊不缝合。股四头肌之间可垫以脂肪,置负压引流,缝合切口。术后将患肢置于连续被动活动架上,24小时后开始连续被动活动,保持活动范围,直至患者主动伸屈活动达到被动活动的范围。3周下地练习下蹲屈曲,借助体重,加大屈膝活动范围。如无连续被动活动架,可用平衡牵引(带附架的托马斯架)固定患肢。于麻醉恢复后,主动及被动练习活动膝关节。本手术的成功与否在很大程度上取决于患者的意志。不怕疼痛和早期活动到最大范围,努力锻炼股四头肌和股后肌。

(4)关节内粘连:分离由关节内粘连所致的关节僵硬,其轻度者通过手法治疗,可将粘连撕开。严重粘连者,关节活动范围极小者,需手术分离。在气囊止血带下手术。无股中间肌瘢痕挛缩者,取髌骨内、外两侧切口。内侧切口中自髌骨旁切开股内侧肌及关节囊,滑膜内锐性分离;外侧切口中切开髂胫束及关节囊,分离外髁滑囊及髌上囊。慢慢被动屈曲膝关节,亦听到组织撕裂声,至超过90°即可。负压引流,缝合股内侧肌于髌旁,关闭切口,术后处理同上。

(5)膝关节屈曲挛缩及僵硬的松解如下。①术前牵引:除屈曲20°以内的轻度挛缩可牵引矫正或不经牵引而直接手术矫正外,较重的屈曲挛缩,均应行术前牵引准备。②从内外侧途径行膝屈曲挛缩松解术:采用硬膜外麻醉,患者仰卧,气囊止血带下手术,膝关节在屈曲位。外侧切口:从股骨髁近侧股二头肌腱前向腓骨头做一长12 cm切口,有髂胫束挛缩、膝屈曲、小腿外展外旋畸形者,在切口中向前于髌上2~3 cm处横断髂胫束及阔筋膜,外侧肌间隔紧张或其他挛缩组织亦予以横断。向后牵开股二头肌腱及腓总神经,在股骨外髁后面横切开关节囊,用骨膜起子紧贴股骨后面向内向上推开外侧关节囊及腓肠肌外侧头起点,使与股骨完全离开,直达股后中间部位,向上分到关节间隙上7~8 cm。内侧切口:从内收肌结节后到关节远侧纵切口,切开后关节囊,紧贴股骨向外向上推开后关节囊与腓肠肌内侧头,使之与股骨离开并使与外侧切口相通。伸展膝关节:稳妥用力伸展膝关节至完全伸直。注意腓总神经是否紧张,如果紧张,则将其游离到腓骨颈处并将腓骨头于屈膝位切除。如果膝关节仍不能完全伸直,则检查股二头肌腱与内侧诸肌腱是否紧张,对紧张者行"Z"字形延长,有的后交叉韧带紧张挛缩,需将其在胫止点上切断。对于行股二头肌腱延长者,更需注意防止伸膝时牵拉损伤腓总神经,应切除腓骨头,松解神经。冲洗伤口,置负压引流,分层缝合。③术后处理:对经手术膝关节完全伸直者,行膝伸直位石膏后托或石膏前后托固定,锻炼股四头肌,术后2周除去前托,保留后托,每天练习屈膝活动,然后仍以后托固定直至5周。白天除去后托锻炼,夜间用后托保持膝伸直,持续6个月,以防屈膝挛缩复发。对术中伸直膝关节腓总神经紧张者,或仍不能完全伸直者,术后继续牵引治疗,缓缓伸直膝关节。伸直后做石膏后托固定,按上述步骤处理。无论石膏固定或牵引,均需严密观察腓总神经有无受损情况,一旦出现,即应再屈曲膝关节,使腓总神经恢复,然后缓慢牵引伸膝。

(四)再骨折

再骨折发生率是9%~15%。在骨愈合不良或骨痂内在结构并非所承受的应力方向排列时,常易发生再骨折。动物实验也支持这样的观点。因此,防止再骨折的有效方法是当骨折具有内或外固定时,逐渐增加骨折部位所承受应力,直至达到完全负重。Seiman认为大部分发生再骨折的患者,屈曲少于45°,由于关节活动受限,在骨折部位形成一长的杠杆应力,而易发生再骨折。因此,他认为减少再骨折的发生率,重要的是早期恢复膝关节功能。在去除牢固内固定后,也易发生再骨折。

(五)感染

股骨干骨折部位的感染是十分严重而难以解决的问题,因为骨干有大量皮质骨,由于血运不良和缺血,可以形成慢性窦道和骨髓炎,其治疗方法是切除感染的死骨,有内固定者,则需去除内固定物,骨折用外固定制动,待感染稳定后,如骨折仍不愈合,Ⅱ期再行植骨术。更为积极的方法,可通过扩创后,用局部灌注的方法来控制感染,并同时植骨来促进骨愈合。但长期或慢性骨髓炎,若经久不愈,反复发作,有大块骨缺损,则考虑截肢术。

(丁 宁)

第六节 股骨髁上骨折

发生在腓肠肌起点以上 2~4 cm 范围内的股骨骨折称为股骨髁上骨折。直接或间接暴力均可造成。膝关节强直而骨质疏松者,由于膝部杠杆作用增加,也易发生此骨折。

一、病因

本类骨折主要为强大的直接暴力所致,如汽车冲撞、压砸、重物打击和火器伤等。其次为间接暴力所致,如自高处落地,扭转性外力等,好发于 20~40 岁青壮年。

直接暴力所致骨折多为粉碎性或短斜骨折,而横断骨折较少;间接暴力所致骨折,则以斜行或螺旋形骨折为多见。

二、分型

股骨髁上骨折可分为屈曲型和伸直型,而屈曲型较多见。屈曲型骨折的骨折线呈横形或短斜面形,骨折线从前下斜向后上,其远折端因受腓肠肌牵拉及关节囊紧缩,向后移位。有刺伤腘动静脉的可能。近折端向前下可刺伤髌上囊及前面的皮肤。伸直型骨折也分为横断及斜行两种,其斜面骨折线与屈曲型者相反,从后下至前上,远折端在前,近折端在后重叠移位。此种骨折患者,如腘窝有血肿和足背动脉减弱或消失,应考虑有腘动脉损伤。其损伤一旦发生,则腘窝部短时间进行性肿胀,张力极大,伤处质硬,小腿下1/3以下肢体发凉呈缺血状态,感觉缺失,足背动脉搏动消失。发现此种情况,应提高警惕,宜及早手术探查。如骨折线为横断者,远折端常合并小块粉碎骨折,间接暴力则为长斜行或螺旋形骨折,儿童伤员较多见。

三、临床表现与诊断

(一)外伤史

伤者常有明确的外伤史,由直接打击或扭转性外力造成,而间接暴力多由高处跌地,足部或膝部着地所造成。

(二)肿痛

伤肢由于强大暴力,致使骨折周围软组织损伤亦很严重,故肢体肿胀明显、剧烈疼痛。

(三)畸形

伤肢短缩,远折端向后旋转,成角畸形。即使畸形不明显,局部肿胀,压痛及功能障碍也很明显。

(四)失血与休克

股骨髁上骨折合并股骨下1/3骨折的出血量可达1 000 mL以上,如为开放性则出血量更大。刚入院的伤员常有早期休克的表现,如精神紧张、面色苍白、口干、肢体发凉、血压轻度增高、脉搏稍快等。在转运过程中处理不当及疼痛,均可加重休克。

(五)腘动脉损伤

股骨髁上骨折及股骨干下1/3骨折,两者凡向后移位的骨折端均可能损伤腘动脉,腘窝部可迅速肿胀,张力加大。若为腘动脉挫伤,血栓形成,则不一定有进行性肿胀。腘动脉损伤症状可有小腿前侧麻木和疼痛,其下1/3以下肢体发凉,感觉障碍,足趾及踝关节不能运动,足背动脉搏动消失。所有腘动脉损伤患者都有足背动脉搏动消失这一特点,因此在骨折复位后搏动仍不恢复者,即使患肢远端无发凉、苍白、发绀、感觉障碍等情况,亦应立即行腘血管探查术。若闭合复位后仍无足背动脉恢复者,是危险的信号。所以不应长时间保守观察,迟疑不决。如腘动脉血栓形成,产生症状有时较慢而不典型,开始足背动脉搏动减弱,最后消失,容易误诊,延误手术时机。

(六)合并伤

注意伤员的全身检查,特别是致命的重要脏器损伤者,在休克时腹部外伤症状常不明显,必须随时观察,反复检查及腹腔穿刺,以免遗漏,对车祸、矿井下事故,常为多发性损伤,应注意检查。

(七)X线摄片

对无休克的伤员,首先拍X线片,以了解骨折的类型,便于立即做紧急处理。如有休克,需待缓解后,再做摄片。

四、鉴别诊断

(1)股骨下端急性骨髓炎:发病急骤、高热、寒战、脉快,大腿下端肿痛,关节功能障碍,早期局部穿刺可能有深部脓肿,发病后7~10天拍片,可见有骨质破坏,诊断便可确定。

(2)股骨下端病理骨折:股骨下端为好发骨肿瘤的部位,如骨巨细胞瘤、骨肉瘤等。患者有股骨下端慢性进行性肿胀史,伴有疼痛迁延时间较长,进行性加重,轻微的外伤可造成骨折,X线片可明确诊断。

五、治疗

髁上骨折治疗方法颇多,据骨折类型选择治疗方案如下。

(一)石膏及小夹板固定

石膏及小夹板固定适用于成人无移位的股骨髁上骨折及合并股骨干下1/3骨折的患者。儿童青枝型骨折,可行石膏固定或用四块夹板固定,先在股骨下端放好衬垫,再用4根布带绑扎固定夹板,一般固定6~8周后去除,练习活动,功能恢复满意。

1.优点

无手术痛苦及其并发症的可能,治疗费用低廉可在门诊治疗。

2.缺点

(1)仅适用于无移位骨折及裂纹或青枝骨折。

(2)膝关节功能受限,需一定时间恢复。
(3)可出现压疮,甚则出现腓总神经损伤。

(二)骨牵引加超膝关节小夹板固定

骨牵引加超膝关节小夹板固定适用于移位的髁上骨折。屈曲型在手法整复后,行髁上斯氏针骨牵引,膝屈至100°的位置上,置于托马架(Thomass)或布朗(Braun)架上,使腓肠肌松弛,达到复位,然后外加超膝关节小夹板固定。

伸直型可采用胫骨结节牵引,牵引姿势、位置同上。在牵引情况下,远折段向相反方向整复,即可复位。如牵引后仍不复位,可在硬膜外阻滞麻醉下行手法整复,勿使用暴力,注意腘血管的损伤,如骨折尖端刺在软组织内,可用撬拨法复位后,外加小夹板固定。屈膝牵引4～6周,牵引期内膝关节不断地进行功能练习,牵引解除后,仍用夹板或石膏托固定,直至骨折临床愈合。牵引复位时间在1～7天内,宜用床边X线机观察。

1.优点

优点在于经济、安全、愈合率高,配合早期功能锻炼,减少了并发症。

2.缺点

伤员卧床时间较长,有时需反复床边透视、复位及调整夹板或压垫,虽不愈合者极少,但畸形愈合者常见。如有软组织嵌入骨折端,则不易愈合。横断骨折可见过度牵引而致骨折端分离,造成延迟愈合。开放性股骨髁上骨折合并腘动脉、腓总神经等损伤则不宜牵引,需行手术治疗,以免加重血管、神经的损伤。

(三)股骨髁上骨折撑开器固定

本法适用于股骨髁上骨折而无血管损伤者,并且远折段较短,不适宜内固定的伤员。在硬膜外阻滞麻醉下,采用斯氏针,分别在股骨髁及股骨近折段各横穿一斯氏针,两针平行,在针的两侧各安装一个撑开器,然后在透视下手法整复,并调整撑开器的长度,待复位后,采用前、后石膏托固定于屈膝位。如骨折处较稳定,可将撑开器转而为加压,使骨折处更为稳定牢固。固定4～6周后拔针,继续石膏固定,直至骨折临床愈合。若手法整复失败,可考虑切开复位,从股骨下端外侧纵切开,直至骨折端,避开腘血管,整复骨折后,仍在骨折的上、下段穿针,外用撑开器,缝合伤口。

1.优点

(1)因髁上骨折的远折段甚短,无法内固定,本法使用撑开器代替牵引,患者可较自由的在床上起坐活动,避免了牵引之苦,是个简单易行的方法。

(2)局部固定使膝关节能早期锻炼避免了关节僵直。

2.缺点

(1)为单平面固定,不能有效防止旋转,需要辅以外固定的夹板或石膏。

(2)可能发生针眼、关节腔感染。

(四)切开复位内固定

股骨髁上骨折的治疗主要有两个问题,一为骨折复位不良时,因其邻近膝关节,易发生膝内翻或外翻或过伸等畸形;二为膝上股四头肌与股骨间的滑动装置,易因骨折出血而粘连,使膝关节伸屈活动障碍,尤以选用前外侧切口放置内固定物、术后石膏固定者为严重,因此,切开复位内固定的要求应当是选用后外侧切口;内固定物坚强并放置于股外侧,术后可不用外固定,尽早练习膝关节活动。

1.槽形角状钢板内固定

槽形角状钢板内固定适用于各型移位骨折。

(1)方法:患者平卧位,大腿下1/3后外侧切口,其远端拐向胫骨结节的外侧。切开髂胫束,在股外侧肌后缘,股外侧肌间隔前方进入。将股外侧肌拉向前,显露股骨髁上骨折及其股骨外髁部,如需要可切开膝外侧扩张部及关节囊,根据标准X线片确定在外髁上与股骨干成直线的槽形角状钢板打入点。先用4 mm钻头钻孔,再用1.5 cm×0.2 cm薄平凿深入扩大,注意使凿进洞方向与膝关节面平行,将备好的槽形角状钢板的钉部沿骨孔扣入。然后将骨折复位,用骨折固定器固定骨折及钢板的侧部(长臂)。在骨折线远侧的钢板上拧入1或2枚长螺丝钉,在骨折近端拧入3~5枚螺丝钉,反复冲洗切口,逐层缝合,包扎。

(2)优点:角状钢板固定股骨髁上骨折或髁间骨折,与直加压钢板固定的生物力学完全不同。直钢板固定者,骨折移位的应力首先加于螺丝钉上,骨折两端的任何折弯力扭曲力,都使钢板上的螺丝钉向外脱出,钢板折弯,内固定失败,此已为临床多例证实。角状钢板则不然,一骨折远端的负重力扭曲折弯力,首先加于角状钢板的髁钉,再通过角部,传达到侧部。钢板将应力分散传递至多枚螺丝钉上,由于应力分散,而钢板及每一螺丝钉所承受的应力较小。股骨髁上骨折的变形,受肌肉牵拉易发生外弓及后弓。负力及折弯力均使钢板角部的角度变小,使侧部更贴紧骨皮质,不会将螺丝拔出,因而固定牢固,不需外固定,满足了临床膝活动的需要。

(3)缺点:①操作技术要求高,要求钢板钉部与膝关节面平行,同时长臂也要在股骨干轴线上,否则,内固定失败;②角部为应力集中点易出现断裂;③安装不当或金属疲劳易出现膝内翻畸形;④不宜过早负重。

2.股骨下端内及外侧双钢板固定

(1)适应证:本法适用于股骨髁上骨折其远折段较长者,具体说远折段至少要有固定两枚螺丝的长度,才能应用。如远折段过短采用上述的撑开器固定法。

(2)麻醉与体位:麻醉方法同上,患者侧卧45°位于手术台上伤肢下方置搁腿架,取股骨下端外侧切口时较为方便。若做股骨下端内侧切口,则需将大腿外旋,并调整手术台的倾斜度,暴露亦很清楚。如合并腘动脉损伤需做探查术,可将患者侧卧45°的位置改变为90°的侧卧位,如此腘窝便可充分暴露。

(3)手术方法:切口在股骨下端后外侧,同上方法做一纵行切口,长约14 cm,待进入骨折端后,再做内侧切口,是从股骨内收肌结节处向上沿股内侧肌的后缘延长,约12 cm即可。

从外侧切口开始,切开阔筋膜,经股外侧肌与股二头肌之间进入骨折端,注意避开股骨后侧的腘血管,并妥加保护,防止误伤。内侧切口在股内侧肌后缘分离进入骨折端,骨膜勿过多的剥离。整复骨折后取12 cm以上的6~8孔普通接骨钢板两块,弯成弧形,或取两块髁部解剖钢板,使与股骨下端的弧度相适应,将钢板置于股骨下端的内、外侧,两侧钢板的最下一孔,相当于股骨髁部,由外向内横钻一孔,取70~75 mm的骨栓先行安装固定,然后检查双侧钢板弧度是否与股骨密贴,并加以调整。双侧钢板的最上孔不在同一平面上,因为外侧钢板较直,内侧钢板较弯,所以由外向内钻孔时略斜,即内侧稍低,最好以40~45 mm的短骨栓固定为牢固。其余钉孔,在内、外侧交替以螺丝钉固定。在钢板下端第2孔,因该处股骨较宽,故左、右各以1枚螺丝钉固定,从而制止远折段的旋转移位。缝合两侧伤口不置引流。外加长腿前、后石膏托固定。手术后抬高患肢是必要的,将下肢以枕垫之或以布朗架垫之,有利于静脉回流。另一种情况术后不上石膏托,为对抗股部肌肉的拉力,可行小腿皮肤牵引2~3周后拆除,再以石膏管形固定。术后进行功能锻炼。

(4)优点:手术时钢板的上、下端采用骨栓固定较为牢固,不易松动滑脱,钻孔时方向一定要准确,两个骨栓上、下稍斜,但基本上是平行的。由于钢板在股骨下端的内、外两侧,不影响髌骨的滑动,固定合理,有利于骨折的愈合,最大限度减少伸膝装置的破坏,使关节功能恢复较好。

(5)缺点:①两侧切口创伤较大,钢板取出时亦较费事;②术后需外固定,可致膝关节功能障碍,需较长时间恢复。

六、康复指导

双钢板固定术后,从术后10~14天拆线后开始,先练习肌肉等长收缩,每小时活动5分钟,夜间停止。术后8~10周拆石膏,开始不负重练习膝关节活动,每天理疗、热水烫洗或热水浴,主动活动关节。待拍片及检查骨折已临床愈合时,再开始负重练习。骨折处尚未愈合前,做过多的关节活动是不相宜的,因关节活动障碍的伤员做膝关节活动时,会增加股骨下端骨折段的杠杆力,从而影响骨折愈合。当然在固定比较牢固的患者,功能练习并无妨碍。

槽形角钢板固定:术后不外固定,2周后可逐渐练习膝关节活动。4周扶双拐不负重下地活动。术后8周扶拐部分负重行走。12~14周在无保护下负重。

七、预后

常遗留不同程度的膝关节功能障碍。骨折一般能按期愈合,但骨牵引治疗时骨折端若有软组织嵌入或严重粉碎骨折骨缺损并软组织损伤时,骨折可出现不愈合。骨折并腘血管损伤时,应检查修复,特别注意血管的损伤,血栓形成时,可出现肢体远端小动脉的栓塞而坏死、截肢。

(丁 宁)

第七节 股骨髁间骨折

股骨髁间骨折是指股骨内、外髁或双髁遭受外力后引起的骨折,占全身骨折脱位的0.4%~0.5%,以青壮年男性居多,女性和老年人少见。因本病属关节内骨折,复位要求较高,且预后较股骨髁上骨折差。可合并腘血管和/或神经损伤。

一、诊断

(一)病史
患者有明显外伤史。

(二)症状和体征
(1)伤后患肢疼痛明显,移动肢体时显著加重。
(2)不能站立与行走,膝关节局部功能障碍。
(3)患侧大腿中下段及膝部高度肿胀,可见皮肤瘀斑。
(4)股骨髁部压痛剧烈。
(5)骨折局部有骨异常活动及骨擦感。

(6)伤膝可有内、外翻畸形,并可能有横径或前后径增宽,骨折局部可出现不同程度的成角、短缩及旋转畸形。

(三)辅助检查

(1)X线检查:常规应给予前后位与侧位X线摄片,可明确诊断骨折类型。

(2)怀疑有复杂关节软骨或韧带损伤者可给予CT或MRI检查。

二、分型

AO骨折分类法。股骨髁上骨折即为AO股骨远端骨折之B型(部分关节骨折)和C型(完全关节骨折),其亚分型如下。

(一)B型(部分关节骨折)

(1)B_1:股骨外髁,矢状面。①简单,穿经髁间窝;②简单,穿经负重面;③多折块。

(2)B_2:股骨内髁,矢状面。①简单,穿经髁间窝;②简单,穿经负重面;③多折块。

(3)B_3:冠状面部分骨折。①前及外片状骨折;②单髁后方骨折(Hoffa);③双髁后方骨折。

(二)C型(完全关节骨折)

(1)C_1:关节简单,干骺端简单。①T或Y形,轻度移位。②T或Y形,显著移位。③T形骨骺骨折。

(2)C_2:关节简单,干骺端多折块。①完整楔形。②多折块楔形。③复杂。

(3)C_3:多折块关节骨折。①干骺端简单。②干骺端多折块。③干骺端及骨干多折块。

三、治疗

(一)非手术治疗

1.皮肤牵引

(1)适应证:患者全身情况不能耐受手术或整复,血糖控制不佳的糖尿病患者及小儿,简单骨折,皮肤必须完好。

(2)操作方法:将宽胶布条或乳胶海绵条粘贴在患肢皮肤上或利用四肢尼龙泡沫套,利用肌肉在骨骼上的附着点将牵引力传递到骨骼上,牵引重量不超过5 kg。皮肤有损伤、炎症及对胶布过敏者禁用。牵引期间应定时检查牵引的胶布粘贴情况,定期复查X线片,及时调整牵引重量和体位。一般牵引时间为2~4周,骨折端有纤维性连接后,更换为石膏固定,以免卧床时间太久,不利于功能锻炼。

2.骨牵引

(1)适应证:不愿手术或皮肤条件不具备外固定支架以及手术治疗的股骨髁部骨折患者,B_1、B_2、C_1、C_2型骨折。

(2)操作方法:局麻下行患侧胫骨结节骨牵引,将伤肢置于牵引架上,屈髋20°~30°,屈膝15°~25°牵引,牵开后视情形行手法整复,夹板外固定。或先采用推挤叩合手法使双髁复位,局麻下用钳夹经皮将双髁固定,将牵引绳连于钳夹上,使之变为股骨髁部牵引,将患肢置于牵引架上视情况行半屈膝位或屈膝位牵引,待牵开后行手法整复夹板外固定。骨折端有纤维性连接后,更换为石膏固定。

3.手法整复外固定

(1)适应证:闭合或未合并血管神经损伤的部分B_1、B_2、C_1型骨折。

(2)操作方法:根据受伤机制,采用推挤叩合手法使骨折复位,可用超膝关节夹板或石膏托固定患膝于功能位,一般固定6～8周。通常在胫骨平台后外侧缘以及腓骨颈的部位容易造成腓总神经的压迫致伤,因此石膏固定的时候一定在此部位多垫一些石膏棉。固定期应注意夹板和石膏的松紧度,并定时行X线检查,发现移位应随时调整夹板,或重新石膏固定。

4.手法整复经皮钢针内固定法

(1)适应证:适用于B_1、B_2和部分C_1型骨折。

(2)操作方法:行坐骨神经、股神经阻滞麻醉,严格无菌,透视下先采用推挤叩合手法使骨折复位,然后经皮将3 mm骨圆针击入固定,一般需要2～3枚骨圆针。

5.骨外固定器固定法

(1)适应证:适用于B_1、B_2和C_1、C_2型骨折。

(2)操作方法:可选用单边外固定器、股骨髁间调节固定器、孟氏骨折复位固定器或半环槽复位固定器行整复固定。

6.经皮钳夹固定法

(1)适应证:适用于B_1、B_2型骨折。

(2)操作方法:行坐骨神经、股神经阻滞麻醉,严格无菌,透视下先采用推挤叩合手法使骨折复位,经皮钳夹固定,术后用长腿石膏固定4～6周。

(二)手术治疗

1.切开复位螺钉、螺栓内固定法

(1)适应证:B_1、B_2和B_3型骨折。

(2)操作方法:常选用硬膜外阻滞麻醉,依骨折部位选用膝部前内、前外、后内、后外侧入路,清理骨折端,复位骨折,用螺钉、螺栓或松质骨螺钉内固定。注意用螺钉内固定时近端孔应钻成滑动孔使之成为拉力螺钉,用松质骨螺钉内固定时螺纹必须全部穿过骨折线,钉尾及钉尖不能露出关节面外。

2.切开复位动力髁螺钉内固定法

(1)适应证:部分C_1、C_2型骨折。

(2)操作方法:采用连续硬膜外麻醉,患侧大腿下段前外侧绕髌切口,显露并清理骨折端,首先复位髁部骨折,骨圆针临时固定,再复位髁上骨折,动力髁螺钉固定。主螺钉应距远端关节面2 cm,方向与远端关节面及内、外髁前侧关节面切线相平行。

3.切开复位股骨髁部支撑钢板内固定法

(1)适应证:C_1、C_2、C_3型股骨髁部骨折。

(2)操作方法:切开复位方法同上。选择合适长度的钢板,要求骨折近端应至少置入4枚螺钉。注意钢板的准确放置,远端放置不能偏前,以免高出于股骨外髁关节面,影响髌骨关节活动。

4.切开复位逆行交锁钉内固定法

(1)适应证:部分C_1、C_2型骨折。

(2)操作方法:采用硬膜外麻醉或全麻,选择合适长度及直径的逆行交锁钉,首先复位髁部骨折,骨圆针临时固定,再复位髁上骨折,置入髓内钉。要求置钉时进针点必须准确,骨折良好复位,必要时一期良好植骨,术后早期进行功能锻炼。

(三)药物治疗

1.中药治疗

(1)内治法:以三期辨证治疗为基础,再根据年龄、体质、损伤程度、损伤部位进行治疗。一般规律是骨折早期宜破,中期宜和,后期宜补,选择相应药物。

(2)外治法:一般初、中期以药膏、膏药敷贴,如活血止痛膏,后期以药物熏洗、热熨或涂擦,如展筋丹、展筋酊。

2.西药治疗

围绕骨折各个时期应用西药对症处理。

(四)康复治疗

1.功能锻炼

股骨髁部骨折在良好复位与坚强固定的条件下,强调早期有效的功能活动。常用的功能锻炼疗法如下。

(1)术后早期的主动及被动的关节活动度训练:股骨髁部骨折为关节内骨折,由于骨折部和股四头肌粘连加之关节内积血机化后的关节内粘连等,对膝关节的预后功能影响较大,故初始就应注意膝关节的功能锻炼,即筋骨并重原则。术后早期即应加强足踝部的屈伸活动及股四头肌的收缩,并及早实施被动活动髌骨关节,预防髌骨关节粘连,基本类似股骨髁上骨折,但更强调通过股骨滑车关节面在胫骨平台上的滚动以模造关节面。术后3周即可在卧床及保护下练习膝关节伸展运动,既可减轻膝关节粘连,又能预防股四头肌萎缩。6~8周骨折达到临床愈合后,可加大膝关节伸曲活动度,待骨折愈合牢固后,即可进行床沿屈膝法练习,继而下地在保护下训练起蹲运动等。

(2)持续被动运动(CPM):为预防股骨髁部骨折后关节制动导致的僵硬及蜕变,亦可遵从Salter提出的CPM的方法。

2.物理疗法

(1)电疗:目前常用的仪器有骨创伤治疗仪、KD-Ⅲ治疗仪等,效果显著。

(2)其他物理疗法:包括光疗、水疗、冷疗等,多结合有具体药物应用,需康复专业技术人员参与执行。

(丁 宁)

第九章 手足部损伤

第一节 指骨骨折

一、远节指骨骨折

远节指骨骨折分为3种类型：爪粗隆骨折、指骨干骨折、指骨基底骨折(图9-1)。

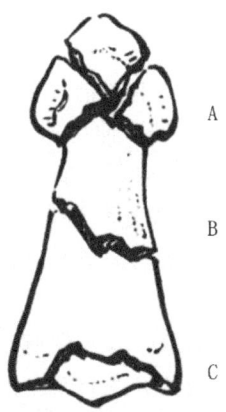

图 9-1 远节指骨骨折
A.爪粗隆骨折；B.指骨干骨折；C.指骨基底骨折

(一)爪粗隆骨折

骨折分为简单及复杂型。简单骨折移位较少，常伴有软组织损伤，对这种损伤的处理，软组织的修复及术后预防伤口感染应放在比治疗骨折更重要的位置。原因是骨折块由于连接于皮肤、骨膜间的纵向韧带及指甲的支持而移位较少且比较稳定。相反，由于暴力直接压砸造成的损伤，常使之碎裂，软组织损伤严重，伤口不整齐，有时手指末节血液循环破坏比较厉害，还会造成部分指腹或指端的坏死。

爪粗隆骨折因为有指甲作为支托，骨折一般不需要制动。但有时手指肿胀、疼痛剧烈时，可用一单指石膏托制动以减轻疼痛，并对伤指起到保护作用。

复杂型骨折为粉碎开放性骨折。清创时应将小块的、分离的骨块切除，但应避免去掉过多的骨质。否则可能造成不愈合及甲床基底的缺失，而间接影响指甲的生长及功能。

（二）指骨干骨折

多由压砸伤造成，可有横形、斜形、纵形及粉碎性骨折。此处由于没有肌肉或韧带的牵拉而移位较少。但无论哪种类型的骨折，任何意义的移位都应进行复位。

手法整复时需用骨折远端去对接近端，一般复位并不困难。复位后可将手指固定在屈曲位，有些开放性骨折，由于甲床可能嵌入其中，难以整复，应做切开复位，修复甲床，并用克氏针纵向穿入固定。但不要穿过远侧指间关节，以免损伤关节面，也不要损伤指甲根，以免生长畸形指甲（图9-2）。

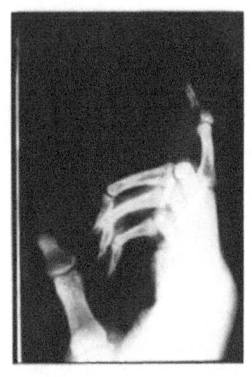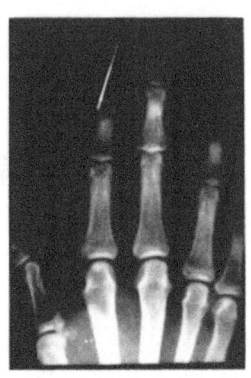

图 9-2　指骨干骨折切开复位克氏针内固定

（三）指骨基底骨折

指骨基底骨折均为关节内骨折，骨折可发生在指骨基底的掌侧、背侧或侧方，大多数为撕脱伤造成的（图9-3）。伸指肌腱撕脱骨折最常见。伸指肌腱两侧束汇合后，止于末节指骨基底背侧。在暴力强烈屈曲远节手指时，可发生撕脱骨折。骨折片大小不一，可以从针尖大小到包括大部分关节面。新鲜损伤（1周以内）可用石膏或支具将近侧指间关节屈曲，远侧指间关节过伸位固定6周。屈曲近侧指间关节，可以使近侧指间关节至远侧指间关节的一段伸指肌腱侧束松弛，远侧指间关节过伸，则可使骨折对合，以利愈合。撕脱的骨折块如不超过关节面的1/3，可用上述外固定方法治疗。如骨折片超过关节面的1/3，且伴有远侧指间关节脱位者，可行切开复位，用钢丝或不锈钢针内固定（图9-4）。也可行闭合复位后，用不锈钢针固定。

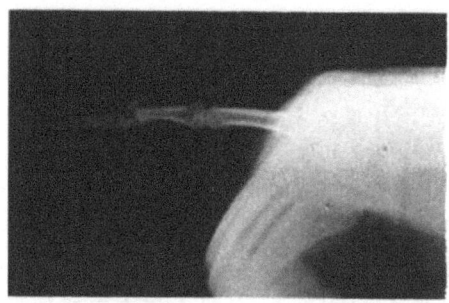

图 9-3　指骨基底骨折

如骨折片很小，可将其切除，然后将肌腱缝合固定在原止点处。

掌侧的撕脱骨折，为指深屈肌腱附着在远节指骨基底处受暴力造成，常合并有远侧指间关节掌板的破裂。在X线片上，可见到手指掌侧的骨折片。骨折片的部位，视撕脱肌腱回缩多少而不同。如骨折块小于关节面的 1/3,可将其切除,并使用钢丝将撕脱的肌腱重新固定在其止点部;骨折块超过关节面 1/3 者,可做切开复位及骨折内固定。

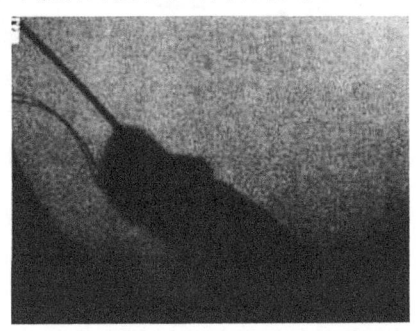

图 9-4　克氏针固定关节在伸展位并用钢丝固定骨折

侧方撕脱骨折,多由指间关节侧方受直接外力或旋转暴力致成,常伴随关节囊或韧带撕裂。骨折片比较小,移位不多。可在关节伸直位固定患指,3 周后进行主动功能练习。如骨折块较大、移位较多、关节有侧方不稳,可进行切开复位,用克氏针或螺丝钉做内固定(图 9-5)。

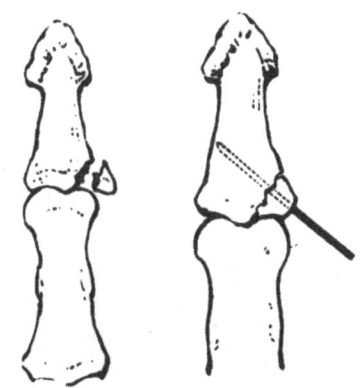

图 9-5　远节指骨基底骨折侧方骨折,用不锈钢针内固定

二、中节指骨骨折

中节指骨骨折多发生于直接暴力,如机器伤、压砸伤等。骨折的移位是受两种力量的影响,即损伤的外力和手指肌腱牵拉作用。如骨折线位于指浅屈肌腱止点远端,由于指浅屈肌腱的牵拉,使近端骨折块屈曲,同时由于指伸肌腱在远节止点的牵拉,使远端骨折块背伸,则骨折向掌侧成角(图 9-6)。

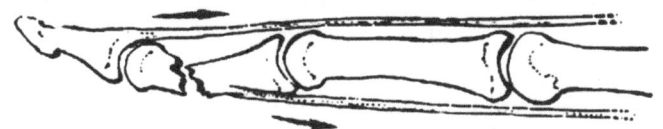

图 9-6　骨折线位于浅屈肌止点远端,骨折向掌侧成角

治疗可采用手法整复,将骨折远端屈曲复位,用石膏或绷带卷在屈曲位制动。

若骨折线位于指浅屈肌腱止点的近端,由于指浅屈肌腱的牵拉,使远端骨折块屈曲;指伸肌腱中央腱束在中节指骨基底背侧止点的牵拉,使近端骨折块背伸,则骨折向背侧成角(图9-7)。

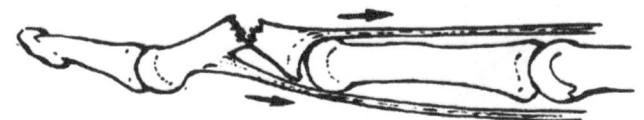

图9-7　骨折线位于指浅屈肌腱止点近侧,骨折向背侧成角

整复时需将骨折远段伸直复位,用石膏托将伤指制动在伸直位。

上述两种骨折在整复时牵拉手指力量不要太大,要与骨折成角的相反方向屈或伸展手指,同时按压移位的骨折块使之复位。因为在骨折成角的凹面一般有骨膜相连,相连的骨膜可起到张力带作用,有利于骨折复位及愈合,不应在骨折复位过程中将其破坏。

为了避免手指在伸直位外固定过久而影响关节功能,或开放性骨折需做清创术时,均可采用不锈钢针作内固定,再用石膏托进行功能位制动。中节指骨骨折,还可使用微型钢板固定。目前,由于在材料及设计上的改进,钢板比以前更薄、更小,但坚固性仍然很好。因此,在中节指骨的背面及侧面放置钢板都对肌腱的活动影响不大,术后可以早期活动,对手部功能的恢复有利。当然,使用微型钢板要有适应证,如靠近关节的骨折就无法使用。

指骨侧方钢板及指骨背侧钢板(图9-8,图9-9):对靠近关节处的骨折以及粉碎性骨折,无法使用钢板,使用克氏针也会损伤关节,另外也无法用钢针固定那些小的骨折块。此时,可用外固定架,先用手法复位骨折,再将骨折线远、近端正常骨质横向穿针,上外固定架、旋转螺丝拉长支架,同时还可用手法复位。外固定架可以保持粉碎的骨折块大致复位,还可保持关节间隙,便于将来功能恢复(图9-10)。

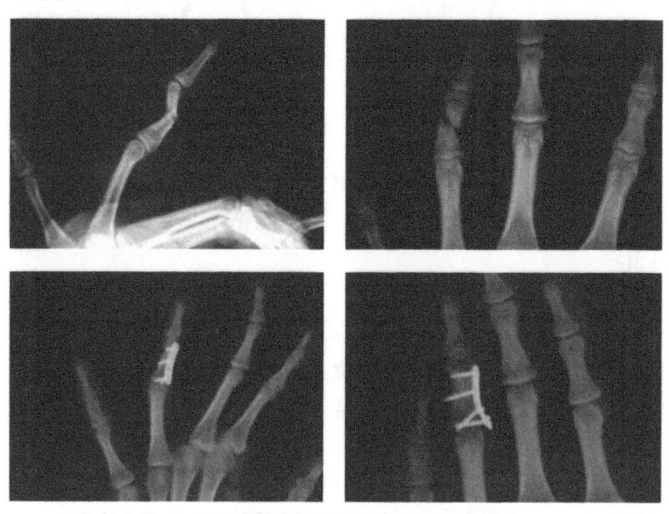

图9-8　指骨侧方钢板

三、近节指骨骨折

在指骨骨折中最常见,常为直接暴力所造成,如压砸、挤压、打击等。

骨折线可有横形、斜形、螺旋形、纵形。近端骨折块由于骨间肌的牵拉而呈屈曲位,远端骨折块由于伸肌腱中央腱束在中节指骨止点的牵拉作用呈背伸位,使骨折向掌侧成角(图9-11)。

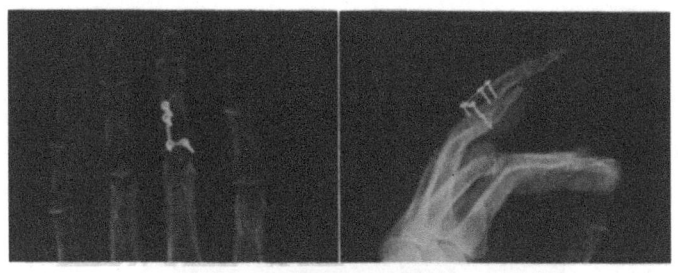

图 9-9 指骨背侧钢板

 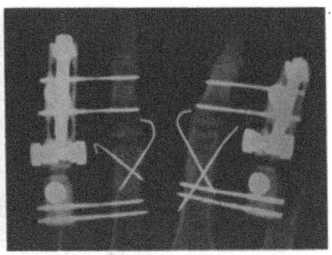

图 9-10 使用外固定架固定骨折

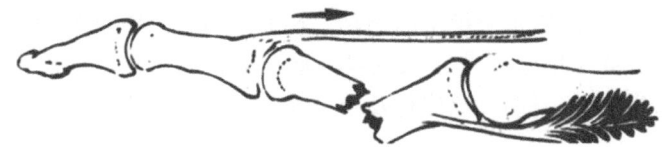

图 9-11 近节指骨骨折

由于肌腱的牵拉作用,骨折向掌侧成角

治疗可用手法整复外固定。对某些闭合性、稳定性骨折,可闭合复位。将伤指轻轻牵拉,使骨折断端分开,术者用另一手指从掌侧向背侧按压,矫正成角。然后在牵引的情况下逐渐屈曲,掌指关节屈曲 45°,近侧指间关节屈曲 90°,指尖对着舟骨结节,由前臂至患指末节,用石膏托制动。还可用绷带卷制动,卷的粗细,可因手的大小而定,以握住后掌指关节及指间关节符合上述角度为合适。对有些粉碎性骨折也可用此法固定。

手法整复外固定失败者,斜形骨折不稳定者或开放性骨折需做清创者,可考虑作切开复位内固定。

(一) 不锈钢针内固定

用钢针做内固定时,逆行穿针比顺行穿针更容易。即先将钢针从骨折远端穿入远端骨折段,从皮肤穿出,复位骨折,再将针打入近骨折段,针尾留在远端骨折块皮肤外。一般要用两根针固定以防止骨折旋转。

根据不同类型骨折采用不同方式穿针。如横形骨折,用交叉钢针固定,要尽量避免钢针穿过关节面,以使关节活动不受影响。有的学者认为交叉钢针通过手指中心轴的背侧,其固定强度要大于从中心轴掌侧穿过者。另外,钢针的交叉点在近段骨折块时,其抵抗应力的作用更大。斜形骨折,复位后可使钢针与骨折线呈垂直方向穿入(图 9-12)。对一些小的骨折块,如撕脱骨折,可在复位后用克氏针直接将骨块穿钉在原骨折处。

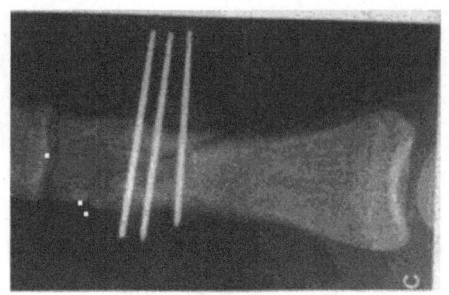

图 9-12　斜形骨折用克氏针固定

克氏针作为异物，在内固定器材中是比较小的。另外，手术中不需要广泛剥离软组织，不妨碍关节活动，又不需要再次手术取出内固定物。但不锈钢针没有加压作用，骨折间有间隙等使其固定作用不够理想。虽然不锈钢针有诸多缺点，但由于其操作简单、费用低，有些特殊情况还需要它来固定，因此克氏针目前在临床上仍在广泛应用。

对于不锈钢针固定法，如应用不当，不容易维持精确的解剖复位；也不能产生骨折块间的加压作用，而且，可能使两骨折块间出现缝隙，不利愈合。针尾留在皮肤外，虽然便于取出，但也可能成为感染源。

（二）切开复位钢丝内固定

为了克服克氏针的缺点，以求更稳定的制动。Robertson 于 1964 年提出用钢丝作内固定的方法。即利用两根平行或互相交叉成 90°的钢丝，垂直于骨折线作环绕固定骨折（图 9-13）。此法对横形骨折较为适用，而长斜形或螺旋行及粉碎性骨折不宜用此法。

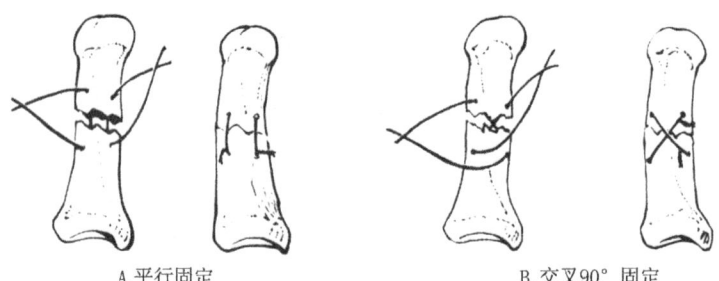

A.平行固定　　　　　　　　　　B.交叉90°固定

图 9-13　应用钢丝固定骨折

对横形骨折可用钢丝固定，在早期由于钢丝拧紧时，可有一定的加压作用，对骨折有一稳定的固定。但晚期，由于钻孔拧钢丝处骨质的吸收，会出现钢丝的松动，造成骨折固定不牢，甚至有移位、成角畸形出现。因此，目前基本不再使用钢丝来做骨折的固定。一般钢丝常用在撕脱骨折时，用钢丝贯穿肌腱与骨折块间兜住骨折块，拉向骨折处，从骨折相对面穿出拧紧，使撕脱骨折复位、固定。

再有，在纵形、粉碎骨折时，钢丝可横形捆绑骨折条，使骨折稳定。

（三）切开复位

以螺丝钉或微型钢板内固定，对斜形或螺旋行骨折，用螺丝钉做垂直于骨折线固定，固定效果较好（图 9-14）。术后可用石膏托短时间固定，或不做外固定而使手指做有限制的早期活动。其缺点是螺丝钉可能干扰肌腱的滑动，或皮下有异物突起，横形或粉碎性骨折不宜使用。螺丝钉大多需要二次手术取出。

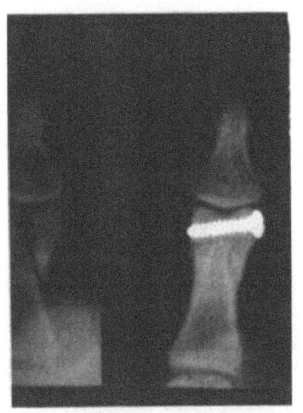

图 9-14 用螺丝钉固定斜形骨折

微型钢板固定牢固,可控制骨折块间的旋转,可以术后早期活动患手。对横形、短斜形的骨干骨折可选用(图 9-15)。但接近关节的骨折,由于在关节侧无法容纳钢板而不宜使用。

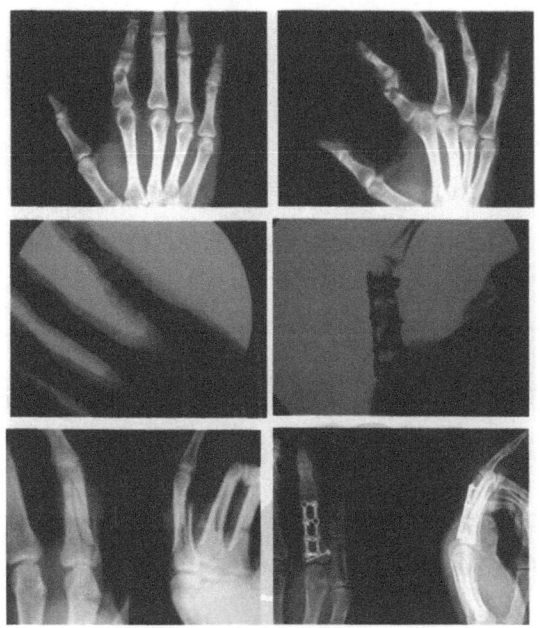

图 9-15 手指中、近节骨折,使用微型钢板固定

(高　扬)

第二节　掌骨骨折

一、损伤机制

掌骨骨折多为直接暴力造成,暴力多种多样,如重物压砸伤、机器绞伤、压面机挤伤、车辆撞

击伤和压轧伤等。这种力量往往比较大,常造成皮肤、神经、肌腱等组织的复合性损伤。骨折也比较严重,多是粉碎性骨折,有明显的移位、成角、旋转畸形。此类骨折不但骨折难处理,同时还会有皮肤、神经、肌腱等组织缺损,有的还会有血液供应障碍,可能造成手指或整个肢体坏死。

也有的损伤相对简单,如第5掌骨颈骨折,又称拳击者骨折,是发生在第五掌骨颈的骨折。当握拳作拳击动作时,暴力纵向施加掌指关节上,传达到掌骨颈部造成骨折。其次,掌骨颈骨折也可发生在第2掌骨(图9-16)。其他掌骨颈骨折较少见。

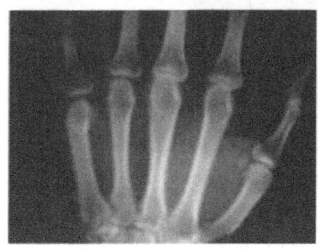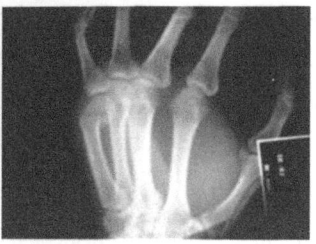

图9-16 第5掌骨颈骨折

在掌骨头骨折则是由于手在握拳位,掌骨头受直接打击所致。也可发生于机器的压轧伤。掌骨头的骨折是在关节内,故骨折常影响到关节面的平整及晚期关节的活动。

发生在掌骨基底的骨折是为腕掌关节内的骨折,多由于纵向撞击力量作用在掌骨,传达至腕掌关节处,造成腕掌关节骨折脱位。虽然骨折移位不多,但如治疗不当,常会遗留局部隆起、疼痛以及因屈、伸肌腱张力失衡使手指活动受限。

二、损伤分类

(一)掌骨头骨折

1.单纯掌骨头骨折

发生在掌骨头的骨折可有斜形、横形、纵形,损伤多为闭合性。骨折愈合后,如关节面不平,可影响关节活动。晚期,由于关节面反复磨损,还会造成创伤性关节炎。

2.关节软骨骨折

此种损伤多由于紧握拳时拳击锐利性的物体,如牙齿、玻璃等,致使关节内软骨破碎。损伤多为开放性,可从伤口看到破碎的软骨面。

3.掌骨头粉碎性骨折

多发生于较大暴力的损伤,常合并有相邻的掌、指骨骨折及严重的软组织损伤(图9-17)。

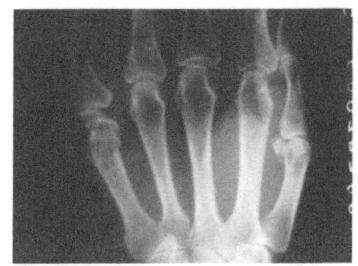

图9-17 第5掌骨头骨折

(二)掌骨颈骨折

正常掌骨颈向背侧轻度成角,称颈干角,在斜位X线片上,第5掌骨的颈干角约为25°。有人认为,此角超过 30°,即为手术或整复的适应证。在 30°以内者,对手的外观及功能都没有明显影响。

(三)掌骨干骨折

掌骨干骨折发生在第 3、4 掌骨者较多。作用在手或手指上的旋转暴力,常致成斜形或螺旋形骨折;由纵轴方向的暴力传达致掌骨上时,多造成横形骨折。一般横形骨折是稳定性骨折,而斜形或螺旋形骨折为不稳定性骨折(图 9-18)。

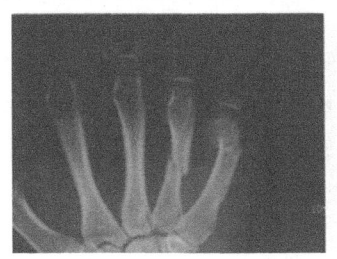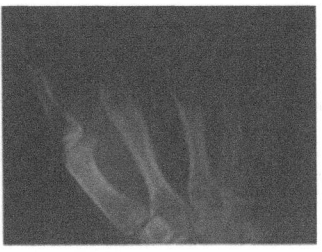

图 9-18　第 4 掌骨干及第 5 掌骨颈骨折

(四)掌骨基底骨折

多为腕掌关节的骨折脱位,常发生在第 1、4、5 腕掌关节。第一腕掌关节已单有论述,第 4、5 腕掌关节也有较大的活动,它们分别可屈、伸 15°和 20°,位于尺侧边缘,故易受伤(图 9-19)。

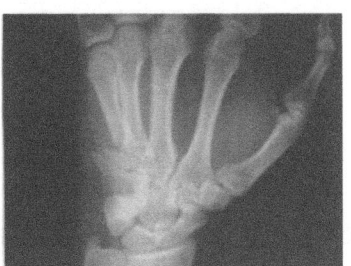

图 9-19　第 4、5 掌骨基底骨折

三、治疗

(一)掌骨头骨折

要根据骨折移位的情况,如骨折稳定,横形或斜形骨折,但无明显移位,而且关节面平整的,可用石膏托固定掌指关节于屈曲位。3 周后解除制动做主动功能锻炼。

有移位的骨折,因骨折块在关节内,又无韧带或肌腱的牵拉,复位比较容易。要使关节在屈曲位,轻轻牵拉该指,使手指侧偏,并轻轻挤压掌骨头,可使向两侧移位的骨块复位。屈曲掌指关节,向背侧推顶掌骨头,可使向掌侧移位的骨折块复位。

如手法复位失败,可行切开复位及克氏针内固定手术。但应注意,掌骨头为松质骨,骨折复位后,钢针应准确打入,争取一次成功。否则,钢针反复穿入,会使钢针松动,固定不牢或失败。钢针可保留 4 周左右,然后去除固定,开始活动。

对关节软骨骨折,应彻底清创,脱入关节内的小骨折片应摘除,较大的骨折可复位后以石膏托作短时间固定,然后开始活动。

掌骨头粉碎性骨折:对骨折移位不明显,关节面尚平整者,可做石膏托固定 3～4 周后开始功能练习。有移位的骨折治疗比较困难,可行切开复位,以多根细钢针分别将骨折块固定。若骨折块小,钢针粗,贯穿骨折块时容易碎裂。固定后,一旦骨折初步愈合,即可开始活动以防关节僵直。如掌骨头严重粉碎、短缩、已无法使用内固定时,可用骨牵引3~4周,然后开始主动功能练习。

(二)掌骨颈骨折

对稳定性骨折,且成角在30°以内者,对手的外观及功能都没有明显的影响。可作整复或不做整复直接用石膏托固定腕关节于轻度背伸,掌指关节屈曲50°~60°,指间关节在休息位,6~8周,拆除石膏鼓励患者活动患手。有的患者可能有15°~20°的掌指关节伸展受限,一般锻炼2~3个月后即可恢复正常。

掌骨颈不稳定性骨折,常有较大的成角畸形及移位,可行手法整复。因为掌指关节侧副韧带附着于掌骨头两侧偏背部,掌骨颈骨折后,若将掌指关节伸直位牵引,则可使侧副韧带以掌骨头的止点处为轴,使掌骨头向掌侧旋转,反而加重掌屈畸形。整复时,必须将掌指关节屈曲90°,使掌指关节侧副韧带处于紧张状态,使近节指骨基底托住掌骨头,再沿近节指骨纵轴向背侧推顶。同时再在骨折背部向掌侧加压,畸形即可矫正(图9-20)。

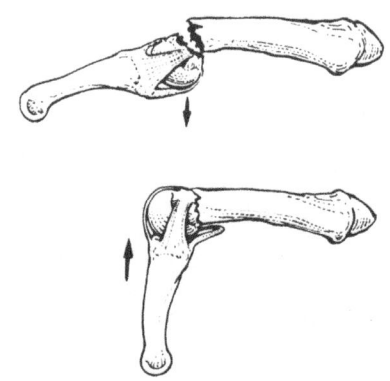

图9-20 掌指关节屈曲90°,以近节指骨推顶掌骨头,使骨折复位

整复后,用背侧石膏托将掌指关节制动于屈曲90°及握拳位。4周后,拆除石膏,开始活动。

还可用经皮克氏针固定。先将骨折复位,然后经皮在远骨折段横形穿入不锈钢针。用相邻的正常掌骨头固定。如第5掌骨颈骨折,可固定在第4掌骨上;第2掌骨颈骨折,可固定在第3掌骨颈上。钢针应从掌骨头侧副韧带止点处穿出,若穿过韧带中部时,则限制掌指关节屈伸活动。

如掌骨颈有较多的骨质,还可使用微型钢板固定。使用T或Y型钢板固定骨折,可达到坚强的固定。术后可使用短时间制动或在固定非常牢固情况下不使用制动,早期开始功能锻炼。但应注意,活动时要空手,不能负重或用力。

(三)掌骨干骨折

由于相邻骨间肌及掌骨间韧带的作用,一般骨折比较稳定。

对稳定性骨折,可使用石膏托将患手固定在腕轻度背伸,掌指关节屈曲,指间关节休息位,6~8周后去除石膏,练习手部活动。

骨折端有短缩或旋转时为不稳定性骨折,可行手法复位后用石膏托或石膏管型固定。但很多斜形或螺旋形骨折复位后,用石膏固定很难防止畸形重新出现,应行切开复位内固定。

斜形或螺旋形骨折可用不锈钢针垂直骨折线固定。为控制骨折块旋转,常需用2~3根钢针作内固定。

不稳定性骨折,也可经皮用钢针横形穿过远、近骨折块固定在相邻完整的掌骨上。为使术后早期开始活动,目前应用较多的是微型钢板。由于掌骨较长,可以使用5孔或6孔钢板。固定后骨折稳定,可以早期开始活动。但应注意,开始时一定要空手活动,不能负重及用力(图9-21)。

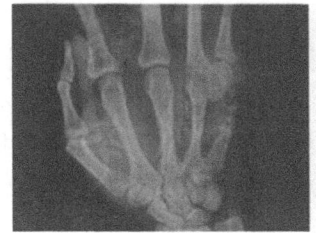
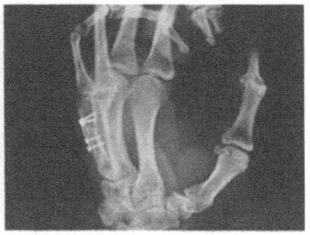

图9-21　第5掌骨干骨折,使用微型钢板固定

(四)掌骨基底骨折

常合并有腕掌关节脱位,但在早期,复位容易。手法整复后,以短臂石膏托固定。第2、3腕掌关节因活动度小,骨折后移位少,复位后比较稳定,容易固定。而第4、5腕掌关节活动度大,复位容易,固定困难,因而可行经皮或切开复位。

经手术复位固定后预后大多较好,由于掌骨基底为松质骨,因而愈合快,很少有不愈合者。骨折愈合后对手的功能影响不大(图9-22,图9-23)。

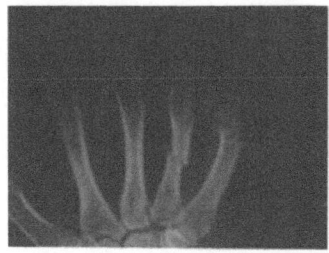
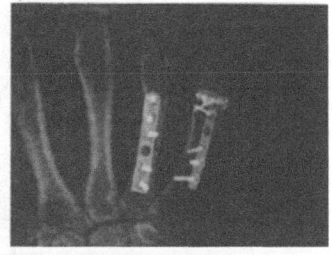

图9-22　掌骨干及掌骨颈骨折,使用钢板内固定

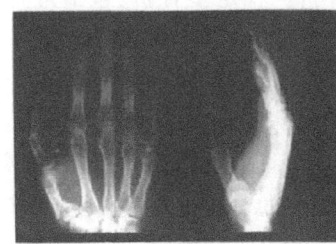
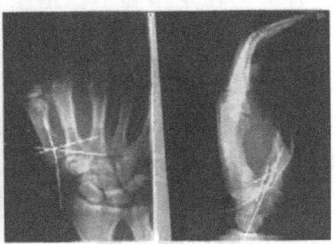

图9-23　拇指掌骨基底骨折,切开复位以克氏针内固定

(高　扬)

第三节　腕骨骨折

腕骨骨折是腕部损伤中最为常见的一种形式,它可发生于某一单独腕骨,也可同时发生于多块腕骨,甚至合并有腕部关节的脱位或韧带等软组织的损伤。虽然国内外学者对腕骨骨折发生率的统计不甚一致,但普遍认为舟骨骨折发生率最高,其次依次为三角骨、大多角骨、月骨、头状

骨、钩骨、豌豆骨和小多角骨。

一、舟骨骨折

在腕骨骨折中,以舟骨骨折最为多见,占全身骨折的2%～7%,占腕骨骨折的70%左右。由于舟骨血供特点和在腕骨排列中独特的解剖位置与功能,以及目前诊断技术、治疗方法的不规范,在临床诊断和治疗上国内尚存在很多问题,如新鲜舟骨骨折的漏诊率高和晚期舟骨不连、骨坏死及多并发腕关节不稳定等,导致临床治疗的困难和治疗时间过长,常遗留腕关节的疼痛和不同程度的腕关节功能丧失,甚至发生创伤性关节炎,是临床亟待解决的重要课题。

(一)损伤机制

舟骨是近排腕骨之一,但排列于远、近两排腕骨间,在功能解剖上发挥桥接作用,控制和协调桡腕和腕中关节的运动。因此,在腕关节外伤时易发生骨折。舟骨骨折多为间接暴力所致,因体育运动或交通事故等造成腕关节的非生理性过伸及内收(尺偏),舟骨背伸,舟月间韧带断裂,舟骨呈水平位嵌于桡骨茎突与大、小多角骨之间,受嵌压应力和桡骨茎突背侧缘的挤压应力而发生骨折。由于舟骨中部细小,对暴力抗折性小,所以舟骨骨折以腰部最为多见,占70%,结节部及近端骨折相对少见,分别占15%。

(二)分类

舟骨骨折的分类应以治疗为目的,从而决定不同的手术适应证。一般根据部位、时间、骨折线的走行和骨折的稳定性进行分类,而目前国外的Herbert分类法则是依据以上因素制订而成,更具有临床的实用性。

(1)按部位分为结节部、腰部和近端骨折。

(2)按时间分为新鲜、陈旧性骨折和骨不连。

(3)按骨折线分为水平型、横形、垂直型、撕脱性和粉碎性骨折。

(4)按骨折的稳定性分为稳定型和不稳定型骨折。稳定型骨折:包括舟骨结节部、腰部和近端的横形骨折,并且无移位,可保守治疗。不稳定型骨折:①4种不同体位的X线片(腕关节正位、侧位、旋前45°位和舟骨轴位)示有骨皮质的不连续,且骨折端移位大于或等于1 mm。②近1/3部的骨折。③伴有DISI的骨折,在侧位X线片上桡月角大于健侧10°。④腕高指数较健侧降低0.03以上的骨折。⑤舟骨长度较健侧缩短1 mm以上的骨折。⑥有游离骨折块或粉碎性骨折。⑦纵形骨折。⑧骨不连。⑨伴有月骨周围脱位的骨折。这些骨折有移位或骨不连,稳定性差,难以手法整复和外固定,必须手术治疗。

(三)诊断

早期正确的诊断,取决于以下几个方面:①理学检查方法的改善和开发。②X线摄影方法的改进和计测等的进展。③CT、MRI、骨扫描、腕关节镜和关节造影等先进诊断技术的应用。

1.临床表现

(1)鼻烟窝的肿胀、疼痛和压痛是新鲜舟骨骨折最典型的症状和体征。由于鼻烟窝的底为舟骨腰部,此体征较特异,可同时伴有舟骨结节的压痛。但在陈旧性骨折病例中,该体征往往不典型,新鲜骨折亦有体征轻微者,应行双侧对比检查,以免漏诊。

(2)舟骨的纵向叩击痛:沿第1、2掌骨的纵向叩击痛是诊断新鲜舟骨骨折的又一特有体征。其优点是在腕关节石膏托外固定后仍可检查,但陈旧性骨折多表现阴性。

(3)腕关节功能障碍:以桡偏和掌屈受限为主,是新鲜舟骨骨折的非特异体征。

(4)舟骨漂浮实验(Watson试验):用于诊断不稳定型舟骨骨折和舟月骨分离。将患者腕关节被动尺偏,检查者用一只手握住患者手掌被动使腕关节桡偏。正常时检查者拇指可明显感觉到舟骨结节向掌侧突出,似有压迫拇指的感觉;异常时无此感觉,而产生剧烈的疼痛或弹响。

2.辅助检查

(1)X线检查:现常规采用4个体位摄影:腕关节正位、侧位、旋前45°斜位和舟骨轴位像。为了提高腕关节X线片的再现性和诊断的准确率,应采用由帕尔默(Palmer)和埃普纳(Epner)所提倡的标准正侧位像,即在肩外展90°、肘关节屈曲90°、腕伸直、手掌触片时进行正位拍摄,在肩关节0°位、肘屈90°位、前臂中立位拍摄侧位片。旋前45°斜位像和舟骨轴位像,可最大限度显示舟骨轴长,便于观察有无骨折,判断其与周围腕骨的关系。①正位:两侧对比判断舟骨的形状是否有短缩,有无骨折线、骨吸收、骨硬化,舟月间隙的大小和近排腕骨弧形连线有无异常。舟骨骨折可见骨折线和舟骨的短缩。舟月骨分离时,可见舟月间隙超过3 mm和舟、月骨近端连线出现段差。②侧位:观察舟骨有无骨折、移位、驼背畸形(humpback deformity)和DISI。在侧位像,舟骨与月骨、三角骨和头状骨相重叠,判断舟骨骨折较困难,应在熟悉正常X线片后两侧对比阅读。在合并DISI时,可见月骨与舟骨近侧骨折背伸,舟骨结节则掌屈,向背侧成角畸形,测量桡月角在0°以下,舟月角在70°以上。③旋前45°斜位像:矫正了舟骨生理性的向掌侧45°、向桡侧30°的倾斜角,最大限度地展现了舟骨全长,可清除重叠所致的骨折线不清。④舟骨轴位像:通过腕关节背伸和尺偏,以矫正舟骨在正位像向下、前、外的倾斜角,较大程度显示舟骨的轴长,同时可避免腕骨的重叠,以利观察骨折线及判断有无移位。

在X线诊断上,只要能正确而熟练地阅片,则上述4种体位可诊断97%的舟骨骨折。对疑有而X线片不明确的,应在3周后重复拍片,可因骨折端骨质坏死吸收、骨萎缩而间距增大,从而显示清晰的骨折线,以明确诊断。

(2)腕关节造影:通过腕关节造影,可直接观察舟骨骨折的骨折线及有无连接,软骨有无损伤,舟骨与其他腕骨间韧带是否断裂,是否有滑膜炎及其程度与范围等。

(3)腕关节镜:在镜下可直接观察舟骨的骨折线,是否有移位和缺损,关节软骨及骨间韧带有无损伤等,是一种有价值的诊断方法。

(4)CT:由于CT能得到腕关节的不同横断面图像,对于舟骨骨折、移位和骨不连是一种有决定意义的诊断方法,在国外已作为常规进行的术前、术后检查。CT的最大优点是可在横断面观察舟骨,观察范围广,1 mm的骨折线或骨分离均可有良好的图像显示,并可沿舟骨长轴做横断像观察。

(5)MRI:MRI对腕骨的缺血性变化显示了非常敏感的反应,这种性质对舟骨骨折、骨坏死的临床诊断是非常有用的。在T_1加权像骨折线表现为低信号区,舟骨的缺血性改变亦为低信号区。而在T_2加权像远位骨折端表现为高信号时,表示为骨折的愈合期;近位骨折端的低信号表示骨的缺血性改变;点状信号存在于等信号区域表示缺血性改变有明显恢复。这些变化突破了X线诊断的界限,对舟骨骨折的早期诊断和骨折的转归判定有重要意义。

虽然目前在舟骨骨折的辅助诊断上主要依据X线片,但应用腕关节镜、CT、MRI等先进的诊断技术,可提高舟骨骨折的早期诊断率,对判定预后、防止漏诊和并发症的发生有重要意义。

(四)治疗

1.新鲜无移位的舟骨骨折的治疗

对于新鲜无移位的舟骨骨折,采取石膏外固定的治疗。只要固定可靠、时间充足,骨折基本都可以愈合。对此,国内外学者达成了共识,但对于石膏外固定的类型、固定的长度与时间、体位及有无必要固定腕关节以外的其他关节的意见不一。

2.不稳定型舟骨骨折的治疗

新鲜舟骨骨折保守治疗发生骨不连的概率是比较高的,迪亚斯(Dias)对82例患者随访,骨不连的发生率是12.3%;赫伯特(Herbert)报道骨不连发生率是50%,其主要原因是骨折的移位、DISI等不稳定骨折的存在。因此,对舟骨不稳定型骨折、晚期的骨不连和骨坏死均采用手术治疗。治疗方法大致有以下几种。

(1)单纯切开复位内固定:如克氏针、螺钉、骨栓内固定等,适用于新鲜的不稳定型骨折。

(2)内固定加游离骨移植技术:用于治疗骨不连。

(3)带蒂骨瓣移植术:适用于晚期的骨延迟愈合、骨不连和近侧骨折端的缺血性坏死。

(4)桡骨茎突切除术:适用于腰部骨折,切除桡骨茎突的1/4左右,以消除腰部的剪力。

(5)加压螺栓(Herbert螺钉)内固定术:1984年,由Herbert和费希尔(Fisher)首先报道,螺栓前后带有螺纹,材料选用钛合金。头端螺纹的螺距较宽,而尾端螺纹的螺距较窄。此方法具有内固定确切可靠、对骨折端有加压作用、可矫正舟骨骨折的畸形和移位等优点,从而可以促进骨折愈合、缩短治疗时间,有利于早期恢复功能和工作,临床治愈率达90%以上。近10余年来在国外推广应用,已成为舟骨骨折的主要治疗手段。

二、月骨骨折

月骨骨折在腕骨中较为少见,这与月骨的解剖特点、位置、功能密切相关。月骨位于由桡骨、月骨和头状骨组成的关节链的中央,在协调腕关节运动和维持腕关节稳定上均起到重要的作用,其活动度及所承受的剪力均很大。由于约有20%的月骨是单一由掌侧或背侧供血的,这类单侧主干型供血的月骨,易发生骨折后的缺血坏死。

(一)损伤机制

月骨骨折可来自外力的直接打击,造成月骨的纵形劈裂、碎裂或部分骨小梁断裂。但多数患者为间接外力所致,均有腕关节过度背伸的外伤史,如滑倒坠落时以手掌支撑地面等。在腕关节过度背伸的过程中,头状骨与月骨发生撞击,从而发生月骨冠状面横断骨折,骨折线多位于月骨体的掌侧。在尺骨负向变异时,月骨内、外侧面因受力不均匀而出现矢状面骨折。腕关节过度屈伸时,起止于月骨的韧带受到紧张牵拉,易发生月骨的掌、背侧极撕脱骨折。月骨背侧极骨折,亦可因桡骨远端背侧关节缘的撞击所致。同时,月骨在轻微外力的长期作用下,受到桡骨与头状骨的不断挤压,亦可发生月骨疲劳性骨折及骨内微血管网损伤。由于症状轻微,易被忽视,进而发生月骨的缺血性坏死。

(二)临床表现

患者均有明显的腕部外伤史。腕部疼痛,月骨区有明显的肿胀、压痛,腕关节屈伸运动受限,甚至影响手指的屈伸运动。疲劳性骨折多无外伤史,而且症状轻微。

(三)辅助检查

1.X线片

正、侧位像均可见断裂的骨小梁和骨折线。侧位像因月骨和其他腕骨的重叠,有时难以诊断,需要加摄断层片。

2.CT
尤其是三维重建CT,可以观察到月骨的3个断面,有利于明确诊断。
3.MRI
对月骨骨折后发生的缺血性坏死可早期诊断。

(四)治疗

月骨骨折可用短拇人字管形石膏外固定4～6周,掌侧极骨折固定腕关节于屈曲位,背侧极骨折固定在腕背伸位,无移位的月骨体骨折固定在功能位。有移位的月骨体骨折应行切开复位克氏针内固定,在骨折固定期间应定期复查断层X线片或CT,判断有无缺血性坏死的发生,以便及时更改治疗方案。月骨背侧极骨折可发生骨折不愈合,出现持续性腕部疼痛,将骨折片切除后,可缓解症状。

三、三角骨骨折

三角骨骨折是继舟骨骨折之后最常见的腕骨骨折,多合并有其他腕关节损伤。三角骨是腕关节中韧带附着最多的腕骨,在维持腕关节稳定与功能及传递轴向外力时具有重要作用。

(一)损伤机制

三角骨骨折多由腕关节过度背伸、尺偏和旋前位时遭受暴力所致,为月骨周围进行性不稳定的Ⅰ期表现。远侧骨折段与月骨周围的腕骨一起向背侧移位,近侧段与月骨的对应关系不变,称经三角骨月骨周围脱位。在腕关节过伸和尺偏时,可发生钩骨或尺骨茎突与三角骨撞击,导致三角骨背侧部骨折,或因韧带牵拉导致三角骨掌、背侧的撕脱骨折。直接暴力亦可导致三角骨体部的骨折。

(二)临床表现与诊断

(1)临床上患者多表现为腕关节尺侧半肿胀、疼痛、压痛,伴有挤压痛,腕关节运动明显障碍。

(2)X线片:腕关节正位像可清晰见到三角骨的骨折线和其与周围腕骨的关系;侧位像可明确背侧皮质骨折;旋后30°斜位像可观察到三角骨掌侧面骨折线及与豌豆骨的对应关系,以及有无脱位。

(3)CT:临床症状明显、疑有三角骨骨折而普通X线片无异常时,可行CT或断层检查,以消除其他腕骨遮盖效应的影响,进一步明确诊断。

(三)治疗

无移位的横断骨折,可采用短拇人字管形石膏外固定4～6周即可。并发移位或脱位的骨折,先行手法复位、石膏外固定,手法复位失败者可行切开复位内固定。撕脱骨折虽常有骨折不愈合的发生,但只要无不适可不需特殊处理;如有症状可行撕脱骨折片切除术,同时修补损伤的韧带。

四、豌豆骨骨折

豌豆骨是8块腕骨中最小的一块,多被认为是一个籽骨,骨折的发生率并不多见。豌豆骨位于三角骨的掌侧,与三角骨构成豆三角关节,也是尺侧腕屈肌的止点,参与腕关节的屈伸运动。同时豌豆骨又与远排腕骨的钩骨钩构成腕尺管,是尺神经和尺动、静脉的通道。

(一)损伤机制

直接暴力是骨折的主要原因,系滑倒、坠落时腕关节呈背伸位,豌豆骨直接接触地面所致,分为线状和粉碎性骨折。多有腕部复合性损伤,如腕关节的突然强力背伸,尺侧腕屈肌会剧烈收缩以抗衡暴力作用,维持关节稳定,这种间接暴力可致豌豆骨的撕脱骨折。直接或间接暴力均可致豆三角关节发生脱位或半脱位。

(二)临床表现与诊断

1.临床表现

腕尺侧部疼痛、肿胀,豌豆骨处压痛明显,伴有屈腕功能障碍和牵拉痛。有时出现尺神经卡压症状,如环、小指的刺痛及感觉过敏等。

2.辅助检查

旋后30°斜位像和腕管切位像可清晰显示骨折线,亦可判断豌豆骨与三角骨的对应关系。同时腕关节正、侧位像可明确腕关节有无并发损伤。腕关节中立位时,豆三角关节间隙正常宽2~4 mm,豌豆骨与三角骨关节面近乎平行,其夹角小于15°。若怀疑豆三角关节半脱位,应做双腕对比检查,患侧可见豆三角间隙大于4 mm;豆三角关节面不平行,夹角大于20°;豌豆骨远侧部或近侧部与三角骨重叠区超过关节面的15%。

(三)治疗

用石膏托将腕关节固定在微屈曲位4~5周,以减少尺侧腕屈肌对骨折端的牵拉,直至骨折愈合。对少数骨折未愈合,遗留有局部疼痛和压痛,影响腕关节功能或骨折畸形愈合,合并有尺神经刺激症状者,可切除豌豆骨,但必须仔细修复软组织结构,重建尺侧腕屈肌腱的止点。4周后开始功能练习。

五、大多角骨骨折

大多角骨介于舟骨与第1掌骨之间,在轴向压力的传导上具有重要作用,分别与舟骨、小多角骨构成关节,尤以第1腕掌关节的鞍状关节至关重要,具有双轴运动,为完善拇指的重要功能奠定了解剖学基础。

(一)损伤机制

拇指遭受外力时,轴向暴力经第1掌骨向近侧直接撞击大多角骨而发生体部骨折。间接暴力亦可迫使腕关节背伸和桡偏,大多角骨在第1掌骨和桡骨茎突下发生骨折。结节部骨折既可来自直接暴力,如腕背伸滑倒、大多角骨与地面直接撞击;又可由间接暴力,如腕屈肌支持带的强力牵拉等。

(二)临床表现与诊断

1.临床表现

临床上多表现为腕桡侧疼痛和压痛,纵向挤压拇指可诱发骨折处疼痛。

2.辅助检查

(1)X线片:腕关节正位、斜位、腕管位平片检查可见骨折线存在。

(2)CT:对结节部骨折可明确诊断。

(三)治疗

对无移位的体部和结节部骨折,用短拇人字管形石膏外固定4~6周;对移位的体部骨折,可行切开复位克氏针内固定,以恢复鞍状关节面的光滑和平整;对有明显移位的结节部骨折,应做骨折块切除,以避免诱发腕管综合征。

六、小多角骨骨折

小多角骨体积小,四周有其他骨骼保护,内外介于大多角骨和头状骨之间,远近介于舟骨与第2掌骨之间。又因其位置隐蔽,与其他腕骨相比,鲜有骨折发生。并且小多角骨是远排腕骨中唯一与单一掌骨底形成关节的腕骨,由第2掌骨传递的轴向压力经小多角骨传向舟骨。由于其掌侧面狭窄、背侧面宽阔,轴向压力下易发生背侧脱位。

(一)损伤机制

小多角骨骨折极少发生,多并发第2、3掌骨基底骨折或脱位。在轴向暴力作用下,第2掌骨向近侧移位并与小多角骨相互撞击,导致骨折或小多角骨背侧脱位。陈旧性小多角骨脱位,因合并附着韧带及滋养动脉的撕裂,易发生缺血性坏死。

(二)临床表现与诊断

1.临床表现

临床上患者多有腕背小多角骨处的肿胀、疼痛和压痛,腕关节运动有轻度障碍,伴有活动痛。如骨折块向掌侧移位,可诱发腕管综合征。

2.辅助检查

X线片上通常可显示骨折线的存在,对可疑的骨折可通过CT明确诊断。

(三)治疗

无移位的小多角骨骨折采用石膏外固定4~6周。对有骨折移位或并发第2、3掌骨底骨折及脱位的小多角骨骨折,需切开复位克氏针内固定,必要时做植骨、第2腕掌关节融合,以求得到一个稳定和无症状的第2腕掌关节。

七、头状骨骨折

头状骨骨折可单独发生,亦可与其他结构损伤同时存在。头状骨头部无滋养动脉进入,其血供来源与舟骨近端相似,由该骨体部的滋养动脉逆行分支供血。因此,头状骨头部和颈部的骨折易损伤此逆行供血系统,一旦治疗不当,可造成头状骨骨折不愈合或头部的缺血性坏死,进而导致腕关节运动障碍。

(一)损伤机制

腕关节在掌屈位时,外力直接作用于头状骨,可造成头状骨体部的横折或粉碎性骨折。间接暴力多发生在腕关节桡侧损伤、舟月骨分离或舟骨骨折后,系腕关节过度背伸、头状骨与桡骨远端关节面背侧缘相互撞击的结果,多见于颈部骨折。骨折后的腕关节继续背伸,可导致骨折远、近侧段分离,无韧带附着的近侧段相对于远侧段约呈90°的旋转移位。暴力作用消失后,腕关节由过度背伸恢复到自然状态下的屈、伸体位,会加剧近侧端的旋转,使之呈180°旋转移位。因此间接暴力所致的头状骨颈部骨折为不稳定型骨折,且移位的近侧端(头部)易发生缺血性坏死。

(二)临床表现与诊断

(1)临床上表现为头状骨背侧疼痛、肿胀及压痛,腕关节功能受限,伴有活动痛、畸形、异常活动,骨擦音不明显。

(2)常规腕关节正、侧位X线片上可清晰显示骨折线和骨折端的移位。少数无移位的骨折X线平片难以显示,需通过CT确诊。

（三）治疗

治疗单纯无移位的骨折可采用石膏外固定6周。有移位的新鲜骨折，需行切开复位克氏针内固定；有移位的陈旧性骨折，在切开复位的同时，需切取桡骨瓣游离植骨。骨折近侧端（头部）发生缺血性坏死或创伤性关节炎时，可切除头部，做腕中关节融合术。

八、钩骨骨折

钩骨呈楔形，介于头状骨与三角骨之间，分别与其构成有关，有坚强的骨间韧带相连。钩骨钩介于腕管与腕尺管之间，分别有屈肌支持带、豆钩韧带及小鱼际肌附着，钩的桡侧是屈肌腱，尺侧是尺神经血管束，尺神经深支绕过钩的底部进入掌深间隙，因此钩骨钩一旦骨折、移位，易造成屈肌腱断裂和尺神经卡压。由于钩骨供血来源多样、供血充分、骨内供血多极化，故不易发生缺血性坏死。

（一）损伤机制

钩骨体部骨折多见间接暴力，偶尔由直接暴力所致，可分为远侧部和近侧部骨折两类，以远侧部骨折较多见。钩骨钩骨折多见于运动性损伤，直接暴力可发生于球拍对钩骨钩的撞击，从而导致钩骨钩基底的骨折。间接暴力为腕关节过度背伸时，屈肌支持带和豆钩韧带对钩骨钩的牵拉所致钩骨钩尖端的骨折。

（二）临床表现与诊断

1.临床表现

腕掌尺侧肿痛，握拳时加重，局部压痛明显，将小指外展时疼痛加重。钩骨钩骨折时压痛明显，并有轻度异常活动。有50%以上患者可出现腕尺管综合征。陈旧性钩骨钩骨折，亦可出现环、小指屈肌腱自发性断裂。移位骨折及环、小指腕掌关节背侧脱位可导致腕关节尺背侧隆凸畸形、局部肿胀和压痛。

2.X线片

钩骨体部骨折拍摄腕关节正位平片即可明确诊断，但钩骨钩骨折在腕关节正、侧位X线片上难于诊断，需采用特殊体位摄影。

3.CT

通过观察腕骨的不同横截面，可直接显示出钩骨钩骨折的部位及移位程度。因此，在临床上怀疑钩骨钩骨折而单纯X线片不能明确诊断时，应常规做CT检查。特别是三维CT可消除重叠腕骨的影响，从立体上判断移位骨折的方向性，因而具有很高的诊断价值。

（三）治疗

（1）无移位的钩骨体部骨折，因其较稳定，也无并发症，采用石膏托外固定4～6周即可。

（2）体部骨折有移位或并发腕掌关节脱位，早期可行切开复位克氏针内固定，晚期则在复位后做腕掌关节融合术，以消除持续存在的疼痛等症状。钩骨钩骨折对手的功能影响较大，并发症多，骨折片较小并且垂直于手掌，很难复位和外固定，因此一旦确诊，即应手术治疗，可行切开复位克氏针内固定或钩骨钩切除术。前者因内固定较困难，易并发尺神经卡压和屈肌腱损伤，而较少应用；后者手术操作简单，不破坏腕关节的稳定，术后无并发症，腕关节功能得以迅速恢复。术中应修复钩骨钩骨折断面、豆钩韧带，将屈肌支持带的止点与骨膜一起缝合。合并尺神经卡压时应同时行尺神经松解术，屈肌肌腱断裂时也应修复。

（高　扬）

第四节 踝关节骨折

一、概述

踝部骨折是最常见的关节内骨折,它包括单踝骨折、双踝骨折、三踝骨折等。多为闭合性骨折,开放骨折亦不少见。

踝关节由胫骨和腓骨的下端与距骨构成。胫骨下端略呈四方形,其端面有向上凹的关节面,与距骨体的上关节面相接触。其内侧有向下呈锥体状的内踝,与距骨体内侧关节面相接触。内踝后面有一浅沟,胫骨后肌和趾长屈肌的肌腱由此通过。内踝远端有两个骨性突起,即前丘和后丘。胫骨下端的前后缘呈唇状突出,分别称为前踝和后踝。胫骨远端外侧有一凹陷,称为腓骨切迹,与腓骨远端相接触。在胫骨的腓骨切迹下缘处有一小关节面,与腓骨外踝形成关节,其关节腔是踝关节腔向上延伸的一部分。腓骨下端的突出部分称为外踝。外踝与腓骨干有 10°～15°的外翻角。外踝后有腓骨长短肌肌腱通过。外踝比内踝窄但较长,其尖端比内踝尖端低,且位于内踝后方。胫腓两骨干间由骨间膜连接为一体,下端的骨间膜特别增厚形成胫腓骨间韧带。在外踝与胫骨之间,前方有外踝前韧带,后方有外踝后韧带和胫腓横韧带。这些韧带使胫腓骨远端牢固地连接在一起,并将胫骨下端的关节面与内、外、前、后踝的关节面构成踝穴。踝穴的前部稍宽于后部,下部稍宽于上部。踝穴与距骨体上面的关节面构成关节。距骨体前端较后端稍宽,下部较顶部宽,与踝穴形态一致,故距骨在踝穴内较稳定。由于结构上的这些特点,踝关节在跖屈时,距骨较窄的后部进入踝穴,距骨在踝穴内可有轻微运动;踝关节背伸时,距骨较宽的前部进入踝穴,使踝关节无侧向运动,较为稳定。踝关节背伸,距骨较宽的前部进入踝穴时,外踝又稍向外分开,踝穴较跖屈时约增宽,这种伸缩主要依靠胫腓骨下端的韧带的紧张与松弛。这种弹性同时又使距骨两侧关节面与内外踝的关节面紧密相贴,因此,踝背伸位受伤时,多造成骨折。正是这些特点,当下坡或下阶梯时,踝关节在跖屈位中,故易发生踝部韧带损伤。胫距关节承受身体重量,其中腓骨承受较少,但若腓骨变短或旋转移位,使腓骨对距骨的支撑力减弱,可导致关节退行性变。

踝关节的关节囊的前后较松弛,韧带较薄弱,便于踝关节的背伸和跖屈活动。关节囊的内外两侧紧张,且有韧带和肌肉加强。踝关节在正常活动时,踝关节两侧的关节囊和韧带能有力地控制踝关节的稳定。

踝关节周围缺乏肌肉和其他软组织遮盖,仅有若干肌腱包围。这些肌腱和跗骨间关节的活动,可以缓冲暴力对踝关节的冲击,从而减少踝关节损伤的机会。

二、病因、病理

由于外力的大小、作用方向和肢体受伤时所处的位置不同,踝关节可发生各式各样复杂的联合损伤。根据骨折发生的原因和病理变化,把踝部骨折分为外旋、外翻、内翻、纵向挤压、侧方挤压、踝关节强力跖屈、背屈骨折几型,前三型又按其损伤程度分为三度。

(一)踝部外旋骨折

小腿不动,足强力外旋;或脚着地不动,小腿强力内旋,距骨体的前外侧外踝的前内侧,迫使外踝向外旋转,向后移位,造成踝部外旋骨折。

1.踝部外旋一度骨折

外踝发生斜形或螺旋形骨折。骨折线由胫腓下关节远端的前侧开始,向后、向上斜形延伸,侧位X线片显示由前下斜向后上的斜形骨折线,骨折面呈冠状,骨折移位不多或无移位,骨折面里前后重叠。有移位时,外踝远端骨折块向后、向外移位并旋转。若暴力较大,迫使距骨推挤外踝时,胫腓下骨间韧带先断裂,骨折则发生在胫腓骨间韧带的上方之腓骨最脆弱处。此为踝部外旋一度骨折或外旋单踝骨折。

2.踝部外旋二度骨折

一度骨折发生后,如还有残余暴力继续作用,则将内踝撕脱(或内侧副韧带断裂)。此为踝部外旋二度骨折或外旋双踝骨折。

3.踝部外旋三度骨折

二度骨折发生后,仍有残余暴力继续作用,此时内侧副韧带牵制作用消失,距骨向后外及向外旋转移位,撞击胫骨后缘造成后踝骨折。此为踝部外旋三度骨折或外旋三踝骨折。

(二)踝部外翻骨折

患者自高处跌下,足内缘触地,或步行在不平的道路上,足底外侧踩上凸处,或小腿远段外侧直接受撞击时,使足突然外翻,造成踝部外翻骨折。

1.踝部外翻一度骨折

踝部外翻时,暴力先作用于内侧副韧带,因此韧带较坚强,不易断裂,遂将内踝撕脱。内踝骨折线往往为横形或斜形,与胫骨下关节面对平,骨折移位不多。此为踝部外翻一度骨折或外翻单踝骨折。

2.踝部外翻二度骨折

一度骨折发生后,还有残余暴力继续作用,距骨体推挤外踝的内侧面,迫使外踝发生横形或斜形骨折。骨折面呈矢状位,内外踝连同距骨发生不同程度地向外侧移位。若外踝骨折前,胫腓骨间韧带发生断裂,则外踝骨折多发生在胫腓骨间韧带以上的腓骨下段薄弱部位,有时也可发生在腓骨干的中上段。此为踝部外翻二度骨折或外翻双踝骨折。

3.踝部外翻三度骨折

二度骨折发生后,仍有残余暴力继续作用,偶可发生胫骨的后踝骨折。此为踝部外翻三度骨折或外翻三踝骨折。

(三)踝部内翻骨折

患者自高处跌下时,足外缘触地,或小腿下段内侧受暴力直接撞击,或步行在不平的道路上,脚底内侧踩上凸处,使脚突然内翻,均可造成踝部内翻骨折。

1.踝部内翻一度骨折

踝部内翻时,暴力首先作用于外侧副韧带,由于此韧带较薄弱,故暴力较多造成韧带损伤,偶亦有外踝部小块或整个外踝的横形撕脱骨折。此为踝部内翻一度骨折或内翻双踝骨折。

2.踝部内翻二度骨折

一度骨折发生后,还有残余暴力继续作用,迫使距骨强力向内侧移位,撞击内踝,造成内踝骨折。骨折线位于内踝的上部与胫骨下端关节面接触处,并向上、向外。此为踝部内翻二度骨折或内翻单踝骨折。

3.踝部内翻三度骨折

二度骨折发生后,仍有残余暴力继续作用,偶可发生胫骨后踝骨折,称为踝部内翻三度骨折或内翻三踝骨折。

(四)纵向挤压骨折

患者由高处落下,足底触地,可引起胫骨下端粉碎骨折,腓骨下端横断或粉碎骨折。此时,若有踝关节急骤地过度背伸或跖屈,胫骨下关节面的前缘或后缘因受距骨体的冲击而发生挤压骨折。前缘骨折,距骨随同骨折块向前移位。后缘骨折,距骨随骨折块向后移位。

(五)侧方挤压骨折

内外踝被夹挤于两重物之间,造成内外踝骨折。骨折多为粉碎型,移位不多。常合并皮肤损伤。

(六)胫骨下关节面前缘骨折

胫骨下关节面前缘骨折可由两个完全相反的机制造成。一是当足部强力跖屈(如踢足球时),迫使踝关节囊的前壁强力牵拉胫骨下关节面的前缘,造成胫骨下关节面前缘的撕脱骨折。骨折块往往很小,但移位明显。二是由高处落下,足部强力背伸位,距骨关节面向上、向前冲击胫骨下关节面前部,造成胫骨下关节面前缘大块骨折。距骨随同骨折块向前、向上移位。

三、诊断

患者多有在走路时不慎扭伤踝部,自高处落下跌伤踝部,或重物打击踝部的病史。伤后觉踝部剧烈疼痛,不能行走,严重者有患部的翻转畸形。踝部迅速肿胀,踝部正侧位 X 线摄片常能显示骨折的有无。在踝部骨折的诊断中,在确定骨折存在的同时,还应判断造成损伤的原因。因为不同的损伤,在 X 线片上有时可有相同的骨折征象,但其复位和固定方法则完全不同。因此,在诊断踝部骨折时,必须仔细研究踝关节正侧位 X 线片,详细询问患者受伤历史,仔细检查,以确定损伤的原因和骨折发生机制,从而正确地拟定整复和固定的方法。

四、治疗

踝关节既支持全身重量,又有较为灵活的运动。因此,踝部骨折的治疗既要保证踝关节的稳定性,又要保证踝关节活动的灵活性。这就要求踝部骨折后应尽量达到解剖对位,并较早地进行功能锻炼,使骨折愈合后能符合关节活动的力学要求。在治疗方法上,当闭合复位失败时,应及时考虑切开复位与内固定,从而恢复踝关节的稳定,并使踝穴结构能适应距骨活动的要求,避免术后发生关节疼痛。

(一)手法整复超关节夹板局部外固定

1.整复手法

普鲁卡因腰麻或坐骨神经阻滞麻醉,患者平卧,髋关节、膝关节各屈曲90°。一助手站于患肢外侧,用双手抱住大腿下段。另一助手站于患肢远端,一手握足前部,一手托足跟。在踝关节跖屈位,顺着原来骨折移位方向轻轻用力向下牵引。内翻骨折先内翻位牵引,外翻骨折先外翻位牵引。无内外翻畸形而仅是两踝各向内外侧方移位的骨折,则垂直牵引。牵引力量不能太大,更不能太猛,以免加重内、外侧韧带损伤。

在一般情况下,外翻骨折都伴有一定程度的外旋,内翻骨折都伴有一定程度的内旋。所以在矫正内、外翻畸形前,首先应矫正旋转畸形。牵引足部的助手将足内旋或外旋,矫正外旋或内旋畸形。然后改变牵引方向,外翻骨折的牵引方向由外翻逐渐变为内翻,内翻骨折的牵引方向由内翻逐渐变为外翻。同时术者两手在踝关节上、下对抗挤压,内外翻畸形即可纠正,骨折即可复位。

对有下胫腓联合分离的病例,术者用两手掌贴于内、外踝两侧,嘱助手将足稍稍旋转,术者两手对抗扣挤两踝,下胫腓联合分离即可消失,距骨内、外侧移位即可整复。在外翻或外旋型骨折,合并下胫腓联合分离,外踝骨折发生在踝关节以上时,对腓骨下端骨折要很好地整复。只有将腓骨断端正确复位,下胫腓联合分离消除,外踝才能稳定。

距骨有后脱位的病例,术者一手把住小腿下端向后推,一手握住足前部向前拉,后脱位的距骨即回到正常位置。

骨折块不超过胫骨下关节面 1/3 的后踝骨折病例,应先整复固定内、外两踝,然后再整复后踝。整复后踝时,术者一手握胫骨下端向后推,一手握足向前拉,慢慢背屈,利用紧张的后侧关节囊把后踝拉下,使后踝骨折块复位。

骨折块超过胫骨下关节面 1/3 以上的后踝骨折,因距骨失去支点,踝关节不能背屈,越背屈距骨越向后移位,后踝骨折块随脱位的距骨越向上变位。手法复位比较困难。可采用经皮钢针撬拨复位。

手法整复完毕,应行 X 线摄片检查,骨折对位满意后,行局部夹板固定。

2.固定方法

(1)固定材料:木板 5 块,内、外、后 3 块等长,长度上自腘窝下缘,下齐足跟,宽度内外侧板与患者小腿前后径等宽,后侧板与患者小腿横径等宽;前侧板两块,置于胫骨嵴两侧,宽度 1～2 cm,长度上自胫骨结节下缘,下到内外踝上缘,以不妨碍踝关节背屈 90°为准。梯形纸垫 2 个,塔形纸垫 3 个。

(2)固定方法:骨折整复后,踝部敷上消肿止痛中药,用绷带缠绕。在内外两踝上方凹陷处各放一塔形垫,两踝下方凹陷处各放一梯形垫,纸垫厚度与踝平,以夹板不压迫踝顶为准。在跟骨上方凹陷处放一塔形垫,以夹板不压迫跟部为准。用胶布将纸垫固定。最后放上 5 块夹板,并用 3 根布条捆扎。术后即可开始脚趾和踝关节背伸活动。2 周后可扶拐下地逐渐负重步行。3 周后可解开固定行按摩。4 周后去固定,练习步行和下蹲活动,并用中药熏洗。

(二)手术切开整复内固定

手术切开整复内固定适用于下列情况。

1.严重开放性骨折

清创时,即可将骨折整复内固定。

2.内翻型骨折

内踝骨块较大,波及胫骨下关节面 1/2 以上者。

3.外旋型骨折

内踝撕脱骨折,骨折整复不良,或有软组织夹在骨折线之间,引起骨折纤维愈合或不愈合的病例。

4.大块骨折

足强度背屈所造成胫骨下关节面前缘大块骨折。

(三)踝关节融合术

踝部严重粉碎性骨折,日后难免发生创伤性关节炎;或踝部骨折整复不良,发生创伤性关节炎,严重影响行走的病例,可行踝关节融合术治疗。

(四)药物治疗

按骨折三期辨证用药。一般中期以后应注意舒筋活络、通利关节;后期局部肿胀难消,应行气活血、健脾利湿;关节融合术后须补肾壮骨,促进愈合。早期瘀血凝聚较重,宜服用桃红四物汤加木瓜、田七、三棱等,或配服云南白药、伤科七厘散等。中期内服接骨丹和正骨紫金丹,外敷接骨膏。后期拆除夹板,石膏固定后,用伤科洗方熏洗患部,每天1～2次。

(五)练功活动

整复固定后,鼓励患者活动足趾和踝部背伸活动。双踝骨折从第2周起,可在保持夹板固定的情况下加大踝关节的主动活动范围,并辅以被动活动。被动活动时,术者一手握紧内、外侧夹板,另手握前足,只做背伸和跖屈,但不做旋转或翻转活动。3周后可将外固定打开,对踝关节周围的软组织(尤其是肌腱经过处)进行按摩,理顺经络,点按商丘、解溪、丘墟、昆仑、太溪等穴,并配合中药熏洗。在袜套悬吊牵引期间亦应多做踝关节的伸屈活动。

(六)其他疗法

内外踝骨折,闭合复位不满意,后踝骨折块超过1/3关节面,开放型骨折等,行切开复位内固定术。陈旧性骨折复位效果不佳并有创伤性关节炎者,可行踝关节融合术。

(高　扬)

第五节　跟骨骨折

跟骨骨折是常见骨折,占全身骨折的2%。以青壮年最多见,严重损伤后易遗留伤残。至今仍没有一种大家都能认可的分类及治疗方法。应用CT分类跟骨骨折,使我们对跟骨关节内骨折认识更加清楚。像其他部位关节内骨折一样,解剖复位、坚强内固定、早期活动是达到理想功能效果的基础。

一、分类

跟骨骨折根据骨折线是否波及距下关节分为关节内骨折和关节外骨折。

(一)关节内骨折

1.Essex-Lopresti分型法

根据X线检查把骨折分为舌状骨折和关节塌陷型骨折。缺点是关节塌陷型包含了过多骨折,对于骨折评价和临床预后带来困难。

(1)A型:无移位骨折。

(2)B1型:舌状骨折。

(3)B2型:粉碎性舌状骨折。

(4)C1型:关节压缩型。

(5)C2型:粉碎性关节压缩型。

(6)D型:粉碎性关节内骨折。

2.Sanders CT 分型法

Sanders 根据后关节面的三柱理论,通过初级和继发骨折线的位置分为若干亚型,其分型基于冠状面 CT 扫描(图 9-24)。在冠状面上选择跟骨后距关节面最宽处,从外向内将其分为 A、B、C 三部分,分别代表骨折线位置。这样,就可能有四部分骨折块、三部分关节面骨折块和二部分载距突骨折块。

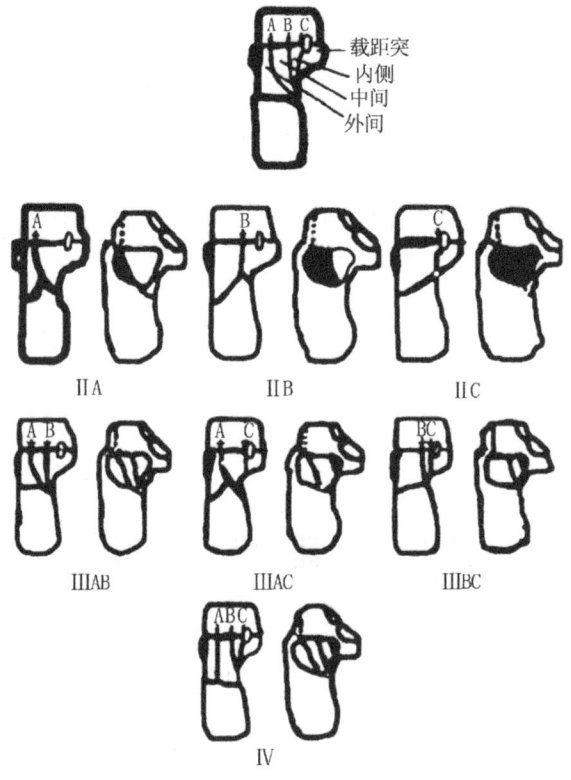

图 9-24 Sanders CT 分型法

(1)Ⅰ型:所有无移位骨折。

(2)Ⅱ型:二部分骨折,根据骨折位置在 A、B 或 C 又分为ⅡA、ⅡB、ⅡC 骨折。

(3)Ⅲ型:三部分骨折,同样,根据骨折位置在 A、B 或 C 又分为ⅢAB、ⅢBC、ⅢAC 骨折,典型骨折有一中央压缩骨块。

(4)Ⅳ型:骨折含有所有骨折线,ⅣABC。

(二)关节外骨折

按解剖部位关节外骨折可分为:①跟骨结节骨折。②跟骨前结节骨折。③载距突骨折。④跟骨体骨折(图 9-25)。

二、关节内骨折

关节内骨折约占所有跟骨骨折的 70%。

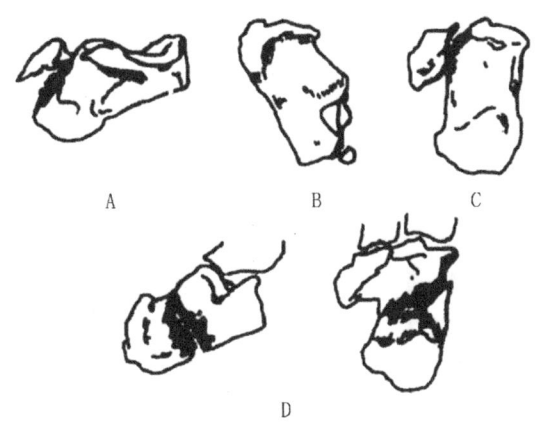

图 9-25 跟骨关节外骨折
A.跟骨结节骨折；B.跟骨前结节骨折；C.载距突骨折；D.跟骨体骨折

(一)损伤机制与病理

由于跟骨形态差异、暴力大小方向和足受伤时位置不同,可产生各种类型跟骨后关节面粉碎性骨折。但在临床中常会出现以下三种情况:①跟骨骨折后,载距突骨折块总是保持原位,和距骨有着正常关系。骨折线常位于跟距骨间韧带外侧。②关节压缩型骨折较常见,SandersⅡ型骨折较常见。后关节面骨折线常位于矢状面,且多将后关节面分为两部分,内侧部分位于载距突上,外侧部分常陷于关节面之下,并由于距骨外侧缘撞击而呈旋转外翻,陷入跟骨体内。③由于距骨外侧缘撞击跟骨后关节面,使骨折进入跟骨体内,从而推挤跟骨外侧壁突出隆起,使跟腓间距减小,产生跟腓撞击综合征和腓骨肌腱嵌压征(图9-26)。

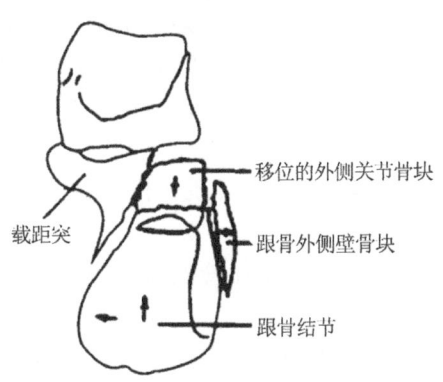

图 9-26 骨折后病理改变

跟骨骨折后可出现:①跟骨高度丧失,尤其是内侧壁。②跟骨宽度增加。③距下关节面破坏。④外侧壁突起。⑤跟骨结节内翻。因此,如想恢复跟骨功能,应首先恢复距下关节面完整和跟骨外形。

(二)临床表现

骨折多发生于高处坠落伤或交通事故伤。男性青壮年多见。伤后足在数小时内迅速肿胀,皮肤可出现水疱或血疱。如疼痛剧烈,足感觉障碍,被动伸趾引起剧烈疼痛时,应注意足骨筋膜室综合征的可能。亦应注意全身其他合并损伤,如脊柱、脊髓损伤。

(三)诊断

1.X 线检查

足前后位 X 线平片可见骨折是否波及跟骰关节,侧位可显示跟骨结节角和交叉角(Gissane 角)变化,跟骨高度降低,跟骨轴位可显示跟骨宽度变化及跟骨内、外翻。Broden 位(图 9-27)是一种常用的斜位,可在术前、术中了解距下关节面损伤及复位情况。投照时,伤足内旋 40°,X 线球管对准外踝并向头侧分别倾斜 10°、20°、30°、40°。

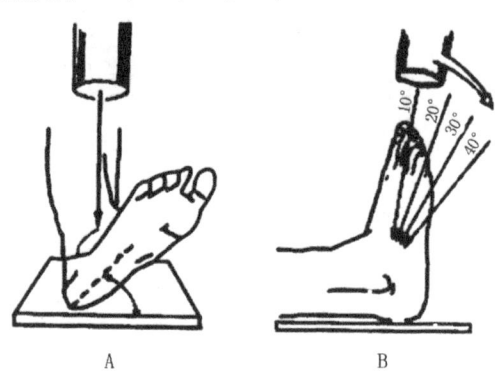

图 9-27 Broden 投照方法
A.正面观;B.侧面观

2.CT 检查

关节内骨折应常规行 CT 检查,以了解关节面损伤情况,必要时行螺旋 CT 进行三维重建。

(四)治疗

对于跟骨关节内骨折是行手术治疗还是非手术治疗,多年来一直存在争论。CT 分类使我们对关节内骨折的病理变化更加清楚,使用标准入路和术中透视可明显减少手术并发症。各种专用钢板的出现,使内固定更加稳定,患者可早期活动。跟骨关节内骨折如要获得好的功能,应该解剖复位跟骨关节面及跟骨外形,但即使是达到解剖复位也不能保证一定可以获得好的功能。

1.治疗应考虑的因素

(1)年龄:老年患者,骨折后关节易僵硬,且骨质疏松,不易牢固内固定,一般 50 岁以上的患者,以非手术治疗为宜。

(2)全身情况:如合并较严重糖尿病、周围血管疾病,身体极度虚弱,或合并全身其他部位损伤不宜手术时,应考虑非手术治疗。

(3)局部情况:足部严重肿胀、皮肤水泡,不宜马上手术,应等 1~2 周肿胀消退后方可手术。开放性损伤时,如软组织损伤较重,可用外固定器固定。

(4)损伤后时间:手术应在伤后 3 周内完成。如果肿胀、水泡或其他合并损伤而不能及时手术时,采用非手术治疗。

(5)骨折类型:无移位或移位小于 2 mm 时,采用非手术治疗。Sanders Ⅱ、Ⅲ型骨折应选用切开复位。虽然关节面骨折块无明显移位,但跟骨体骨折移位较大,为减少晚期并发症,也应切开复位,内固定。关节面严重粉碎性骨折,恢复关节面形态已不可能,可选用非手术治疗。如有条件,也可在恢复跟骨外形后一期融合距下关节。

(6)医师的经验和条件:手术切开有一定的技术和设备条件要求,如不具备时,应将患者转到其他有条件医院治疗或选用非手术方法治疗。不能达到理想复位及固定的手术,不如不做。

2.治疗方法

(1)功能疗法:功能疗法适用于无移位或少量移位骨折,或年龄较大、功能要求不高或有全身并发症不适于手术治疗的患者。①适应证及禁忌证:无移位或少量移位骨折,应用此方法,可早期活动,较早恢复足的功能。但对移位骨折由于未复位骨折可能会遗留足跟加宽,结节关节角减小,足弓消失及足内、外翻畸形等,患者多不能恢复正常功能。②具体操作方法:伤后立即卧床休息,抬高患肢,并用冰袋冷敷患足,24小时后开始主动活动足距小腿关节,3~5天后开始用弹性绷带包扎,1周左右可开始挂拐行走,3周后在保护下或穿跟骨矫形鞋部分负重,6周后可完全负重。伤后4个月可逐渐开始恢复轻工作。

(2)闭合复位疗法:用手法结合某些器械或钢针复位移位的骨折。有以下两种方法。①Bahler法:在跟骨结节下方及胫骨中下段各横穿一钢针,做牵引和反牵引,以期恢复结节关节角和跟骨宽度以及距下关节面,逐渐夹紧则可将跟骨体部恢复正常,透视位置满意后,石膏固定足于中立位,并将钢针固定于石膏之中。内、外踝下方及足跟部仔细塑形,4~6周去除石膏和钢针,开始活动足距小腿关节。此方法由于不能够较好恢复距下关节面,疗效不满意,现已很少采用。②Essex-Eopresti法:患者取俯卧位,在跟腱止点处插入一根斯氏针,针尖沿跟骨纵轴向前并略微偏向外侧,达后关节面下方后撬起。撬拨复位后再用双手在跟骨部做侧方挤压,侧位及轴位透视,位置满意后,将斯氏针穿入跟骨前方。粉碎性骨折时,也可将斯氏针穿过跟骰关节,然后用石膏将斯氏针固定于小腿石膏管型内。6周后去除石膏和斯氏针。此方法适用于某些舌状骨折。由于石膏固定,功能恢复较慢。

(3)切开复位术:可在直视下复位关节面骨块和跟骨外侧壁,结合牵引可同时恢复跟骨轴线并纠正短缩和内、外翻。使用钢板螺钉达到较坚强固定,可使患者早期活动。尽快地恢复足的功能,避免了由于复位不良带来的各种并发症。

患者体位取单侧骨折侧卧位,如为双侧骨折,则取俯卧位。切口采用外侧"L"形切口。纵形切口位于跟腱和腓骨长短肌腱之间,水平切口位于外踝尖部和足底皮肤之间。切开皮肤后,从骨膜下翻起皮瓣,显露距下关节和跟骰关节,用三根克氏针从皮瓣下分别钻入腓骨、距骨和骰骨后,向上弯曲以扩大显露。腓肠神经位于皮瓣中,注意不要损伤。复位,掀开跟骨外侧壁,显露后关节面。寻找骨折线,认清关节面骨折情况。取出载距突关节面外侧压缩移位的关节内骨折块。使用Schanz针或跟骨牵引,先内翻跟骨结节,同时向下牵引,再外翻,以纠正跟骨短缩及跟骨结节内翻,使跟骨内侧壁复位,用克氏针维持复位。然后把取出的关节面骨折块复位,放回外侧壁并恢复Gissane角和跟骰关节面,克氏针固定各骨折块。透视检查骨折位置,尤其是Broden位查看跟骨后关节面是否完全复位。如骨折压缩严重,空腔较大,可使用骨移植,但一般不需要骨移植。根据骨折类型选用钢板和螺钉固定,如可能,螺钉应固定外侧壁到对侧载距突下骨皮质上,以保证固定确实可靠。少数严重粉碎性骨折,需要加用内侧切口协助复位固定。固定后,伤口放置引流管或引流条,关闭伤口,2周拆线。伤口愈合良好时,开始活动,6~10周穿行走靴部分负重。12~16周去除行走靴负重行走,逐渐开始正常活动。

(4)关节融合术:严重粉碎性骨折的年轻患者对功能要求较高时,切开难以达到关节面解剖复位,非手术治疗又极有可能遗留跟骨畸形而影响功能。一期融合并同时恢复跟骨外形可缩短治疗时间,患者尽快地恢复工作。在切开复位时,亦应有做关节融合术的准备,一旦不能达到较好复位,也可一期融合距下关节。手术时用磨钻磨去关节软骨,大的骨缺损可植骨,用钢板维持跟骨基本外形,用1枚6.5 mm或7.3 mm直径的全长螺纹空心螺钉经导针从跟骨结节到距骨。

(五)并发症

1.伤口皮肤坏死感染

外侧入路"L"形切口时,皮瓣角部边缘有可能发生坏死,所以手术时应仔细操作,避免过度牵拉。一旦出现坏死,应停止活动。如伤口感染,浅部感染,可保留内置物,伤口换药,有时需要皮瓣转移。深部感染,需取出钢板和螺钉。

2.神经炎、神经瘤

手术时可能会损伤腓肠神经,造成局部麻木或形成神经瘤后引起疼痛。如疼痛不能缓解,可切除神经瘤后,将神经残端埋入腓骨短肌中。在非手术治疗时,由于跟骨畸形愈合后内侧挤压刺激胫后神经分支引起足跟内侧疼痛,非手术治疗无效时,可手术松解。

3.腓骨肌腱脱位、肌腱炎

骨折后由于跟骨外侧壁突出,缩小了跟骨和腓骨间隙,挤压腓骨长短肌腱引起肌腱脱位或嵌压。手术时切开腱鞘使肌腱直接接触距下关节或螺钉、钢板的摩擦及手术后瘢痕也是引起肌腱炎的原因。腓骨肌腱脱位、嵌压后,如患者有症状,可手术切除突出的跟骨外侧壁,扩大跟骨和腓骨间隙。同时紧缩腓骨肌上支持带,加深外踝后侧沟。

4.距下关节和跟骰关节创伤性关节炎

由于关节面骨折复位不良或关节软骨的损伤,距下关节和跟骰关节退变产生创伤性关节炎,关节出现疼痛及活动障碍。可使用消炎止痛药物、理疗和支具等治疗,如症状不缓解,应做距下关节或三关节融合术。

5.跟痛

跟痛可由于外伤时损伤跟下脂肪垫引起,也可因跟骨结节跖侧骨突出所致。可用足跟垫减轻症状,如无效可手术切除骨突出。

三、关节外骨折

关节外骨折占所有跟骨骨折的30%~40%。一般由较小暴力引起,常不需手术治疗,预后较好。

(一)前结节骨折

前结节骨折可分为两种类型。撕脱骨折多见,常由足跖屈、内翻应力引起。分歧韧带或伸趾短肌牵拉跟骨前结节附着部造成骨折。骨折块较小并不波及跟骰关节。足强力外展造成跟骰关节压缩骨折较少见,骨折块常较大并波及跟骰关节,骨折易被误诊为踝扭伤。骨折后距下关节活动受限,压痛点位于前距腓韧带前2cm处,向下1cm。检查者也可用拇指置于患者外踝尖部,中指置于第5跖骨基底尖部,示指微屈后指腹正好落在前结节压痛点。加压包扎免负重6~8周,预后也较好。

(二)跟骨结节骨折

跟骨结节骨折也有两种类型:一种是腓肠肌突然猛烈收缩牵拉跟腱附着部,发生跟骨后部撕脱骨折;另一种为直接暴力引起的跟骨后上鸟嘴样骨折(图9-28)。骨折移位较大时,跟骨结节明显突出,有时可压迫皮肤坏死。畸形愈合后可使穿鞋困难。借助Tompson试验可帮助判断是否跟腱和骨块相连。有时骨块可连带部分距下关节后关节面。骨折无移位或有少量移位时,用石膏固定患足跖屈位固定6周。骨折移位较大时,应手法复位,如复位失败可切开复位,螺钉或钢针固定。

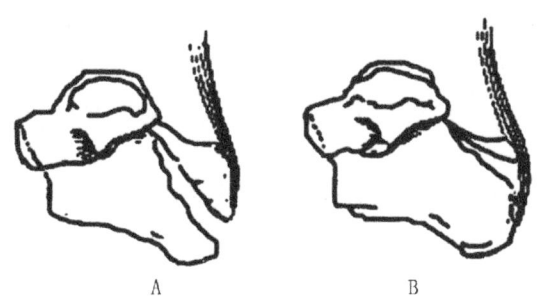

图 9-28 跟骨结节骨折
A.撕脱骨折；B.鸟嘴样骨折

(三) 跟骨结节内、外侧突骨折

单纯跟骨结节内、外侧突骨折少见且常常无移动位,相比较而言,内侧突更易骨折。骨折常由足内或外翻时受到垂直应力而产生的剪切力作用所致,通过跟骨轴位或 CT 检查可做出诊断。无移位或少量移位时可用小腿石膏固定 8～10 周。可闭式复位,经皮钢针或螺钉固定。如果骨折畸形愈合且有跟部疼痛时,可通过矫形鞋改善症状,无效者也可手术切除骨突起部位。

(四) 载距突骨折

单纯载距突骨折很少见。按 Sanders 分类此类骨折为ⅡC骨折。骨折后可偶见屈趾长肌腱卡压于骨折之中,移位骨块也可挤压神经血管束,被动过伸足趾可引起局部疼痛加重。无移位骨折可用小腿石膏固定6周。移位骨折可手法复位足内翻跖屈,用手指直接推挤载距突复位,较大骨折块时也可切开复位。骨折不愈合较少见,不要轻易切除载距突骨块,因为有可能失去弹簧韧带附着而致扁平足。

(五) 跟骨体骨折

跟骨体骨折因不影响距下关节面,一般预后较好。骨折机制类似于关节内骨折,常发生于高处坠落伤。骨折后可有移位,如跟骨体增宽,高度减低,跟骨结节内外翻等。此类骨折除常规X线摄片外,还应行 CT 检查,以明确关节面是否受累及骨折移位情况。骨折移位较大时,可手法复位石膏外固定或切开复位、内固定。

（高　扬）

第六节　跖　骨　骨　折

跖骨又称脚掌骨,是圆柱状的小管状骨,并列于前足,从内向外依次为第 1～5 跖骨,每根跖骨均由基底部、干部、颈部、头部等构成。5 个跖骨中,以第 1 跖骨最短,同时最坚强,在负重上亦最重要。第 1 跖骨在某些方面与第 1 掌骨近似,底呈肾形,与第 2 跖骨基底部之间无关节,亦无任何韧带相接,具有相当的活动度,它的跖面通常有 2 个籽骨。外侧 4 个跖骨基底部之间均有关节相连,借跖侧、跖侧及侧副韧带相接,比较固定,其中尤以第 2、3 跖骨最稳定。第 4 跖骨基底部呈四边形,与第 3、5 跖骨相接。第 5 跖骨基底部大致呈三角形,这两根跖骨具有少量活动度。第 1、2、3 跖骨基底部,分别与 1、2、3 楔骨相接;第 4、5 跖骨基底部,与骰骨相接,共同构成微动的跗跗关节。第1~5跖骨头分别与第1~5趾骨近节基底部相接,构成跖趾关节。第5跖骨基底部张开,形成粗隆,向外下方突出,超越骨干及相邻骰骨外面,是足外侧的明显标志。在所有附着于第5跖骨基底部的肌肉中,只有腓骨短肌腱有足够的力量导致撕脱骨折的发生,而不是肌腱断裂。

第1与第5跖骨头是构成足内外侧纵弓前方的支重点,与后方的足跟形成整个足部的三个负重点。5根跖骨之间又构成足的横弓,跖骨骨折后必须恢复上述关系,以便获得良好负重功能。跖骨骨折是足部最常见的骨折,多发生于成年人。

一、发病机制

跖骨骨折多由直接暴力,如压砸或重物打击而引起,以第2、3、4跖骨较多见,可多根跖骨同时骨折。间接暴力如扭伤等,亦可引起跖骨骨折,如第5跖骨基底部撕脱骨折。长途跋涉或行军则可引起疲劳骨折。骨折的部位可发生于基底部、骨干及颈部。

按骨折移位程度,可分为无移位骨折和移位骨折。由于跖骨并相排列,相互支撑,单一跖骨骨折,多无移位或仅有轻微移位。但多发跖骨骨折,由于失去了相互支撑作用,可以出现明显移位(图9-29)。

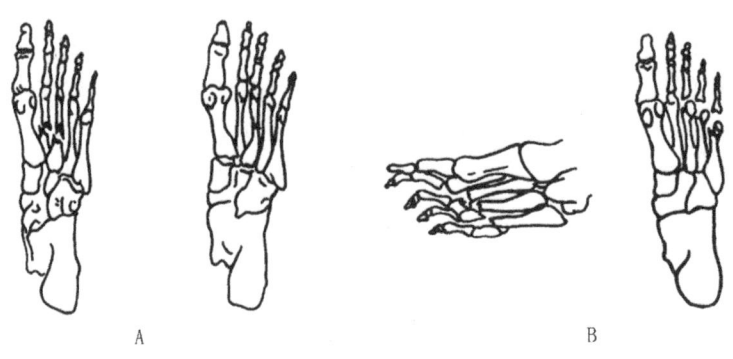

图9-29 跖骨骨折类型
A.无移位型跖骨骨折;B.移位型跖骨骨折

按骨折线可分为横断、斜行及粉碎骨折。按骨折的部位,又可分为跖骨基底部骨折、跖骨颈部骨折、跖骨干骨折。

(一)跖骨基底部骨折

最常见的是第5跖骨基底部撕脱骨折。骨折常发生在足跖屈内翻时,腓骨短肌腱牵拉将基底部粗隆撕脱。

(二)跖骨颈骨折

骨折常因为踝跖屈、前足内收而引起。少部分也可以由直接暴力引起。由于该部血液供应主要来自从关节囊进入的干骺端血管和自跖骨干内侧中部进入的滋养血管,血供相对较差,骨折后愈合较慢。

跖骨颈部还可发生疲劳骨折,因好发于长途行军的战士,故又名行军骨折。骨骼的正常代谢是破骨和成骨活动基本上处于平衡状态,如果对它施加的应力强度增加及持续更长的时间时,骨骼本身会重新塑形以适应增加了的负荷。当破骨活动超过骨正常的生理代谢速度后,而成骨活动又不能及时加以修复时,就可在局部发生微细的骨折,继续发展就成为疲劳骨折。多发于第 2、第 3 跖骨。

(三)跖骨干骨折

多由于直接暴力所致,可为一根或多根,易发生开放性骨折。骨折端多向跖侧成角,受骨间肌的牵拉,骨折端还会有侧方移位。

跖骨骨折任何方向的成角都会出现相应的并发症,如背侧残留成角,则跖骨头部位可以出现顽固性痛性胼胝。跖侧成角残留,可导致邻趾出现胼胝,侧方移位则可以挤压跖间神经造成神经瘤。因此,有移位的骨折应尽量纠正。

二、诊断要点

外伤后足部疼痛剧烈、压痛、明显肿胀,活动功能障碍,纵向叩击痛,不能用前足站立和行走,碾压伤者可以合并严重的肿胀和瘀斑。

跖骨骨折应常规摄前足正、斜位 X 线片。跖骨疲劳骨折最初为前足痛,劳累后加剧,休息后减轻,X 线可能无异常,3～4 周后,可以发现骨膜反应,骨折线多不清楚,在局部可摸到有骨隆凸,不要误诊为肿瘤,由于没有明显的暴力外伤史,诊断常被延误。第 5 跖骨基底部撕脱骨折,就诊患者为儿童时,应注意与骨骺相区别:儿童跖骨基底部骨骺在 X 线上表现为一和骨干平行的亮线,且边缘光滑。成人应与腓骨肌籽骨相鉴别,这些籽骨边缘光滑、规则、且为双侧性,局部多无症状。而骨折块多边缘毛糙,认真阅片,应该不难鉴别。

三、治疗方法

跖骨骨折后,一般侧方移位错位不大,上下错位应力求满意复位。尤其是第 1 和 5 跖骨头为足纵弓三个支撑点的其中两个,因此在 1、5 跖骨头骨折中,一定要格外重视,以免影响足的负重。

(一)整复固定方法

无移位骨折、第 5 跖骨基底部骨折、疲劳骨折应局部石膏托固定 4～6 周。

1.手法复位外固定

(1)整复方法。①跖骨基底部骨折或合并跖跗关节脱位:在麻醉下,患者取仰卧位,一助手固定踝部,另一助手握持前足部做拔伸牵引。骨折向背、外侧移位者,术者可用两拇指置足背 1、2 跖跗关节处向内、下推按,余指置足底和内侧跖骨部对抗,同时握持前足部的助手将前足背伸外翻即可复位。②跖骨干部骨折:在适当麻醉下,先牵引骨折部位对应的足趾,以矫正其重叠移位,以另一手的拇指从足底部推压断端,矫正向跖侧的成角。如仍有残留的侧方移位,仍在牵引下,从跖骨之间用拇、示二指采用夹挤分骨手法迫使其复位[图 9-30(A)、(B)]。③跖骨颈部骨折:颈部骨折后,短小的远折端多向外及跖侧倾斜成角突起移位。整复时,一助手固定踝部,另一助手持前足牵拉,术者两手拇指置足底远折端移位突起部,向足背推顶,余指置足背近折端扶持对抗和按压跖骨头,同时牵拉前足之助手将足趾跖屈即可。

(2)固定方法:整复后,局部外敷药膏,沿跖骨间隙放置分骨垫,胶布固定后,用连脚托板加牵引的固定方法:即连脚托板固定后,在与跖骨骨折相应的趾骨上贴上胶布,用橡皮筋穿过胶布进行牵拉,并将它固定在脚板背侧。牵引力量要适当,避免引起趾骨坏死。移位严重的多发跖骨骨折,在第 1 周内,应透视检查 1 次。固定时间 6～8 周。

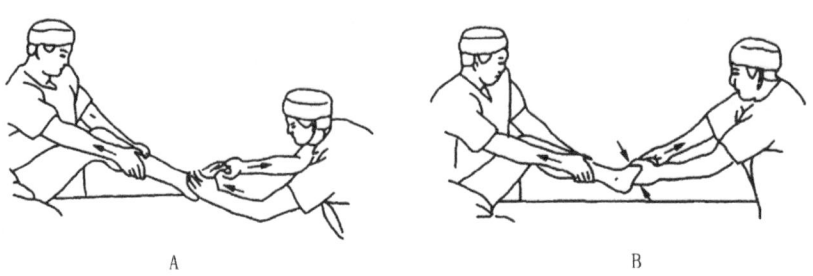

图 9-30　跖骨骨折整复法

2.外固定器复位固定

跖骨骨折也可以采取小腿钳夹固定。操作在 X 线透视或 C 形臂下进行。麻醉后,常规消毒,铺无菌治疗巾。跖骨基底部骨折合并跖跗关节脱位者,从跖骨的背、外侧和第一楔骨内下缘进针。不合并跖跗关节脱位者可以固定跖骨的背、外侧和第一跖骨基底部的内缘。固定时先将钳夹尖端刺进皮肤后,在 C 形臂下复位,选择稳定点进行钳夹。牢固后用无菌纱布包扎,石膏托固定,4～6 周后确定骨折愈合去除外固定器,下床活动(图 9-31)。

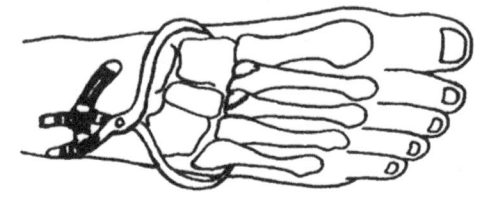

图 9-31　钳夹固定法

3.切开复位内固定

经闭合复位不成功或伴有开放性伤口者,可考虑切开复位内固定。

以骨折部为中心,在足背部做一长约 3 cm 的纵切口,切开皮肤及皮下组织,将趾伸肌腱拉向一侧,找到骨折端,切开骨膜并在骨膜下剥离,向两侧拉开软组织充分暴露骨折端,用小的骨膜剥离器或刮匙,将远折段的断端撬出切口处,背伸患趾用手摇钻将克氏针从远折段的髓腔钻入,经跖骨头和皮肤穿出,当针尾达骨折部平面时,将骨折复位,再把克氏针从近折段的髓腔钻入,直至钢针尾触到跖骨基底部为止,然后剪断多余钢针,使其断端在皮外 1～2 cm,缝合皮下组织和皮肤。第 1 跖骨干骨折最好采用克氏针交叉固定。第 5 跖骨基底粗隆部骨折也可以采用张力带固定。术后用石膏固定 4～6 周。其他内固定物如小钢板、螺丝钉等固定牢固,术后功能恢复快,患者更容易接受(图 9-32,图 9-33)。

(二)药物治疗

按骨折三期辨证用药,早期内服活血化瘀、消肿止痛类方剂,如桃红四物汤加二花、连翘、蒲公英、地丁等清热解毒药,肿胀严重者还可以配合云苓、薏苡仁等利湿类药物治疗。中期内服新伤续断汤或正骨紫金丹。后期解除固定后,用中药熏洗患部,加强功能锻炼。

(三)功能康复

复位固定后,可做足趾关节屈伸活动。2 周后做扶拐不负重步行锻炼。解除固定后,逐渐下地负重行走,并做足底踩滚圆棍等活动,使关节面和足弓自行模造而恢复足的功能。

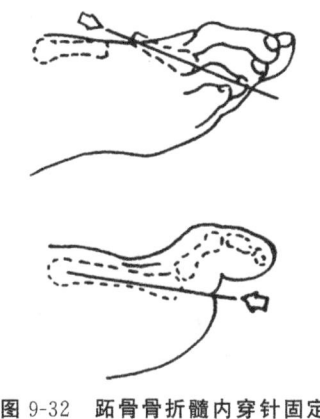
图 9-32 跖骨骨折髓内穿针固定

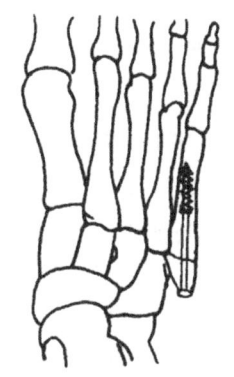
图 9-33 跖骨骨折螺钉固定

(高 扬)

第七节 趾 骨 骨 折

趾骨又叫脚趾骨,除足姆趾 2 节外,余趾均 3 节,每节趾骨可分为基底部、体部、滑车部三部分。第一跖趾关节的跖侧面,有内、外两个籽骨,其他各趾间关节也可以出现籽骨。足姆趾的这种籽骨是其重要的负重结构,它可以保护足姆长屈肌腱、保护第一跖骨头,吸收应力,减少摩擦,并为足屈姆短肌腱提供一作用杠杆。

趾骨骨折多见于成年人,占足部骨折的第二位。足趾具有足的附着力的功能,可防止人在行走中滑倒,并有辅助足的推进与弹跳作用。故对趾骨骨折的治疗,应要求维持跖趾关节活动的灵活性和足趾跖面没有骨折断端突起。

一、发病机制

趾骨骨折多由踢撞硬物或重物砸伤所致,前者多为粉碎或纵裂骨折,后者多为横断或斜形骨折。第 5 趾骨损伤的机会较多,第 2、3、4 趾骨骨折较少发生,第 1 趾骨较粗大,其功能也较重要,第 1 趾骨近端骨折亦较常见,多为粉碎性骨折。由于跖骨头与地面的夹挤,可引起足姆趾的籽骨骨折,以内侧籽骨损伤多见,常为粉碎性。趾骨骨折常合并有皮肤或甲床的损伤,伤后亦容易引起感染。

二、诊断要点

趾骨骨折有明显外伤史,伤后患趾疼痛剧烈,肿胀,甲下有青紫瘀斑,活动受限,有移位者可以出现明显畸形。触诊可有局部压痛、纵向叩击痛、骨擦音和异常活动。根据临床症状和足的正、斜位 X 线片可以明确诊断,并观察骨折类型及移位情况。籽骨骨折者应注意先天性双籽骨和三籽骨鉴别,后者骨块光整规则,大小相等,局部无相应症状。

三、治疗方法

趾骨骨折有伤口者,应清创缝合,预防感染,甲下血肿严重者,可放血或拔甲。无移位的趾骨骨折,可用消肿止痛类中药外敷,局部外固定,3～4周即可愈合。

(一)整复固定方法

有移位的骨折,应手法复位。在局麻下,患者仰卧位,足跟垫1沙袋,术者用1块纱布包裹骨折远端,一手拇、示二指捏住患趾近段的内外侧,另一手拇、示二指捏住患趾远段上下侧,进行相对拔伸,并稍屈趾即可复位。若有侧方移位,术者一手拇、示指捏住伤趾末节拔伸,另一手拇、示指在患趾两侧对挤使骨折端对位(图9-34)。整复后,患趾用2块夹板置于趾骨背侧和跖侧固定。应注意固定不可过紧,容易影响远端血液循环,发生趾部坏死。

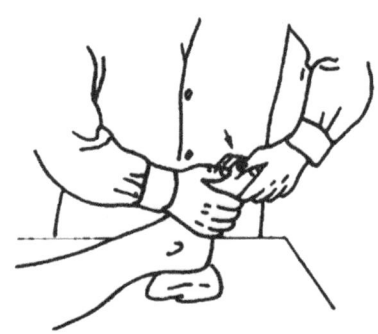

图9-34　趾骨骨折整复手法

对于不稳定骨折者,可行趾骨及皮肤牵引固定。或者行克氏针内固定治疗。4～6周骨折愈合后拔出克氏针,加强功能锻炼。

(二)药物治疗

药物治疗一般按骨折三期用药,初期肿胀严重者用活血类配合利湿解毒类方剂加减治疗,肿胀减轻后用活血接骨类方剂加减治疗。去除固定后应用中药熏洗患部,促进功能恢复。

(三)功能康复

骨折整复固定后,即可进行膝关节的屈伸练习,肿胀减轻后,可下床不负重活动,3～4周后解除固定,做足趾的屈伸锻炼,早日下地行走。

(高　扬)

下篇 中医诊疗

第十章 骨伤科常用中医疗法

第一节 脱位复位手法

一、原理及目的

脱位复位手法是指用指、掌、腕、臂或身体其他部位的劲力,结合器械,随症运用各种手法技巧,作用于患者患部及穴位,以达治病疗伤、整复骨折、脱位、强壮身体的一种治疗方法。

二、适应证

(1)新鲜外伤性脱位。
(2)全身情况较好,无昏迷或其他脏器损伤和危重休克患者。
(3)经 X 线确诊为关节脱位者。

三、禁忌证

(1)开放性关节脱位,创口未经清创手术者。
(2)复合性创伤,患者有进行性出血,生命体征有危象的危重患者。
(3)精神病患者,不能与医师合作时。
(4)诊断未明确,未摄 X 线片检查确诊者。
(5)陈旧性脱位超过 3 个月,关节严重粘连,或已明显有骨化性肌炎的患者。

四、物品准备

(1)复位治疗床,备宽布带。
(2)麻醉药物,如普鲁卡因等。
(3)外敷药物和固定器材,如夹板、绷带等。

五、操作方法

(一)一般方法
(1)拔伸牵引,欲合先离,术者与助手顺势对抗牵引,力度适中恰当。

(2)让脱出之远端从原路返回,在足够的牵引后,用端提等手法,徐徐屈曲关节使其入臼。

(3)利用杠杆原理,以脱位肢体的远端为力点,脱位关节囊为支点,通过旋转、内收、外展或伸屈等活动,利用杠杆作用使其入臼。

(4)入臼后认真检查关节的外形,关节活动功能是否完好,并借助关节的特殊检查体征,确认已入臼,如肩关节之搭肩试验(Duga's征)。

(二)常见关节脱位复位法

(1)颞颌关节脱位口腔内复位法:患者低坐,术者面向患者,用双手拇指伸入患者的口腔内,按于两侧下臼齿上,其余四指在外面托住下颌,两拇指先往下按,待下颌骨移动时再往里推之,余指同时协调地将下颌骨向上端送,听到滑入关节的响声,说明脱位已复位,此时拇指速向两旁滑开,随即从其口腔内退出(图10-1)。

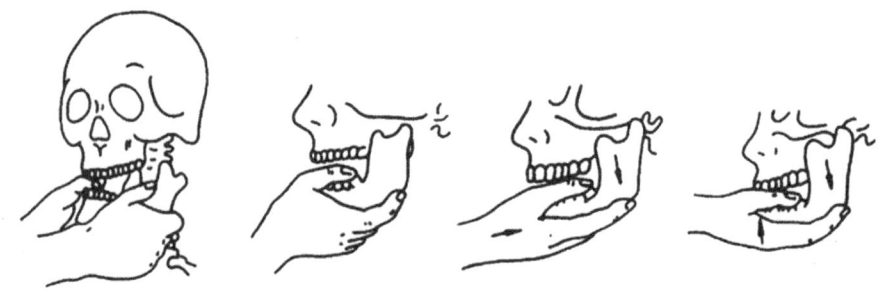

图10-1 颞颌关节脱位口腔内复位法

(2)肩关节脱位拔伸足蹬复位法:患者仰卧,用拳大的软布垫于患侧腋下,以保护软组织,术者立于患侧,用两手握住患肢腕部,并用足(右侧脱位用右足,左侧脱位用左足)抵于腋窝内,在肩外旋、稍外展位置沿伤肢纵轴方向缓慢而有力地牵引,继而徐徐内收、内旋,利用足跟为支点的杠杆作用,将肱骨头挤入关节盂内,当有回纳感觉时,复位即告完成。在足蹬时,不可使用暴力,以免引起腋窝血管神经损伤。若用此法肱骨头尚未复位,可能系肱二头肌长头腱阻碍,可将患肢内、外旋转,使肱骨头绕过肱二头肌长头腱,然后再按上法进行复位(图10-2)。

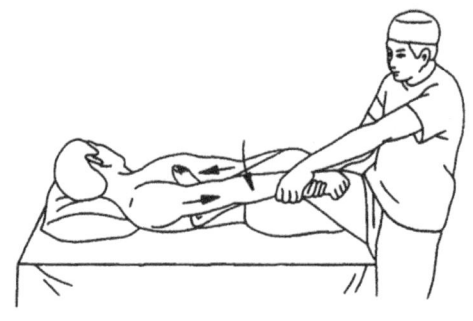

图10-2 肩关节脱位拔伸足蹬复位法

(3)肩关节脱位拔伸托入复位法:患者坐位,术者站于患肩外侧,以两手拇指压其肩峰,其余四指插入腋窝(左侧脱位,术者右手握拳穿过腋下部,用手腕提托肱骨头;右侧脱位,术者用左手腕提托)。第一助手站于患者健侧肩后,两手斜形环抱固定患者,第二助手一手握患侧肘部,一手握腕上部,外展外旋患肢,由轻而重地向前外下方作拔伸牵引。与此同时,术者插入腋窝的手将肱骨头向外上方钩托,第二助手逐渐将患肢向内收、内旋位继续拔伸,直至肱骨头有回纳感觉,复位即告完成(图10-3)。

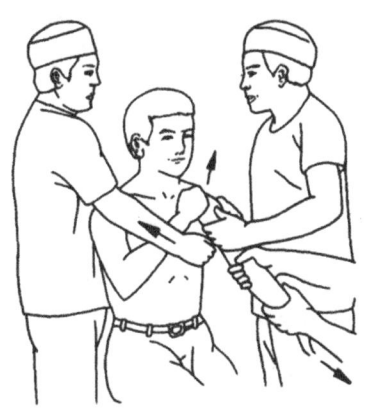

图 10-3　肩关节脱位拔伸托入复位法

(4)肘关节脱位拔伸屈肘复位法:患者取坐位,助手立于患者背后,以双手握其上臂,术者站在患侧前面,以双手握住腕部,置前臂于旋后位,与助手相对拔伸,然后术者以一手握腕部继续保持牵引,另一手的拇指抵住肱骨下端向后推按,其余四指抵住鹰嘴向前端提,并慢慢将肘关节屈曲;若闻入臼声,说明脱位已整复。或平卧位,患肢上臂靠床边,术者一手按其下段,另一手握住患肢前臂顺势拔伸,有入臼声后,屈曲肘关节(图10-4)。

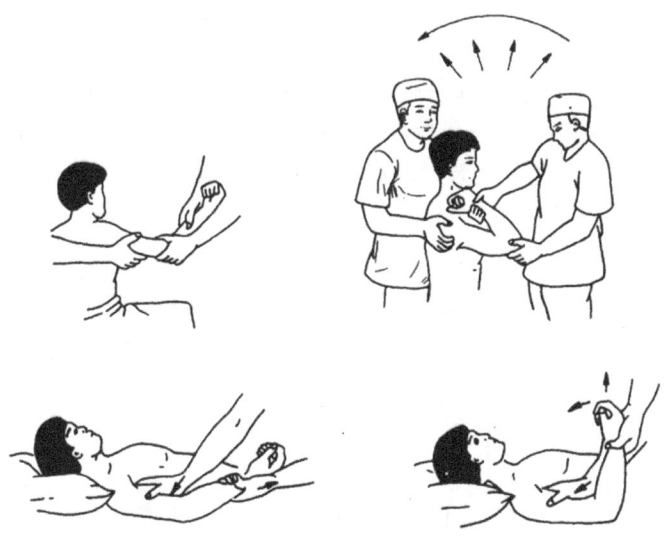

图 10-4　肘关节脱位拔伸屈肘复位法

(5)小儿桡骨小头半脱位复位法:不需麻醉,家长抱患儿正坐,术者与患儿相对。以右侧为例,术者左手拇指放在桡骨头外侧处,右手握其腕上部,并慢慢地将前臂旋后,一般半脱位在旋后过程中常可复位。若不能复位,则右手稍加牵引至肘关节伸直旋后位,左手拇指加压于桡骨头处,然后屈曲肘关节,常可听到或感到轻微的入臼声。或可屈肘90°向旋后方向来回旋转前臂,也可复位(图10-5)。

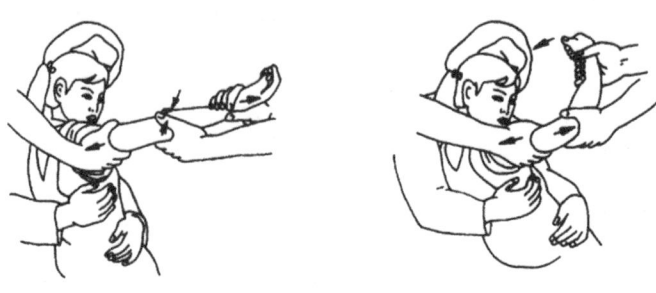

图 10-5　小儿桡骨小头半脱位复位法

(6)月骨脱位拇指整复法:患者在麻醉下(如臂丛麻、局麻),取坐位,肘关节屈曲,两助手分别握住肘部和手指对抗牵引,在拔伸牵引下前臂旋后(即仰掌),腕关节背伸(四指向上一拗),使桡骨与头状骨之间的关节间隙加宽,术者两手握住患者腕部,两手拇指用力推压月骨凹面的远端(捺在骨陷之所),迫使月骨进入桡骨和头状骨间隙,然后逐渐使腕掌屈(掌往下捺,微带拽势),当月骨有滑动感,中指可以伸直时,多数表明已复位(图10-6)。

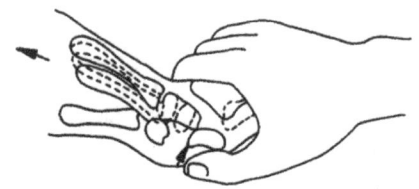

图 10-6　月骨脱位复位法

(7)髋关节脱位回旋复位法:患者仰卧,助手以双手按压双侧髂嵴固定骨盆,术者立于患侧,一手握住患肢踝部,另一手以肘窝提托其腘窝部,在向上提拉的基础上,将大腿内收、内旋,髋关节极度屈曲,使膝部贴近腹壁,然后将患肢外展、外旋、伸直。在此过程中,其髋有响声者,复位即告成功(图10-7)。因此法的屈曲、外展、外旋、伸直是一连续动作,形状恰似一个反问号"?",亦称划问号复位法。

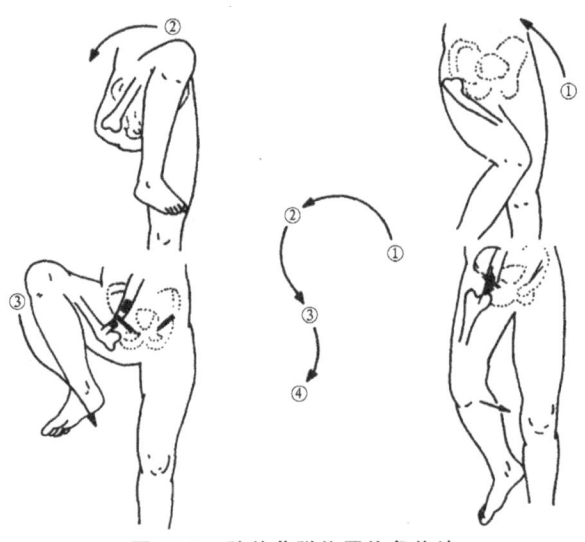

图 10-7　髋关节脱位回旋复位法

回旋法应用杠杆原理整复脱位,当屈髋牵引、内收内旋髋关节时,使股骨头与髋臼上缘分离,然后继续屈髋屈膝,使股骨头向前下方滑移,再外展外旋髋关节,利用髂股韧带为支点,依靠杠杆作用使股骨头移至髋臼下缘,最后伸直大腿,使股骨头向上滑入髋臼。由于回旋法的杠杆作用力较大,施行手法时动作要轻柔,不要使用暴力,以免导致骨折或加重软组织的损伤。

(8)髋关节脱位拔伸足蹬复位法:患者仰卧,术者两手握患肢踝部,用一足外缘蹬于坐骨结节及腹股沟内侧(左髋脱位用左足,右髋脱位用右足),手拉足蹬,身体后仰,协同用力,两手可略将患肢旋转,即可复位(图10-8)。

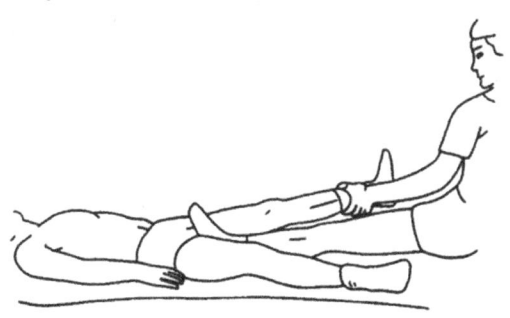

图 10-8　髋关节脱位拔伸足蹬法

六、注意事项

(1)在整复时牵引未充分,关节重叠未牵开,切勿过急屈曲关节,易造成人为的骨折损伤,尤其老年骨质疏松患者。

(2)利用杠杆原理复位法,切忌用力粗暴,以免引起骨折和加重损伤。

(3)一般新鲜脱位,整复操作适当,可不须麻醉,若患者肌肉发达,或复杂性脱位,或患者疼痛难受,可用针麻、臂丛麻醉、硬膜外麻醉等,以减轻患者痛苦。

(4)脱位合并近关节骨折者,原则上先整复脱位,再处理骨折。

(付邦国)

第二节　骨折整复手法

一、原理及目的

骨折整复手法是指用指、掌、腕、臂或身体其他部位的劲力,结合器械,随症运用各种手法技巧,作用患者患部及穴位,以达整复骨折的一种治疗方法。

通过学习掌握骨折复位基本手法及常见骨折复位手法。

二、适应证

(1)绝大多数闭合骨折,特别是四肢骨折。

(2)部分开放骨折,如伤口较小或伤口经清创关闭。

(3)没有手法复位禁忌证者。

(4)估计手法整复效果良好者。

三、禁忌证

(1)年老体弱,对骨折功能恢复要求不高者。

(2)病危或复合伤者,应以抢救生命为首要目的,暂不宜复位。

(3)较严重的开放骨折(包括伤口污染严重者)。

(4)估计手法整复难以成功,或成功后难以维持固定者,如股骨干骨折严重缩短移位,某些斜形的不稳定骨折。

四、物品准备

准备骨折固定器具(如夹板、石膏、绷带、压垫等)、外用药、复位床、麻醉用品等。

五、操作方法

(一)常用骨折复位手法

1.拔伸

主要用于矫正患肢的重叠移位,一般是由术者和助手分别握住患肢的远端近端,对抗用力牵引(图10-9)。

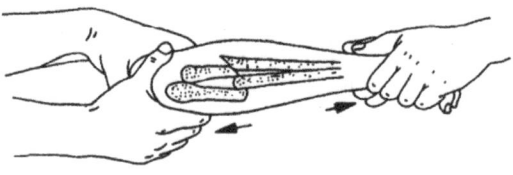

图10-9 拔伸手法

2.旋转

主要用于矫正骨折的旋转移位,一般是由术者手握骨折远段在拔伸下,围绕肢体纵轴向内或向外旋转以恢复肢体的正常生理轴线。

3.折顶

主要用于单靠牵引不易完全矫正的重叠移位。要点是先做加大骨折成角拔伸,至两断端同侧骨皮质相遇时,骤然将成角矫直,使断端对正。本法要慎用,操作要仔细,以免骨锋损伤重要的软组织(图10-10)。

4.回旋

主要用于有背向移位(即两骨折面因旋转移位而反叠)的斜形骨折。一般是术者一手固定近端,另一手握住远端,按移位途径的相反方向回旋复位(图10-11)。

5.分骨

主要用于尺、桡骨、掌、跖骨骨折,骨折端因成角移位及侧方移位而相互靠拢时。方法是术者用两手拇指及示、中、环指,分别挤捏骨折处背侧及掌侧骨间隙,使靠拢的骨折端分开(图10-12)。

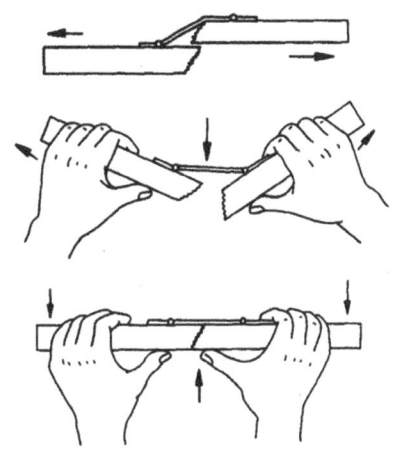

图 10-10　折顶手法

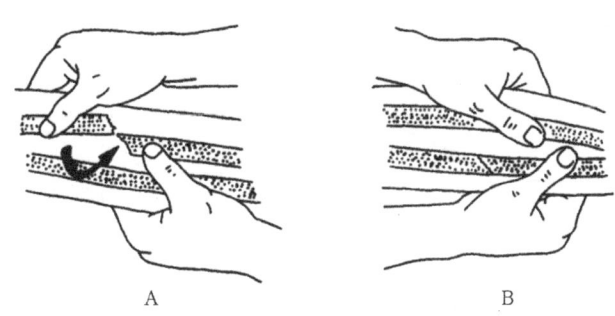

图 10-11　回旋手法

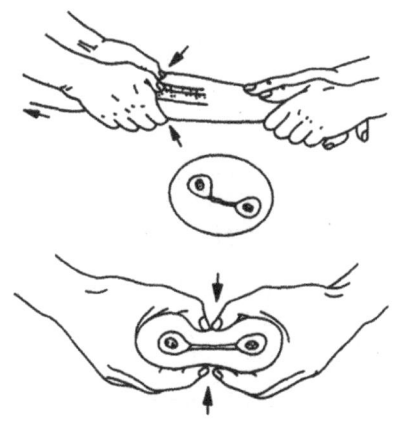

图 10-12　分骨手法

6.屈伸

　　用于骨折脱位的整复。方法是术者一手固定关节的近端,另一手握住远端沿关节的冠轴摆动肢体以复位(图 10-13)。

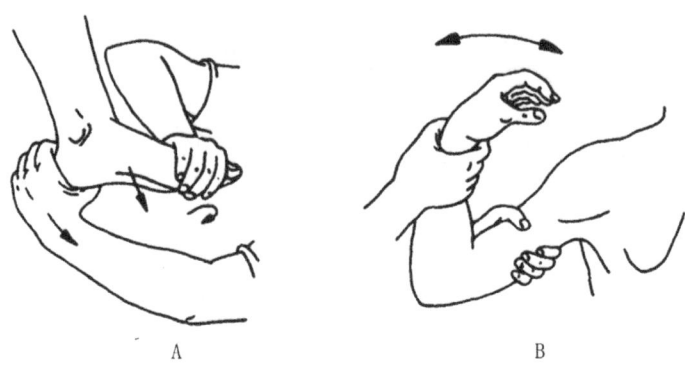

图 10-13 屈伸手法

7.端提捺正

主要用于重叠成角及旋转移位矫正后还有侧方移位者。方法是在持续手力牵引下,术者两手拇指压住突出的远端,其余四指捏住近侧骨折端,向上用力使"陷者复起,突者复平"。或术者借助掌、指分别按压远端和近端,横向用力夹挤以矫正之(图 10-14、图 10-15)。

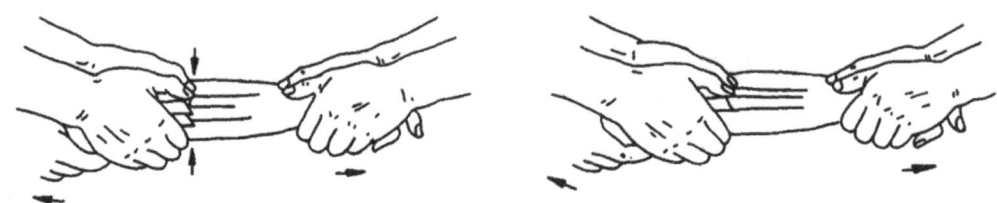

图 10-14 端提手法

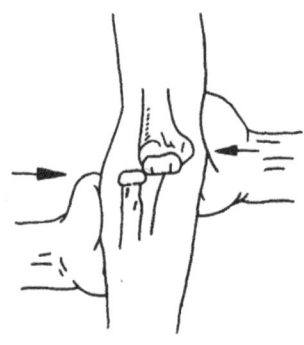

图 10-15 捺正手法

8.纵压

主要用于检查横形骨折的复位效果。方法是术者两手固定骨折部,让助手在维持牵引下稍稍向左、右、上、下摇摆远端,术者双手可感觉到骨折的对位情况,然后沿纵轴挤压,若骨折处不发生缩短移位则说明骨折对位良好(图 10-16)。

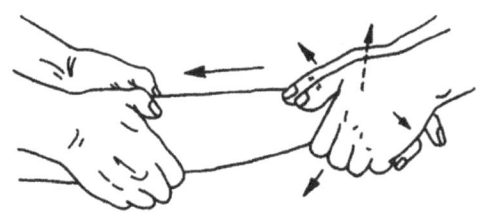

图 10-16 纵压手法

(二)常见骨折复位手法

1.锁骨骨折整复方法

患者坐位,挺胸抬头,双手叉腰,术者将膝部顶住患者背部正中,双手握其两肩外侧向背部徐徐牵引,使之挺胸伸肩,此时骨折移位即可改善,如仍有侧方移位,可用捺正手法矫正。但此类骨折不必强求解剖复位,稍有移位对上肢功能也妨碍不大(图10-17)。

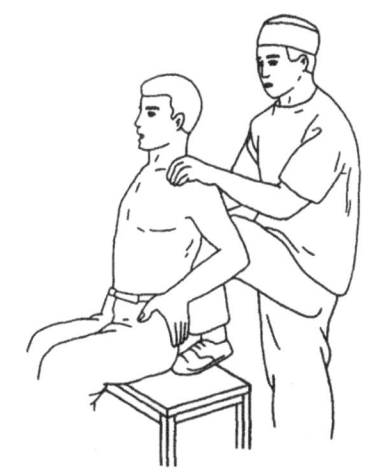

图 10-17 锁骨骨折整复法

2.肱骨外科颈骨折整复方法

患者坐位或仰卧位,一助手用布带绕过腋窝向上提拉,屈肘90°,前臂中立位,另一助手握其肘部,沿肱骨纵轴方向牵拉,纠正缩短移位,然后根据骨折不同类型再采用不同的复位方法(图10-18)。

(1)外展型骨折:术者双手握骨折部,两拇指按于骨折近端的外侧,其他各指环抱骨折远端的内侧向外捺正,助手同时在牵拉下内收其上臂即可复位。

(2)内收型骨折:术者两拇指压住骨折部向内推、其他四指使远端外展,助手在牵引下将上臂外展即可复位。如成角畸形过大,还可继续将上臂上举过头顶,此时术者立于患者前外侧,用两拇指推挤远端,其他四指挤按成角突出处,如有骨擦感,断端相互抵触,则表示成角畸形矫正。

3.肱骨干骨折整复方法

患者坐位或平卧位。一助手用布带通过腋窝向上,另一助手握持前臂在中立位向下、沿上臂纵轴对抗牵引,一般牵引力不宜过大,否则易引起断端分离移位。待重叠移位完全矫正后,根据骨折不同部位的移位情况进行整复(图10-19)。

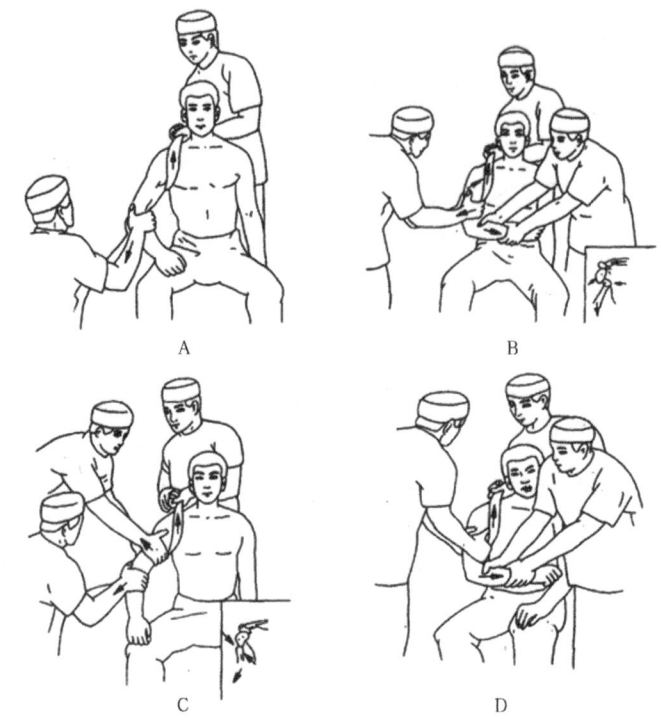

图 10-18 肱骨外科颈骨折复位法
A.纵轴牵引;B.外展型整复法;C、D.取内收型的整复

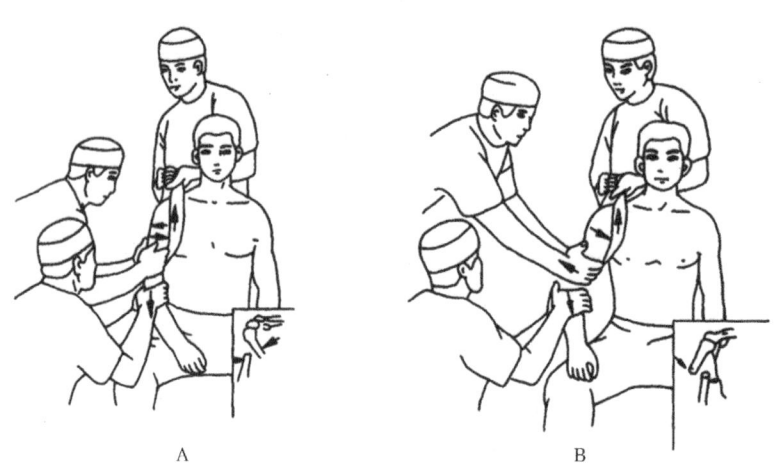

图 10-19 肱骨干骨折复位法
A.上 1/3 骨折复位法;B.中 1/3 骨折复位法

(1)上 1/3 骨折:在维持牵引下,术者两拇指抵住骨折远端外侧,其余四指环抱近端内侧,将近端托起向外,使断端微向外成角,继而拇指由外推远端向内,即可复位。

(2)中 1/3 骨折:在维持牵引下,术者以两手拇指抵住骨折近端外侧推向内,其余四指环抱远端内侧拉向外,纠正移位后,术者捏住骨折部,助手徐徐放松牵引,使断端互相接触,微微摇摆骨折远端或从前后内外以两手掌相对挤压骨折处,可感到断端摩擦音逐渐减小,直至消失,骨折处平直,表示已基本复位。

(3)下1/3骨折：多为螺旋或斜形骨折,仅需轻微力量牵引,矫正成角畸形,将两斜面挤紧捺正。

4.肱骨髁上骨折整复方法

(1)患者仰卧,两助手分别握住其上臂和前臂,做顺势拔伸牵引,术者两手分别握住近段相对挤压,纠正重叠移位。若远段旋前(或旋后),应首先纠正旋转移位,使前臂旋后(或旋前)。纠正上述移位后,若整复伸直型骨折,则以两拇指从肘后推远端向前,两手其余四指重叠环抱骨折近端向后拉,同时用捺正手法矫正侧方移位,并令助手在牵引下徐徐屈曲肘关节,常可感到骨折复位时的骨擦感；整复屈曲型骨折时,手法与上述相反,应在牵引后将远端向背侧按压,并徐徐伸直肘关节。

(2)患者仰卧,助手握患肢上臂,术者两手握腕部,先顺势拔伸,再在伸肘位充分牵引,以纠正重叠及旋转移位。整复伸直型尺偏型骨折时,术者以一手拇指按在内上髁处,把远端推向桡侧,其余四指将近端拉向尺侧,同时用手掌下压,另一手握患肢腕部,在持续牵引下徐徐屈肘。这样,桡偏或尺偏和向后移位可以同时矫正。尺偏型骨折容易后遗肘内翻畸形,是由于整复不良或尺侧骨皮质遭受挤压,而产生塌陷嵌插所致。因此,在整复肱骨髁上骨折时,应特别注意矫正尺偏畸形,以防止发生肘内翻(图10-20)。

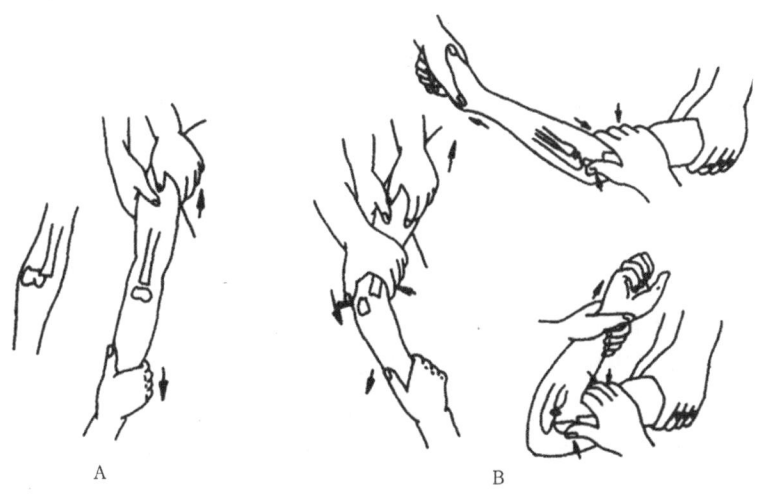

图10-20 肱骨髁上骨折复位法
A.先矫正侧方移位；B.再矫正前后移位

5.桡、尺骨干双骨折整复方法

患者平卧,肩外展90°,肘屈曲90°,中、下1/3骨折取前臂中立位,上1/3骨折取前臂旋后位,由两助手拔伸牵引,矫正重叠、旋转及成角畸形。桡尺骨干双骨折均为不稳定时,如骨折在上1/3,则先整复尺骨；如骨折在下1/3,则先整复桡骨；骨折在中段时,应根据两骨干骨折的相对稳定性来决定。若前臂肌肉比较发达,加之骨折后出现血肿,虽经牵引后重叠未完全纠正者,可行折顶手法加以复位。若斜行骨折或锯齿形骨折有背向侧方移位者,应用回旋手法进行复位。若桡尺骨骨折断端互相靠拢时,可用挤捏分骨手法,术者用两手拇指和示、中、环3指分置骨折部的掌、背侧,用力将尺、桡骨间隙分到最大限度,使骨间隙恢复其紧张度,向中间靠拢的桡、尺骨断端向桡、尺侧各自分离。

6.桡骨下端骨折整复方法

患者坐位,老年人则平卧为佳,肘部屈曲90°,前臂中立位。整复骨折线未进入关节、骨折段完整的伸直型骨折时,一助手把住上臂,术者两拇指并列置于骨折远端背侧,其他四指置于其腕部,扣紧大小鱼际肌,先顺势拔伸2~3分钟,待重叠移位完全纠正后,将远端旋前并利用牵引力骤然猛抖,同时迅速尺偏掌屈,使之复位;若仍未完全整复,则由两助手维持牵引,术者用两拇指迫使骨折远端尺偏掌屈,即可达到解剖对位;整复骨折线进入关节或骨折块粉碎的伸直型骨折时,则在助手和术者拔伸牵引纠正重叠移位后,术者双手拇指在背侧按压骨折远端,双手余指置于近端的掌侧端提近端向背侧,以矫正掌背侧移位,同时使腕掌屈、尺偏,以纠正侧方移位。整复屈曲型骨折时,由两助手拔伸牵引,术者可用两手拇指由掌侧将远段骨折片向背侧推挤,同时用示、中、环3指将近段由背侧向掌侧压挤,然后术者捏住骨折部,牵引手指的助手徐徐将腕关节背伸,使屈肌腱紧张,防止复位的骨折片移位(图10-21)。

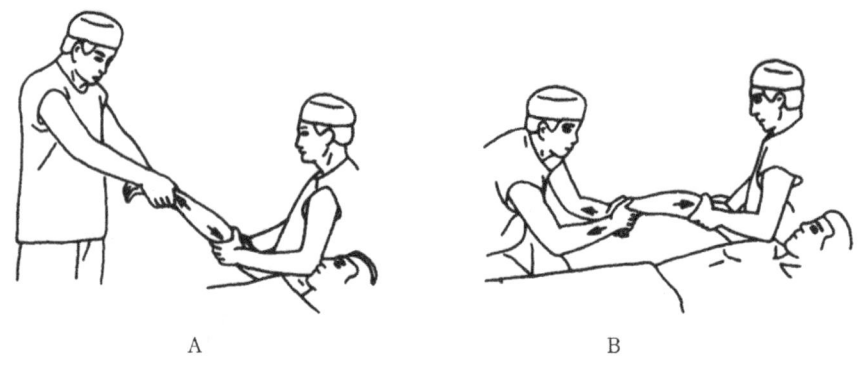

图 10-21 桡骨下端伸直型骨折复位法
A.拔伸;B.尺偏掌屈

7.股骨干骨折整复方法

患者取仰卧位,一助手固定骨盆,另一助手用双手握小腿上段,顺势拔伸,并徐徐将患肢屈髋90°,屈膝90°,沿股骨纵轴方向用力牵引,矫正重叠移位后,再按骨折不同部位分别采用下列手法。

(1)上1/3骨折:将患肢外展,并略加外旋,然后由一助手握近端向后挤按,术者握住远端由后向前端提。

(2)中1/3骨折:将患肢外展,同时以手自断端的外侧向内挤压,然后以双手在断端前、后外夹挤。

(3)下1/3骨折:在维持牵引下,膝关节徐徐屈曲,并以紧挤在腘窝内的两手做支点将骨折远端向近端推按(图10-22)。

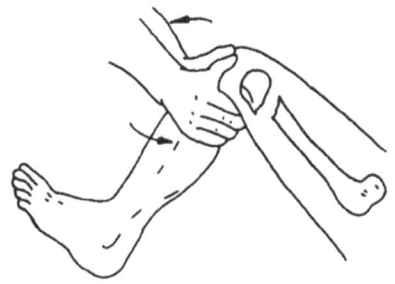

图 10-22 股骨干下1/3骨折复位法

若股骨干骨折重叠移位较多,手法牵引未能完全矫正时,可用反折手法矫正。若斜行、螺旋骨折背向移位,可用回旋手法矫正,往往断端的软组织嵌顿亦随之解脱。若有侧方移位,可用两手掌指合抱或两前臂相对挤压,施行端提捺正。

8.髌骨骨折整复方法

(1)无移位的髌骨骨折:其关节面仍保持光滑完整,筋膜扩张部及关节囊亦无损伤者,在患肢后侧(由臀皱纹至足跟部)用单夹板固定膝关节于伸直位。

(2)有轻度分离移位的骨折:可在局麻下,先将膝关节内的积血吸干净,患肢置于伸直位,术者用两手拇、示、中指捏住断端对挤,使之相互接近,然后用一手的拇、示指按住上下两断端,以另一手,触摸髌骨,以确定是否完整,如完整者可用抱膝环固定或弹性抱膝兜固定,后侧长夹板将膝关节固定在伸直位四周,外敷活血祛瘀、消肿止痛药物。

9.胫腓骨干骨折整复方法

患者平卧,膝关节屈曲20°~30°,一助手用肘关节套住患者腘窝部,另一助手握住足部,沿胫骨长轴作拔伸牵引3~5分钟,矫正重叠及成角畸形。若近端向前内移位,则术者两手环抱小腿远端并向前端提,一助手将近端向后按压,使之对位。如仍有左右侧方移位,可同时用捺正手法推近端向外,推远端向内,一般即可复位。螺旋、斜形骨折时,远端易向外侧移位,术者可用拇指置于胫腓骨间隙,将远端向内侧推挤;其余四指置于近段的内侧,向外用力提拉,并嘱助手将远端稍稍内旋,可使完全对位。然后,在维持牵引下,术者两手握住骨折处,嘱助手徐徐摇摆骨折远段,使骨折端紧密相插。最后以拇指和示指沿胫骨前嵴及内侧面来回触摸骨折部,检查对线、对位情况(图10-23)。

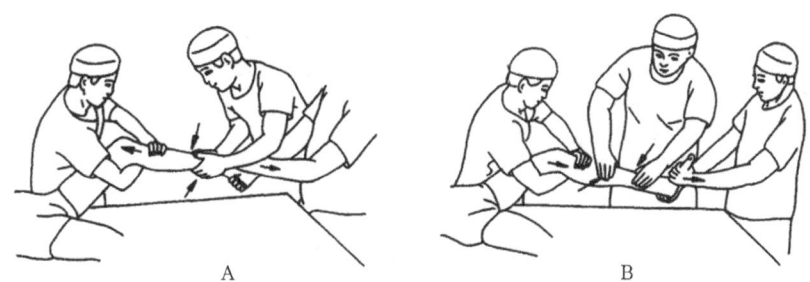

图10-23 胫腓骨干骨折整复方法
A.拔伸下端提按压;B.捺正手法矫正左右侧方移位

10.踝部骨折整复方法

患者平卧屈膝,助手抱住其大腿,术者握其足跟和足背作顺势拔伸,外翻损伤使踝部内翻,内翻损伤使踝部外翻。如有下胫腓关节分离,可在内外踝部加以挤压;如后踝骨折合并距骨后脱位,可用一手握胫骨下段向后推,另一手握前足向前提,并徐徐将踝关节背伸。利用紧张的关节囊将后踝拉下,或利用长袜套套住整个下肢,下端超过足尖20 cm,用绳结扎,作悬吊滑动牵引,利用肢体重量,使后踝逐渐复位。若手法整复失败或系开放性骨折脱位,可考虑切开复位内固定,陈旧性骨折脱位则可考虑切开复位植骨术或关节融合术(图10-24)。

11.肋骨骨折整复方法

单纯肋骨骨折,因其有肋间肌的保护和其余肋骨的支持,所以多无明显移位,且较稳定,一般无需手法整复。

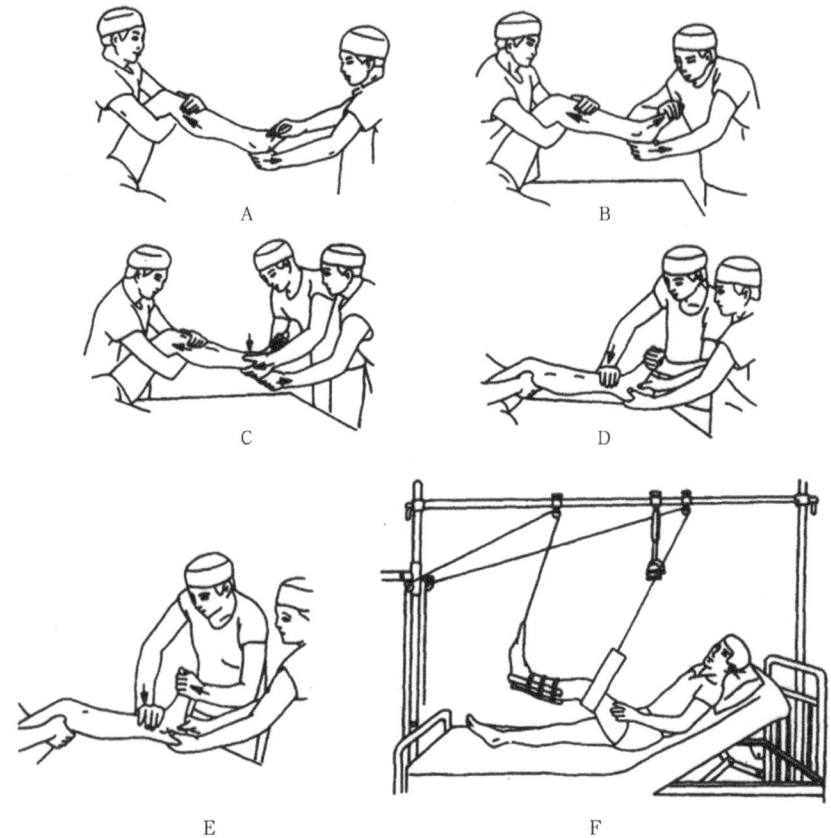

图 10-24 踝部内外翻骨折合并距骨脱位复位方法
A.拔伸;B.翻转;C.挤压;D.推提;E.背伸;F.袜套悬吊牵引

(1)立位整复法:此法令患者站立靠墙,医者与患者相对,并用双足踏患者双足,双手通过患者腋下,相叉抱于背后,然后双手扛起肩部,使患者挺胸,骨折断端自然整复。

(2)坐位整复法:根据上法原理,嘱患者正坐,助手在患者背后,将一膝顶住患者背部,双手握其肩,缓缓用力向后方拉开,使患者挺胸,医者一手扶健侧,一手按定患侧,用推按手法将高凸部分按平。若后肋骨骨折,助手扶住胸前,令患者挺胸,医者立在患者背后,用推按手法将断骨矫正。

(3)卧位整复法:用于胸前肋骨骨折,且患者身体衰弱时。患者仰卧,背部垫高,医者仍按坐位时的手法进行整复。

12.脊柱骨折脱位整复方法

(1)屈曲型脊椎骨折:屈曲型脊椎压缩骨折时,椎体前部坚强有力的前纵韧带往往保持完整,但发生皱缩。通过手法整复,加大脊柱背伸,前纵韧带由皱缩变为紧张,附着于韧带的椎体前部及椎间盘有可能膨胀,恢复其压缩前的外形。

双踝悬吊法:此法复位前可给止痛剂(哌替啶 100 mg 肌内注射)或局部麻醉(1% 普鲁卡因 40~60 mL注入椎板附近)。患者俯卧,两踝部衬上棉垫后用绳缚扎,将两足徐徐吊起,使身体与床面约成45°角。术者用手掌在患处适当按压,矫正后凸畸形。复位后患者仰卧硬板床,骨折部垫软枕(图10-25)。

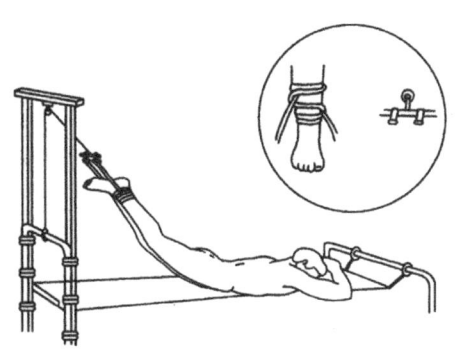

图 10-25 双踝悬吊法

攀索叠砖法：此法是一种过伸位脊椎骨折复位法。先令患者双手攀绳，以砖6块，分左右各叠置3块，双足踏于砖上，然后抽去足下垫砖，让身体悬空（足尖触地），脊柱呈过伸位，医者在患者腰后，将后凸畸形矫正。适用于体格健壮屈曲型单纯性胸腰椎压缩骨折患者。

垫枕法：此法患者仰卧硬板床，骨折部置软枕，垫枕可逐渐加压，使脊柱过伸。此法配合练功疗法效果更好，适用于屈曲型单纯性胸腰椎压缩骨折以及过伸复位后维持整复效果（图10-26）。

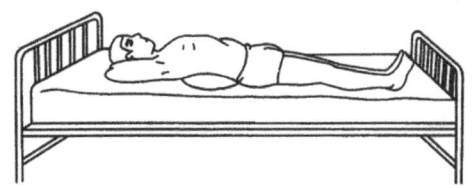

图 10-26 垫枕法

攀门拽伸法：此法令胸腰椎骨折患者俯卧在硬木板上，患者双手攀住木板上缘，用3个人在下腰部与双下肢拔伸牵引，医者用手按压骨折部进行复位。这是一种非伸位脊柱骨折复位法，适用于不稳定性的屈曲型胸腰椎压缩或粉碎骨折以及年老体弱的患者。

持续牵引法：这是我国古代整复颈椎骨折的拔伸牵引法。近代对于轻度移位、无关节交锁的颈椎骨折，一般采用枕颌布托牵引（图10-27）。将枕颌布托套住枕部与下颌部，通过滑车进行牵引，头颈略后伸，牵引重量2～3 kg，持续牵引4～6周。若颈椎骨折伴有关节交锁者，需用颅骨牵引。牵引重量应逐步增加，并及时摄片了解复位情况，一般采用5～10 kg即可将交锁整复，牵引方向先略加前屈，复位后，牵引方向改为后伸，后换带颈托或石膏围领保护。

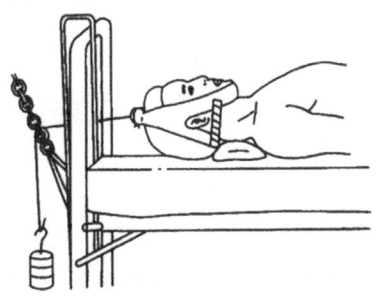

图 10-27 枕颌布托牵引法

(2)伸直型脊椎骨折：伸直型脊椎骨折极少见。颈椎部损伤时，可采用颈椎中立位枕颌布托牵引，必要时可使颈椎稍向前屈曲。无脊髓损伤者，持续牵引4～6周后，换带颈托或石膏围领保护。腰椎部损伤时，应避免脊柱后伸，根据需要将脊柱安置于伸直或略屈曲的位置。

13.股骨颈骨折屈髋屈膝整复方法

患者仰卧，助手固定骨盆，术者握其腘窝，并使膝、髋均屈曲90°向上牵引，纠正缩短畸形，然后伸髋内旋外展以纠正成角畸形，并使折面紧密接触。复位后可做手掌试验，如患肢外旋畸形消失，表示已复位（图10-28）。

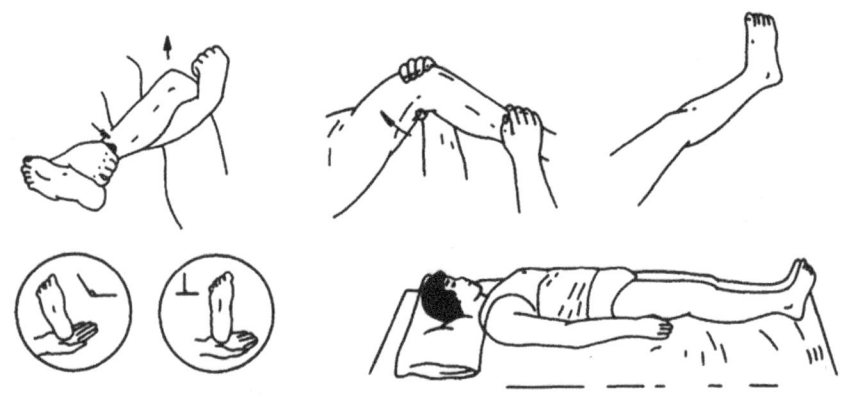

图10-28　股骨颈骨折复位手法

六、注意事项

(1)复位前应充分了解病情（特别是认真阅读X线片），研究确立最佳整复方法，预计和考虑整复过程及整复后可能遇到的困难、问题和相应处理措施。

(2)手法要及时、稳妥、准确、轻巧，避免因反复整复而加重损伤。

(3)复位后监视：①观察体形，触摸肢体轮廓，与健侧对比，初步确认复位满意度。②X线摄片复查，鉴定复位标准。③血液循环检查。④感觉活动等神经检查。

（伏沭滨）

第三节　筋伤理筋手法

理筋手法按部位、作用及操作的不同，分为舒筋通络法和活络关节法两大类。

一、舒筋通络法

舒筋通络法是医者利用一定手法作用于肌肉较为丰满的部位，从而达到疏通气血、舒筋活络、消肿止痛之目的。现将临床常用的基本手法、动作要领、作用及其适应证介绍如下。

（一）按摩法

根据手法轻重一般可分为轻度按摩和深度按摩两种。

1.轻度按摩法(或称浅表摸法)

(1)动作要领:用单手或双手的手掌或指腹,放在患处用力轻柔缓慢地做来回直线或圆形的按摩动作(图10-29)。

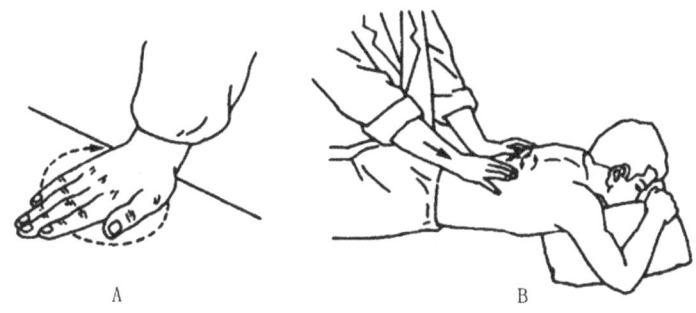

图10-29 按摩法

A.单手按摩法;B.双手按摩法

(2)功用:有消瘀退肿、镇静止痛的功效,并能缓解肌肉紧张疼痛。

(3)适应证:在一般理筋手法开始和结束时应用,适用全身各部位,以胸腹胁肋处损伤较为常用。

2.深度按摩法(或称推摩法)

(1)动作要领:用手指、掌根及全掌进行推摩的理筋手法,也可用双手重叠在一起操作,按摩力量较轻度按摩法要大,要求力的作用直达深部软组织(图10-30),摩动的频率快慢可根据病情、体质而决定,动作要协调,力量要均匀。在深部按摩法中还有捋顺法和拇指推法。①捋顺法:由肢体的近端向远端推摩的手法称为捋顺(图10-31)。俗称"推上去、捋下来",或"捋下来、顺上去",其手法劲力较大,但有向心与离心方向上的区别。②拇指推法:又称一指禅推法,是用拇指单独进行的摆动性推法,用拇指端掌面或偏桡侧,着力于一定部位或经络穴位上,通过腕部的摆动和拇指关节的屈伸活动,使力持续作用于患部或穴位上,推动局部之筋肉,要求沉肩、垂肘、悬腕(图10-32)。

(2)功用:本法能舒筋活血、祛瘀生新,对消肿及缓解局部伤痛很有效。可以解除痉挛,使粘连的肌腱、韧带、瘢痕组织软化分离。

(3)适应证:本法在轻度按摩法使用后应用,或结合点穴进行,并可运用在各个手法中,是治伤最基本的手法之一。对肢体各部位的损伤、各种慢性劳损、风湿痹证等均可采用。

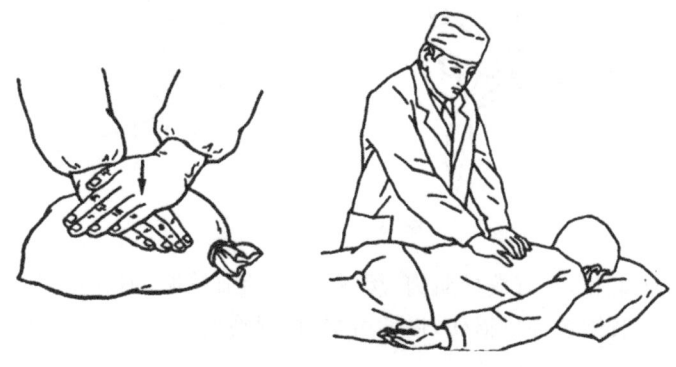

图10-30 推摩法

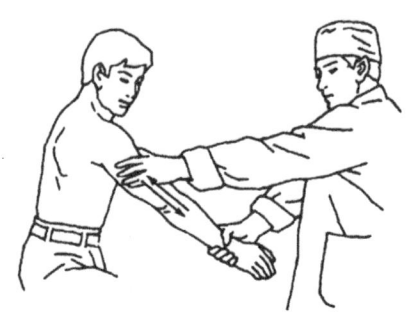

图 10-31　捋顺法

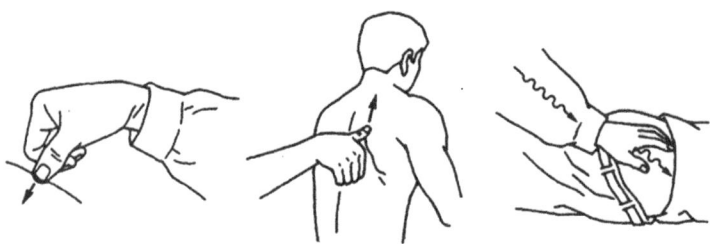

图 10-32　拇指推法

(二)揉擦法

揉、擦两法是理伤常用手法。

1.揉法

(1)动作要领:用拇指或手掌在皮肤上做轻轻的回旋揉动的一种手法,也可用拇指与四指成相对方向揉动,揉动的手指或手掌一般不移开接触的皮肤,仅使该处的皮下组织随手指或手掌的揉动而滑动(图 10-33)。

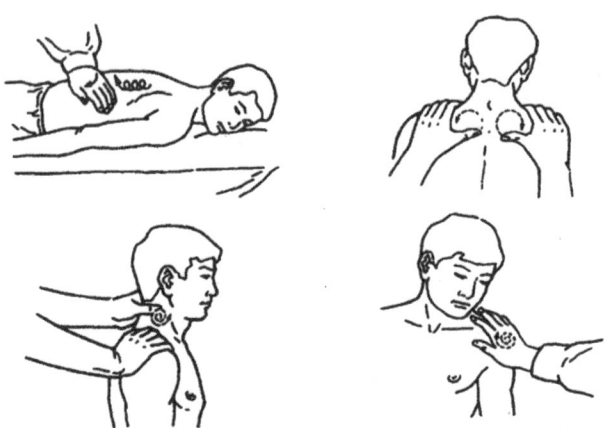

图 10-33　揉法

(2)功用:揉法比较柔和,具有放松肌肉,缓解症状,活血祛瘀,消肿止痛的作用。

(3)适应证:适应于肢体各部位损伤,慢性劳损、风湿痹痛等。

2.拨络法

(1)动作要领:用拇指加大劲力与筋络循行方向横行拨动,或拇指不动,其他四指取与肌束、肌腱、韧带的垂直方向,单向或反复揉拨(图10-34),起到类似拨动琴弦一样的拨动筋络的作用,手法力量与频率快慢,可根据病情而定。

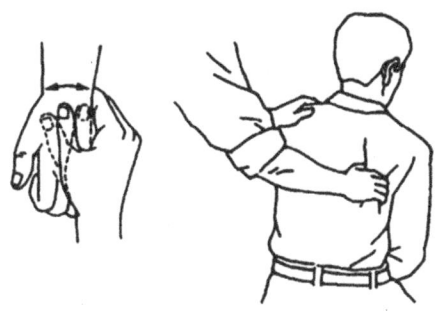

图 10-34　拨络法

(2)功用:具有缓解肌肉痉挛、松解粘连、活血化瘀、通络止痛等作用。
(3)适应证:适用于急慢性伤筋而致肌肉痉挛或粘连等。
3.擦法
擦法是用手掌、大小鱼际、掌根或手指在皮肤上摩擦的一种手法。
(1)动作要领:用上臂带动手掌,力量大而均匀,动作要灵巧而连续不断,使皮肤有红热舒适感。施行手法时要用润滑剂,防止擦伤皮肤(图10-35)。

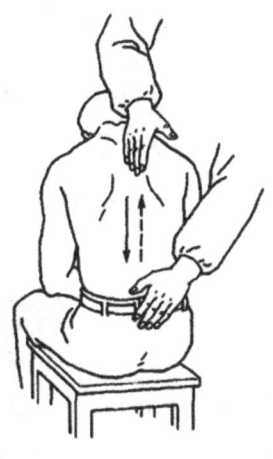

图 10-35　擦法

(2)功用:具有活血散瘀、消肿止痛、温经通络的功效,并具有松解粘连、软化瘢痕的作用。
(3)适应证:适用于腰背部以及肌肉丰厚部位的慢性劳损和风湿痹痛等。
(三)擦法
1.动作要领
用手的小鱼际尺侧缘及第3、第4、第5掌指关节的背侧按于体表,沉肩、屈肘约120°,手呈半握拳状,手腕放松,利用腕力和前臂的前后旋转,反复滚动,顺其肌肉走行方向自上而下或自左而右,按部位顺序操作(图10-36),压力要均匀,动作要协调而有节律。
2.功用
具有调和营卫、疏通经络、祛风散寒、解痉止痛的作用。

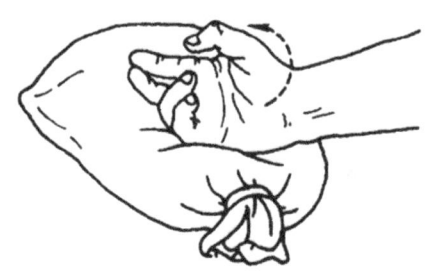

图 10-36　搓法

3.适应证

适用于陈伤及慢性劳损和颈肩、腰背、四肢等肌肉丰厚部位的筋骨酸痛、麻木不适、肢体瘫痪等。

(四)击打法

用拳捶击肢体的手法称为捶击法,用手掌拍打患处的手法称为拍打法,两法并称击打法。用掌侧击打又称劈法。头部可用指尖及指骨间关节叩打。

1.动作要领

击打时要求蓄劲收提,即用力轻巧而有反弹感,避免产生震痛感。动作要有节奏、快慢要适中,腕关节活动范围不宜过大,以免手掌接触皮肤时用力不均(图10-37)。

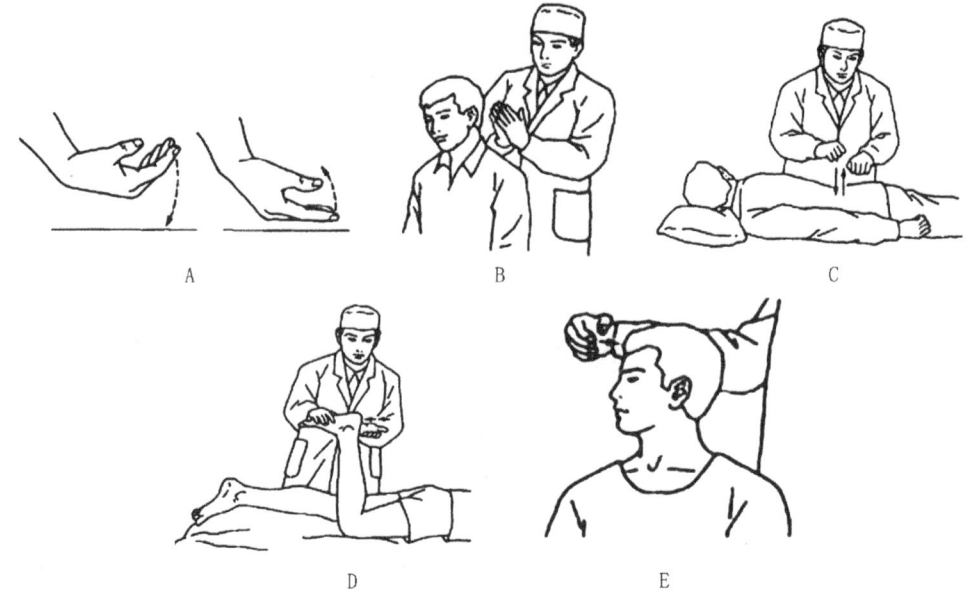

图 10-37　击打法

A、B击打法;C捶击法;D劈法;E叩打法

2.功用

能疏通周身气血、消除外伤瘀积及疲劳酸胀,又有祛风散寒的作用。

3.适应证

击打法适用于胸背部因用力不当而致的内部迸伤岔气,亦适用于腰背部、大腿及臀部肌肉肥厚的区域,对陈旧性损伤兼有风寒湿证者有较好的疗效。

(五)拿捏法

本法是用拇指与其他四指作相对钳形的用力,一紧一松地拿捏,以挤捏肌肉、韧带等软组织的一种手法(图10-38)。本法在临床上有很多变化,可与擦法结合在一起,使其兼有揉捏两种作用。

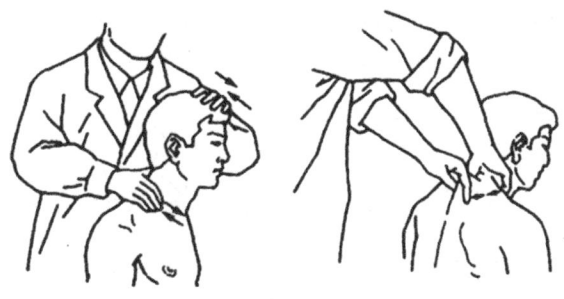

图 10-38　拿捏法

1.动作要领

腕要放松,用指面着力,逐渐用力内收,并作连续不断的揉捏动作,用力由轻到重、再由重到轻,不可突然用力。若是将肌肉、肌腱捏拿起来,然后迅速放开,像射箭时拉弓放弦动作一样,让其在指间滑落弹回(图10-39),称为弹筋法。从劲力上看有提、弹两种作用,临床上常与拨络法综合应用,称为弹筋拨络法。若拿捏手指等指骨间关节变为对称地稍用力灵活捻动的手法,称为捻法(图10-40)。

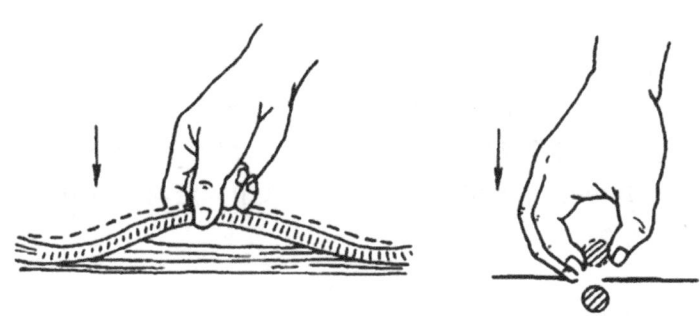

图 10-39　弹筋法

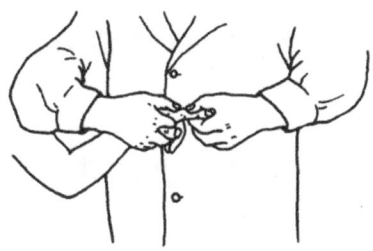

图 10-40　捻法

2.功用

具有缓解肌肉痉挛、松解粘连、活血消肿、祛瘀止痛等作用。

3.适应证

适用于急慢性伤筋而致痉挛或粘连者。

(六)点压法

点压法是根据经络循行路线,选择适当穴位,用手指在经穴上点穴按摩,又称穴位按摩,是中医正骨按摩特色之一(图10-41)。因用手指点压刺激经穴,与针刺疗法颇为相似,故又称指针疗法,近年来,又在点穴按摩的基础上发展成为指压按摩麻醉。点压法的取穴基本与针灸学相同,在治疗外伤时,除以痛为腧的取穴方法外,还可以循经取穴。

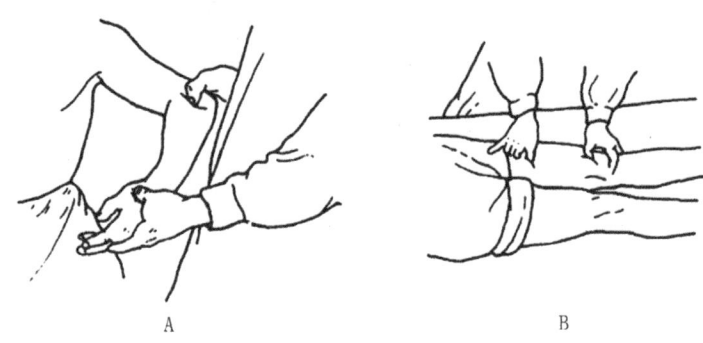

图 10-41 点压法
A.上肢点压法;B.下肢点压法

1.动作要领

用中指为主的一指点法,或用拇、示、中三指点法,或用五指捏在一起,组成梅花状的五指点法。医者应用点压法治疗时,应将自身的气力运到指上,以增强指力。指与患者的皮肤成60°~90°。用力大小可分为轻、中、重三种。所谓轻点,是以腕关节为活动中心,主要以腕部的力量,与肘和肩关节活动协调配合。其力轻而有弹性,是一种轻刺激手法,多用小儿及体弱患者。中点,是以肘关节为活动中心,主要用前臂的力量,腕关节固定,肩关节协调配合,是一种中等刺激手法。重点,以肩关节为活动中心,主要用上臂的力量,腕关节固定,肘关节协调配合,刺激较重,多用于青壮年及肌肉丰厚的部位。

2.功用

本法是一种较强的刺激手法,具有疏通经络、宣通气血、调和脏腑、平衡阴阳的作用。但对重要脏器的部位慎用,如用时力量要适当减轻。

3.适应证

多用于胸腹部内伤,腰背部劳损,截瘫及神经损伤,四肢损伤及损伤疾病伴有内伤者。

(七)搓抖法

1.搓法

用双手掌面相对放置患部两侧,用力作快速的搓揉,并同时作上下或前后往返移动的手法,称为搓法(图10-42)。

(1)动作要领:双手用力要对称,搓动要快,移动要慢,动作要轻快、协调、连贯。

(2)功用:具有调和气血、舒筋活络、放松肌肉的作用,能消除肌肉疲劳。

(3)适应证:多用于四肢、肩、肘、膝关节,也可以用于腰背、胁肋部的伤筋。

2.抖法

用双手握住患者的上肢或下肢的远端,稍微用力作连续的小幅度上下快速的抖动,使关节有松动感,称为抖法(图10-43)。

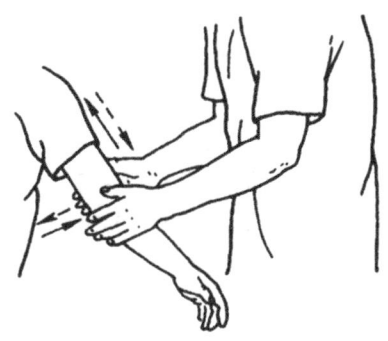

图 10-42 搓法

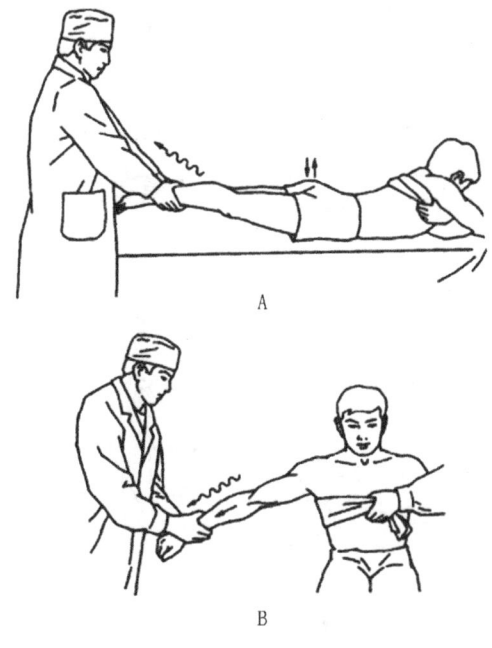

图 10-43 抖法
A.下肢抖法；B.上肢抖法

(1)动作要领：抖动幅度要小，频率要快，轻巧舒适，嘱患者要充分放松肌肉。

(2)功用：本法能松弛肌肉关节，缓解外伤所引起的关节功能障碍，并能减轻施行重手法的反应，增加患肢的舒适感。

(3)适应证：多用于四肢关节，但以上肢为常用，常配合按摩与搓法，一般用于理筋手法的结束阶段。

二、活络关节法

活络关节法是医者用一个或数个手法，作用于关节处，从而达到活络和通利关节的作用，一般在理筋手法施行后的基础上再应用。适用于组织粘连、挛缩和关节功能障碍、活动受限，或伤后关节间微有错落不合缝者。通过活络关节手法，逐步使肢体功能恢复正常。

(一)屈伸法

本法是针对有屈伸功能活动障碍的关节,做被动屈伸活动的一种手法。如内收、外展功能受限,可加用被动外展、内收的手法。

1.动作要领

一手握肢体的远端,另一手固定关节部,然后缓慢、均匀、持续有力地做被动屈伸或外展、内收活动(图10-44),在屈伸关节时,要稍微结合拔伸或按压力。在特殊情况下工作过度的屈伸或外展手法来分离粘连,但应防止粗暴的推扳而造成骨折等并发症,用力应恰到好处,刚柔相济。

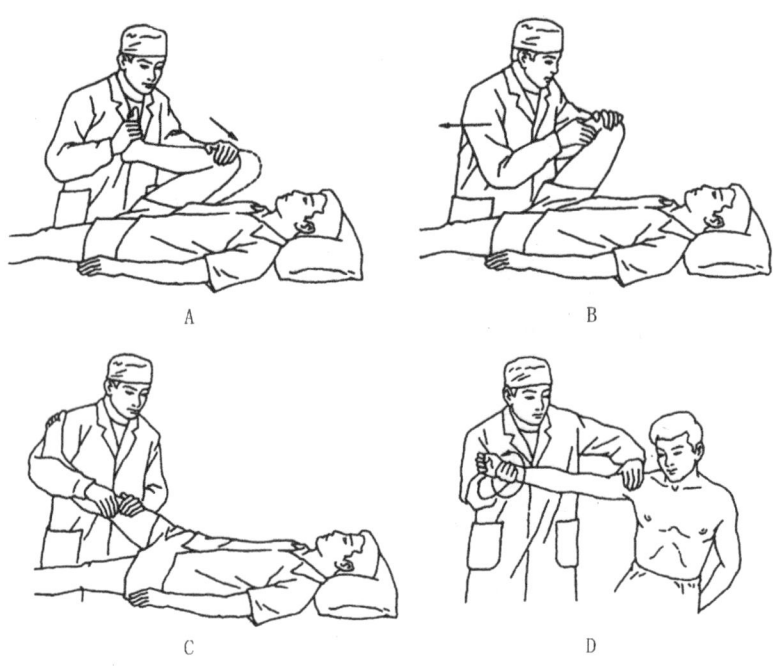

图 10-44　屈伸关节法
A、B、C 下肢屈伸法;D 上肢屈伸法

2.功用

本法对各种损伤后的关节屈伸、收展活动障碍和筋络挛缩、韧带及肌腱粘连、关节强直均有松解作用。

3.适应证

本法适用于肩、肘、髋、膝、踝等关节伤后所致的关节功能障碍。

(二)旋转摇晃法

本法是针对关节旋转功能障碍,做被动旋转摇晃活动的一种手法,临床与屈伸法配合使用。

1.动作要领

一手握住关节的近端,另一手握住肢体的远端,做来回旋转及摇晃动作(图10-45)。要按关节功能活动的范围,掌握旋转及摇晃的幅度。本法应轻柔、循序渐进,活动的范围由小到大,以不引起剧痛为原则。若操作时一手托住下颌,另一手按扶头后;或一手托住下颌,另一手按住颈椎患部棘突上,做旋转动作(图10-46),可听到"格"的响声,称为颈部旋转法,又称扳颈手法。若使患者侧卧位,操作时一手扳肩、一手扳臀,向相反方向用力,使腰部产生旋转(图10-47),称为腰部旋转法,腰部旋转法又称斜扳法。本法也可采取坐位。

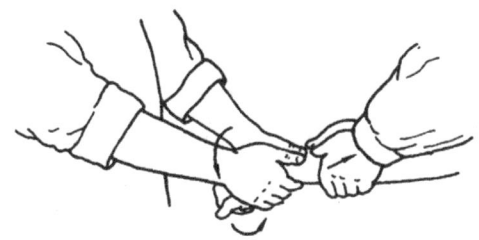

图10-45　四肢旋转摇晃法

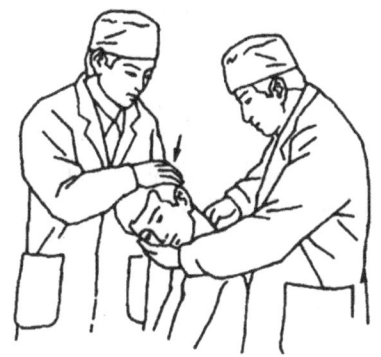

图10-46　颈部旋转法

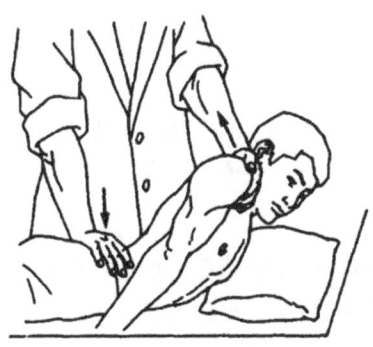

图10-47　腰部旋转法

2.功用

本法具有松解关节滑膜、韧带及关节囊的粘连,促进和恢复关节功能的作用。

3.适应证

多用于四肢关节及颈椎、腰椎部的僵硬、粘连及关节突关节的滑脱错位等。本法与屈伸关节手法均被列为活络关节解决主要矛盾的手法。然而对骨折尚未愈合、脱位患者虽经复位,但关节囊尚未修复者忌用。

(三)腰部背伸法

本法含有拔伸与背伸两种作用力,分立位、卧位两式。

1.动作要领

立位法又名背法。医者略屈膝、背部紧贴患者背部,使其骶部抵住患者的腰部,患者与医者双肘屈曲反扣,将患者背起,使其双足离地,同时以臀部着力晃动牵引患者腰部。臀部的上下晃动要和两膝的屈伸协调(图10-48)。

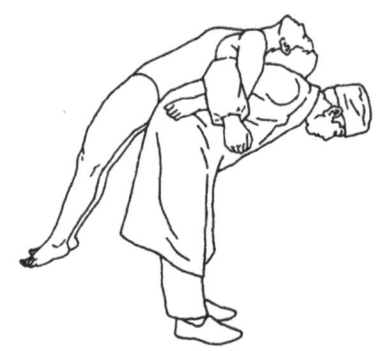

图10-48　腰部背伸法

卧位法又称扳腿法或推腰扳腿法。俯卧、侧卧位均可,医者一手扳腿,另一手推按于腰部,迅速向后拉腿而达到腰部过伸的目的(图10-49)。

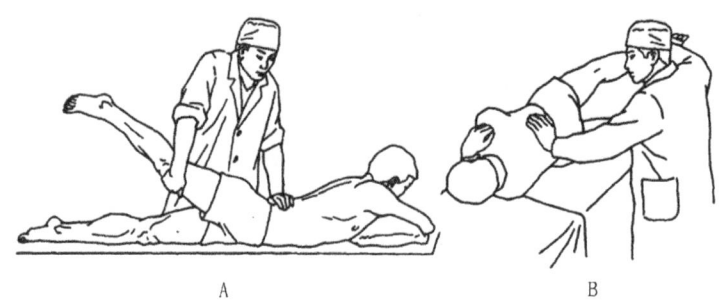

图10-49　扳腿手法

A.俯卧位;B.侧卧位

2.功用

使腰部脊柱及两侧背伸肌过伸,松弛肌紧张,使扭错的关节突关节复位,有助于腰椎间盘突出症状缓解,还可使压缩性椎体骨折的楔形得以改善。

3.适应证

用于急性腰扭伤、腰椎间盘突出症以及稳定性腰椎压缩性骨折。

(四)拔伸牵引法

本法是由医者和助手分别握住患肢远端和近端,对抗用力牵引。

1.动作要领

手法开始时,先按肢体原来体位顺势用力牵引,然后再沿肢体纵轴对抗牵引,用力轻重适宜,持续稳准(图10-50)。

2.功用

本法有疏通筋脉、行气活血的作用,能使痉挛、缩短、僵硬的筋脉松弛,或使挛缩的关节囊松解。

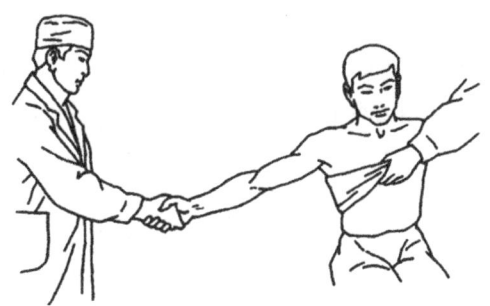

图 10-50 拔伸牵引法

3.适应证

多用于肢体关节扭伤、挛缩及关节突关节错位等。

(五)按压踩蹻法

按压法是以拇指、手掌或掌根部,或双手重叠在一起向下按压,使力作用于患部。必要时医者可前倾身体,用上半身的体重加强按压力,在腰臀部肌肉丰厚处可用肘尖按压(图10-51)。如需要更大的按压力,可用足部踩蹻法(图10-52)。

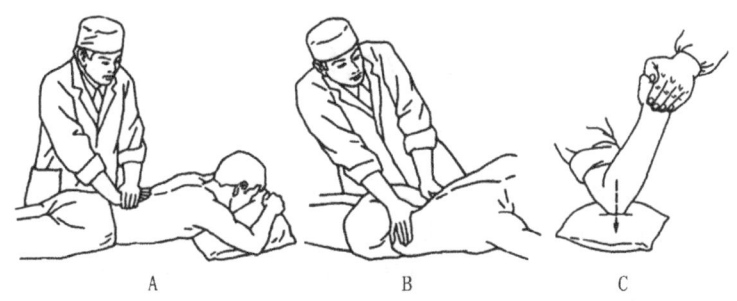

图 10-51 按压法
A、B 双手按压法;C 肘尖按压法

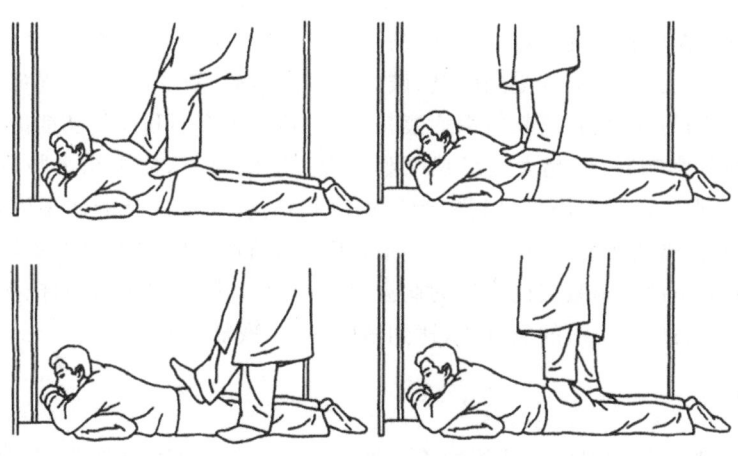

图 10-52 踩蹻法

1.动作要领

拇指按压应握拳,拇指伸直,用指端或指腹按压。掌根按压应用单掌或双掌掌根着力,向下按压,也可用双掌重叠按压。屈肘按压(肘压法)用屈肘时突出的鹰嘴部分按压。踩蹻法是医者双足踏于患处,双手撑于特制的木架上(以控制用力的轻重)进行踏跳。患者躯体下需垫软枕,以防损伤,并嘱患者做深呼吸配合,随着弹跳的起落,张口一呼一吸,切忌屏气。

2.功用

具有通络止痛、放松肌肉、松解粘连的作用。

3.适应证

本法是一种较强的刺激手法,常与揉法结合应用。适应于肢体麻木、酸痛和腰肌劳损及腰椎间盘突出症等。拇指按压法适应于全身各个穴位,掌根按压法适应于腰背及下肢部;屈肘按压法和踩蹻法压力较大,用于腰臀部肌肉丰厚处。

以上理筋手法基本上将各家手法加以整理归纳而成,求同存异,避免过于烦琐。各家手法整理方法上均有其特点,如《魏指薪治伤手法与导引》中将手法分"摸、推、拿、按、揉、点、挤、拉、杵、扣、背、捻、搓"单式手法,和由几个动作组成的复式手法,如扩胸法、双手抢肩法、屈膝分腿法等。而《刘寿山正骨经验》则把理筋手法分为舒筋十法,即摇、晃、拔、戳、捻、散、捋、顺、归、合十法。

(伏沐滨)

第四节 小针刀疗法

小针刀集中医针刺疗法和西医手术治疗之优点,其形似针柄,但尖端有刃,对治疗软组织疾病及关节损伤有一定作用,它使用方便、简捷,避开了针灸针的局限性及手术刀的创伤性,对于某些慢性损伤性疾病引起的疼痛性病症可取得较好的效果,是疼痛治疗中的一个新疗法。

一、小针刀的治疗机制

当人体的正常活动方向和范围受到破坏、限制,不能维持活动状态下的正常力学状态和生理功能时,软组织发生损伤和病变,由此产生的粘连、瘢痕使肌肉、韧带、筋膜、腱鞘、滑囊的位置和运动时的方向发生改变,运动范围受到限制,破坏了机体的动、静平衡,引起疼痛和功能障碍。小针刀的主要治疗机制为松解、剥离软组织疤痕粘连,达到缓解疼痛和恢复功能的目的。机体受到外伤、劳损或炎症等影响时,引起大量组织细胞破裂、坏死、渗出,使组织水肿,释放缓激肽类和5-羟色胺类致痛物质。在组织修复过程中产生疤痕和粘连,又形成新的病理因素,使局部疼痛,功能障碍。小针刀剥离粘连组织、切碎硬结疤痕,使局部循环得以改善或重新恢复,降低局部致痛物质的含量,由于小针刀刺激穴位产生的刺激量比针灸针大,体内生成的抗病物质增加明显,疏通经络作用强,提高局部组织的氧分压,达到解除疼痛、恢复功能的目的。

二、小针刀

小针刀是一种兼有针和刀两种性能的治疗器械,具有一定的质量要求,由 ^{13}Cr 和 ^{14}Cr 做成,弹性大,韧性好,硬度适宜,不易弯曲或折断,能切割疤痕粘连。

现有小针刀分为Ⅰ型、Ⅱ型、Ⅲ型。每种型号根据长短又分4种。其长度自 12~15 cm,刀刃 0.8 mm。

Ⅰ型:针柄扁平葫芦形,针身圆柱形,直径 1 mm,针头呈楔形,末端扁平带刀,末端刀口线为 0.8 mm,刀口为齐平口和斜口两种。

Ⅱ型:针柄梯形葫芦状,针身呈圆柱形,直径 3 mm,针头呈楔形,末端刀口线为 0.8 mm。

Ⅲ型:小针刀形状同Ⅱ型。针长 150 mm,针头长 10 mm,针柄长 30 mm。

Ⅱ型、Ⅲ型主要用于治疗骨性病变。

三、小针刀操作方法

(一)术前准备

(1)详细询问病史,全面查体,确定诊断,弄清部位。完成各种化验如血常规、出凝血时间、尿常规、普鲁卡因试验。

(2)明确手术适应证,除外手术禁忌证。

(3)确定进针部位及治疗方法。

(4)选取手术的小针刀,进行消毒,分别消毒空针及敷料。

(二)手术操作

(1)用甲紫标记进针点。

(2)2.5%碘酒消毒皮肤,75%酒精脱碘,铺无菌巾单。

(3)取小针刀刺入皮肤,直达病毒部位,根据病变性质,采用不同手术方法。

1)针刀进入:是针刀治疗的第一步,掌握针刀进入的技术和技巧。根据定点部位和病变层次以及周围解剖关系找准进针点。针刀和刀口线与大血管、神经及肌纤维走向平行。若血管、神经和肌纤维走向不一致,则优先考虑刀口线与血管、神经走向一致。在定点、定向的基础,快速刺入皮肤,尽量减少进皮时的痛苦。在复杂而有重要结构的进针处,应缓慢地试探进针到位,以免损伤结构。在层次少、结构简单的进针处,可快速一次进针到位,以减少进针时的痛感。

2)针的运行:中医针灸对疼痛具有良好的止痛效果,可疏通经络、调理气血。小针刀具有针灸针的上述功效,同时其较针灸针的刺激量大,调节作用强,可达到较针灸针难以达到的治疗效果。其运行方法如下:①提插法。适用于体质较好的实证患者。是针刀到达穴位后,由深层提到浅层,再由浅层插向深层的方法。而提插的幅度大、频率快、力度大、刺激量大者,适用于体质较好的实证患者;提插的幅度小、频率慢、力度小、刺激量小,适应于体质较差的虚证患者。②纵运法。在针刀提插的同时,沿经络走行的方向平行运行针刀数次,增强针感。③横运法。在针刀提插的同时,与经络走行的方向垂直运行针刀数次,多用于留针前和出针前。④留针。在进行上述刺激后,将针刀留置于穴位内,进行其他部位的操作后再出针,目的是加强针感和针刺的持续作用。

3)刀的运行:其运行方法如下。①纵行剥离法:适用肌腱、韧带附着处发生的粘连疤痕。其方法是将刀口按肌肉韧带走行方向平行刺入患处,当刀口接触骨面时,沿刀口线方向疏剥。若附着部位较宽,可分几条线纵行剥离,不可横行剥离,以免将肌腱附着点撬起。②横行剥离法:适用于肌肉、韧带与骨骼发生粘连者。方法将刀口按肌肉、韧带走行方向平行刺入患处。当刀口接触骨面时,做与肌肉、韧带走行方向垂直铲剥,将肌肉、韧带从骨面上铲起,感到松弛时拔出小针刀。③通透剥离法:适用于范围较大、病变组织较厚的粘连、瘢痕。在病变范围内取数点进刀,进刀点在肌间隙或其他软组织间隙处,达骨面时将软组织从骨面上铲起,并将病变处的粘连、疤痕切透疏通。④铲除削平法:适用于关节边缘或骨干有骨刺。其方法是将刀口线与骨刺轴竖线垂直进皮,达骨面后,将骨刺尖部或锐利的边缘铲去磨平。⑤切开疏通法:适用于瘢痕、粘连发生在软组织之间,范围较小,但病变坚硬或钙化、骨化的部位,刀口线与肌纤维走向平行进皮,针刀达病变处将其切开疏通或切碎,以便逐渐吸收。⑥纤维切割法:适用于肌纤维紧张或挛缩引起的病变。其方法是刀口线与肌纤维走向垂直进皮,切开少量紧张或挛缩的肌纤维。⑦疤痕刮除法:适用于发生在腱鞘壁或肌肉附着点处的疤痕的治疗。其方法是刀口线与腱鞘或肌纤维走向平行进皮,沿其纵轴切开数刀,反复疏通至刀下有柔韧感,再将其从附着点处刮除。

(三)针刀术后处理

用无菌纱布包扎刺针处,因针孔很小,不必缝合。术后适当休息,可口服抗生素,预防感染。如配合理疗、按摩效果更好。

四、小针刀治疗的适应证和禁忌证

(一)适应证

1.顽固性痛点或痛性结节、条索

因外力损伤、劳累损伤和病理损伤所引起的软组织粘连以及由此产生的痛性结节、条索或久治遗留的顽固性痛点。

2.肌筋膜炎,纤维织炎,韧带炎

对于各种炎症引起的疼痛,应用小针刀可松解压迫,改善局部血液循环,降低痛性物质,解除疼痛。

3.外伤性肌痉挛、关节囊挛缩

应用小针刀可疏通剥离、解除痉挛,甚至切除部分痉挛的肌纤维,以缓解疼痛,恢复和维持原有的运动功能。

4.骨化性肌炎、韧带钙化

应用小针刀将骨化或钙化块切碎,促进其慢慢吸收,以消除症状和恢复功能。

(二)禁忌证

(1)手术部位皮炎、皮肤感染、软组织炎症。
(2)手术局部有难以避开的重要血管、神经和脏器。
(3)有全身感染或重要脏器炎症。
(4)有出血性疾病如血友病、血小板减少性紫癜等凝血机制障碍者。
(5)严重内脏病的发作期,如高血压、心脏病、活动性肺结核。
(6)定性、定位诊所不明确者。

五、小针刀疗法的注意事项

(1)熟悉局部解剖,切勿损伤神经、血管,在颈部不可进针过深,防止脊髓损伤。
(2)严格消毒,无菌操作,防止感染。
(3)严格掌握适应证及禁忌证。
(4)对思想紧张和体弱患者,防止晕针休克。
(5)小针刀使用前仔细检查,发现裂纹、生锈不宜使用,防止针体折断或卷刃。
(6)小针刀使用后清洗干净,包裹后高压消毒,置干燥处备用。消毒备用期限不可超过1周。
(7)小针刀使用期不得超过2年,2年后应更换。

(张明伦)

第五节 针灸疗法

针灸疗法是运用针刺或艾灸使人体相应的穴位得到适当的刺激,从而达到治疗疾病的一种方法。针灸具有调和阴阳、舒筋活络、活血祛瘀、行气止痛、祛风除湿等作用。

一、应用范围

我国古代运用针灸治疗损伤性疾病早已有记载,如《素问·缪刺论》说:"人有所堕坠,腹中满胀……刺足内踝之下。"近年来,针灸在骨伤科疾病的治疗中应用的范围逐渐扩大,广泛用于骨折、脱位、筋伤、骨病等的治疗,临床效果良好。

二、取穴规律

针灸治病是利用针刺、艾灸某些腧穴来完成的。腧穴的选用和组成与疗效关系密切。损伤初期一般"以痛为腧"取穴,或结合近部取穴,在疼痛剧烈处进针可收到止痛、消肿、舒筋、活络等功效;损伤中、后期,以循经取穴为主,辨证论治,可收到消肿止痛,通经活络,使血脉通畅,肌肉、关节的功能恢复正常。总之,针灸的腧穴选取是以经络学说为指导,根据病证,以循经取穴为主,其中分为近部取穴、远部取穴和随证取穴,三法在临床上既可单独选取,也可联合应用,组成针灸的治疗方案。

(一)近部取穴

近部取穴是根据每一腧穴都能治疗所在部位的局部和邻近部位的病症这一普遍规律提出的,是选取病痛的局部或邻近部位的腧穴。多用于治疗体表部位明显和较局限的症状。如《灵枢·厥病》载:"头痛……有所击堕,恶血在于内;若肉伤,痛未已,可则刺,不可远取也"。

(二)远部取穴

远部取穴是取距病痛处较远部位的腧穴。是根据阴阳脏腑经络学说等中医理论和腧穴的主治功能提出的。是在病痛较远的部位取穴。如《灵枢·终始》所说:"病在上者,下取之;病在下者,高取之;病在头者,取之足,痛在腰者取之腘"。

(三)随证取穴

随证取穴是指对某些全身症状或针对病因病机而取穴,又称辨证取穴。是根据中医理论和腧穴功能主治而提出的。前两种取穴不能完全概括,就应随证取穴。如治疗肢体活动不灵,酸楚拘急,可配筋会、阳陵泉治之。

三、常用穴位

人体穴位很多,但损伤的常用穴位大约60多个。临床可根据不同情况选择应用,也可根据具体情况酌加一些阿是穴。常用各部位穴位如下。

头部:承浆、人中、印堂、百会、风府、太阳、风池、天柱等。

肩臂部:肩井、巨骨、肩髎、臂臑、肩髃、肩前、肩中俞、肩外俞、曲垣、天宗、臑俞等。

上肢:肘髎、曲池、手三里、合谷、支沟、内关、外关、养老、列缺、大陵、落枕、腰痛穴、上八部、后溪、腕骨等。

腰股部：命门、腰阳关、风门、肝俞、肾俞、气海俞、大肠俞、小肠俞、志室、腰眼、夹脊、云门等。

髋及下肢部：居髎、环跳、秩边、殷门、委中、承山、昆仑、京骨、悬钟、丘墟、伏兔、梁丘、膝眼、足三里、条口、解溪、太冲等。

四、禁忌证

骨痈疽、骨痨、骨肿瘤、血友病性关节炎，以及工业性骨中毒等，禁忌针灸。

五、常用的针灸方法

针灸的内容和方法很多。常用的针刺法有毫针法、三棱针、皮肤针、电针法、火针，水针法和耳针法等；灸法有艾炷灸、艾条灸、针柄灸和温针灸等。此外还有灯火灸、光灸（用激光或红外线照射）以及药灸（用刺激性药物敷贴）等。在应用时应根据临床病证的不同选择使用。

六、行针手法

（一）提插法

本法是将针刺入腧穴的一定深度后，使针在穴内进行上下进退的操作方法。至于提插幅度的大小、层次的有无、频率的快慢以及操作时间的长短等，应根据患者的体质、病情灵活掌握。

（二）捻转法

本法是将针刺入腧穴的一定深度后，以右手拇指和中、示二指持住针柄，进行一前一后的来回旋转捻动的操作方法。至于捻转角度的大小、频率的快慢、操作时间的长短等，也应根据患者的体质、病情等灵活掌握。

（三）循法

本法是以左手或右手所刺腧穴的四周或沿经脉的循行部位，进行缓和的循按或循摄的方法。此法在未得气时用之可以通气活血，有行气、催气之功。

（四）刮柄法

本法是将针刺入腧穴的一定深度后，使拇指或示指的指腹抵住针尾，用拇指、示指或中指的指甲部，由上而下的频频刮动针柄的方法。此法在不得气时用之可激发经气，促使得气。

（五）弹柄法

本法是将针刺入腧穴的一定深度后，以手指轻轻叩弹针柄，使针产生轻微的震动，而使得气速行。

（六）搓柄法

本法将针刺入腧穴的一定深度后，以右手拇、示、中三指持针柄向单方向捻转，此法有行气、催气和补虚泻实的作用。

（七）摇柄法

本法将针刺入腧穴的一定深度后，手持针柄进行摇动，此法若直立针身而摇，多自深而浅的随摇随提，用以出针泻邪；若卧针斜刺或平刺而摇，一左一右，不进不退，如青龙摆尾，可使针感单向传导用以行气。

七、针刺补泻的作用

针刺手法是产生补泻作用的主要手段。补法是指能鼓舞人体正气，使低下的功能恢复旺盛的方法。泻法是指能疏泄病邪,使亢进的功能恢复正常的方法。采用适当的手法激发经气以补益正气,疏泄病邪而调节人体脏腑经络功能,促使阴阳平衡而恢复健康。

(一)捻转补泻

针下得气后,捻转角度小,用力轻,频率慢,操作时间短者为补法。反之为泻法。也有以左转时角度大,用力重为补法;右转时角度大,用力重者为泻法。

(二)提插补泻

针下得气后,先浅后深,重插轻提,幅度小,频率慢,操作时间短者为补法,反之为泻法。

(三)疾徐补泻

进针时徐徐刺入,少捻转,疾速出针为补法,反之为泻法。

(四)迎随补泻

进针时针尖随着经脉循行去的方向刺入为补法,针尖迎着经脉循行来的方向刺入为泻法。

(五)开阖补泻

出针后迅速揉按针孔为补法,出针时摇大针孔而不立即揉按为泻法。

(六)呼吸补泻

患者呼气时进针,吸气时出针为补法。患者吸气时进针,呼气时出针为泻法。

(七)平补平泻

进针后得气,均匀地提插,捻转后即可出针。

八、注意事项

由于人的生理功能状态和生活环境条件等因素,在针灸时还应注意以下几个方面。

(1)患者在过于饥饿、疲劳、精神过度紧张时,不宜立即进行针灸。
(2)妇女孕期不宜针灸,特别是一些通经活血的穴位。
(3)有继发性出血倾向的患者和损伤后出血不止的患者,不宜针灸。
(4)有皮肤感染、溃疡、瘢痕或肿痛的部位,不宜针灸。
(5)对胸、胁、背、腰等脏腑所居之处的腧穴,不宜直刺、深刺,以防损伤脏腑。

(张明伦)

第十一章 上肢骨与肌肉损伤

第一节 锁骨骨折

锁骨为两个弯曲的弧形管状长骨,横置于胸壁前上方外侧,侧架于胸骨与肩峰之间。内侧与胸骨柄相应的切迹构成胸锁关节;外侧端与肩峰内侧借着关节囊、肩锁韧带、三角肌、斜方肌肌腱附着部和喙锁韧带形成肩锁关节,其下有颈部至腋窝的臂丛神经和锁骨下动、静脉及神经穿过。锁骨略似"S"形,由内向外逐渐变细。外侧 1/3 凸向背侧,上下扁平,横断面呈扁平状椭圆形;锁骨内侧 2/3 凸向腹侧,横断面呈三角形;中 1/3 与外 1/3 交接处,横断面为类似椭圆形。由于其解剖上的弯曲形态,以及各部位横断面的不同形态,在中外 1/3 交接处就形成应力上的弱点而容易发生骨折。如果锁骨骨折移位严重或整复手法不当,手术操作失误,有可能造成其后下方的臂丛神经或锁骨下动脉损伤。

锁骨骨折是常见的上肢骨折之一,约占全身骨折的 3.5%～5.1%,占肩部骨折的 53.1%,尤以儿童及青壮年多见。

一、病因病理与分类

间接与直接暴力均可引起锁骨骨折,但间接暴力致伤较多,直接暴力致伤较少见。直接暴力可以从前方或上方作用于锁骨,发生横断性或粉碎性骨折。粉碎性骨折的骨折片如向下移位,有压迫或刺伤锁骨下神经和血管的可能;如骨折片向上移位,有穿破皮肤形成开放性骨折的可能。幼儿骨质柔嫩而富有韧性,多发生青枝骨折,骨折后骨膜仍保持联系。在胸锁乳突肌的牵拉下,骨折端往往向上成角。患者跌倒,上肢外展,掌心、肘部触地,或从高处跌下,肩外侧着地,传导的间接暴力经肩锁关节传至锁骨,并与身体向下的重力交会于锁骨的应力点,形成剪力而造成锁骨骨折,多为横断形或短斜形骨折。

根据受伤机制和骨折特点,锁骨骨折分为外 1/3 骨折、中外 1/3 骨折和内 1/3 骨折。

(一)中外 1/3 骨折

为锁骨骨折中最多见的一种,多为间接暴力所致。直接暴力引起的是由于锁骨中外端直接受打击或跌倒时锁骨直接撞击所致。骨折常为横断形或小斜形,老人多为粉碎性。骨折移位较大,近侧骨折端因受胸锁乳突肌的牵拉而向上后方移位,远侧骨折端因肢体重量作用与胸大肌、胸小肌及肩胛下肌等牵拉而向前下方移位,并因这些肌肉和锁骨下肌的牵拉作用,向内侧造成重叠移位。儿童一般为青枝骨折,向前上成角。粉碎性骨折由于骨折块的相对移位,常使粉碎的骨折片旋转、分离、倒立,桥架于两骨折端之间,给治疗带来困难。

(二) 外 1/3 骨折

多由肩部着地或直接暴力损伤所致。骨折常为斜形、横断形,粉碎性较少。若骨折发生于肩锁韧带和喙锁韧带之间,骨折外侧端由于受肩、前臂的重力作用而与内侧端相对分离移位。若骨折发生在喙锁韧带的内侧,骨折内侧端由于胸锁乳突肌的牵拉,可向上移位;而外侧端受肩锁韧带和喙锁韧带的约束,多无明显改变。若为粉碎性骨折,骨折的移位则无一定规律。如喙锁韧带断裂,又可导致锁骨近侧端向后上方移位,更增重两骨折端的移位(图11-1、图11-2)。治疗时必须手术修复此韧带,才能维持骨折端的复位固定。

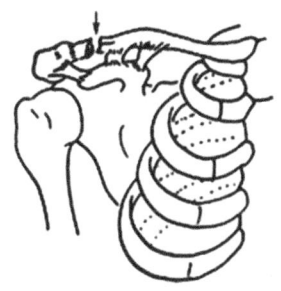

图 11-1 锁骨外端无喙锁韧带断裂骨折

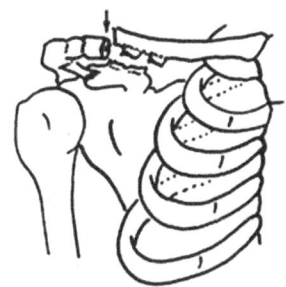

图 11-2 锁骨外端伴喙锁韧带断裂骨折

(三) 内 1/3 骨折

临床很少见。其骨折移位与中外 1/3 骨折相同,但外侧端由于三角肌与胸大肌的影响常有旋转发生。在正位 X 线片呈钩形弯曲,两断端不对应。如为直接暴力引起,因胸锁乳突肌及肋锁韧带的作用,骨折端很少移位。

二、临床表现与诊断

锁骨骨折一般有明显的外伤史,并且其典型体征是损伤后患者的痛苦表情:头偏向伤侧,同时用健侧手托住伤侧前臂及肘部。局部压痛及肿胀均较明显,特别是骨折移位严重者,锁骨上下窝变浅或消失,甚至有皮下瘀斑,骨折端局部畸形。若有骨折移位时,断端常有隆起;若骨折重叠移位,患者肩部变窄,肩内收向下倾斜,肩功能明显丧失。检查骨折处:局部肌肉痉挛,完全骨折者可摸到皮下移位的骨折端,有异常活动和骨擦感,患侧上肢外展和上举活动受限。骨折重叠移位者从肩外侧至前正中线的距离两侧不等长,患侧较健侧可短 1~2 cm。合并锁骨下血管损伤者,患肢麻木,血液循环障碍,桡动脉搏动减弱或消失;合并臂丛神经损伤者,患肢麻木,感觉及反射均减弱;若合并皮下气肿者,则出现游走性疼痛。

X 线正位片,可以确定骨折的部位、类型和移位的方向。但是,由于锁骨有前后的生理弯曲,X 线正位片不易发现骨折前后重叠移位,所以必要时可拍锁骨侧位片。如果发现骨折近端向前或远端有向下向内弯曲时,则提示骨折有旋转移位的可能,不要误诊为单纯的分离移位,否则就难以达到满意的复位效果。婴幼儿多为青枝骨折,局部畸形及肿胀不明显,但活动伤侧上肢及压迫锁骨时,患儿哭闹。

锁骨外 1/3 骨折,常被局部挫伤的症状所掩盖,容易发生误诊。凡肩峰部受直接暴力撞击者,应仔细对比检查两侧肩部,了解锁骨有无畸形、压痛,并且可用一手托患侧肘部向上推进,了解有无异常活动。

另外,锁骨外 1/3 骨折应与肩锁关节脱位相鉴别,两者均有肩外侧肿胀疼痛及关节活动受限。后者可用力将锁骨外端向下按使之复位,松手后又隆起,X 线正位片可见锁骨外端上移,肩锁关节间隙变宽。

三、治疗

锁骨骨折绝大多数可采用非手术治疗,即使是有明显移位及粉碎性骨折,如无相应的血管、神经症状或其他绝对手术指征,应慎作手术,因手术对患者无疑是一种损伤,而且有一定比例的病例会并发骨折延迟愈合或不愈合(约 3.7%)。对有明显移位的锁骨骨折采用手法复位外固定治疗,有的虽难以维持解剖位置,但均能愈合,愈合后有的局部虽遗留有轻度隆起,但一般不影响功能。有部分医师和患者为了追求骨折的解剖对位而采用手术治疗,亦有部分学者通过手法复位力争解决重叠移位,寻求有效外固定,使骨折复位对位满意率大为提高。对有明确血管、神经压迫症状和开放性骨折,应主张积极的手术治疗。

(一)小儿锁骨骨折

对新生儿及婴儿的锁骨骨折,考虑到小儿生理性可塑性,一般不需复位,也不需固定。在护理时尽量不要移动患肢及肩关节,1 周之后症状多会消失。

幼儿锁骨骨折多为青枝骨折或不完全性骨折,一般不需特殊复位,只需用颈腕吊带限制患肢活动即可。因幼儿锁骨骨折后,由于骨塑形能力很强,一定的畸形可在生长发育过程中自行矫正。年龄较大幼儿(3~6 岁)的锁骨骨折,可使用柔软材料的"∞"字形绷带固定,伤后 1~2 周内患儿多仰卧位休息,肩部垫薄软垫,使两肩后伸。以保持骨折对位良好,骨折愈合后局部隆起畸形多不明显,"∞"字形绷带一般需固定 4 周左右。

少年儿童锁骨骨折时,对有移位的骨折应施行手法复位,"∞"字形绷带固定。伤后 1~2 周内患儿局部疼痛等症状较重,令其多卧床休息,患儿一般多能配合,取仰卧位,背部垫薄软枕,使两肩后伸,以保持骨折有较好的对位,1~2 周后骨折对位会相对稳定。注意调整"∞"字形绷带的松紧,观察有无血管、神经压迫及皮肤勒伤症状。固定至少 4 周,伤后 2~3 个月内避免剧烈的活动。

(二)成人锁骨骨折

1.手法复位外固定治疗

有移位的锁骨中 1/3 骨折或中外 1/3 骨折,应首选手法复位外固定治疗;锁骨内 1/3 骨折大多移位不多,仅用外固定即可;锁骨外端骨折必要时可加用肩肘弹力带固定。

(1)手法复位:方法很多,有膝顶复位法、外侧牵引复位法、仰卧位复位法、穿腋复位法、拔伸牵引摇肩复位法等,其中以膝顶复位法较常用。山东省莱芜人民医院研制锁骨复位器进行复位,胶布"∞"字形绷带固定,取得了满意的效果。此法治疗 500 例新鲜锁骨骨折,平均临床愈合期为 1 个月,解剖或近解剖对位达 83%,优良率 14%。我们认为此法有很强的实用性,可在临床推广应用。

膝顶复位法:患者坐凳上,挺胸抬头,双臂外展,双手叉腰,助手站于患者背后,一足踏在凳缘上,将膝部顶在患者背部后伸,以矫正骨折端重叠移位,并使骨折远端向上后方对接骨折近端。术者面对患者,以两手拇、食中指分别捏住骨折远、近端,用捺正手法矫正侧方移位(图 11-3)。

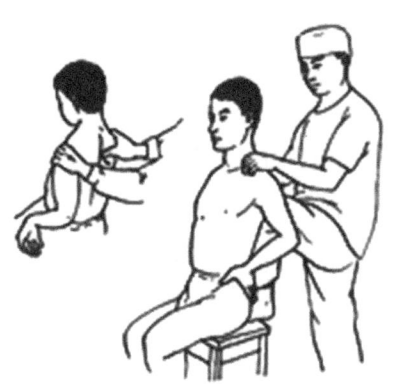

图 11-3 膝顶复位法

外侧牵引复位法：患者坐凳上，一助手立于健侧，双手绕患侧腋下抱住其身；另一助手站于患侧，双手握住患肢前臂，向后上牵引拔伸。术者面对患者，两手拇、食、中指分别捏住骨折近、远端，用捺正手法矫正侧方移位（图 11-4）。

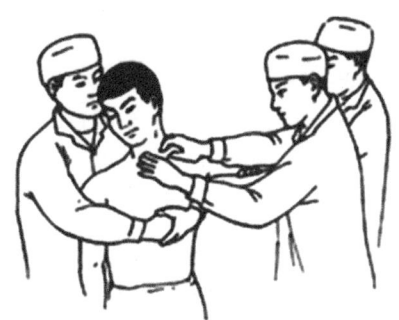

图 11-4 外侧牵引复位法

仰卧复位法：适合于患者体质瘦弱，或为多发性骨折者。患者仰卧位，在两肩胛之间纵形垫一枕头，助手站于患者头侧，两手按压患者两肩部前方，使患者呈挺胸、耸肩状，以矫正重叠移位和成角，术者站在患侧，用两手拇、食、中指在骨折端进行端提、捺正，使之复位。

穿腋复位法：患者坐凳上，术者站患侧背后，以右侧为例，术者右手臂抱绕在患肢上臂，穿过其腋下，手掌抵住患侧肩胛骨，利用杠杆作用，使肩胛后伸，从而将骨折远端向外侧拔伸，矫正骨折重叠移位，术者左手拇、食、中指捏住骨折近端，向前下捺正，接合骨折远端。

手法复位要领：手法的关键是要把双肩拉向上、向外、向后的位置，以矫正骨折的重叠畸形，一般的情况下骨折重叠畸形矫正后，多可达到接近解剖对位。有残余侧方移位者，术者只能用拇、食、中指捏住骨折两端上下捏挤捺正，不宜用按压手法，特别是粉碎性骨折，用手法向下按压骨折碎片，不但难以将垂直的骨片平伏，而且有可能造成锁骨下动、静脉或臂丛神经损伤，故应忌用按压手法。一般情况下垂直的骨片不会影响骨折的愈合，在骨折愈合过程中，随着骨痂的生长，这些碎骨片多能逐渐被新生骨包裹。

(2)固定方法：锁骨骨折的外固定方法很多，有"∞"形绷带固定法、"∞"形石膏绷带固定法、双圈固定法、T 形板固定法、锁骨带固定法等。但这些固定方法多存在有稳定性差、断端易重叠移位致突起成角畸形，有的易造成皮肤搓伤等缺点。问题的关键在于难以将锁骨、肩部固定在一个相对稳定的结构状态，因而常遗留有一定的隆起畸形。临床实践中，"∞"字形胶布绷带固定和双圈固定法是一种较为理想的外固定方法。

"∞"字绷带固定法：患者坐位，两腋下各置棉垫，用绷带从患侧肩后经腋下，绕过肩前上方，横过背部，绕对侧腋下，经肩前上方，绕回背部至患侧腋下，包绕8～12层，包扎后，用三角巾悬吊患肢于胸前。也可将绷带改用石膏绷带固定，方法相同。

双圈固定法：患者坐位，选择大小适当的纱布棉圈，分别套在患者的两肩上，胸前用纱布条平锁骨系于双圈上，然后在背后拉紧双圈，迫使两肩后伸，用布条分别在两圈的上下方系牢，最后在患侧腋窝部的圈外再加缠棉垫1～2个，加大肩外展，利用肩下垂之力，维持骨折对位。

"T"形夹板固定法：用与双肩等宽的"T"形夹板，夹板前全部用棉花衬垫，在两肩胛之间置一厚棉垫，再放置"T"形夹板于背部，上下方与两肩平齐，然后用绷带缠扎两肩胛及胸背，将夹板固定妥当。注意观察有无血管、神经压迫症状，如有压迫，及时调整。定期拍X线片复查。

锁骨复位器及使用法：锁骨复位器由把手与丝杠、套筒与挂钩及底座与顶板三部分组成。使用时患者端坐于方凳上，抬头挺胸，双手叉腰，两肩尽量后伸，在患者腋下垫约5 cm厚棉花，用绷带"∞"字形固定3～4圈。再以绷带围绕腋下和肩峰四周做成1个布圈，左右各一。然后将顶板放在两肩胛之间的脊柱上，将双圈挂在钩上，顺时针方向旋转把手，使套筒后移，双钩将双圈牵引向后，从而将双肩拉向外后，一般畸形可随之消失。经X线透视复位尚不满意者，术者可在骨折端施以手法捺正，复位满意后，用5 cm宽胶布作"∞"字形固定，再去除复位器。

外固定的要领：有移位的锁骨骨折，虽可设法使其复位，但实际许多传统的固定方法都难以维持其复位，最终锁骨总是残留有一定的隆起畸形，一般虽不影响功能，但外形不很美观。因此不少学者在外固定方法和固定器具上进行了许多改进和创新，如采用毛巾固定、布带条固定、方巾固定和弹力绷带固定等。有的在骨折断端前上方，放置高低垫、合骨垫或平垫，用扇形纸夹板固定，这些固定方法均取得了一定的效果。固定的要领是要能使固定物置于肩峰和肱骨头的前方，真正能对肩峰和肱骨头产生一种向后、向上、向外的拉力，使机体保持挺胸位，对锁骨、肩部具有较好的约束力。临床上有些固定方法，固定物未能固定到肩峰和肱骨头处，而是直接压在骨折的远端，反而增加了骨折远端向下移位的倾向力，这种固定不但不能对肩部和锁骨起到有效的约束作用，而且还有可能加重畸形的发生。

（3）医疗练功：骨折复位固定后即可作手指、腕、肘关节的屈伸活动和用力握拳，中期可作肩后伸的扩胸活动。在骨折愈合前，严禁抬臂动作，以免产生剪力而影响骨折的愈合。后期拆除外固定后，可逐渐作肩关节的各种活动。必要时配合按摩、理疗，促进肩关节的恢复。

2.手法整复经皮骨圆针闭合穿针固定

随着影像学的进步，经皮穿针内固定技术在锁骨骨折的治疗中已有应用。对锁骨外1/3骨折，可行骨圆针从肩峰处经皮顺行穿针内固定。因锁骨为"S"形，对中1/3骨折，须从骨折断端经皮逆行穿针内固定。山东省文登整骨医院用自制锁骨钳施行端提回旋复位经皮逆行穿针内固定治疗锁骨骨折253例，优良率达98.42%。

（1）骨圆针经皮顺行穿针内固定法：患者仰卧位，患肩背部垫高约30°，臂丛阻滞或局部麻醉下无菌操作。按骨折的部位确定好进针点，一般在肩峰的后缘处，将选用的2.0～2.5 mm的骨圆针插入皮下，在X线的监视下，将骨圆针锤入或钻入骨折远端，骨折复位后再将骨圆针锤入或钻入骨折近端2～3 cm，勿钻入过深，以防发生意外。一般平行钻入2根骨圆针交叉固定，针尾折弯埋入皮下，无菌包扎，颈腕带悬吊前臂于胸前。

（2）骨圆针经皮逆行穿针内固定法：患者仰卧位，患肩背部垫高约30°，臂丛阻滞麻醉或局部麻醉下无菌操作。方法是用特制锁骨钳,经皮夹持锁骨远折段并回旋提起断端,选用 2.0～2.5 mm 的骨圆针自断端经皮由内向外插入远折段骨髓腔内,然后锤入或钻入骨圆针,使针尖从肩锁关节后方穿出,骨折复位后,再将骨圆针顺行锤入近端骨髓腔内,针尾留在肩后部,折弯后埋入皮下,无菌包扎,颈腕带悬吊于胸前。

骨圆针经皮穿针内固定的要领:必须严格选择适应证,以横断形和短斜形骨折较为适合。手术操作应在 X 线监视下进行,经皮逆行穿针内固定,在操作中应防止锁骨钳夹持过深,一般夹持锁骨前后缘上下径的 1/2～2/3 为宜,骨圆针刺入皮肤时,应严格控制其深度,谨防损伤锁骨下血管、神经。进针深度以超过骨折线 2～4 cm 并进入骨皮质为宜,过浅固定不牢,过深穿破骨皮质易损伤其他组织。

有用小型经皮钳夹抱骨式骨外固定器治疗锁骨骨折的报告,骨外固定器由抱骨钳夹、可调整的双导向装置和撑开杆所组成。经皮钳夹抱骨固定,采用钳夹骨折两端固定骨折,不需穿针固定,钳夹紧贴骨而不深入骨,操作安全,固定可靠。

3.手术治疗

绝大多数锁骨骨折采用非手术治疗可得到满意的治疗结果,但有少数患者不愿接受骨折愈合后隆起的外形,而接受手术,故目前手术的指征有所扩大。从骨伤科的角度来说,锁骨骨折的手术指征主要是粉碎性开放性锁骨骨折,或者合并神经、血管症状,或骨质缺损及骨折不愈合者,或畸形愈合影响功能者,以及一些特殊职业要求者应行手术治疗。

锁骨骨折切开复位内固定应十分慎重,注意防止骨折延迟愈合、不愈合,或仍然是畸形愈合,手术时应注意减少创伤和骨膜的剥离。内固定的方法,有髓内针内固定和接骨板螺丝钉内固定。髓内针固定一般用骨圆针或用前一半带螺纹的骨圆针,常采用骨圆针逆行固定法,固定后针尾必须折弯,以防移位。其优点是切口小、剥离骨膜少、操作简便、骨折易愈合及取出内固定物简单,缺点是抗旋转能力差、固定时间久、针易松动,所以逆行穿针固定,以用 2 枚钢针固定为宜,可增加抗旋转力。接骨板螺丝钉内固定,需用可塑形的动力接触压力钢板。锁骨远端骨折可用锁骨钩钢板,此钢板将钩子插入肩峰下压下钢板,正好将外侧锁骨宽扁的断段敷平固定,再依次打孔旋上螺钉,此钢板特别符合锁骨外侧的解剖特点,使用起来简明可靠,解决了长期以来外侧锁骨固定效果不好的问题。在斜形骨折中,还可在骨折线上打一个螺钉,其优点是固定较牢靠而且可抗骨片旋转,缺点是创伤大、骨膜剥离广泛、不利骨折愈合,而在细小的锁骨上钻有多个螺孔,影响骨的牢固度,还需再次手术取出内固定物。

许多学者指出,施行手术切开复位内固定,最好同时行自体松质骨植骨。术后不可依赖内固定而废弃外固定,患肢仍应用三角巾或吊带制动 8 周,3 个月后 X 线拍片骨折已愈合者,可拔除骨圆针。接骨板螺丝钉内固定者需要更长一些时间,需经 X 线拍片骨折已骨性愈合后,再取出接骨板螺丝钉。

对锁骨远端骨折采用张力带固定也是一种选择,暴露断端后,于锁骨断端或外端 2.5 cm 处用克氏针横行钻一孔穿入 0.8 mm 钢丝备用。将锁骨复位后,经皮从肩峰外缘钻入 2 mm 克氏针 1 枚,距肩锁关节及锁骨骨折远端约 4 cm 为宜,将钢丝行"∞"字形在锁骨上方绕过克氏针尾部收紧扭转。对肩锁、喙锁韧带断裂者,要修补,2 周后练功。但曲志国等学者认为此种固定方法虽然固定牢固,但仍有限制肩关节活动的缺点,主张采用锁骨与喙突间"∞"字钢丝固定治疗锁骨远端骨折。

随着材料科学的进步,利用形状记忆合金特性而设计的各种内固定器很多,如环抱式接骨板可用于锁骨骨折内固定,此法利用记忆合金在常温下的记忆原理,在锁骨骨折整复后,将接骨板置于冰盐水中变软,环抱式接骨板固定锁骨后,再用热盐水湿敷,待恢复体温后,记忆合金恢复原状,使固定更牢固,这种方法比较适合于锁骨中段粉碎性骨折。

4.中药疗法

初期血溢于肌肉筋膜,血瘀气滞,局部疼痛肿胀,治宜活血祛瘀、消肿止痛,可内服活血止痛汤,或桃红四物汤加味。中期仍有瘀凝气滞者,治宜和营止痛,方用和营止痛汤、正骨紫金丹之类。后期筋膜粘连,气血不通,肩关节疼痛、活动障碍者,治宜宣通气血、舒筋活络,方用活血舒筋汤;气血虚弱、血不荣筋、肝肾不足者,治宜补益肝肾法,方用六味地黄丸之类。解除固定后,局部可用中药熏洗或热熨,并加强主动功能锻炼。

四、合并症、并发症

(一)骨折不愈合

手术治疗广泛地剥离骨膜及内固定不牢靠是造成骨折不愈合的重要原因。非手术治疗后出现骨折不愈合者,多是由于固定方法不当或固定时间不足所致。锁骨骨折不愈合,如不引起临床症状,可不必手术治疗;如果局部疼痛、异常活动明显,有臂丛神经及血管刺激症状,X线片显示有不愈合表现,可见骨端硬化、萎缩或有骨缺损者,可采用手术治疗。手术时切除过度增生骨痂及硬化骨端,用6孔动力接触压力钢板固定,骨折端上、下植松质骨。

(二)骨折畸形愈合

因锁骨位于皮下,有移位的锁骨骨折经非手术治疗后,多会有一定的隆起畸形,一般不引起症状,也不影响关节的功能活动。儿童骨折的成角畸形,一般在发育过程中可得到矫正,不需要特殊治疗或手术治疗;但如骨折畸形愈合明显,有骨刺形成或高低不平的骨痂形成,且有锁骨下血管或神经压迫症状者,可考虑手术凿除骨痂或骨刺。对骨折重叠较多、畸形明显、患者提出治疗要求者,可考虑行截骨矫正畸形、内固定加植骨治疗,但截骨治疗有造成骨折不愈合的可能性。

(三)肩锁关节炎、胸锁关节炎

多为早期关节内骨折引起,也有认为可能与锁骨畸形愈合有关,主要表现为相应的关节疼痛并影响关节的活动,X线片表现为关节囊性改变、骨端增生、关节间隙变窄。可用中药、理疗或关节内封闭治疗。若经非手术治疗无效,且症状严重者,可行锁骨端切除术。

(四)胸膜、血管及神经刺伤

粉碎性骨折由于骨折端的相对移位、复位不当、旋转、侧立的骨折块刺伤胸膜、血管及神经引起呼吸异常及上肢发麻,感觉运动受限,给治疗带来不便,应急行手术摘除碎骨块,以防加重损伤。

(张明伦)

第二节 肩胛骨骨折

肩胛骨骨折是指肩胛盂、颈部、体部、肩胛冈、肩峰、喙突的骨折。肩胛骨位置浅表,为扁平骨,肩胛冈、肩峰内侧缘及肩胛下角部均易于触摸。肩胛体部呈三角形,形似锹板,扁薄如翅,内侧缘和上缘有菲薄的硬质骨,外侧缘较厚且坚固。肩胛颈从肩胛切迹伸至腋窝缘的上部,几乎与关节盂平行。肩胛骨位于背部第 2~7 后肋的后面,前后两面和内外缘均被肌肉覆盖包裹。肩胛骨参与肩部的活动,其本身可沿胸壁活动,有一定的活动范围,从而大大地增加了上肢的活动范围。肩胛区皮肤较厚,肩胛骨被肌肉覆盖较深,前方又有胸廓保护,其活动较其他四肢关节和脊柱活动范围小,故肩胛骨通常不易发生骨折,其骨折发生率远较长管状骨和脊柱为低。骨折多发生于肩胛体和肩胛颈,其他部位少见。肩胛骨周围肌肉丰厚,血运丰富,骨折较易愈合。

一、病因病理与分类

肩胛骨骨折由直接暴力或间接暴力所致。按骨折部位一般分为肩胛体骨折、肩胛颈骨折、肩胛盂骨折、肩峰骨折、肩胛冈骨折和喙突骨折。临床上,常见的为混合骨折,如肩胛体骨折伴肩胛盂骨折,或肩胛体骨折伴喙突或肩峰骨折。由于猛烈的外力作用,还可在肩胛骨骨折的同时,伴有单根肋骨骨折或多根肋骨骨折。

(一)肩胛体骨折

多由直接挤压、钝器撞击肩胛部或跌倒时背部着地所致。骨折可为横断、粉碎或斜形骨折,但多为粉碎骨折,有多个粉碎性骨块。有的骨折只限于肩胛冈以下的体部,多在肩胛冈以下与肩胛下角附近,有的骨折线呈"T"形,或呈"V"形。由于肩胛骨被肌肉、筋膜紧紧包裹,骨折后一般无明显移位。但若肩峰、肩胛冈和肩胛体多处骨折,则常有肩胛骨的外缘骨折片被小圆肌牵拉向外、向上移位,或骨折片发生旋转。暴力严重者,有时合并第 2~3 后肋骨折,甚至合并胸内脏器损伤。

(二)肩胛颈骨折

多因间接暴力所致。跌倒时肩部外侧着地,或肘部、手掌着地,暴力冲击至肩部而发生肩胛颈骨折。其骨折线自关节盂下缘开始向上至喙突基底的内侧或外侧,也可延伸至喙突、肩胛冈和肩胛体。骨折远端可与骨折近端嵌插。若骨折远端与体部分离,因胸大肌的牵拉,骨折远端可向下、向前移位,并向内侧旋转移位。若合并同侧锁骨骨折,则有"漂浮肩"征。

(三)肩胛盂骨折

多为肱骨头的撞击所致。跌倒时肩部着地或上肢外展时手掌着地,暴力经肱骨头冲击肩胛盂,可造成肩胛盂骨折,骨折块发生移位。有时,此种骨折为肩胛体粉碎骨折所累及。骨折线横过肩胛盂上 1/3 者,骨折线多往体部延续,或沿肩胛冈上方横向走行;骨折线在盂中或盂下 1/3 者,骨折线多往体部横行延续,或有另一折线向下纵行达肩胛骨外缘处。尚可由于肩关节前脱位时,肱骨头撞击肩胛盂前缘而发生骨折。

(四)肩峰骨折

肩峰位置表浅,容易遭受自下而上的传达暴力,以及肱骨强力过度外展而产生的杠杆力,均可造成肩峰骨折。当骨折发生于肩峰基底部时,其远端骨折块被三角肌和上肢重量的牵拉而向外下方移位;当骨折发生于肩锁关节以外的肩峰部时,远端骨折块甚小,移位不多。

(五)肩胛冈骨折

肩胛冈骨折为直接暴力所致,常合并肩胛体粉碎骨折,骨折移位不多。

(六)喙突骨折

多并发于肩关节前脱位或肩锁关节前脱位时,由于喙突受喙肱肌和肱二头肌短头牵拉而造成喙突撕脱骨折,骨折块向下移位;或由于肱骨头对喙突的冲击而造成喙突骨折。肩锁关节脱位时,由于锁骨向上移位而喙锁韧带向上牵拉,造成喙突撕脱骨折,骨折块向上移位。喙突骨折在临床上较少见(图11-5)。

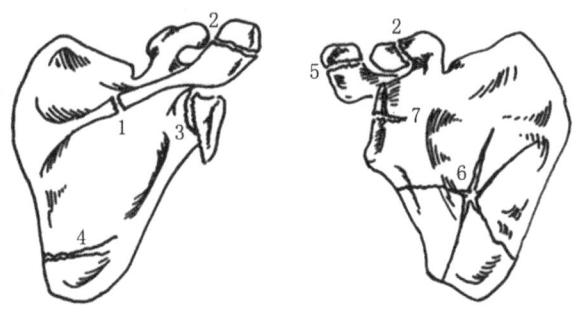

1.肩胛冈骨折;2.肩峰骨折;3.肩胛颈骨折;4.肩胛角骨折;
5.喙突骨折;6.肩胛体骨折;7.肩胛颈骨折

图11-5　肩胛骨骨折的分型

二、临床表现与诊断

骨折后,肩胛部周围疼痛、肿胀、瘀斑,患肩不能或不愿活动,患肢不能抬高,活动时疼痛加剧。患者常用健侧手托持患侧肘部,以固定、保护患部。肩胛体骨折,局部皮肤常有伤痕或皮下血肿,压痛范围较广泛,有移位骨折者可扪及骨擦音,合并肋骨骨折时有相应症状。肩胛颈骨折,一般无明显畸形,移位严重者肩部塌陷、肩峰隆起,外观颇似肩关节脱位的"方肩"畸形。肩胛盂骨折,腋部肿胀青紫,肩关节内、外旋转时疼痛加剧。肩峰骨折,局部常可扪及骨擦音和骨折块异常活动,肩关节外展活动受限。肩胛冈骨折,常与肩胛体骨折同时发生,临床症状与肩胛体骨折难以鉴别。若肩胛颈骨折并同侧锁骨骨折,则有"漂浮肩"的表现。喙突骨折,局部可扪及骨折块和骨擦音,肩关节外展或抗阻力内收屈肘时疼痛加重。

X线片可以了解骨折类型和移位情况。轻微外力造成的肩胛体骨折,因骨折分离移位不明显,菲薄的硬质骨互相重叠,骨折线表现为条状致密白线,诊断时应注意防止漏诊。肩胛体骨折呈"T"形或"V"形时,骨折线常常看不到,但肩胛骨外缘、上缘有皮质断裂,内缘失去连续性和表现出阶梯样改变。肩胛颈骨折,正位片可见肩胛盂向内移位,肩部穿胸位照片可显示盂前之游离骨折块。

根据受伤史、临床症状、体征和X线片,可作出诊断。在诊断肩胛体骨折时,还必须仔细地检查有无合并肋骨骨折和血气胸。

三、治疗

(一)手法复位

根据不同部位的骨折,可采用以下手法复位。

1.肩胛体横断或斜形骨折

患者侧卧位或坐位,术者立于背后,一手按住肩胛冈以固定骨折上段,另一手按住肩胛下角将骨折下段向内推按,使之复位(图11-6)。

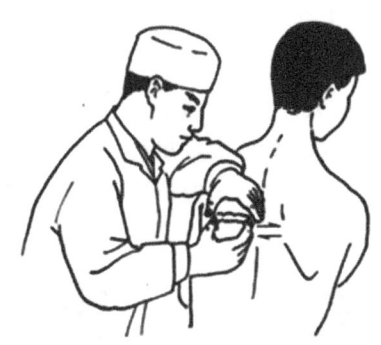

图 11-6　肩胛体骨折复位法

2.肩胛颈骨折

患者仰卧或坐位,患肩外展 70°～90°,术者立于患者外后侧,一助手握其腕部,另一助手用宽布带在腋下绕过胸部,两助手行拔伸牵引。然后术者一手由肩上偏后方向下、向前按住肩部内侧,固定骨折近端;另一手置于腋窝前下方,将骨折远端向上向后推顶,矫正骨折远端向下、向前的移位;再将肩关节放在外展 70°位置,屈肘 90°,用拳或掌叩击患肢肘部,使两骨折端产生纵向嵌插,有利于骨折复位后的稳定和骨折愈合(图 11-7)。

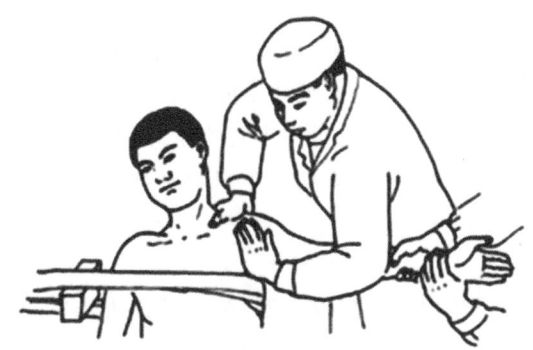

图 11-7　肩胛颈骨折复位法

3.肩胛盂骨折

患者坐位,助手双手按住患者双肩,固定患者使不动摇。术者握患侧上臂将肩关节外展至 70°～90°,借肌肉韧带的牵拉,即可使骨折复位。整复时应注意不可强力牵引和扭转。

4.肩峰骨折

肩峰基底部骨折向前下方移位者,患肢屈肘,术者一手按住肩峰,一手推挤肘上,使肱骨头顶压骨折块而复位。

5.肩胛冈骨折

移位不多,一般不须手法复位。

6.喙突骨折

主要以整复肩锁关节脱位和肩关节脱位为主,随着关节脱位的整复,喙突骨折块也可随之复位。若仍稍有移位,用手推回原位。

(二)固定方法

无移位、轻度移位及嵌插移位的各种肩胛骨骨折,用三角巾悬吊患肢 2～3 周。不同部位的有移位骨折,复位后采取不同的固定方法。

1.肩胛体骨折

《救伤秘旨》云:"用纸裹杉木皮一大片,按住药上,用绢带一条,从患处胁下绑至那边肩上"。固定时,可用一块比肩胛骨稍大的杉树皮夹板放置患处,用胶布条固定于皮肤上,然后用绷带从患处胁下开始,在患处敷药,压住上面的夹板,至健侧肩上,再经胸前至患侧胁下,逐渐绕到健侧胁下,经胸背回缠5~10层(图11-8)。

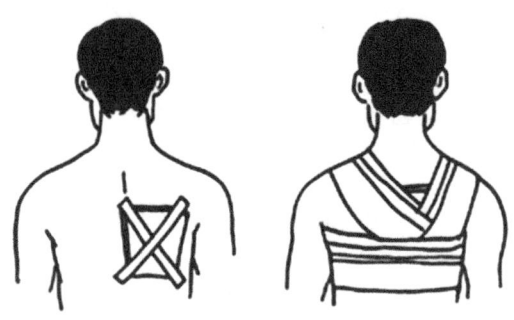

图11-8 肩胛体骨折固定法

2.肩胛颈及肩胛盂骨折

在患侧腋窝内垫以圆柱形棉花垫或布卷、竹管,使患肢抬起,用斜"8"字绷带进行固定,再用三角巾将患肢悬吊于胸前。亦可用铁丝外展架将上肢肩关节固定于外展80°~90°,前屈30°的位置上,固定3~4周。骨折移位者,复位后还可将上臂置于外旋及外展70°位皮肤牵引,牵引重量2~3 kg,必须使患肩稍抬起离床,牵引3~4周。牵引时必须注意患肢血运情况,血运较差者可适当将患肢放低。

3.肩峰骨折

骨折远端向下移位者,用三角巾兜住患侧上肢,减少肢体下垂的重量,或采用宽胶布自肩至肘向上托起固定,颈腕带悬吊患肢。骨折远端向上移位者,用肩锁关节脱位的压迫固定法固定。必要时,让患者卧床,肩外展90°作上肢皮肤牵引,2~3周后,改用三角巾悬吊。

4.喙突骨折

复位后可仅用三角巾悬吊。骨折固定后,要定期检查固定的松紧度,因三角巾较易松动,应及时给予调整,以起到扶托作用。腋窝内垫以圆柱形棉花垫或布卷、竹管者,必须注意有无神经或血管压迫症状,必要时应重新固定,以解除压迫。

(三)医疗练功

肩胛骨骨折为临近关节骨折或关节内骨折,应强调早期练功活动。肩胛骨与胸壁之间虽无关节结构,但活动范围较广,与肩关节协同作用而增加肩部活动,因此早期进行练功活动,可以避免肩关节功能障碍发生。固定后即应开始进行手指、腕、肘等关节的屈伸活动和前臂旋转的功能锻炼。肩胛颈骨折严重移位者,早期禁止做患侧上肢提物和牵拉动作。2~3周后,用健手扶持患肢前臂作肩关节轻度活动。对老年患者,应鼓励积极进行练功活动。若固定时间延长或过迟进行练功活动,可使肩胛骨周围软组织发生粘连,影响肩关节功能恢复,老年患者尤为明显。肩胛盂粉碎骨折,常易造成肩关节功能障碍。肩胛骨骨折,只要经过恰当处理,早期进行练功活动,即使严重的骨折,仍可恢复较好的功能。

(四)手术治疗

肩胛骨骨折多数情况下采用手法复位或外展牵引治疗,极少需内固定治疗,但对于以下5种情况,均可采用切开复位内固定:①关节盂骨折,盂肱关节不稳定,即关节盂骨折损害关节表面1/4以上时。②肩峰骨折移位明显,向下倾斜或侵入肩峰下间隙,影响肩外展功能。③喙突骨折晚期可致疼痛,合并肩锁关节脱位或臂丛神经损伤。④肩胛颈骨折移位,肩盂倾斜角度大,易致脱位或半脱位。⑤肩胛冈及其下方肩胛骨骨折,骨突顶压胸壁者。

根据骨折部位和类型,采用内侧缘切口、肩胛冈切口或"L"形切口,避免损伤肩胛上神经和动脉、肩胛背神经和颈横动脉降支。对喙突、肩峰部骨折多采取克氏针固定,对肩胛颈、冈部基底及外侧边缘骨折,可采用接骨板、克氏针或钢丝固定。采用重建钢板治疗不稳定性肩胛骨粉碎骨折可取得较好的疗效,采用后侧弯形切口,起自肩峰,平行于肩胛冈外侧2/3,再弧形弯肩胛骨下角,将三角肌起点处切断,沿冈下肌与小圆肌间隙分离,横行切开关节囊,显示骨折处,直视下将骨折复位,AO重建钢板固定,术后3周开始功能锻炼。

(五)药物治疗

早期骨折,气滞血瘀较甚,治疗宜活血祛瘀、消肿止痛,内服药可选用活血止痛汤或活血祛瘀汤加川芎、钩藤、泽兰,外敷消肿止痛膏或双柏散。中期宜和营生新、接骨续损,内服药可用生血补髓汤或正骨紫金丹,外敷接骨膏或接骨续筋药膏。后期宜补气血、养肝肾、壮筋骨,内服药可选用肢伤三方或右归丸等,外敷坚骨壮筋膏或万灵膏。解除固定后宜用舒筋活络中药熏洗或热熨患处,选用海桐皮汤或五加皮汤。

四、合并症、并发症

(一)神经血管损伤

较为常见,因肩胛上神经绕行通过冈上切迹、腋神经和血管绕过肱骨颈,所以术中易伤及此血管神经束。但只要术中注意探清冈盂切迹,钢板不超长以免侵入冈盂切迹压迫或磨损肩胛上神经即可。

(二)骨折延迟愈合

均发生于体部骨折,主要与血运障碍有关。预防方法为术中尽量少剥离骨膜,移位者予可吸收线缝合;内固定不可靠时,吊带保护3周后辅助被动锻炼,而主动锻炼应推迟到12周以上。

(张明伦)

第三节 肩关节脱位

盂肱关节是肱骨头与肩盂构成的关节,通常称为肩关节。肩关节脱位占全身脱位的40%以上,男性多于女性。肩关节脱位分前脱位和后脱位,以前者较多见。新鲜脱位处理不及时或不妥,往往转变为陈旧性脱位,脱位通常可伴有骨折。

一、病因病理与分类

(一)肩关节前脱位

1.新鲜性、外伤性肩关节前脱位

多由间接暴力引起,极少数为直接暴力所致。患者侧向跌倒,上肢呈高度外展、外旋位,手掌或肘部着地,地面的反作用力由下向上,经手掌沿肱骨纵轴传递到肱骨头,肱骨头向肩胛下肌与大圆肌的薄弱部分冲击,将关节囊的前下部顶破而脱出,加之喙肱肌、冈上肌等的痉挛,将肱骨头拉至喙突下凹陷处,形成喙突下脱位。若外力继续作用,肱骨头可被推至锁骨下部,形成锁骨下脱位。若暴力强大,则肱骨头冲破肋间进入胸腔,形成胸腔内脱位。跌倒时,上肢过度上举、外旋、外展,肱骨外科颈受到肩峰冲击而成为杠杆的支点,由于杠杆的作用迫使肱骨头向前下部滑脱,造成盂下脱位,但往往因为胸大肌和肩胛下肌的牵拉,而滑至肩前部,转为喙突下脱位(图11-9)。

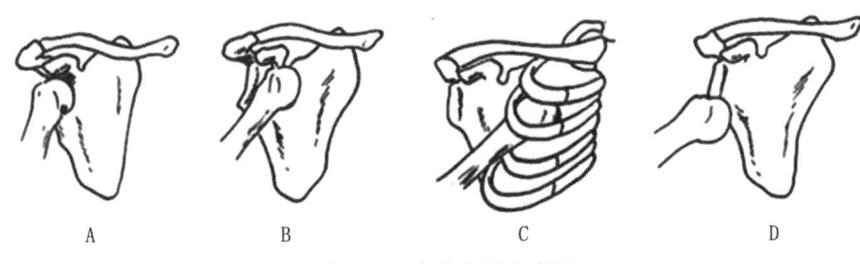

图11-9 肩关节脱位类型
A.喙突下;B.锁骨下;C.胸内;D.盂下

肩关节脱位后的病理变化,主要为肩关节囊的破裂和肱骨头的移位,也有破裂在盂唇处不易愈合,可为习惯性脱位的原因。肱骨头由于胸大肌的作用发生内旋,加之肩关节囊及其周围的韧带及肌肉的作用,使肱骨头紧紧抵卡于肩胛盂或喙突的前下方,严重者可抵达锁骨下方,使肱骨呈外展内旋及前屈位弹性畸形固定,丧失肩关节的各种活动功能。

2.陈旧性肩关节前脱位

因处理不及时或不当,超过3周以上者为陈旧性脱位。其主要病理变化是关节周围和关节腔内血肿机化,大量纤维性瘢痕结缔组织充满关节腔内,形成坚硬的实质性纤维结节,并与关节盂、肩袖和三角肌紧密相连,增加了肱骨头纳原位的困难,挛缩的三角肌、肩胛下肌、背阔肌、大圆肌及胸大肌亦阻碍肱骨头复位。合并肱骨大结节骨折者,骨块畸形愈合,大量骨痂引起关节周围骨化,关节复位更加不易。

3.复发性肩关节前脱位

一般是指在首次外伤发生脱位之后,在较小的外力作用下在某一位置使盂肱关节发生再脱位。此类脱位与随意性脱位不同,再次脱位时一般均伴有程度不同的疼痛与功能障碍,并且不能自行复位。

首次盂肱关节脱位常常导致关节囊松弛或破坏,盂唇撕脱,盂肱中韧带损伤。关节稳定复合结构的损伤导致了关节稳定装置的破坏,使脱位容易再次发生。此外骨性结构的破坏,包括肱骨头后上方压缩骨折形成的骨缺损及肩盂骨折缺损,也导致盂肱关节不稳定和复发性脱位倾向。

(二)肩关节后脱位

肩关节后脱位极少见,可由间接暴力或直接暴力所致。直接暴力系从前侧向后直接打击肱骨头,使肱骨头冲破关节囊后壁和盂唇软骨而滑入肩胛冈下,形成后脱位,常伴有肱骨头前侧凹陷骨折或肩胛冈骨折。间接暴力引起者,系上臂强力内旋跌倒手掌撑地,传导暴力使肱骨头向后脱位。

肩关节后脱位的病理变化主要是关节囊和关节盂后缘撕脱,同时伴有关节盂后缘撕脱骨折及肱骨头前内侧压缩性骨折,肱骨头移位于关节盂后,停留在肩峰下或肩胛冈下。

二、临床表现与诊断

(一)前脱位

1.新鲜性、外伤性肩关节前脱位

肩关节前脱位均有明显的外伤史,肩部疼痛、肿胀及功能障碍等一般损伤症状。

体征:因肱骨头向前脱位,肩峰特别突出形成典型的"方肩"畸形,同时可触及肩峰下有空虚感,从腋窝可摸到前脱位的肱骨头。上臂有明显的外展内旋畸形,并呈弹性固定于这种畸形位置。伤侧肘关节的内侧贴着胸前壁,伤肢手掌不能触摸健侧肩部,即"搭肩试验"阳性的表现。测量肩峰到肱骨外上髁长度时,患肢短于健肢(但盂下脱位则长于健肢)。直尺试验阳性。

X线片检查:可以确诊肩关节前脱位,并能检查有否骨折发生。

2.陈旧性肩关节前脱位

以前有外伤史,患侧的三角肌萎缩,"方肩"畸形更加明显,在盂下、喙突下或锁骨下可摸到肱骨头,肩关节各方向运动均有不同程度的受限。搭肩试验、直尺试验阳性。

3.复发性肩关节前脱位

首次外伤性肩关节脱位史或反复脱位史,肱骨头推挤试验存在前方不稳定征象,被动活动关节各方向活动度一般不受限。向下牵拉,存在下方不稳定表现。肩盂前方存在局限性压痛。恐惧试验阳性,当被动外旋后伸患臂时,患者出现恐惧反应。X线诊断:在脱位时摄取前后位和盂肱关节轴位X线片可以明确显示肱骨头的前方或前下脱位,肱骨的内旋位摄片能显示肱骨头后上方缺损,轴位X线片可显示肩盂前方骨缺损。

(二)肩关节后脱位

临床症状不如肩关节前脱位明显,常延误诊断,最明显的临床表现为肩峰异常突出,从伤侧侧面观察,伤肩后侧隆起,前部平坦,上臂呈内收内旋位,外展活动明显受限制,在肩关节后侧肩胛冈下可摸到肱骨头,肩部前侧空虚。X线正位片示盂肱关节大致正常,但仔细研究可发现,肱骨头呈内旋位,大结节消失,肱骨头与肩胛盂的半月形阴影消失,肱骨头与肩胛盂的关系显示移位。轴位X线片可显示肱骨头向后移位,肱骨头的前内侧变平或凹陷,或肩胛冈骨折。再结合肩部外伤史即可确诊。

三、治疗

(一)非手术治疗

1.新鲜肩关节前脱位

新鲜肩关节前脱位的治疗原则应当是尽早行闭合复位,不仅可及时缓解患者痛苦,而且易于复位。一般复位前应给予适当的麻醉。复位手法分为以牵引手法为主或以杠杆方法为主两种。一般以牵引手法较为安全,利用杠杆手法较易发生软组织损伤及骨折。

(1)牵引推拿法:患者仰卧,用布带绕过胸部,一助手向健侧牵拉,另一助手用布带绕过腋下向上向外牵引,第三助手紧握患肢腕部,向外旋转,向下牵引,并内收患肢。三助手同时徐缓、持续不断地牵引,可使肱骨头自动复位。若不能复位,术者可用一手拇指或手掌根部由前上向外下,将肱骨头推入关节盂内。第三助手在牵引时,应多作旋转活动,一般均可复位。此法简单,效果好,危险性小,最为常用。通过牵引,使脱出的肱骨头逐渐离开锁骨下、喙突下或关节盂下,到达关节囊的破裂口处,通过手法使肱骨头回纳复位(如图 11-10)。

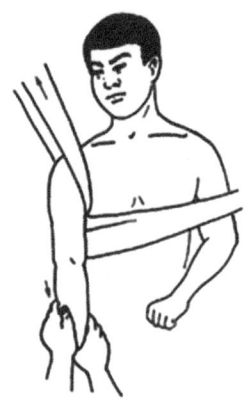

图 11-10　牵引推拿法

(2)手牵足蹬法:术者立于患侧,双手握住患侧腕部,用一足背外侧(右侧脱位用右足,左侧脱位用左足)置于腋窝内。术者在双肘、双膝伸直,一足着地,另一足蹬住腋窝的姿势下,在肩外旋、稍外展位,缓慢有力地向下牵引患肢,然后内收、内旋,充分利用足背外侧为支点的杠杆作用,将肱骨头撬入关节盂内。当有回纳感时,复位即告成功。复位时,足背外侧尽量顶住腋窝底部,动作要徐缓,不可使用暴力,以免腋部血管、神经损伤。若复位不成功时,多为肱二头肌长头腱阻碍而不能复位,可将患肢向内、外旋转,使肱骨头绕过肱二头肌长头腱,再进行复位,可获成功(如图 11-11)。

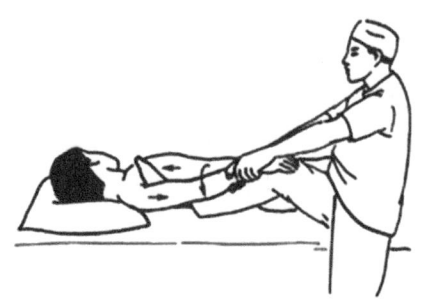

图 11-11　手牵足蹬法

(3)拔伸托入法:患者取坐位,第一助手立于患者健侧肩后,两手斜形环抱固定患者作反牵引,第二助手一手握肘部,一手握腕上,向外下方牵引,用力由轻而重,持续 2～3 分钟,术者立于患肩外侧,两手拇指压其肩峰,其余手指插入腋窝内,在助手对抗牵引下,术者将肱骨头向外上方钩托,同时第二助手逐渐将患肢向内收、内旋位牵拉,直至肱骨头有回纳感觉,复位即告完成。此法安全易行,效果好,适用于各型肩关节脱位,是临床上常用的方法之一(如图 11-12)。

(4)椅背整复法:让患者坐在靠背椅上,用棉垫置于腋部,保护腋下血管、神经免受损伤。将患肢放在椅背外侧,腋肋紧靠椅背,一助手扶住患者和椅背,起固定作用,术者握住患肢,先外展、外旋牵引,再逐渐内收,并将患肢下垂,内旋屈肘,即可复位成功。此法是应用椅背作为杠杆支点整复肩关节脱位的方法,适用于肌肉不发达、肌力较弱的肩关节脱位者。

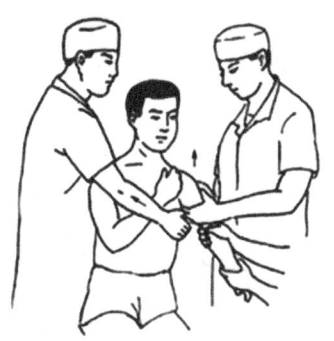

图 11-12　拔伸托入法

(5)膝顶推拉法:让患者坐在凳上,以左肩脱位为例,术者立于患侧,左足立地,右足踏在坐凳上,右膝屈曲<90°,膝部顶于患侧腋窝,将患肢外展 80°~90°,并以拦腰状绕过术者身后,术者以左手握其肘部,右手置于肩峰处,右膝顶,左手拉,当肱骨头达到关节盂时,右膝将肱骨头向上用力一顶,即可复位。此法适用于脱位时间短、肌力较弱的患者。此法术者一人操作即可,不需助手协助(如图 11-13)。

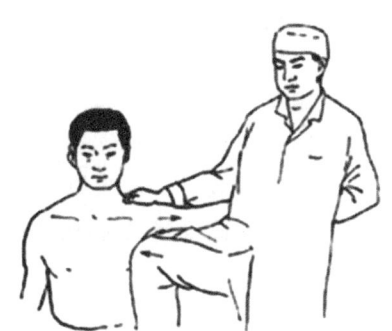

图 11-13　膝顶推拉法

(6)牵引回旋法:患者仰卧位或坐位,术者立于患侧,以右肩关节前脱位为例。术者以右手握肘部,左手握腕上部,将肘关节屈曲,以下分四步进行(如图 11-14)。

右手沿上臂方向向下徐徐牵引,并轻度外展,使三角肌、喙肱肌、胸大肌等肌肉松弛,将肱骨头拉至关节盂上缘。

在外旋牵引位下,逐渐内收其肘部,使之与前下胸壁相接,使肩胛下肌等松弛,此时肱骨头已由关节盂的前上缘向外移动,至关节囊的破口处。

使上臂高度内收,有时会感到"咯噔"声遂即复位。

将上臂内旋,并将手放于对侧肩部,肱骨头可通过扩大的关节囊破口滑入关节盂内,并可闻及入臼声,复位即告成功。此法适用于肌力较弱的患者或习惯性脱位者。由于此法应力较大,肱骨外科颈受到相当大的扭转力,因此操作宜轻稳、谨慎,若用力过猛,可引起肱骨外科颈骨折,尤其是骨质疏松的老年患者更应注意。

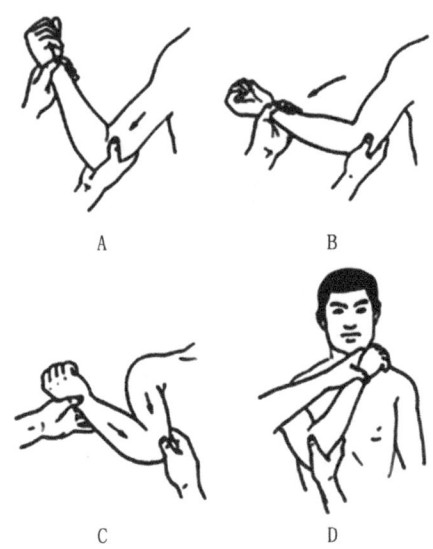

图 11-14 牵引回旋法整复肩关节脱位
A.外展;B.外旋;C.内收;D.内旋

脱位整复成功的表现是"方肩"畸形消失,肩部丰满,与对侧外观相似,腋窝下、锁骨下、喙突下等扪不到肱骨头,搭肩试验阴性,直尺试验阴性,肩关节被动活动恢复正常功能。X线片表现肱骨头与关节盂的关系正常。

若手法复位确有困难,应认真考虑阻碍复位的原因:如肱二头肌长腱套住肱骨头阻碍复位;撕破的关节囊成扣眼状阻碍肱骨头回纳;骨折块阻拦脱位整复;脱位时间较长,关节附近粘连尚未松解;患者肌肉发达,牵引力不够大,未能有效对抗痉挛的肌肉收缩力;麻醉不够充分,肌肉的紧张未松弛,或手法操作不当等因素。当遇到此等情况时,再次施行整复时应更换手法,反复内、外旋并改变方向,切不可粗暴操作、用力过猛。

2.陈旧性肩关节脱位

治疗陈旧性脱位,应以手法复位为首选方法。手法整复疗效虽佳,但必须严格选择病例,谨慎从事,因手法复位时处理不当,还可能发生肱骨外科颈骨折、臂丛神经损伤等严重并发症。故应根据患者的具体情况,认真分析,仔细研究,区别对待。老年患者,脱位时间较长,无任何临床症状者,不采取任何治疗;年龄虽在 50 岁左右,体质强壮,脱位时间超过 2 个月以上,但肩关节外展达 70°～80°者,亦可听其自然,不作治疗;年龄虽轻,脱位时间超过 2～4 个月,但伴有骨折,或大量瘢痕组织形成者,不宜采用手法复位,应行手术切开复位。

(1)适应证与禁忌证:陈旧性肩关节前脱位,在 3 个月以内、无明显骨质疏松者,可试行手法复位;年轻体壮者,可试行手法复位;年老体弱者禁用手法整复。脱位的肩关节仍有一定活动范围,可手法整复;相反,脱位的关节固定不动者,禁用手法复位。经 X 线照片证实,未合并骨折,或关节内外无骨化者,可试行手法复位。肩关节脱位无合并血管、神经损患者,可手法整复。

(2)准备:持续牵引、脱位整复前,先作尺骨鹰嘴牵引 1～2 周,牵引重量 3～4 kg,以冀将脱出的肱骨头拉到关节盂附近以便于复位。在牵引期间,每天配合中药熏洗、推拿按摩,施行手法时,可暂时去掉牵引,以拇指推揉,拇、食指提捏等手法,提起三角肌、胸大肌、肩胛下肌、背阔肌、大圆肌等,然后,以摇转、扳拉等手法,加大肩关节活动范围,反复操作数次,逐步解除肩关节周围肌肉的痉挛,松解关节周围的纤维粘连,使痉挛组织延伸、肱骨头活动范围加大。若脱位时间短、关节活动范围较大,可以不做持续牵引。

(3)手法松解:粘连松解是否彻底,是整复手法能否成功的关键。患者仰卧于手术台上,在全麻或高位硬膜外麻醉下,助手固定双肩,术者一手握患肢肘部,一手握伤肢腕部,屈肘90°作肩关节的屈、伸、内收、外展、旋转等各方向被动活动。术者须耐心、细致,动作持续有力,范围逐渐增大,使粘连彻底松解,痉挛的肌肉彻底松弛、充分延伸,肱骨头到达关节盂边缘,以便于手法整复。术者在松解粘连时,切不可操之过急,否则,可引起骨折,或血管、神经损伤。

(4)复位:复位一般采用卧位杠杆复位法,患者取仰卧位,第一助手用宽布带套住患者胸廓向健侧牵引;第二助手立于床头,一手扶住竖立于手术台旁的木棍,另一手固定健侧肩部;第三助手双手握患肢腕关节上方,牵引下逐渐外展到120°左右;术者双手环抱肱骨大结节处。三个助手协调配合用力,当第三助手在牵引下徐徐内收患肢时,术者双手向外上方拉肱骨上端,同时利用木棍当杠杆的支点,迫使肱骨头复位(如图11-15)。复位前,木棍与患臂的接触部位,用棉花、绷带包绕,以免木棍损伤皮肉。在复位过程中,木棍要紧靠胸壁,顶住腋窝,各方用力要适度,动作要缓慢、协调一致,密切配合,避免造成肱骨外科颈骨折及并发血管、神经损伤。

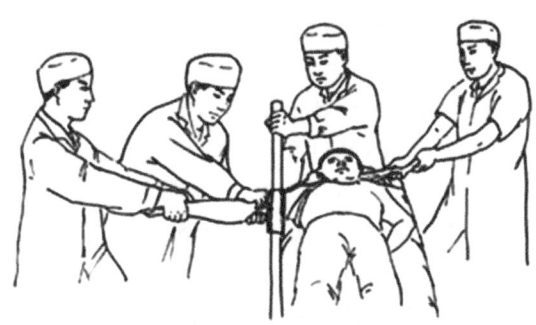

图11-15 陈旧性肩关节脱位卧位杠杆复位法

3.习惯性肩关节脱位

复发性肩关节脱位,一般可自行复位,或轻微手法即可复位,可参考新鲜性脱位复位手法。

4.肩关节后脱位

治疗比较简单,一般采用前脱位的牵引推拿法。将上臂轻度前屈、外旋牵引,肱骨头即可复位。

复位满意后,一般采用胸壁绷带固定,将患侧上臂保持在内收、内旋位,肘关节屈曲60°~90°,前臂依附胸前,用绷带将上臂固定在胸壁。前臂用颈腕带或三角巾悬吊于胸前。固定时间2~3周,固定时于腋下和肘部内侧放置纱布棉垫,将胸壁与上臂内侧皮肤隔开,防止因长期接触而发生皮炎、糜烂。固定宜妥善、牢固,限制肩关节外展、外旋活动。固定时间要充分,使破裂的关节囊得到修复愈合,预防以后形成习惯性脱位。

若是合并肱骨外科颈骨折,则采用肱骨外科颈骨折的治疗方法进行固定,视复位后的肱骨头处于何种位置而采用相应的办法。

若是新鲜性肩关节后脱位,复位后,用肩"人"字石膏固定上臂于外展40°、后伸40°和适当外旋位,3周后去除固定。

固定后即鼓励患者作手腕及手指练功活动,新鲜脱位,1周后去绷带,保留三角巾悬吊前臂,开始练习肩关节前屈、后伸活动;2周后去除三角巾,开始逐渐作关节向各方向的主动功能锻炼,如左右开弓、双手托天、手拉滑车、手指爬墙等运动,并配合按摩、推拿、针灸、理疗等,以防肩关节周围组织粘连和挛缩,加快肩关节功能恢复。但是,在固定期间,必须禁止上臂外旋活动,以免影响软组织修复。固定去除后,禁止做强力的被动牵拉活动,以免造成软组织损伤及并发骨化性肌炎。陈旧性脱位,固定期间应加强肩部按摩、理疗。

(二)手术治疗

习惯性肩关节前脱位的手术治疗,常用的手术方法有以下几种。

1.肩胛下肌及关节囊重叠缝合术

修复关节囊增强关节前壁的方法。患者体位、手术切口及关节暴露途径均与前一手术方法同。当手术显露肩胛下肌时,检查肩胛下肌有无萎缩、损伤及瘢痕形成的情况,于肩胛下肌小结节附着点2 cm左右处断开,检查关节囊前壁破裂或损伤情况,并仔细进行修复或重叠缝合。此时将肱骨内收内旋位,以便重叠缝合肩胛下肌。肩胛下肌缝合重叠长度,根据肩胛下肌肌力情况或要求限制肩外展外旋情况而定,一般重叠1.5 cm,再将喙肱肌腱及肱二头肌短头腱缝合固定于喙突,依次缝合伤口各层组织。术后用外展架将伤肢固定于外展50°~60°,前屈45°位,1~2天拔除负压引流,10天拆除缝线,3~4周拆除外展架,开始功能锻炼,并向患者讲清楚以后在工作和生活中要注意伤肢不能过度外展外旋,以防复发。此法效果不佳,故现已很少运用。

2.肩胛下肌止点外移术

肩胛下肌止点外移术亦是修复关节囊增强前壁的方法。肩关节显露途径与前法相同,当手术显露肩胛下肌时,检查肩胛下肌的情况,并自其止点处切下,使肩胛下肌外端游离,进一步检查关节囊,将肱骨内收内旋,在肱骨大结节处切开骨膜,将肩胛下肌外端外移缝合固定于肱骨大结节处,以增强其张力,再将喙肱肌腱及肱二头肌短头腱缝到喙突,逐层缝合,术后处理与前法同。

3.肱二头肌长头腱悬吊术

此手术是增强肱骨头稳定性的方法。患者体位、手术切口和显露同上,将肱骨内收内旋,用拉钩向两侧牵开肱二头肌短头腱、喙肱肌腱和三角肌,显露肱骨小结节、肱二头肌长头腱和肩胛下肌,将喙肱韧带于靠近大结节处切断,并充分分离,再将肱二头肌长头腱在肱骨大小结节下方切断,远端向下牵开,提起近侧端,并沿其走向切开关节囊,直到找出肱二头肌长头腱近端的附着点。将喙肱韧带缝包在长头腱近端的外面,加强其牢固强度,以免以后劳损或撕裂,肱二头肌长头腱的两端各用粗丝线双重腱内"8"字形缝合,并从腱的断面引出丝线备用,然后将肱骨略内收,用骨钻从肱骨结节间沟的大小结节下方,对准肱二头肌长头腱近侧端附着点钻一孔,将肱二头肌长头腱近端及其包绕的喙肱韧带,从钻孔拉出到肱骨结节间沟外,再将肱二头肌长头腱的远近两端缝合在一起,或断端分别缝合在骨膜上,再缝合关节囊,逐层缝合切口各层组织。术后用外展架将伤肢固定于外展50°~60°,前屈45°位,其他手术处理与前法同。

4.Bankart手术

此手术方法是修复盂唇及关节囊的方法。患者体位、手术切口和关节显露方法均与前同。当切断并向内翻肩胛下肌后,外旋肱骨即显露关节囊的前侧,检查后在小结节内2 cm左右处弧形切开关节囊前侧壁,显露肱骨头,检查盂唇和关节囊可发现破损。用特制的弯钩形锥,在肩胛盂前内缘等距钻成三四个孔,用粗丝线将切开的关节囊的前外缘缝合固定盂唇部,再将关节囊的前内缘重叠缝合于关节囊上,此法缝合关节囊既紧缩关节囊,又加强了关节囊,也使盂唇稳定。修复肩胛下肌、喙肱肌腱及肱二头肌短头腱,检查冲洗创口,逐层缝合切口各层组织,术后用外展架将伤肢固定于肩外展50°~60°,前屈45°位,其他术后处理与前法同,此种手术方法修复病变部位,临床效果较佳。

(三)中药治疗

新鲜脱位,早期患处瘀肿、疼痛明显者,宜活血祛瘀、消肿止痛,内服舒筋活血汤、活血止痛汤等,外敷活血散、消肿止痛膏;中期肿痛减轻,宜服舒筋活血、强壮筋骨之剂,可内服壮筋养血汤、补肾壮筋汤等,外敷舒筋活络药膏;后期体质虚弱者,可内服八珍汤、补中益气汤等,外洗方可选用苏木煎、上肢损伤洗方等,煎水熏洗患处,促进肩关节功能的恢复。陈旧性脱位,内服中药应加强通经活络之品,加用温通经络之品外洗,以促进关节功能恢复。复发性脱位者,应提早补肝肾、益脾胃,以强壮筋骨。对于各种合并症,有骨折者,按骨折三期辨证用药;有合并神经损伤者,应加强祛风通络之品,重用地龙、僵蚕、全蝎等;有合并血管损伤者,应重用活血祛瘀通络之药,或合用当归四逆汤加减。

四、合并症、并发症

肩关节脱位最常见的并发症有创伤性关节炎、肩关节粘连、肱骨头坏死、复发性脱位等,但只要治疗得当,这些并发症均可避免。

(伏沐滨)

第四节 肩袖撕裂

肩袖是由冈上肌、冈下肌、肩胛下肌及小圆肌组成。肩袖肌群起自肩胛骨不同部位,经盂肱关节的前、后、上、下,止于肱骨近侧的大、小结节部位,形成袖套样结构,冈上肌起自肩胛骨冈上窝,经盂肱关节上方,止于肱骨大结节近侧,由肩胛上神经支配。主要功能是上臂外展,并固定肱骨头于肩盂上,使肩肱关节保持稳定。冈下肌起自肩胛骨冈下窝,经盂肱关节的后方止于大结节外侧面中部,也属肩胛上神经支配,其功能是使肩关节外旋。肩胛下肌起自肩胛下窝,经盂肱关节前方止于肱骨小结节前内侧,受肩胛下神经支配,具有内旋肩关节的功能。小圆肌起自肩胛骨外侧缘后面,经盂肱关节后方止于肱骨大结节的后下方,属腋神经支配。其功能也是使臂外旋。

冈上肌和肩胛下肌由于其解剖上的特点,容易受到损伤。肩关节内收、外展、上举及后伸等活动,冈上肌、肩胛下肌的肌腱在肩喙突下往复移动,易受夹挤、冲撞而致损伤。冈上肌腱在大结节止点近侧的终末端1 cm范围内是多血管区,即危险区域,是退变和肌腱断裂的好发部位。

一、病因病理与分类

肩袖断裂的病因除了解剖及病理上的因素以外,肩袖的损伤以及肩袖本身的退变也是其主要原因。损伤包括急性创伤和慢性累积性损伤二类。前者多见于青壮年,往往在体育运动或劳动作业中发生。后者则多发生于老年患者,在肌腱退变的基础上,累积性损伤同样导致肌腱断裂。

肩袖损伤按其损伤程度可分为挫伤、不完全断裂及完全断裂3类。

挫伤:指肩袖受到挤压、撞击、牵拉造成肩袖肌腱水肿、充血,乃至纤维变性,此种损伤一般是可复性的。其表面的肩峰下滑囊可伴有相应的损伤性炎症反应,滑液囊有渗出性改变。

不完全性肌腱断裂:是肩袖肌腱纤维的部分断裂。可发生于冈上肌腱的滑囊面(上面)、关节面(下面)以及肌腱内。不完全性肌腱断裂如处理不当将发展为完全性断裂。

完全性肌腱断裂:指肌腱的全层断裂,是肌腱的贯通性破裂。可发生于冈上肌、肩胛下肌、冈下肌。小圆肌较少发生,以冈上肌最为多见,冈上肌和肩胛下肌腱同时被累及也不少见。

根据肌腱断裂范围可分成3型:①广泛断裂:范围累及2个或2个以上的肌腱。②大型断裂:单一肌腱断裂,长度大于肌腱横径的1/2。③小型断裂:单一肌腱,范围小于肌腱横径1/2。

上述肩袖断裂,其裂口方向与肌纤维方向呈垂直,称作肩袖的横形断裂。若裂口方向与肌纤维方向一致,则属于纵形断裂。肩袖间隙分裂也属于纵形撕裂,是肩袖损伤的一种特殊类型。

一般认为3周以内的损伤属于新鲜损伤,3周以上属于陈旧性损伤。新鲜的断裂肌腱断端不整齐,肌肉水肿,组织松脆,肩肱关节腔内有渗出。陈旧性断裂则肌腱残端已形成瘢痕,光滑圆钝,比较坚硬,关节腔有少量纤维素样渗出物,大结节近侧的关节面裸区被血管翳或肉芽组织覆盖。

二、临床表现与诊断

(一)临床表现

有急性损伤史或重复的损伤及累积性劳损史。肩前方痛,累及三角肌前方及外侧。急性期疼痛剧烈,持续性;慢性期为自发性钝痛。疼痛在肩部活动后或增加负荷后加重。屈肘90°使患臂作被动外旋及内收动作,肩前痛加重。往往夜间症状加重。压痛位于肱骨大结节近侧或肩峰下间隙。

(二)临床检查方法

(1)上举功能障碍:有肩袖大型断裂的患者,上举及外展功能均明显受限。外展及前举范围<45°。

(2)臂坠落试验(Arm drop sign)阳性。

(3)撞击试验(Impingement test)阳性:患肩被动外展30°,前屈15°~20°,向肩峰方向叩击尺骨鹰嘴,使大结节与肩喙穹之间发生撞击,肩峰下间隙出现明显疼痛为阳性。

(4)盂肱关节内摩擦音:盂肱关节在被动或主动运动中出现摩擦或砾轧音,常由肩袖断端瘢痕引起。少数病例在运动时可触及肩袖断端。

(5)疼痛弧征:患臂外展上举60°~120°范围出现疼痛为阳性。但仅对肩袖挫伤及部分撕裂的患者有一定诊断意义。

(6)肌肉萎缩:病史超过3周,肩周肌肉出现不同程度的萎缩,以冈上肌、冈下肌及三角肌最常见。

(7)关节继发性挛缩:病程超过3个月以上,肩关节活动范围有程度不同的受限。以外展、外旋、上举受限程度较明显。

(三)诊断要点

对肩袖断裂作出正确的临床诊断并非易事。对凡有外伤史的肩前方疼痛伴大结节近侧或肩峰下区域压痛的患者,若合并存在下述4项中任何1项阳性体征,都应考虑肩袖撕裂的可能性。

(1)臂坠落试验阳性。

(2)撞击试验阳性。

(3)盂肱关节内摩擦音。

(4)举臂困难或60°～120°阳性疼痛弧征。

如同时伴有肌肉萎缩或关节挛缩,则表示病变已进入后期阶段。

(四)辅助诊断

1.X线诊断(见图11-16)

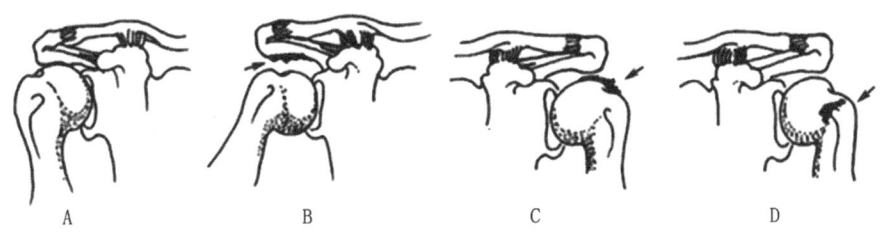

图11-16 肩袖断裂的X线表现示意图

A.肩峰下间隙狭窄;B.肩峰下骨赘;C.大结节骨赘;D.大结节骨质增生

(1)X线平片对本病诊断无特异性:肩袖断裂可促使肱骨头上移,使肩峰下间隙狭窄。部分病例大结节部皮质骨硬化,表面不规则,松质骨萎缩,骨质稀疏。此外,X线平片对是否存在肩峰位置异常,肩峰下关节面硬化、不规则,以及大结节异常等撞击征因素提供依据。在上举位摄取前后位X线片,可直接观察大结节与肩峰的相对关系。X线平片检查还有助于排除和鉴别肩关节骨折、脱位及其他骨、关节疾病。

(2)关节造影(见图11-17):穿刺部位:喙突尖的外侧及下方各1 cm处,局部浸润麻醉后作盂肱关节腔穿刺。如针尖已进入盂肱关节间隙或注射1 mL造影剂,见造影剂均匀弥散于肱骨头及盂肱间隙,穿刺即告成功,把其余造影剂徐徐注入,直至盂肱关节囊的腋下皱襞、肱二头肌长头腱鞘及肩胛下肌下滑液囊均已显影为止。若发现造影剂外溢,出现于肩峰下间隙或三角肌下滑囊内侧说明肩袖存在破裂,造影剂通过肩袖破裂孔从盂肱关节腔溢出,进入肩峰下滑囊或三角肌下滑囊,即可证实肩袖的完全性破裂。该方法是比较直接与可靠的诊断方法。也可采用碘造影剂和空气混合的双重对比造影方法,一般注入造影剂5～6 mL,过滤空气20～25 mL。双重对比造影对肩袖的关节面侧能更清晰的显示,对肩袖关节面侧部分肌腱断裂的诊断有一定帮助。关节造影术应严格遵循无菌操作,有碘过敏史者禁忌使用碘剂造影。

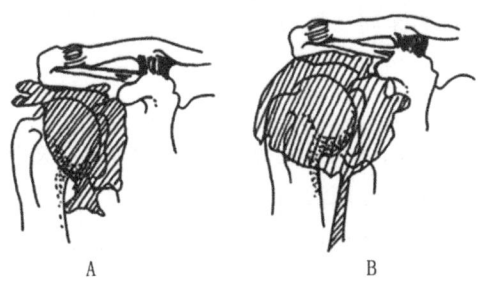

图11-17 肩袖破裂造影剂外溢示意图

A.进入肩峰下滑囊;B.进入三角肌下滑囊

造影摄片一般摄取臂下垂位的盂肱关节内旋及外旋位,臂外展上举位的内旋、外旋位以及在轴位摄取盂肱关节内旋及外旋位,共6个位置。也可在上臂被动运动过程中发现最清晰、最典型的造影图像予以摄录。肩关节造影对确定肩袖完全性破裂,作出鉴别诊断是一种可靠、安全的方法。

2.超声诊断方法

超声诊断属于非侵入性诊断方法,简便、可靠,能重复检查。对肩袖损伤能作出清晰分辨。肩袖挫伤可见肩袖水肿、增厚。部分断裂则显示肩袖缺损或萎缩变薄。完全性断裂能显示断端及裂隙以及缺损的范围。

3.关节镜检查

由后方入路能观察盂肱关节腔的前壁——肩胛下肌腱及上壁——冈上肌腱。能直接观察肩袖破裂的部位及范围,发现关节内的一些继发性病理变化,是一种直接的诊断方法。

三、治疗

对于新鲜和比较小的肩袖断裂采用非手术方法治疗极为有效。一般应以非手术方法治疗3周,肩部肌力和外展活动程度均有增加,可不必手术,应再继续治疗2个月。若3周后肌力和外展均不满意,可考虑手术治疗。

(一)手法与固定

治疗方法的选择取决于肩袖损伤的类型以及损伤时间。手法治疗用于肩袖挫伤,部分性肩袖断裂和完全性肩袖断裂的急性期。

1.肩袖挫伤的手法治疗方法

包括休息、三角巾悬吊、制动2～3周,同时进行局部物理治疗。疼痛剧烈的患者可采用1%利多卡因加激素作肩峰下间隙或盂肱关节腔内注射,有较好的止痛作用。疼痛减轻之后即开始做功能康复训练。

2.固定方法

肩袖断裂急性期采用卧位,上肢卧位牵引持续3周,牵引同时作床旁物理治疗。2周后,每天间断解除牵引2～3次,行肩、肘部功能练习,防止关节僵硬。也可在卧床零位牵引1周后,改用零位肩"人"字石膏固定,便于下地活动。零位牵引有利于冈上肌腱在低张力下得到修复和愈合,去除牵引之后也有助于利用肢体重力促进关节功能康复。

(二)医疗练功

早期宜做握拳和腕部练功,解除固定后应积极练习肩部功能。

(三)药物治疗

1.内服药

血瘀气滞证:肩部肿胀,或有皮下瘀血,刺痛不移,夜间痛剧,关节活动障碍。舌暗或瘀点,脉弦或沉涩,治以活血祛瘀、消肿止痛,方用活血止痛汤。

肝肾亏损证:无明显外伤史或轻微扭伤日久,肩部酸困无力,活动受限,肌肉萎缩。舌淡,苔薄白,脉细或细数。治以补益肝肾、强壮筋骨,方用补肝肾汤加减。

血不濡筋证:伤后日久未愈,肌萎筋缓,肩部活动乏力,面色苍白少华。舌淡苔少,脉细。治以补血荣筋,方用当归鸡血藤汤。

2.外用药

可外敷消瘀止痛药膏等。中后期可用外擦剂或腾洗剂。

(四)手术治疗

适应证是肩袖的大型撕裂及非手术治疗无效的肩袖撕裂。经 4~6 周非手术治疗或卧位牵引制动,肩袖急性炎症及水肿已消退,未能愈合的肌腱断端形成了坚强的瘢痕组织,有利于进行肌腱的修复和重建。

肩袖修复的手术方法很多,较常用的方法是 Mclaughlin 修复术(见图 11-18)。在外展位使肩袖近侧断端缝合固定于大结节近侧的皮质骨上或在肩袖原止点部位的大结节近侧制成骨槽,使肩袖近侧断端埋入并缝合固定于该槽内。此方法适应证广泛,适用于大型及广泛型的肩袖断裂。

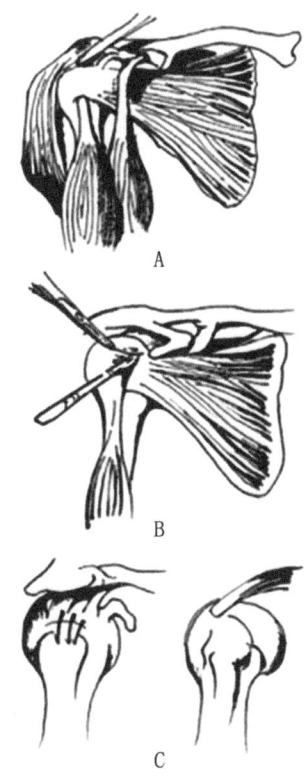

图 11-18　Mclanghlin 肩袖修补手术
A.肩袖修补手术;B.清除周围坏死组织;C.缝合裂口,将断端重新固定于大结节近侧骨槽内

为防止术后第二肩关节的撞击和粘连,同时切断喙肩韧带、喙肱韧带,并作肩峰前、外侧部分切除成形术。对有第二肩关节撞击综合征者,第二肩关节成形术是绝对手术指征。此手术的远期效果比较满意,关节功能康复程度高。

此外对于冈上肌腱和冈下肌腱广泛撕裂造成的肩袖缺损,也可用肩胛下肌的上 2/3 自小结节附着部游离,形成肩胛下肌肌瓣,向上转移,覆盖固定于冈上肌与冈下肌位的联合缺损部位。

Debeyre 的冈上肌推移修复法对冈上肌腱的巨大缺损也是一种手术选择方法。在冈上窝游离冈上肌,保留肩胛上神经的冈上肌支及血管束,使整块冈上肌向外侧推移,覆盖肌腱缺损部位,重新固定冈上肌于冈上窝内。

对大型肩袖缺损还可以利用合成物移植进行修复。肩袖缺损修复的患者经过术后物理、康复治疗,肩关节功能也可达到大部分或部分恢复。若不进行手术修复,顺其自然发展,往往造成"肩袖性关节病",肩关节出现不稳定或关节挛缩,导致关节功能的丧失。孙常太用新西兰家兔制作的肩袖缺损动物模型,证实较大范围的肩袖缺损,持续3个月以上即可造成关节软骨的营养障碍,滑膜的增生、退化等不可逆性病理变化。因此一旦肩袖撕裂确定,并符合手术指征,即应修复缺损,闭合盂肱关节腔,重建肩袖功能,方可避免关节功能的病变。

(张明伦)

第五节 肱骨外上髁炎

肱骨外上髁炎是指因急、慢性损伤而致的肱骨外上髁周围软组织的无菌性炎症。临床上以肘关节外侧疼痛,旋前功能受限为主要特征。本病为劳损性疾病,好发于右侧,并与职业工种有密切关系。常见于从事反复前臂旋前、用力伸腕作业者,如网球运动员、木工、钳工、泥瓦工等。因本病最早发现于网球运动员,故又名"网球肘"。

一、病因病理

肱骨外上髁为肱桡肌及前臂桡侧腕伸肌肌腱的附着处。在前臂旋前位做腕关节主动背位的突然猛力动作,使前臂桡侧腕伸肌强烈收缩,最易造成急性损伤。其病理表现为:

(1)桡侧腕伸肌肌腱附着处骨膜撕裂、出血、渗出、水肿,引起局部组织发生粘连、机化,或肌腱附着点钙化、骨化等病理改变。

(2)引起前臂腕伸肌群痉挛、挤压或刺激神经导致疼痛。

(3)肘关节囊的滑膜可能嵌入肱桡关节间隙,加剧疼痛。

(4)可能引起桡侧副韧带损伤,从而继发环状韧带损伤,而使疼痛范围扩大,甚至引起尺桡近侧关节疼痛。

(5)由于反复牵拉损伤,使肌腱附着点形成一小的滑液囊,渗出液积聚在囊内,致使囊内压力增高,反射性刺激局部组织和神经末梢,形成固定压痛。

本病属中医伤科"筋节损伤"范畴。肘节外廉为手阳明经筋所络结,其结络之处急、慢性劳伤,累及阳明经筋;或风寒湿邪客犯筋络,致使气血瘀滞,积聚凝结,筋络粘连,壅阻作痛,筋肌拘挛,则屈伸旋转失利。

二、诊断

(一)症状

(1)有急、慢性损伤史。

(2)肘关节桡侧疼痛,牵涉前臂桡侧酸胀痛。轻者症状时隐时现;重者反复发作,持续性疼痛。

(3)前臂旋转,腕背伸、提拉、端、推等活动时疼痛加剧,影响日常生活,如拧衣、扫地、端水壶、倒水等。

(二)体征

(1)肿胀:肱骨外上髁局部肿胀,少数患者可触及一可活动的小滑液囊。
(2)压痛:肱骨外上髁压痛,为桡侧腕短伸肌起点损伤;肱骨外上髁上方压痛,为桡侧腕长伸肌损伤;肱桡关节处压痛,为肱桡关节滑囊损伤;桡骨小头附近压痛,可能为环状韧带或合并桡侧副韧带损伤。可伴有前臂桡侧伸腕肌群痉挛、广泛压痛。
(3)前臂旋前用力时,肱骨外上髁处疼痛明显。
(4)前臂伸肌紧张试验阳性,网球肘试验阳性。

(三)辅助检查

X线摄片检查一般无异常,可排除骨性病变。有时可见钙化阴影或肱骨外上髁处粗糙。

三、治疗

(一)治疗原则

舒筋活血,通络止痛。

(二)手法

滚法、一指禅推法、按法、揉法、拿法、弹拨法、擦法等。

(三)取穴与部位

曲池、曲泽、手三里等穴,肱骨外上髁、前臂桡侧肌群。

(四)操作

(1)患者取坐位或仰卧位,将前臂旋前屈肘放于软枕上。术者站于患侧,用轻柔的滚法从患肘部桡侧至前臂桡外侧往返治疗,可配合按揉法操作。时间3~5分钟。
(2)继上势,在肱骨外上髁部位用一指禅推法和弹拨法交替重点治疗,用拇指按揉曲池、手三里、曲泽、合谷等穴位,手法宜缓和,同时配合沿前臂伸腕肌往返提拿。时间3~5分钟。
(3)继上势,术者一手拇指按压肱骨外上髁处,其余四指握住肘关节内侧部,另一手握住其腕部做对抗牵引拔伸肘关节片刻,然后于肘关节完全屈曲位,前臂旋前至最大幅度时,快速向后伸直肘关节形成顿拉,连续操作3次。目的使滑液囊撕破,以利滑液溢出而吸收。
(4)继上势,在肱骨外上髁部用掌根或鱼际按揉,沿前臂伸腕肌群做按揉弹拨法治疗。时间约3分钟。施术后患者有桡侧三指麻木感及疼痛减轻的现象。
(5)最后,用拇指自肱骨外上髁向前臂桡侧腕伸肌推揉8~10次。以肱骨外上髁为中心行擦法,以透热为度。

四、注意事项

(1)疼痛剧烈者,手法宜轻柔缓和,以免产生新的损伤。
(2)治疗期间应避免做腕部用力背伸动作。
(3)注意保暖,可配合局部湿热敷。
(4)保守治疗无效时,可局部封闭治疗或小针刀治疗。

五、功能锻炼

患者屈患肘,用健侧手拇指按压肱骨外上髁痛点处,做患肢前臂向前向后的旋转活动,使旋转的支点落在肘外侧部。每天2次,每次1~2分钟。

六、疗效评定

(一)治愈
疼痛消失,持物无疼痛,肘部活动自如。

(二)好转
疼痛减轻,肘部功能改善。

(三)未愈
症状无改善。

(伏沐滨)

第十二章 躯干骨与肌肉损伤

第一节 颈椎病

颈椎病又称颈椎综合征,是指因损伤或颈椎及其软组织退行性改变引起的颈脊髓或颈神经根以及颈血管的压迫和刺激,从而产生的颈、肩、臂、头及胸疼痛,甚至出现肢体功能失常等一系列症状。中老年人多见,男性发病略多于女性。临床上根据病变部位、范围以及受压组织不同而出现的不同症状,将其分为神经根型、脊髓型、椎动脉型、交感神经型和混合型5种类型。其中神经根型最常见,占颈椎病的60%~70%,交感神经型最为少见。

一、病因病理

各种急、慢性外伤可造成椎间盘、韧带、后关节囊等组织不同程度的损伤,从而使脊柱稳定性下降,促使颈椎发生代偿性增生,增生物直接或间接压迫神经、血管,即产生症状。颈椎间盘承受重量过大或活动频繁,可遭受过多的微小创伤,劳损而变性。早期表现为髓核的水分减少,逐渐失去弹性韧性,椎间关节松动不稳。椎小关节可紊乱、错位,椎间孔变小,椎间盘可膨出或脱出,椎体可发生微小滑动,颈椎后部附件骨质增生,黄韧带、项韧带可发生钙化或骨化。晚期形成明显的骨赘,椎间盘变性、膨出、脱出,周围软组织、前纵、后纵韧带及椎体边缘骨膜附着处可被掀起,出血、血肿机化,在张力性应力的刺激下,逐渐形成较大的骨刺。退变的颈椎间盘和骨刺向后突出,可产生脊髓受压症状;向后外侧突出、钩椎关节骨刺向后突出均可影响椎间孔,使之变小狭窄,神经根受到压迫刺激,缺氧、缺血,出现神经根型病变症状;椎间盘和骨刺向侧方突出,可使椎动脉受到挤压导致供血不足,出现以头晕为主的椎动脉受压症状;颈椎的不稳,常可刺激小关节和关节囊,影响交感神经,而产生一系列交感神经受刺激症状。

二、临床表现

患者自觉肩颈疼痛,可向头部、枕部及上肢放射,一侧面部发热,出汗异常;少数患者可出现头痛、眩晕、猝倒,甚则双下肢痉挛,举步艰难,瘫痪。根据受压组织的不同,其临床表现各不相同。具体可分为五型。

(一)神经根型

神经根型是椎管单侧或双侧的神经根受压迫或受刺激引起的症状,表现有颈肩痛,颈项强直,不能做点头、仰头及转头活动,疼痛沿神经根支配区放射至上臂、前臂、手及手指,伴有上肢麻木、活动不灵活,X线照片可显示椎间隙狭窄、椎间孔变窄、后缘骨质增生、钩椎关节骨赘形成。

(二)脊髓型

脊髓型是脊髓受压迫或受刺激所致,多发生于40~60岁的中年人,早期表现为单侧或双侧下肢发紧发麻,行走困难,继而一侧或双侧上肢发麻,持物不稳,严重时可发生四肢瘫痪,小便潴留,卧床不起。X线检查可显示颈椎间盘狭窄和骨赘形成。

(三)椎动脉型

椎动脉型是因上行的椎动脉被压迫、扭曲,造成颅内一过性缺血所致。表现为肩颈痛或颈枕痛,头晕、恶心、呕吐、位置性眩晕、猝倒、持物落地、耳鸣耳聋、视物不清等临床症状,并常因头部转动或侧弯到某一位置而诱发或加重。X线检查见正位片钩椎关节模糊、骨质硬化并有骨赘形成。

(四)交感型

交感型是颈椎旁的交感神经节后纤维被压迫或刺激所致。常见头痛、头晕、心慌、胸闷、四肢不温或是手足心热、四肢酸重等症状,一般无上肢放射痛或麻木感,可出现听、视觉异常。

(五)混合型

临床上常见同时存在两型或两型以上的各种症状,为混合型。

三、诊断要点

(一)神经根型

(1)颈、肩部疼痛,可沿受压的神经分布区放射,手指呈神经根性分布的麻木及疼痛,握力减弱。

(2)颈部僵直,活动受限,颈棘突旁常有压痛。颈神经牵拉实验阳性,压头试验可能阳性。

(3)受累神经支配区皮肤痛觉迟钝或消失,某些上肢肌力减弱,肌肉萎缩,肌腱反射减弱或消失。

(4)X线片见生理曲度消失,椎间隙狭窄,椎间孔变形,后缘骨质增生,钩椎关节骨赘形成。断层扫描(CT)和椎管核磁共振(MRI)更有助于诊断。

(二)脊体型

(1)颈肩痛伴四肢麻木,疼痛僵硬,发抖无力,步态不稳,似踩棉花状,步态笨拙。

(2)痛觉减弱或消失,严重者四肢瘫痪,小便潴留或失禁。手部肌肉萎缩,四肢肌张力增高,腱反射亢进。

(3)常可引出病理反射,如霍夫曼征、巴宾斯基征阳性,踝阵挛和髌阵挛阳性。

(4)具有典型的X线征象,即在椎间隙部位呈"L"或"U"状梗阻,侧位片可见相应部位的充盈缺损。

(三)椎动脉型

(1)症状的出现常与头、颈的转动有关,表现为头晕、恶心、呕吐、四肢麻木等。

(2)颈椎棘突部常有压痛,压头试验阳性,仰头或转头试验阳性。

(3)脑血流图检查可见左右椎动脉不对称,尤其在转头时患侧波幅明显下降。

(4)X线检查显示钩椎关节骨质增生,向侧方隆突,椎间孔变小。

(四)交感型

(1)患者常有头痛,枕部痛,头晕,头胀,视物模糊,手麻木发凉,心律不齐,心动过速等交感神经功能紊乱的临床表现。

(2)本型常不单独出现,而与其他型合并存在。

(五)混合型

根据以上四型表现而诊断。

四、针灸治疗

(一)毫针法

1.处方一

风池、肩井、天柱、肩髃、外关、曲池、颈夹脊。

操作:患者正坐,上肢曲肘置于桌上。穴位常规消毒后,用1.5寸30号毫针进针。施以泻法,得气留针20分钟。针刺颈部穴位时,在上肢施揉、拿、搓等手法;针刺上肢穴位时,在颈部施滚、拿、揉、按等手法。

2.处方二

颈夹脊、养老。

操作:根据症状判定受累神经根的节段选穴,一股取颈5、颈6夹脊。患者正坐,微低头,医者以30号1.5~2寸毫针,以75°角刺入,或旁开夹脊穴0.5寸处以45°角刺入。有抵触感后,针尖向外退出0.3寸,有沉紧感后进行调气,施平补乎泻法,使针感向项、肩、臂传导。针养老时,令患者手向胸,针向内关方向刺入,得气后使针感向腕与肩肘方向扩散。留针20分钟,每天1次,10次为1个疗程。

3.处方三

中平穴(足三里穴下1寸,偏于腓侧)。

操作:患者取坐位,用28号3寸毫针行直刺法,左肩针刺右下肢中乎穴,右肩针刺左下肢中平穴,双肩针双下肢中乎穴。进针得气后,施以泻法。每次留针30分钟,5~10分钟行针1次。每天1次,10次为1个疗程。

4.处方四

第一组:阿是穴;第二组:太溪、太冲、复溜。

操作:实证取第一组穴,进针后提插捻转2分钟,施以泻法,不留针;虚证取第二组穴位,施以补法,留针20分钟,每5分钟行针1次。本法适用于椎动脉型颈椎病。

(二)电针法

处方一:天柱、曲垣,头痛者加风池,手臂发麻者加扶突。

操作:天柱取2寸毫针,针尖沿颈椎系列斜向下方分刺,使针感传至肩部。曲垣用1.5寸毫针,针尖向肩胛冈侧端斜刺,使针感向周围扩散。进针得气后,将2穴接通电针治疗仪,用连续波,留针20分钟。针风池时,针尖斜向内上方,使针感传至前额,留针20分钟。刺扶突时,针尖向臂丛方向,当针感传至手指之后,轻轻雀啄3~5次,随即出针。隔天治疗1次,本法除对脊髓型颈椎病无效外,对其他各型有良好效果。

处方二:双侧颈夹脊5~7,神经根型配外关、曲池;颈动脉型配风池、风府。

操作:进针后,施以提插捻转手法,得气后接电针治疗仪,采用连续波,刺激强度以患者耐受为度。留针20分钟,隔天1次,5次为1个疗程。

(三)温针法

处方。主穴:①天柱、百劳、大杼;②相应颈椎夹脊穴、大椎。配穴:合并肩周炎者加肩三针、肩井;头晕、头痛者加风池、四神聪;放射性上肢麻痛、握物无力者加天宗、曲池、三阳络;久病不愈者加百会、膈俞;腰痛者加肝俞、肾俞。

操作:用2寸毫针针刺各穴,得气后在针尾置上1.5 cm艾条,用火点燃,施灸。四神聪、百会只针不灸。隔天治疗1次,6次为1个疗程。

(四)穴位注射法

1.处方一

肩中俞、颈部夹脊。头痛、头昏者配风池、百会、太阳;恶心、呕吐者配风池、内关、丰隆;肩胛、上臂、肘臂疼痛者配肩外俞、天宗、肩贞、臑俞、曲池;上肢及手指麻木者配肩贞、曲池、外关、合谷、后溪;下肢麻木、行走困难者加环跳、阳陵泉、委中、昆仑。

操作:用注射器抽取当归注射液、骨宁注射液、麝香注射液各等量,注入所选穴位,每穴注入1 mL,隔天注射1次。

2.处方二

颈夹脊、风池、大椎、天宗、臂臑、风池、内关、阿是穴。

操作:常规消毒后,用注射器吸入醋酸泼尼松混悬液25 mg,维生素B_1 100 mg,维生素B_{12} 250 μg,1%普鲁卡因溶液10 mL,654-2注射液10 mg混合均匀,然后注入所选穴位,每穴位入1.5~2.0 mL,每周1次,5次为1个疗程。

3.处方三

$C_{6\sim7}$棘突间、$C_7\sim T_1$棘突间。

操作:吸取醋酸泼尼松4 mL与2%普鲁卡因4.5 mL混合,在上述部位做封闭。7天封闭1次,3次为1个疗程。本法适用于各型颈椎病的治疗。

(五)头针法

处方:主穴取顶中线由前向后刺。颈肩部疼痛者配以络却向百会透刺;颈性眩晕者配额中线由上往下刺;四肢运动或感觉障碍者配病位对侧顶颞前斜线或顶颞后斜线。

操作:选用30号30 mm特制平柄毫针,与头面成15°~30°角快速进针,针尖达到腱膜下层后,将针体平卧,缓插25 mm左右,然后用力向外速提,提时针身不弯曲,行针2~3分钟,留针时间随病情而定,可稍长,但不宜超过24小时。

(六)穴位挑刺法

处方:颈、背部的"党参花样"皮损变部位。

操作:先用2%的普鲁卡因0.2 mL注射在花斑中央成一皮丘,然后常规消毒后挑破表皮,用特制挑刺针挑断浅表皮肤纤维丝。挑纤维丝时,针尖横贴皮肤平刺,先平行向前滑动,再将针轻轻上抬,把纤维丝挑起拨断,并把这个点的纤维丝挑净。每次选挑3~4个花斑。其中1个须选择在颈椎体上。每隔5天挑治1次。

(七)穴位埋线法

处方:双侧夹脊颈5和夹脊颈7。

操作:患者取俯伏坐位,局部常规消毒后,进行局部麻醉。选用0号络刺羊肠线3 cm,穿入9号腰椎穿刺管中,快速垂直进针,针尖达皮下组织及斜方肌之间时,立即将针以15°角向枕部透刺,产生较强针感后按常规将羊肠线埋入。出针后用于棉球压迫针孔片刻。埋1次即为1个疗程。15天后再行第二次埋线。

(八)耳压法

处方:脑、颈椎、枕、颈、神门、肝、肾。肩背酸困者加锁骨、肩关节;手指麻木者加腕、指。

操作:用王不留行籽,以小块胶布贴于上述耳穴,每穴按压1分钟,每天按压3~4次,3天贴1次,连贴1个月。

(九)火针法

处方:大椎、阿是穴,相应夹脊穴。肩周及上臂疼痛加肩髃、曲池;前臂痛或手指麻木加手三里、外关、合谷。

操作:将所选穴位做好标记,消毒后,将6~9号缝衣针用止血钳夹持,于酒精灯上将针尾部分烧红,然后快速点刺,出针后即用消毒棉球压迫针孔,阿是穴可每处刺2~4针,针距0.2寸,深度以0.2~0.5寸为宜,每次点刺不宜超过12针。本法适用于治疗神经根型颈椎病。

(十)磁圆针法

处方:①素髎沿督脉至命门;②攒竹向后沿膀胱经第1侧线至肾俞,再从攒竹处膀胱经第2侧线至志室;③瞳子髎沿头部胆经路线至肩井;④伴有手臂麻木、疼痛者,肩臂部诸经由上向下叩击。

操作:以磁圆针循经叩打,头部轻叩,颈、手臂、肩背重叩。每条线路叩击5~7遍,最后重叩颈部双侧臂丛2下,叩击时手臂就出现麻感。

五、推拿治疗

(一)提阳旋转法

操作:患者取坐位,医者立其背后,先用拇指和其余四指拿肩井数次,并用手指和掌根部按揉肩中俞数次,再令患者颈部前屈15°~20°,医者双手分别置于患者枕骨两侧,将头部逐渐向上抬起,轻轻左右旋转,幅度不超过45°,左右各3次。然后医者双手食中指分别置于患者颈部两侧,搓揉两侧项肌、前斜角肌、斜方肌和横肩胛肌等,先自上而下,后自下而上,后复10~20次,压痛点处适当加重力量。最后,医者立于患者前面,以双手拇指点揉双侧合谷、缺盆及天宗穴,伴头晕者加按风池、风府。以上手法连续3遍,每周2次,4周为1个疗程。治疗同时,可采用DYC自动牵引装置进行间歇性牵引。

(二)提伸法

操作:患者取坐位,医者施手法松解患者颈项部肌肉,并嘱患者放松,令其以双手抱住其后枕部,挺胸,然后医者双手从患者腋下穿过往上扶在患者双腕背部,患者头略向后仰,医者用力上提颈椎,一般可听到一串小关节响声。有些患者也可辅以传统斜扳手法,即以一手托住患者下颌,一手托住后枕部,头略后仰,下颌部向一侧略上旋,当医者觉得颈椎小关节已锁住,再轻轻用力向同侧旋转10°,一般可听到小关节响声。左右两侧各做1次。最后用拿法放松颈部肌肉,搓肩关节,做梳头、擦汗动作,并按压其臂臑、曲池、手三里、内关、合谷穴。

(三)间歇牵引法

操作:患者取卧位,以颌枕吊带连接微电脑程控牵引床,牵引力线与垂线成15°~30°夹角前屈,并输出牵引程序:牵引时间;20~30分钟;牵引重量:9~14 kg;松弛重量:5~7 kg;牵引时间:15~20秒;松弛时间:10秒。每天治疗1次,10次为1个疗程,3个疗程后休息2~3周,进行肌力锻炼。

(四)按肩搬头法

操作:患者取坐位,两上肢反抱于背后。术者立于后侧,左手按其右肩,右手置于其头顶,用力将颈部向左侧手搬运。然后用同样手法,右手按其左肩,左手置其头顶将颈部向右侧搬运。两侧交替进行。每次搬8~12次,7天为1个疗程。本法适用于椎动脉型。

(五)颈型捏揉扳转法

操作:让患者端坐于治疗凳上,施术者先用一手按扶于患者头顶固定,用另一手与其余四指相对着力,反复捏揉颈部两侧肌肉,对其风池穴、天柱穴进行重点捏揉,反复3~5遍。再用拇指端着力,反复点揉风府穴、哑门穴及大椎穴等。再用双手着力,反复捏揉两侧颈肩部,并拿揉两肩井穴。再用一手按于头顶,另一手托住下颌,双手协同用力,反复旋摇头颈部数次后,再用寸劲扳转颈椎;然后,双手交换位置,再以同样方法向对侧扳转。扳转手法应慎重,不可用力过猛,更不能勉强用力扳拧,以免发生意外。最后,再用放松手法捏揉颈肩部。

(六)根型点揉镇痛法

操作:让患者端坐于治疗凳上,施术者站其身旁,先用手捏揉颈项两侧肌肉,促使其放松,反复3~5遍。再用拇指端着力,反复点揉风府、风池、天柱、大杼、肩中俞、大椎等穴;再点揉天宗、曲垣、风门、肺俞等穴;再点揉缺盆、肩井、云门、肩髃等穴。再用中指着力,抠拨腋窝中极泉穴及青灵穴;再用拇指着力,抠拨曲池、曲泽等穴,同时用中指着力,抠拨少海穴等。再用拇指与中指相对着力,反复捏揉内外关穴,再掐合谷穴等。再反复捏揉颈肩及上肢部肌肉3~5遍,促使肌肉放松。再用双手合抱于患者颊部,用力向上端提牵拉颈椎,同时进行前屈、后仰、左右侧屈、和反复左右旋转摇动颈部。最后,用拍子拍打颈肩及上肢部,反复3~5遍,如无拍子也可用半握拳或虚拳进行拍打。

(七)提项旋转法

操作:先施准备手法,使患者局部放松,以一手托住患者下颌,一手托住患者后枕部,让患者头部呈自然位。先轻轻左右摇晃,然后托提头部向上并逐渐加大转动范围,先向一侧旋转,接近限度寸以适当力度继续旋转5°~10°,一般可闻及小关节弹响之声,患者多有一种解除绞锁的轻松感。施手法时,应尽量使患者肌肉放松,旋转速度不宜过快,并且在上提力量的基础上做颈项旋转。

(八)提端摇晃法

操作:患者正坐,术者立其背后,双手分开,拇指顶住枕部和风池穴,其余四指托下颌部,双手向上提端。同时手腕立起,使前臂用力下压患者肩部,而端提颈部双于腕做回旋运动6~7次,在持续端提下做颈前屈、后伸各1次,将患者头部在屈曲时旋转至左(右)侧。

(伏沭滨)

第二节 颈肌痉挛

一、概述

颈肌痉挛俗称落枕,是急性单纯性颈项强痛、肌肉僵硬、颈部转动受限的一种病症,是颈部软组织常见的损伤之一,多见于青壮年,男多于女,冬春季发病率较高。轻者4~5天可自愈,重者疼痛严重并向头部及上肢部放射,迁延数周不愈,且易反复发作。此病针推疗效确切、迅速。颈肌风湿,颈肌劳损,颈椎病变等,均可引起颈肌疼痛与痉挛,落枕为单纯的肌肉痉挛,成年人若经常发作,常系颈椎病的前驱症状。

二、病因病机

本病多因颈部肌肉过度疲劳,或感受风寒,或夜间睡眠姿势不当,或枕头高低不适,使颈部肌肉遭受较长时间的牵拉而发生痉挛,部分由于颈部扭挫伤所致。而老年患者多与颈椎骨质增生或椎间盘变性有关。由于感受风寒,或筋脉挫伤,或夜卧过于熟睡,姿势不当,致使气血运行不畅,筋脉拘挛而成本病。

三、临床表现和体征

(一)症状

(1)颈项相对固定在某一体位,某些患者用一手扶持颈项部,以减少颈部活动,可缓解症状。
(2)颈部疼痛,动则痛甚。
(3)颈部活动明显受限,如左右旋转、左右侧弯、前屈与后伸等活动。

(二)体征

(1)颈项活动受限,颈部呈僵硬态,活动受限往往限于某个方位上,强行使之活动,则症状加重。
(2)肌痉挛伴压痛,胸锁乳突肌痉挛者,在胸锁乳突肌处有肌张力增高感和压痛;斜方肌痉挛者,在锁骨外1/3处,或肩井穴处,或肩胛骨内侧缘,有肌紧张感和压痛;肩胛提肌痉挛者,在上四个颈椎棘突旁和肩胛骨内上角处,有肌紧张感和压痛。

四、鉴别诊断

落枕是一种急性发作的症状,多在睡眠后出现一侧颈项部疼痛,局部僵硬并有明显压痛,头颈活动受限。临床上常需与下列疾病加以区别。

(1)颈椎半脱位:往往有外伤史和肩部负重史,临床表现为颈项疼痛,颈椎旋转活动明显受限。可摄颈椎张口位片证实,常见有寰枢关节半脱位。
(2)颈椎病:反复落枕,起病缓慢,病程长。因颈椎关节不稳而引起,常伴有椎间隙狭窄,骨质增生,需摄颈椎双斜位片或正位片证实。
(3)颈椎结核:有结核病史和全身体征,如低热、消瘦、盗汗及疲乏无力等,多发于儿童及青壮年,需摄颈椎正侧位片证实。

五、针灸治疗

(1)治则:疏风散寒,活络止痛,以督脉及手足三阳经为主。
(2)主穴:天柱、后溪。配穴,外感风寒,配大椎、风池、外关,用泻法;筋脉损伤,配阿是穴,或相应夹脊穴。
(3)方义:颈项部为手足三阳经之所过,显露于体外,又是头部转动之枢机,极易为风寒所侵袭,或因姿势不当而伤筋。古人认为,太阳为开而主表,故以手足太阳经的天柱、后溪为主穴,以疏解在表的外邪,配合督脉经要穴大椎、手足少阳经的风池、外关,可以疏散风寒,使邪从表解;若因筋脉受损,使局部气血受阻,不通则痛,当按"以痛为俞"的原则,选取阿是穴或相应夹脊穴,可以通络止痛,使气血流畅,筋脉得舒。

六、推拿治疗

(1)治则:舒筋活血,温经通络,理顺肌筋。

(2)主要手法:一指禅推法、擦法、按法、揉法、拿法、拔伸法、擦法等。

(3)常用穴位及部位:风池、风府、风门、肩井、天宗、肩外俞等。

(4)操作:①患者取坐位,医者立于其后,用轻柔的滚法、一指禅推法,在患侧颈项及肩部施术,3～5分钟。②用拿法提拿颈椎旁开2.5寸处的软组织,以患侧为重点部位,并弹拨紧张的肌肉,使之逐渐放松。③嘱患者自然放松颈项部肌肉,术者左手持续托起下颌,右手扶持后枕部,使颈略前屈,下颌内收,双手同时用力向上提拉,并缓慢左右旋转患者头部10～15次,以活动颈椎小关节。摇动旋转之后,在颈部微前屈的状态下,迅速向患侧加大旋转幅度,手法要稳而快,手法的力度和旋转的角度必须掌握在患者可以耐受的限度内。④术者按揉风池、风府、风门、肩井、天宗、肩外俞等穴,每穴30～60秒,手法由轻到重;然后再轻拿颈椎棘突两侧肌肉,最后可在患部加用擦法治疗。

七、其他疗法

刺络拔罐:先在颈项部轻叩梅花针,使局部皮肤发红、充血,再拔火罐3～5个,每天1～2次。

(伏沐滨)

第三节　前斜角肌综合征

前斜角肌综合征是指因外伤、劳损、先天颈肋、高位肋骨等因素刺激前斜角肌,或前斜角肌痉挛、肥大、变性等,引起臂丛神经和锁骨下动脉的血管神经束受压,而产生的一系列神经血管压迫症状的病证。本病好发于20～30岁女性,右侧较多见。

一、病因病理

颈部后伸、侧屈位时,头部突然向对侧旋转,或长期从事旋颈位低头工作,使对侧前斜角肌受到牵拉扭转而损伤,出现前斜角肌肿胀、痉挛而产生对其后侧神经根的压迫症状。神经根受压又进一步加剧前斜角肌痉挛,形成恶性循环。

先天性结构畸形,如肩部下垂、高位胸骨、第7颈椎横突肥大、高位第1肋骨、臂丛位置偏后等,使第1肋骨长期刺激臂丛,使受臂丛支配的前斜角肌发生痉挛,压迫臂丛神经而发病。若前斜角肌痉挛、变性、肥厚,则易造成锁骨上部臂丛及锁骨下动脉受压。如颈肋或第7颈椎横突肥大,或前、中斜角肌肌腹变异合并时,当前斜角肌稍痉挛,即可压迫其间通过的臂丛神经和锁骨下动脉而导致出现神经血管症状。本病运动障碍出现较迟,可表现为肌无力和肌萎缩,偶见手部呈雷诺征象。

中医将本病归属"劳损"范畴。多由过度劳损,或风寒外袭,寒邪客于经络,致使经脉不通,气血运行不畅,发为肿痛。

二、诊断

(一)症状

(1)一般缓慢发生,均以疼痛起病,程度不一。

(2)局部症状。患侧锁骨上窝稍显胀满,前斜角肌局部疼痛。

(3)神经症状。患肢有放射性疼痛和麻木触电感,以肩、上臂内侧、前臂和手部的尺侧及小指、环指明显,表现为麻木、蚁行、刺痒感等。少数患者偶有交感神经症状,如瞳孔扩大、面部出汗、患肢皮温下降,甚至出现霍纳综合征。

(4)血管症状。早期由于血管痉挛致使动脉供血不足而造成患肢皮温降低,肤色苍白;后期因静脉回流受阻,出现手指肿胀、发凉、肤色发绀,甚至手指发生溃疡难愈。

(5)肌肉症状。神经长期受压,患肢小鱼际肌肉萎缩,握力减弱,持物困难,手部发胀及有笨拙感。

(二)体征

(1)颈前可摸到紧张、粗大而坚韧的前斜角肌肌腹,局部有明显压痛,并向患侧上肢放射性痛麻。

(2)局部及患肢的疼痛症状在患肢上举时可减轻或消失,自然向下或用力牵拉患肢时则加重。

(3)艾迪森试验、超外展试验阳性,提示血管受压。

(4)举臂运动试验、臂丛神经牵拉试验阳性,提示神经受压。

(三)辅助检查

X线片检查:颈、胸段的X线正侧位摄片检查,可见颈肋或第7颈椎横突过长或高位胸肋征象。

三、治疗

(一)治疗原则

舒筋活血,通络止痛。

(二)手法

滚法、按法、揉法、拿法、擦法等。

(三)取穴与部位

缺盆、肩井、翳风、风池、颈臂、曲池、内关、合谷、颈肩及上肢部。

(四)操作

1.活血通络

患者取坐位。术者站于患侧,先用滚法在患侧自肩部向颈侧沿斜角肌体表投影区往返施术,同时配合肩关节活动,时间3~5分钟。

2.理筋通络

继上势,术者以一指禅推法沿患侧颈、肩、缺盆穴及上肢进行操作,斜角肌部位、颈臂穴重点治疗,时间5~7分钟。

3.舒筋通络

继上势,术者以拇指弹拨斜角肌起止点及压痛点,拇指揉胸锁乳突肌及锁骨窝硬结处为重点,拇指自内向外沿锁骨下反复揉压,时间3～5分钟。

4.通络止痛

沿患侧斜角肌用拇指平推法,然后施擦法,以透热为度。时间1～2分钟;然后摇肩关节,揉、拿上肢5～10遍,抖上肢结束治疗。

四、注意事项

(1)注意不宜睡过高枕头,患部注意保暖。

(2)避免患侧肩负重物或手提重物,以免加重症状。

(3)嘱患者配合扩胸锻炼,每天1～2次,可缓解症状。

(伏沭滨)

第四节 外伤性截瘫

一、概述

外伤性截瘫是因脊髓受外界暴力袭击,引起骨折或脊椎间盘脱位,尤多见于胸椎、腰椎的压缩性骨折、粉碎性骨折或合并脱位后脊髓受损。

根据脊髓损伤平面的高低,分为高位和低位两种。损伤在颈膨大以上平面者,出现上肢和下肢均瘫痪,称为高位性截瘫。损伤在颈膨大以下者,仅出现下肢瘫痪,称为低位性截瘫。

由于损伤程度的差异,一般分为:①脊髓震荡,病损较轻,无器质性损害,预后良好。②脊髓挫裂伤,损伤较重,可部分恢复,部分成为永久性伤害,出现一系列继发性症状。③脊髓断裂,脊髓成为完全性横贯性损害者,其运动、感觉、反射及括约肌功能均丧失,很少有恢复的希望。

外伤性截瘫古代称为"体惰"(《灵枢经·寒热病》)。近代多根据其肢体无力,肌肉萎缩而按"痿证"论治。

二、病因病机

本病多因跌仆刀伤造成,开放性脊髓损伤多因战祸枪炮刀伤造成,闭合性损伤每因暴力袭击、土崩塌方、不慎跌仆、高处跌下、婴儿产伤等。脊髓位于督脉,督脉总督诸阳经,脊髓损伤,督脉瘀阻,气血不通,阳气不达四肢,故见四肢麻木不仁,萎废不用;若清阳不升,则浊阴不降,可致二便失调。

三、诊断要点

(一)病史

有明显的外伤史,应详细询问脊髓损伤的部位、暴力的性质、方向、大小,有否其他合并伤。

(二)脊髓不同节段损伤的诊断

1.上颈髓($C_{1\sim3}$)

病损平面以下感觉障碍,四肢呈上运动神经元性瘫痪,上肢可以肌肉萎缩,下肢为痉挛性,腱反射亢进,严重者可出现后颅窝症状,如眩晕、眼球震颤、共济失调、发音和吞咽困难,舌肌萎缩,甚至呼吸困难而危及生命。

2.中颈髓($C_{4\sim6}$)

病损平面以下感觉障碍,肩胛带和上肢肌肉无力、萎缩,类似上干型臂丛神经麻痹,病损在$C_{5\sim6}$时,肱二头肌反射消失,而肱三头肌反射正常或亢进。

3.下颈髓($C_7\sim T_1$)

病损平面以下感觉障碍,上肢屈肌功能保存而伸肌瘫痪,手部小肌肉萎缩,腕部、手指伸肌麻痹,并肌肉萎缩而呈爪型手。$C_8\sim T_1$的损伤类似下干型臂丛神经麻痹,肱三头肌反射消失,而肱二头肌反射可正常。

4.上胸髓($T_2\sim T_4$)

感觉障碍水平比实际病灶部位偏低,双下肢瘫痪,大小便障碍,下肢腱反射异常,由于肋间肌麻痹,病者呈腹式呼吸,言语费力。

5.中胸髓($T_5\sim T_8$)

除感觉障碍水平比上胸髓低外,其余临床症状和体征与上胸髓病损大致相同。

6.下胸髓($T_9\sim T_{12}$)

临床表现与上胸髓损伤大致相同,但感觉障碍水平较低。当病变在T_8以下、T_{11}以上时,由于腹直肌上半部肌力正常而下半部无力,故检查时出现比弗氏征阳性(患者仰卧时用力抬起头部,检查者用手压住患者头部,则可见脐孔向上移动)。上腹部腹壁反射正常,而中、下腹壁反射消失。

7.腰髓($L_1\sim S_2$)

当腰1损伤时,下肢呈痉挛性瘫痪,平面以下感觉完全丧失,二便失控;L_2以下损伤则呈弛缓性瘫痪。当$L_{2\sim3}$损伤时,引起髋部屈曲、内收和伸小腿运动麻痹。膝反射消失;$L_{4\sim5}$损伤时则屈髋、大腿内收及伸膝均有力,患者可以站立,但走路呈摇摆步态,下肢后部、小腿前部和鞍区感觉消失。当病变位于$L_5\sim S_2$水平时,踝反射减低或消失,而膝反射可以正常,腰髓损伤不影响腹壁反射。

8.脊髓圆锥(S_3至尾节)

病损时肛门和生殖器周围皮肤感觉减退或丧失,呈鞍状分布,臀肌可以萎缩,大小便功能障碍,阳痿,肛门反射及海绵体反射消失,但下肢运动可无明显障碍。

9.马尾神经损伤

双下肢可呈不完全性弛缓性瘫痪,下肢感觉和运动障碍多不对称。若马尾神经完全撕裂,则损伤平面以下感觉、运动和反射完全消失,膀胱不能自主排尿,可呈无张力性膀胱。

(三)辅助检查

1.X线照片

X线照片可见椎体移位、椎管变小、骨折征象,椎间隙变窄等。

2.肌电图检查

肌电图可见肌纤维震颤电位、丛形电位等。

3.脊髓CT断层摄影

脊髓CT断层摄影对本病诊断有重要意义。

四、针灸治疗

(一)治则

早期宜活血祛瘀,疏通经络;后期宜补益脾肾。以督脉、夹脊穴及手足三阳经为主。早期多用泻法,刺络法或刺络拔罐法,后期宜用灸法或温针灸。

(二)主穴

损伤脊髓邻近夹脊穴及相应督脉经穴。配穴:上肢瘫痪,配风池、天柱、大椎、肩髃、臂臑、曲池、合谷、手三里;下肢瘫痪,配环跳、髀关、伏兔、风市、阳陵泉、绝骨、足三里、丘墟、解溪;大小便失控,配八髎、关元、气海、中极、三阴交。

(三)方义

外伤性截瘫属督脉损伤,督脉为阳脉之海,故督脉受损常致肢体瘫痪,治疗当以督脉及与督脉相邻近的夹脊穴为主,以疏通督脉经气,若病损在上肢者取手三阳经穴位为主,病损致下肢瘫痪者取足三阳经为主,若阳损及阴,出现下焦气化功能失调,以致二便失司,则配用任脉及下腰部穴位,以调和下焦阴阳,疏通二便,升清降浊。

五、基本推拿治疗

(一)治则

活血通络,濡养经筋。

(二)主要手法

一指禅推法、滚法、按法、擦法、拿法、揉法、搓法。

(三)常用穴位及部位

颈背部,多取颈夹脊穴、胸腰部夹脊穴、大椎、肺俞、肝俞、脾俞、肾俞以及膀胱经第1侧线;上肢部,多取肩髃、肩髎、曲池、尺泽、手三里、外关、合谷、肩关节、肘关节、腕关节、指关节等;下肢部,多取环跳、秩边、足三里、阳陵泉、委中、承山、解溪、髋关节、膝关节、踝关节以及下肢足阳明经循行部。

(四)操作

(1)颈背部:患者取俯卧位,先在颈背部脊柱两侧夹脊穴施以一指禅推法,自上而下操作5~10分钟;然后改用点按法操作,来回2~3遍,同时配合点按大椎、肺俞、脾俞、肝俞、肾俞;接着自颈向下至腰骶部,在脊柱两侧,用滚法来回操作2~3遍;最后用擦法循颈背足太阳膀胱经第1侧线及夹脊穴操作,以透热为度。

(2)上肢部:患者取坐位,瘫痪严重者取仰卧位,用滚法先施于肩关节周围组织;然后自上而下在上肢的内侧及外侧进行治疗,同时配合肩、肘、腕及指间关节的被动活动;接着点按肩髃、肩髎、曲池、曲泽、手三里、外关、合谷3~5分钟;最后用拿法或搓法自肩部施术至腕部,往返2~3遍。

(3)下肢部:患者先取俯卧位,用滚法自臀部沿大腿后侧至小腿部,来回2~3遍,接着点按环跳、秩边、殷门、委中、承筋、承山、昆仑3~5分钟,以酸胀为度;患者再取仰卧位,用滚法自双下肢髂前上棘向下沿大腿前缘至踝部操作2~3遍,同时配合髋、膝、踝关节的被动伸屈活动,并点按伏兔、足三里、阳陵泉、解溪3~5分钟,最后用搓法从大腿至小腿部,来回2~3遍,结束治疗。

(五)随症加减

有小便失禁时,应加点按关元、气海、中极、肾俞、膀胱俞、三阴交。有大便障碍者,加点按天枢、气海、足三里、支沟等穴。

六、其他疗法

(一)艾灸

取脊髓损伤平面的督脉经穴及夹脊穴为主,直接灸或隔姜灸,每次4~6穴,每穴3~5壮。

(二)穴位注射

按上述取穴方法选穴,以丹参注射液、当归注射液、血栓通注射液或肌内注射液,每次选2穴,每穴注射2 mL,每天或隔天1次,交替使用。

(伏沐滨)

第五节 胸椎小关节错缝

胸椎小关节错缝是指胸椎小关节的解剖位置改变,以至胸部脊柱机能失常所引起的一系列临床表现,属于脊柱小关节机能紊乱的范畴。本节主要讨论胸椎小关节滑膜嵌顿和因部分韧带、关节囊紧张引起反射性肌肉痉挛,致使关节面交锁在不正常或扭转的位置上而引起的一系列病变。多发生在胸椎第3~7节段,女性发生率多于男性。以青壮年较常见,老人则很少发生。

一、病因病理

脊柱关节为三点承重负荷关节,即椎体及椎体两侧的上、下关节突组成的小关节,构成三点承重,小关节为关节囊关节。具有稳定脊椎,引导脊椎运动方向的功能。胸椎间关节面呈额状位,故胸部脊柱只能做侧屈运动而不能伸屈,一般不易发生小关节序列紊乱。但是,当突然的外力牵拉、扭转,使小关节不能承受所分担的拉应力和压应力时,则可引起胸椎小关节急性错缝病变。

因姿势不良或突然改变体位引起胸背部肌肉损伤或胸椎小关节错位,使关节滑膜嵌顿其间,从而破坏了脊柱力学平衡和运动的协调性,引起活动障碍和疼痛。同时,损伤及炎性反应可刺激感觉神经末梢而加剧疼痛,并反射性地引起肌肉痉挛,也可引起关节解剖位置的改变,发生交锁。日久可导致小关节粘连而影响其功能。典型胸椎小关节错缝在发病时可闻及胸椎后关节突然错缝时的"咯嗒"声响,错缝局部疼痛明显。

本病属中医"骨错缝"范畴。常因姿势不当,或不慎闪挫,以致骨缝错开,局部气血瘀滞,经脉受阻,发为肿痛。

二、诊断

(一)症状

(1)一般有牵拉、过度扭转外伤史。

(2)局部疼痛剧烈,甚则牵掣肩背作痛,俯仰转侧困难,常固定于某一体位,不能随意转动,疼痛随脊柱运动增强而加重,且感胸闷不舒、呼吸不畅、入夜翻身困难,重者可有心烦不安、食欲减退。

(3)部分患者可出现脊柱水平面有关脏腑反射性疼痛,如胆囊、胃区等疼痛。

(二)体征

1.棘突偏歪

脊柱病变节段可触及偏歪的棘突。表现为一侧偏突,而对侧空虚感。

2.压痛

脊柱病变节段小关节处有明显压痛,多数为一侧,少数为两侧。

3.肌痉挛

根据病变节段的不同,菱形肌、斜方肌可呈条索状痉挛,亦有明显压痛。

4.功能障碍

多数无明显障碍,少数可因疼痛导致前屈或转侧时活动幅度减小,牵拉疼痛。

(三)辅助检查

胸椎小关节错缝属解剖位置上的细微变化,故而X线摄片常不易显示。严重者可见脊柱侧弯、棘突偏歪等改变。

三、治疗

(一)治疗原则

舒筋通络,理筋整复。

(二)手法

滚法、按法、揉法、弹拨法、擦法、拔伸牵引、扳法等。

(三)取穴与部位

局部压痛点、胸段华佗夹脊穴及膀胱经等部位。

(四)操作

(1)患者取俯卧位,术者立于其一侧,以滚法、按法、揉法在胸背部交替操作,时间5~8分钟。

(2)继上势,沿脊柱两侧竖脊肌用按揉法、弹拨法操作,以松解肌痉挛,时间3~5分钟。暴露背部皮肤,涂上介质,沿两侧膀胱经行侧擦法,以透热为度。

(3)俯卧扳压法。患者俯卧,术者站立在患侧,一手向上拨动一侧肩部,另一手掌抵压患处棘突,两手同时相对用力扳压。操作时可闻及弹响。

(4)患者取坐位,术者立于其身后,采用胸椎对抗复位扳法,或采用抱颈提升法操作,以整复关节错缝。

四、注意事项

(1)整复关节错缝手法宜轻、快、稳、准,勿以关节有无声响为标准。当一种复位法未能整复时可改用其他复位法。

(2)治疗期间应卧硬板床。

(3)适当休息,避免劳累,慎防风寒侵袭。

(伏沐滨)

第六节　腰椎间盘突出症

腰椎间盘突出症又称腰椎间盘纤维环破裂髓核突出症。它是腰椎间盘退行性变之后,在外力的作用下,纤维环破裂髓核突出刺激或压迫神经根造成腰痛,并伴有坐骨神经放射性疼痛等症状为特征的一种病变。腰椎间盘突出症是临床常见的腰腿痛疾病之一,好发于20~45岁的青壮年,男性比女性多见,其好发部位多见于$L_{4~5}$和L_5~S_1之间。

根据本病的疼痛性质应属于中医痛痹范畴,根据本病的疼痛部位应归属于督脉、足太阳经及经筋和足少阳经及经筋的病变。

一、诊断要点

(1)有急、慢性腰部疼痛史。

(2)下腰部疼痛,疼痛沿着坐骨神经向下肢放射,当行走、站立、咳嗽、打喷嚏、用力大便、负重或劳累时疼痛加重,屈髋、屈膝卧床休息后疼痛缓解。

(3)坐骨神经痛常为单侧,也有双侧者,常交替出现,疼痛沿患肢大腿后面向下放射至小腿外侧、足跟部或足背外侧。

(4)检查:①腰部僵硬,脊柱侧弯,腰椎前凸减小或消失。②压痛点:腰椎间隙旁有深度压痛,并引起或加剧下肢放射痛(即腰椎间盘突出的部位);环跳、委中、承山、昆仑等部位压痛。③皮肤感觉异常:小腿外侧及足背部感觉减退或麻木表明第5神经根受压;外踝后侧、足底外侧和小趾皮肤感觉减退或麻木,表明S_1神经根受压。④直腿抬高试验阳性、屈颈试验阳性、颈静脉压迫试验阳性、踇趾背屈力减弱(L_5神经根受压)或踇趾跖屈试验性(S_1神经根受压)、腱反射减弱或消失(膝腱反射减弱或消失表示L_4神经根受压,跟腱反射或消失表示骶神经根受压)。⑤X线摄片检查:X线平片可见脊柱侧弯或生理前屈消失,椎间隙前后等宽,或前宽后窄,或椎间隙左右不等宽等。⑥CT、MRI检查:可见腰椎间盘突的部位、大小及与椎管的关系。

二、病因病机

椎间盘是一种富有弹性的软骨组织,位于两个椎体之间。每个椎间盘有髓核、纤维环和软骨板组成。

椎间盘的主要功能是承担与传达压力;吸收脊髓的震荡;维持脊柱的稳定性和弹性。其中髓核是椎间盘的功能基础,纤维环和软骨板均有保护髓核的作用,而软骨板的膜具有渗透作用,可与椎体进行水分交换,以维持随和正常的含水量,保持髓核的半液体状态。

腰椎间盘容易突出有其生理和解剖的原因,后纵韧带具有保护椎间盘的作用,但下达腰部时逐渐变窄,而腰段椎管比颈段胸段粗大,所以腰部椎间盘的纤维环缺乏有力的保护;椎间盘中的髓核位置偏后外侧,而且纤维环前厚后薄,后面缺乏有力的保护;脊柱腰段是承受压力最大的部位,又是活动量最大的部分,所以椎间盘受到牵拉、挤压的力量较大,而保护的力量较小,所以容易突出。

(一)椎间盘退化变性是产生本病的病理基础

随着年龄的增长,以及不断的遭受挤压、牵拉和扭转等外力作用,使椎间盘发生退化变性,髓核含水量逐渐减少而失去弹性,继而使椎间隙变窄、周围韧带松弛或产生纤维环裂隙,形成腰椎间盘突出症的内因。在外力的作用下,髓核可向裂隙出移动或自裂隙处向外突出,刺激或压迫邻近的软组织(脊神经)而引起症状。中医认为"五八肾气衰",或由于劳伤过度,肝肾亏损,筋骨失养,不在隆盛,易被外力所伤,易受外邪侵袭而发病。

(二)外力是引起本病的主要原因

腰在负重的情况下突然旋转,或向前外方的弯腰用力,使腰椎前屈,腹部压力增大,合力向后,推动髓核后移,靠近纤维环后缘。此时,如果向后的合力超过了脊柱后方韧带、肌肉的抵抗力,髓核可突破纤维环的薄弱处而凸出。此种情况多见于从事体力劳动的年轻人。中医认为扭挫闪伤筋脉,血溢脉外,瘀血闭阻,压迫阻滞经络气血的运行,不通而痛,发为本病。

(三)腰背肌劳损是引起本病的辅助条件

脊椎的后方主要有后纵韧带、棘上韧带和棘间韧带以及骶棘肌的保护,限制脊柱过度前屈,防止椎间盘后移。长期持续的弯腰工作,容易造成脊柱后侧肌肉韧带劳损和静力拉伤,使肌肉、韧带乏力,保护作用下降。再加上弯腰时髓核后移,长期挤压纤维环后壁而出现裂隙。在某种不大力的作用下,也可导致髓核从纤维环的裂隙处凸出。这种情况多见于40岁后的非体力劳动者,中医认为"五八肾气衰",腰府失养,易受外力所伤,或劳累过度,耗伤气血,腠理空疏,易受外邪而发病。

(四)受寒是本病的主要诱因

寒冷刺激导致局部血液循环变慢,容易引起肌肉的不协调收缩,使椎间盘压力增大,为本整的发生提供了条件。中医认为感受风寒湿邪,痹阻经脉,气血不通而发病,如《素问·举痛论》曰:"寒气入经而稽迟泣而不行,……客于脉中则气不通,故卒然而痛"。

三、辨证与治疗

(一)辨经络治疗

1.主症

疼痛沿足太阳经放射或足少阳经放射。

2.治则

疏通经络,行气止痛。

3.处方

(1)足太阳经证:$L_{2\sim5}$夹脊穴、阿是穴、秩边、环跳、殷门、阳陵泉、委中、承山、昆仑。

(2)足少阳经证:$L_{2\sim5}$夹脊穴、阿是穴、环跳、风市、阳陵泉、悬钟、丘墟。

操作法:针刺夹脊穴时,针尖略向脊柱斜刺,深度在40 mm左右,捻转手法,有针感向下肢传导效果较好。针秩边、环跳进针60 mm左右,行提插捻转手法,得气时,有针感沿足太阳经或足少阳经传导为佳。其余诸穴均直刺捻转平补平泻手法或泻法。

4.方义

本方是根据疼痛的部位辨经论治,循经取穴,旨在疏通经气,达到通则不痛的目的。夹脊穴邻近病变部位,阿是穴是病变的部位,二穴是治疗本病的主穴。秩边、环跳是治疗腰腿痛的主要穴位,《针灸甲乙经》"腰痛骶寒,俯仰急难……秩边主之"。环跳是足少阳、太阳二脉之会,更是治疗腰腿疼痛、麻木、瘫痪的主要穴位,正如《肘后歌》云:"腰腿疼痛十年春,应针环跳便惺惺"。阳陵泉也是治疗本病不可缺少的穴位,因为本穴属足少阳经,为筋之会穴,主治腰腿痛,如《针灸甲乙经》说"髀痹引膝,股外廉痛,不仁,筋急,阳陵泉主之。"且阳陵泉处又有坐骨神经的重要分支腓总神经,本病在此处多有压痛,故阳陵泉是治疗本病的重要穴。其余诸穴均属于循经取穴,疏导经气,通经止痛。

(二)病因辨证治疗

1. 瘀血阻滞

(1)主症:多有腰部外伤史,或腰腿痛经久不愈,疼痛如针刺、刀割,连及腰髋和下肢,难以俯仰,转侧不利,入夜疼痛加剧。舌质紫黯或有瘀点,脉涩。

(2)治则:活血化瘀,通络止痛。

(3)处方:腰椎阿是穴、环跳、阳陵泉、膈俞、委中。

(4)操作法:针阿是穴时,先在其正中刺1针,针尖略斜向脊柱,得气后行捻转泻法,然后在其上下各刺1针,针尖朝向第1针,得气后两针同时捻转,使针感向下肢传导。膈俞用刺络拔火罐法,委中用三棱针点刺出血,所出之血,由黯红变鲜红为止。环跳、阳陵泉直刺捻转泻法。阿是穴与阳陵泉连接电疗机,选择疏密波,强度以患者能忍受为度,持续30分钟。

(5)方义:阿是穴位于病变部位,属于局部取穴。膈俞是血之会穴,委中又称"穴郄",对于瘀血阻滞者有活血祛瘀,通络止痛的作用,正如《素问·刺腰痛论》:"解脉会令人腰痛如引带,常如折腰状,善恐。刺解脉在郄中结络如黍米,刺之血射,以黑见赤血而已。"

2. 寒湿痹阻

(1)主症:腰腿疼痛剧烈,屈伸不利,喜暖畏寒,遇阴雨寒冷天气疼痛加重,腰腿沉重、麻木、僵硬。舌苔白腻,脉沉迟。

(2)治则:温经散寒,祛湿通络。

(3)处方:腰部阿是穴 肾俞 环跳 次髎 阳陵泉 阴陵泉 跗阳

(4)操作法:阿是穴的刺法同上,加用灸法或温针灸法。肾俞直刺平补平泻手法,加用灸法。其他诸穴均用捻转泻法。

(5)方义:本证是由于寒湿邪气痹阻经脉所致,治当温经散寒,阿是穴的部位是病变的部位,也是寒湿凝结的部位,故温针灸阿是穴除寒湿之凝结。灸肾俞温肾阳祛寒湿。次髎通经利湿,并治腰腿疼,《针灸甲乙经》曰"腰痛怏怏不可以俯仰,腰以下至足不仁,入脊腰背寒,次髎主之。"阴陵泉除湿利尿,疏通腰腿部经脉,足太阴经筋结于髀,著于脊,多用于治疗湿性腰腿痛的治疗,《针灸甲乙经》"肾腰痛不可俯仰,阴陵泉主之"。跗阳位于昆仑直上3寸,主治腰腿疼痛,《针灸甲乙经》跗阳主"腰痛不能久立,坐不能起,痹枢骨衍痛",本病在跗阳穴处常有压痛、硬结或条索,针灸此穴对缓解腰腿痛有较好的效果。用此穴治疗腰腿痛在《黄帝内经》中即有记载,称之为"肉里脉",《素问·刺腰痛论》"肉里之脉令人腰痛,不可以咳,咳则筋缩急。刺肉里之脉,为二痏,在太阳之外少阳绝骨之后。"

3. 肝肾亏损

(1)主症:腰腿疼痛,酸重乏力,缠绵日久,时轻时重,劳累后加重,卧床休息后减轻。偏阳虚者手足不温,腰腿发凉,或有阳痿早泄,妇女有带下清稀,舌质淡,脉沉迟;偏阴虚者面色潮红,心烦失眠,下肢灼热,或有遗精,妇女可有带下色黄,舌红少苔,脉弦细。

(2)治则：补益肝肾，柔筋止痛。

(3)处方：腰部阿是穴、肾俞、肝俞、关元俞、环跳、阳陵泉、悬钟、飞扬、太溪。

(4)操作法：阿是穴针刺平补平泻法，并用灸法；肾俞、关元俞针刺补法并用灸法；环跳平补平泻法；其余诸穴均用捻转补法。偏阴虚者不用灸法。

(5)方义：腰为肾之府，肾精亏损，腰府失养而作痛；肝藏血而主筋，肝血不足，筋失血养而作痛。治取肾俞、肝俞、关元俞补益肝肾濡养筋骨而止痛。太溪配飞扬属于原络配穴，旨在补益肾精调理太阳、少阳经脉以止痛。在飞扬穴处又有小络脉分出，名曰飞扬脉，主治腰痛，《素问·刺腰痛论》"飞扬之脉，令人腰痛，痛上怫怫然，甚则悲以恐，刺飞阳之脉，……少阴之前与阴维之会。"所以说飞扬是治疗肾虚以及肝虚引起腰痛的重要穴位。环跳是足少阳、太阳经的交会穴，位于下肢的枢纽，悬钟乃髓之会穴，阳陵泉乃筋之会穴，三穴同经配合，协同相助，补益精髓濡养筋骨以止痛。

（伏沐滨）

第七节　慢性腰肌劳损

慢性腰肌劳损是指腰部肌肉、筋膜、韧带等组织的慢性疲劳性损伤，又称慢性腰部劳损、腰背肌筋膜炎等。本病好发于体力劳动者和长期静坐缺乏运动的文职人员。

一、病因病理

引起慢性腰肌劳损的主要原因是长期从事腰部负重、弯腰工作，或长期维持某一姿势操作等，引起腰背肌肉筋膜劳损。或腰部肌肉急性扭伤之后，没有得到及时有效的治疗，或治疗不彻底，或反复损伤，迁延而成为慢性腰痛。或腰椎有先天性畸形和解剖结构缺陷，如腰椎骶化、先天性隐性裂、腰椎滑移等，引起腰脊柱平衡失调，腰肌功能下降，造成腰部肌肉筋膜的劳损。其病理表现为肌筋膜渗出性炎症、水肿、粘连、纤维变性等改变，刺激脊神经后支而产生持续性腰痛。

中医认为，平素体虚，肾气亏虚，劳累过度，或外感风、寒、湿邪，凝滞肌肉筋脉，以致气血不和，肌肉筋膜拘挛，经络阻滞而致慢性腰痛。

二、诊断

(一)症状

(1)有长期腰背部酸痛或胀痛史，时轻时重，反复发作。

(2)天气变化，劳累后腰痛加重，经休息后，或适当活动、改变体位后可减轻。

(3)腰部怕冷喜暖，常喜欢用双手捶腰或做叉腰后伸动作，以减轻疼痛。

(4)少数患者有臀部及大腿后外侧酸胀痛，一般不过膝。

(二)体征

(1)脊柱外观正常，腰部活动一般无明显影响。急性发作时可有腰部活动受限、脊柱侧弯等改变。

(2)腰背肌轻度紧张,压痛广泛,常在一侧或两侧骶棘肌、髂嵴后部、骶骨背面及横突处有压痛。

(3)神经系统检查多无异常。直腿抬高试验多接近正常。

(三)辅助检查

X线检查一般无明显异常。部分患者可见脊柱生理弧度改变、腰椎滑移、骨质增生等;有先天畸形或解剖结构缺陷者,可见第5腰椎骶化、第1骶椎腰化、隐性脊柱裂等。

三、治疗

(一)治疗原则

舒筋通络,活血止痛。

(二)手法

滚法、推法、按法、揉法、点法、弹拨法、擦法等。

(三)取穴与部位

肾俞、命门、大肠俞、关元俞、秩边、环跳、委中、阿是穴,腰背部和腰骶部。

(四)操作

(1)患者取俯卧位,术者用滚法或双手掌推、按、揉腰脊柱两侧的竖脊肌。时间约5分钟。

(2)继上势,用拇指点按或按揉、弹拨竖脊肌数遍。再用拇指端重点推、按、拨揉压痛点。时间约5分钟。

(3)继上势,用双手指指端或指腹按、揉、振肾俞、命门、大肠俞、关元俞、秩边、环跳、委中等穴,每穴各半分钟。

(4)继上势,沿督脉腰段及两侧膀胱经用直擦法,横擦腰骶部,以透热为度。

四、注意事项

(1)保持良好的姿势,注意纠正习惯性不良姿势,维持腰椎正常的生理弧度。

(2)注意腰部保暖,防止风寒湿邪侵袭。

(3)注意劳逸结合,对平素体虚,肾气亏虚者配合补益肝肾的中药治疗。

五、功能锻炼

(一)腰部前屈后伸运动

两足分开与肩同宽站立,两手叉腰,做腰部前屈、后伸各8次。

(二)腰部回旋运动

姿势同前。做腰部顺时针、逆时针方向旋转各8次。

(三)"拱桥式"运动

仰卧床上,双腿屈曲,以双足、双肘和后头部为支点(五点支撑)用力将臀部抬高,呈"拱桥状"8次。

(四)"飞燕式"运动

俯卧床上,双臂放于身体两侧,双腿伸直,然后将头、上肢和下肢用力向上抬起,呈"飞燕式"8次。

六、疗效评定

(一)治愈
腰痛症状消失,腰部活动自如。

(二)好转
腰痛减轻,腰部活动功能基本恢复。

(三)未愈
症状未改善。

(伏沭滨)

第十三章 髋部骨与肌肉损伤

第一节 梨状肌综合征

梨状肌综合征是指由于间接外力，如闪扭、下蹲、跨越等，使梨状肌受到牵拉损伤，引起局部充血、水肿、肌痉挛，进而刺激或压迫坐骨神经，产生局部疼痛、活动受限和下肢放射性痛、麻等一系列症状的综合征。本病又称梨状肌损伤、梨状肌孔狭窄综合征。

一、病因病理

(一)损伤
本病多由于髋臀部闪、扭、下蹲、跨越等间接外力所致，尤其在下肢外展、外旋位突然用力；或外展、外旋蹲位突然起立；或在负重情况下，髋关节突然内收、内旋，使梨状肌受到过度牵拉而损伤。其病理表现为梨状肌撕裂、出血、渗出，肌肉呈保护性痉挛。日久，出现局部粘连，若损伤经久不愈，刺激坐骨神经出现下肢放射性疼痛、麻木。

(二)变异
梨状肌与坐骨神经关系密切。正常情况下，坐骨神经经梨状肌下孔穿过骨盆到臀部，约占62%；而梨状肌变异或坐骨神经高位分支的，约占38%。这种变异表现为一是坐骨神经高位分支为腓总神经和胫神经，腓总神经从梨状肌肌腹中穿出，而胫神经从梨状肌下孔穿出的，约占35%；二是坐骨神经从梨状肌肌腹中穿出，或从梨状肌上孔穿出，约占3%。

由于上述变异，当臀部受风寒湿邪侵袭，可导致梨状肌痉挛、增粗，局部充血、水肿，引起无菌性炎症，使局部张力增高，刺激或压迫穿越其肌腹的坐骨神经和血管而出现一系列临床症状。

本病属中医伤科足少阳经筋病。骶尻部为足少阳经筋所络，凡闪扭、蹲起、跨越等损伤，或受风寒湿邪侵袭，以致气血瘀滞，经气不通，循足少阳经筋而筋络挛急疼痛；若累及足太阳经筋则出现循足太阳经筋的腿痛。

二、诊断

(一)症状
(1)有髋部闪扭或蹲位负重起立损伤史，或臀部受凉史。

(2)患侧臀部深层疼痛,呈牵拉样、刀割样或蹦跳样疼痛,且有紧缩感,可沿坐骨神经分布区域出现下肢放射痛。偶有小腿外侧麻木,会阴部下坠不适。

(3)患侧下肢不能伸直,自觉下肢短缩,步履跛行,或呈鸭步移行。髋关节外展、外旋活动受限。

(4)咳嗽、解便、喷嚏时疼痛加剧。

(二)体征

(1)压痛。沿梨状肌体表投影区深层有明显压痛,有时沿坐骨神经分布区域出现放射性痛、麻。

(2)肌痉挛。在梨状肌体表投影处可触及条索样或弥漫性的肌束隆起,日久可出现臀部肌肉松弛、无力,重者可出现萎缩。

(3)患侧下肢直腿抬高在60°以前疼痛明显,超过60°时疼痛却反而减轻。

(4)梨状肌紧张试验阳性。

(三)辅助检查

X线摄片检查可排除髋关节骨性病变。

三、治疗

(一)治疗原则

舒筋活血,通络止痛。

(二)手法

滚法、按揉法、弹拨法、点按法、推法、擦法及运动关节类手法等。

(三)取穴与部位

环跳、承扶、秩边、风市、阳陵泉、委中、承山及梨状肌体表投影区及下肢前外侧等。

(四)操作

(1)患者俯卧位。术者站于患侧,先用柔和而深沉的滚法沿梨状肌体表投影反复施术3~5分钟;然后用掌按揉法于患处操作2~3分钟;再在患侧大腿后侧、小腿前外侧施滚法和拿揉法2~3分钟,使臀部及大腿后外侧肌肉充分放松。

(2)继上势,术者用拇指弹拨法于梨状肌肌腹呈垂直方向弹拨治疗,并点按环跳、承扶、阳陵泉、委中、承山等穴。以酸胀为度,达通络止痛之目的。时间5~8分钟。

(3)继上势,术者施掌推法或深按压法,顺肌纤维方向反复推压5~8次,力达深层;再以肘尖深按梨状肌1~2分钟,以达理筋整复之目的。

(4)术者一手扶按髋臀部,一手托扶患侧下肢,做患髋后伸、外展及外旋等被动运动,反复数次,以滑利关节,松解粘连,最后在其梨状肌体表投影区沿肌纤维方向施擦法,以透热为度。时间2~3分钟。

四、注意事项

(1)梨状肌位置较深,治疗时不可因位置深而施用暴力,以免造成新的损伤。

(2)急性损伤期手法宜轻柔,恢复期手法可稍重,并配合弹拨法,一般能获得较好效果。

(3)注意局部保暖,避免风寒刺激。

五、功能锻炼

急性损伤期应卧床休息1~2周,以利损伤组织的修复。

六、疗效评定

(一)治愈
臀腿痛消失,梨状肌无压痛,功能恢复正常。

(二)好转
臀腿痛缓解,梨状肌压痛减轻,但长时间行走仍痛。

(三)未愈
症状、体征无改善。

(伏沐滨)

第二节 髋关节后脱位

一、病因病理与分类

(一)病因病理

多由间接暴力所致,当髋关节屈曲 90°位,过度的内收并内旋股骨干,股骨颈前缘紧贴髋臼前缘而形成以此为支点的杠杆,当股骨干继续内旋并内收时,关节囊的后部及下部极为紧张,股骨头位于较薄弱的关节囊后下方,如有强大暴力撞击膝前方,即可使股骨头受杠杆作用,穿破关节囊而离开髋臼造成后脱位。另外当髋、膝关节处于屈曲位时,外力由前向后作用于膝部,经股骨干传递到股骨头,在造成髋臼或股骨头骨折后发生脱位;或由前向后的外力作用于骨盆,亦可造成后脱位。髋关节屈曲度数越大,越容易引起单纯性后脱位。例如:驾驶员膝关节受到撞击时,Funsten 等称之为"撞击脱位",如髋关节处于轻度外展位,则易合并髋臼后上缘骨折或股骨头骨折。少数后脱位的患者,向后上移位的股骨头可挤压坐骨神经引起损伤。

脱位后股骨头向后冲击突破关节囊时,造成关节囊后下部广泛损伤,圆韧带断裂,股骨头血运遭到破坏,但前侧的髂股韧带仍保持完整,使患肢产生屈曲、内收、内旋畸形。偶尔髂股韧带同时断裂,则患肢呈短缩内旋畸形,此时易误诊为股骨或转子间骨折。据统计,髋关节后脱位并发髋臼后缘骨折者约占 32.5%,合并股骨头骨折者为 7%~21%。

对关节囊广泛破裂的髋关节后脱位,整复较为容易。若关节囊裂口小,则易将股骨颈卡住,使复位困难。有时股骨头冲出髋臼后缘后方,穿入梨状肌和孖上肌之间,被梨状肌缠绕,而影响复位。另外,髋臼后缘和股骨头骨折片,髋臼内圆韧带阻塞,均可妨碍股骨头复位。

(二)分型

为了更好地估计预后,正确的选择治疗方法,对髋关节后脱位进行以下分类。

1.根据股骨头脱位后的部位分类

(1)髂骨型:脱位后,股骨头脱向髋臼后上方者为髂骨型,比较多见。

(2)坐骨型:脱位后,股骨头脱向髋臼后下方者为坐骨型,较少见。

2.依据髋关节后脱位合并关节面骨折的程度分为 5 型

Ⅰ型:脱位伴有或不伴有微小的骨折。

Ⅱ型:脱位伴有髋臼后缘的孤立大块骨折。

Ⅲ型:脱位伴有髋臼后缘的粉碎性骨折,有或无大的骨折块。

Ⅳ型:脱位伴有髋臼底部的骨折。

Ⅴ型:脱位伴有股骨头的骨折。

3.Pipkin(1975)将髋关节后脱位合并股骨头骨折,又分 4 个亚型

Ⅰ型:髋关节后脱位伴股骨头中央凹尾端的骨折。

Ⅱ型:髋关节后脱位伴股骨头中央凹头端的骨折。

Ⅲ型:Ⅰ型或Ⅱ型后脱位伴股骨颈骨折。

Ⅳ型:Ⅰ、Ⅱ或Ⅲ型后脱位伴髋臼骨折。

二、临床表现与诊断

有明确的外伤史,伤后髋部疼痛,明显肿胀,髋关节功能完全丧失,呈现屈曲、内收、内旋及下肢短缩的典型畸形并弹性固定,伤膝屈曲并靠在健侧大腿中下 1/3 处,呈"黏膝症"阳性。大转子向后上移位,患侧臀部隆起可触及股骨头,被动活动髋关节时疼痛加重,并引起保护性肌肉痉挛(图 13-1)。

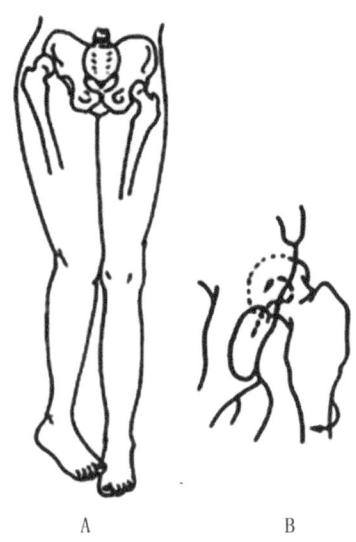

图 13-1 髋关节后脱位时肢体及股骨头位置
A.肢体畸形;B.股骨头所处位置

X 线片上可见股骨头脱出髋臼之外,与髋臼上部重叠。股骨内收,明显内旋,大转子突出,小转子消失,内旋越明显,股骨颈越短。髋关节前后位 X 线片示 Shenton 线中断。髋臼后缘骨折,骨折片常被脱位的股骨头推向上方,顶在股骨头之上。股骨头骨折多发生在股骨头内侧一半,骨块呈刀切状,股骨头脱出髋臼外,骨块留在髋臼内。合并髋臼骨折、股骨头骨折及股骨颈骨折时,宜加照髋关节旋前位片。Urist 主张拍后斜位 X 线片,即髋关节旋后 60°,可显示髋臼后缘。复位前必须仔细观察 X 线片上的 3 个解剖部位:①股骨头骨折。②髋臼骨折的位置及骨折块的大

小。③无移位的股骨颈骨折,闭合复位时可能发生移位。近年来,计算机断层(CT)诊断逐渐用于髋部损伤,使诊断水平得到提高。

三、治疗

新鲜髋关节后脱位,应尽早复位,一般不应超过 24 小时。若患者一般情况差,应积极改善,待休克纠正后,再行整复。根据 Thompson 及 Epstein 分类法,对不同类型的脱位应采取合适的治疗方法。单纯髋关节后脱位(Ⅰ型)应在全身麻醉或腰麻下手法整复。合并骨折(Ⅱ~Ⅴ型)或有其他合并症时,则应早期手术切开复位和内固定。将主要的骨折块行内固定后,可恢复关节的平滑和稳定性,同时还可清除关节内的碎小骨片,以利关节功能的恢复。

(一)非手术治疗

1.屈髋拔伸法(Alis 法)

患者仰卧于木板床或铺于地面的木板上,助手用两手按压双侧髂骨固定骨盆,术者面向患者,弯腰站立,骑跨于患肢上,用双前臂、肘窝扣在患肢腘窝部,使其屈髋、屈膝各 90°。顺势拔伸,若内旋、内收较紧,可先在内旋、内收顺势拔伸,然后垂直向上拔伸牵引,解脱缠绕在股骨颈上的关节囊和肌肉,使股骨头接近关节囊裂口,促使股骨头滑入髋臼,当感到股骨头纳入髋臼的弹响时,再将患肢伸直,即可复位(图 13-2)。

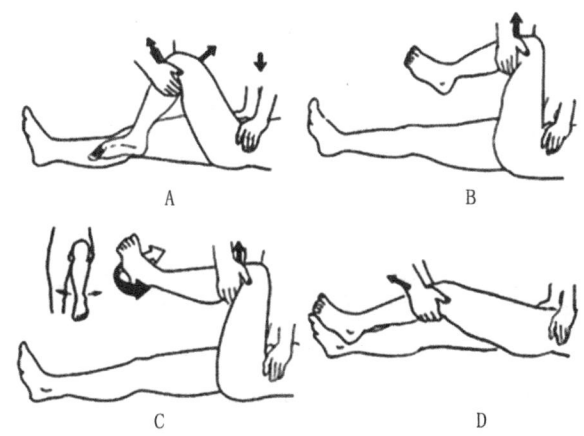

图 13-2 髋关节后脱位复位法(Alis 法)
A.稳定髂骨,向上向前牵大腿;B.向上牵大腿;C.结合踝部内、外旋使股骨头复位;D.牵引下伸髋平置

2.俯卧下垂法(Stimson 法)

此法适用于肌肉软弱或松弛的患者,患者俯卧于床缘或检查台末端,双下肢完全置于床外,患肢屈髋屈膝 90°,助手固定骨盆或健侧下肢,保持在伸直水平位,患肢下垂,术者一手握踝关节上方,屈膝 90°,利用患肢的自身重量向下牵引,另一手加压于腘窝,增加牵引力,同时内旋股骨,便其复位。当股骨头纳入髋臼时,后耸股骨头立即复原,并伴有关节弹响。本法创伤最小,年老体弱病例可以采用此法整复。或取同样体位,只是固定骨盆的助手改为挟持患踝及按压小腿,术者用力按压股骨头向下向内而复位。术者亦可用膝部跪压于患者腘窝,用力向下使之复位,但此法力量较大,使用时要注意(图 13-3)。

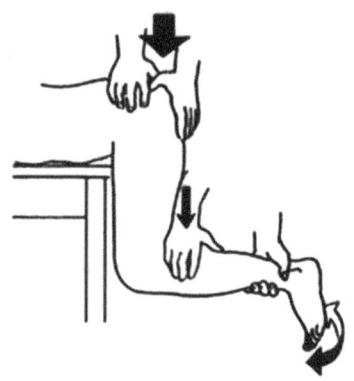

图 13-3 髋关节后脱位复位法（Stimson 法）

3.回旋法（Bigelow 法）

患者仰卧位，助手按住两侧髂前上棘固定骨盆，术者立于患侧，一手握住患肢踝部，另侧前臂置于患肢腘窝部，沿大腿纵轴方向牵引，同时屈髋屈膝并内收、内旋髋关节，使膝部贴近对侧腹壁。此时由于"Y"形韧带松弛，股骨头贴近髋臼前下缘。在继续牵引下，然后将患肢外展、外旋、伸直，股骨头可进入髋臼。因为此法的屈曲、外展、外旋、伸直是一连续动作，形状恰似一个问号，故而也称为问号复位法（图 13-4）。

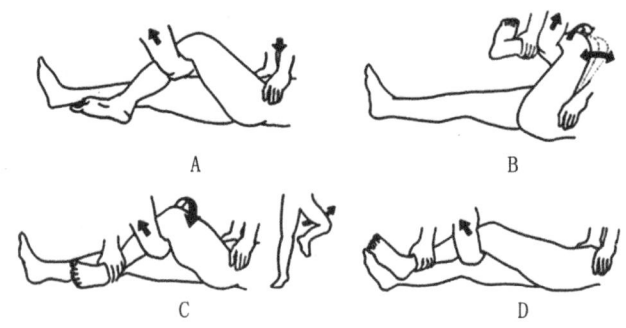

图 13-4 髋关节后脱位复位法（Bigelow 法）
A.稳定髂骨，牵大腿向前；B.牵引下屈髋屈膝并内收，外展
髋关节；C.牵引下外旋髋关节使之复位；D.牵引下伸髋伸膝

回旋法是利用杠杆力，采用与脱位过程相反的顺序进行复位。当屈髋牵引、内收内旋髋关节时，使股骨头与髋臼上缘分离；然后继续屈髋屈膝，使股骨头向前下方滑移，再外展、外旋髋关节；利用髂股韧带为支点，依靠杠杆作用，使股骨头移至髋臼下缘；最后伸直大腿，使股骨头向上滑入髋臼。由于回旋法的杠杆作用力较大，施行手法时动作要柔和，不要使用暴力，以免引起骨折或加重软组织损伤。

（二）切开复位内固定

适应于：①因软组织嵌入影响复位，手法复位失效者。②合并髋臼或股骨头负重区骨折者。③合并同侧股骨颈或转子间骨折者。④伴有骨盆耻骨体骨折或耻骨联合分离者。⑤合并坐骨神经损伤，需探查坐骨神经者。

手术一般采用髋后外侧（Gibson）切口，若合并坐骨神经损伤或髋臼骨折需手术处理者，应做髋后侧（Moore）切口。术中显露股骨头和髋臼，清除髋臼内的血块和碎骨片。股骨头可穿过外展肌或外旋诸肌,有时发现坐骨神经处于股骨头、颈的前面。为避免损伤坐骨神经,必须仔细从股骨头上切除或分离阻挡股骨头复位的肌肉、关节囊和韧带,扩大关节囊裂口,使股骨头复位;如合并髋臼骨折(Ⅱ～Ⅳ型),可将直角拉钩插入骨盆与大转子之间作牵引,骨膜下向上剥离臀小肌,可见髋臼后上缘大的三角形骨折块,并有旋转或向前、向后移位。将骨折块复位,并用1～2枚螺丝钉固定;合并股骨头骨折(Ⅴ型),股骨头凹下方的骨折片应予切除。如骨块是从股骨头负重面而来的,可用螺丝钉作内固定,切除部分软骨,使螺母略低于关节软骨面。现此种损伤可用可吸收螺丝钉或可吸收棒固定,避免了再次手术取钉而加重损伤;如股骨头、颈均有骨折,除行两处内固定外,股骨颈后侧有缺损者,宜作带股方肌蒂骨瓣植骨术;股骨头、髋臼均有骨折,同时行复位内固定,高龄患者可行人工股骨头或全髋关节置换术。

复位后,可采用皮肤牵引或骨牵引固定,患肢两侧置沙袋防止内、外旋,牵引重量5～7 kg。一般维持在髋外展30°～40°中立位3～4周。如合并臼缘骨折,牵引时间可延长至6周左右,待关节囊及骨折块愈合后再解除牵引。整复后,即可在牵引制动下,行股四头肌及踝关节锻炼。解除固定后,可先在床上作屈髋、屈膝及内收、外展及内、外旋锻炼。以后逐步作扶拐不负重锻炼。9个月后,行X线片检查,见股骨头供血良好,方能下地作下蹲、行走等负重锻炼。

(三)药物治疗

髋关节后脱位多见于青壮年,创伤严重,软组织损伤重,应细心观察病情,观察局部和全身情况,运用中药配合治疗,辨证用药,正确处理扶正与祛邪的关系,以维持机体的动态平衡,下面介绍髋关节后脱位临床上常见的几种证型的辨证用药。

瘀阻经脉证:损伤早期,患肢因肌肉、筋脉损伤,瘀血留内,阻塞经脉,气血流通不畅,则疼痛肿胀,治宜活血祛瘀,行气止痛。方用桃红四物汤加枳实、厚朴、大黄、丹参、乳香、没药、枳壳、牛膝等,使留滞之瘀血和气血结滞疏通。中成药可选用复方丹参片、三七片、云南白药等。

脾胃虚弱证:脾主四肢肌肉,脾胃为后天之本,气血生化之源。脱位整复后,往往需行牵引治疗,患者卧床时间长,纳食差,脾胃虚弱,气血亏损,治宜健脾益胃。方用健脾养胃汤,以促进脾胃消化功能,有利于气血生成。

肝肾不足证:适用于肝肾亏损,筋骨萎弱者,或脱位后期,固定已解除,肿胀消失,但筋骨愈合尚不牢固,筋骨损伤,内动肝肾,肝肾已虚,骨质疏松,筋骨萎软,肢体功能未恢复者,治宜补益肝肾,强壮筋骨,补气养血。常用方剂有补肾壮筋汤、壮筋养血汤、生血补髓汤、六味地黄丸、金匮肾气丸、健步虎潜丸等。

(伏沐滨)

第三节 髋关节陈旧性脱位

脱位超过3周,则为陈旧性脱位。随着科学水平的提高和医疗事业的发展,陈旧性脱位的患者日益减少。因此在治疗上更应考虑到其复杂性,不可简单行事,应根据脱位的时间、类型、患者的职业、年龄和要求,综合分析后决定治疗方案。

一、病因病理

当成为陈旧性脱位时,髋部软组织损伤已在畸形位下愈合,主要是周围肌腱、肌肉挛缩,髋臼内有纤维瘢痕组织充填,撕破的关节囊裂口已愈合,血肿机化或纤维化后包绕股骨头,固定于脱臼位置;长时期肢体活动受限,可发生骨质疏松及脱钙。因此,给手法复位增加了一定的困难。有时,特别强大的暴力,可在造成脱位的同时,造成股骨干骨折,发生时,多是先发生髋关节脱位,然后暴力或杠杆力继续作用于股骨干再造成骨折。此种类型较常见于后脱位。

二、临床表现与诊断

陈旧性脱位症状、体征同上述,但时间已超过3周。弹性固定更为明显。X线片检查可见局部血肿机化,或时间长而出现股骨头、颈部明显脱钙,骨质疏松,或有关节面呈不规则改变。陈旧性脱位以后脱位多见。脱位可合并髋臼缘骨折或股骨干骨折(图13-5)。臼缘骨折一般在X线片上可显示,而临床上不易扪及,可因骨折块大而压迫或直接刺伤坐骨神经。强大暴力造成的股骨干骨折,除髋可见关节脱位症状外,患侧大腿肿胀、疼痛、异常活动和骨擦音,并可出现成角、缩短畸形,患处压痛及纵轴叩击痛明显。X线片显示:当后脱位合并股骨干上1/3骨折时,近折端可呈内收,或折端向内成角,前脱位合并骨折时,近端呈极度屈曲、外展畸形。

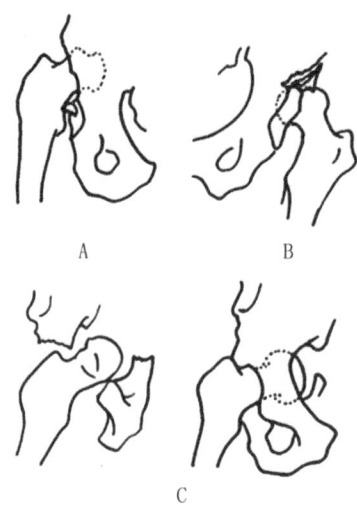

图13-5 髋关节脱位并骨折

A.合并股骨头部分骨折;B.合并髌骨头部分骨折;C.合并臼底骨折

三、治疗

(一)非手术治疗

陈旧性脱位未超过2个月者,可实行手法复位。实行手法复位时,用力应由轻到重,活动范围由小到大,逐步解除股骨头周围的粘连,再按新鲜脱位的手法复位。但要注意掌握适应证,做好复位前的准备工作。若无手法复位适应证,不要强求手法复位,以免加重软组织损伤,或导致骨折及产生其他合并症。

1.适应证

(1)身体条件好,能耐受麻醉及整复时刺激者。

(2)外伤性脱位,时间在2~3个月内,同时未经反复手法整复者。

(3)肌肉、韧带挛缩较轻,关节轮廓尚清晰者。

(4)关节被动活动时,股骨头尚有活动者。

(5)X线片检查,见骨质疏松及脱钙不明显,不合并臼缘骨折,关节周围钙化或增生不严重,或不合并其他骨折者。

2.复位前准备

(1)骨牵引:股骨头长期处于异常位置,肌肉及韧带挛缩;周围软组织瘢痕粘连及血肿机化;关节囊破口修复,都给复位带来一定困难。因此,先用大重量骨骼牵引,把股骨头牵至髋臼平面。一般选用股骨髁上牵引,牵引重量10~12 kg,牵引1~2周。后脱位时,采用下肢内旋内收位;前脱位时,采用稍外展位牵引。抬高床尾,以加大对抗牵引力。待股骨头已下降至髋臼平面,或接近平面附近,方可考虑手法复位。

(2)松解粘连:一助手固定骨盆,术者持患肢膝及踝部,顺其畸形姿势,做髋及膝关节屈、伸、收、展及内、外旋运动,以松解粘连,张开已闭合的关节囊。操作要柔和,范围由小到大,力量由轻到重。当充分松解粘连后,可按新鲜脱位时整复方法进行复位。切忌使用暴力,以防发生股骨头塌陷或股骨颈骨折等并发症。

3.复位及术后处理

复位方法及术后处理与新鲜脱位大致相同。若复位后,股骨头又脱出,可能因为髋臼被瘢痕组织填塞,可在复位后反复研磨,即反复屈伸、收展、内外旋,另一助手可在大转子处用手同时按压,以促进回纳。若为内收肌群或髂胫束挛缩,可用手法弹拨内收肌群或髂胫束。术后可用皮肤牵引1~4周,重量3~5 kg。

4.复位后检查

复位后对患肢进行检查,如复位满意,可用以下几点作标准:①复位后双下肢等长,仰卧位屈膝时,双膝高度相等。②臀部隆起畸形消失。③股骨大转子顶端位于髂前上棘与坐骨结节连线上。④疼痛减轻,髋关节活动障碍消失,畸形消失。⑤髋部正位X线片见股骨头纳回髋臼中,股骨颈内缘和闭孔上缘连线的弧度恢复正常。

(二)切开复位内固定

脱位时间在3~6个月者、手法复位失败者或合并骨折的陈旧脱位,可行手术切开复位。术前应先行骨牵引,以松解软组织粘连。术中将股骨头周围及髋臼内瘢痕组织全部切除,显露关节面,如关节面大部分完整,可行复位;如破坏严重,可改行其他方法进行治疗。

脱位时间在6个月以上者及上述不适合再复位者,应慎重考虑,可选择截骨术。通过截骨矫正畸形,恢复负重力线。后脱位者,可行转子下外展截骨术,由内收、内旋和屈曲位改为功能位。前脱位者,可沿股骨颈基底部行截骨术,以矫正畸形,使截骨近段与股骨干呈90°角,负重线通过股骨头和转子部之间。

对于高龄患者,脱位时间已久,但症状不重者,可不做处理;症状及病残严重者,可考虑行关节成形术。

(三)药物治疗

药物治疗同髋关节后脱位。

(伏沐滨)

第四节 髋部扭挫伤

髋部扭挫伤是指髋关节在过度内收、外展、屈曲及过伸活动时,髋关节周围肌肉、韧带及关节囊等,在外力的作用下扭挫造成撕伤、断裂或水肿,引起髋关节功能不同程度的障碍疾病,以青壮年多见。如运动中过度伸展、摔跤、蹲伤或自高处坠下等。临床根据损伤时间分为新鲜性扭挫伤和陈旧性扭挫伤两种,早期诊断和治疗效果迅速良好。

一、病因病理

激烈运动时,髋关节活动范围大,致使肌肉、韧带造成撕裂或离断,局部组织水肿,甚至局部瘀血积滞,产生肿胀、瘀斑,脉络不通而疼痛,同时髋关节功能失调。高处坠落和蹲伤,多髋关节后侧臀部肌肉和腰部肌肉受挫伤,局部组织瘀血、疼痛,不能活动,甚至强迫体位。

二、临床表现与诊断

损伤后局部疼痛、肿胀,甚至产生瘀斑。被动活动时疼痛加剧。如蹲伤后臀部疼痛,轻度肿胀,压痛明显,屈髋时臀部疼痛而受限。腰部和臀部损伤,除局部症状外,偶可出现下肢不等长,也称长腿症或骨盆倾斜症,X线照片只见骨盆倾而无其他异常。患肢呈保护性姿态,如跛行、拖拉步态、骨盆倾斜等。

三、治疗

(一)药物治疗

髋部扭挫伤后患者应卧床休息,并应以内服中药治疗为主。早期因瘀血积滞,脉络不通,应活血化瘀,通络止痛。可选用复元活血汤、桃红四物汤、血府逐瘀汤等。根据多年临床经验,早期常规处方用药是丹参、红花、赤芍、土鳖虫、川膝、当归尾、青皮、丹皮、双花、蒲公英、甘草。体温高者可加紫花地丁、败酱草、臀部疼痛或骨盆倾斜者加桑寄生、川断。时间拖久者应活血通络、温经通络,上方去双花、蒲公英,加独活、鸡内金、木瓜。

(二)手法治疗

患者取俯卧位,术者在髋部痛点采用按揉、弹拨、拔伸等法及配合髋关节被动活动。患者仰卧,医师站在患侧,面对患者,于患处先用按、揉法舒筋,病情减轻后,再用弹拨手法拨理紧张之筋,以解除肌筋的痉挛。

(伏沐滨)

第十四章 下肢骨与肌肉损伤

第一节 股内收肌损伤

股内收肌损伤是指大腿过度用力或牵拉使内收肌遭受急性损伤,使大腿内侧疼痛,内收、外展活动时疼痛加剧,导致功能障碍的一种临床上较为常见的损伤。过去多见于骑马致伤,故又称之"骑士挟伤"。武术、跳高、跨栏、体操等运动最易造成此类损伤。

一、病因病理

股内收肌群为大腿内侧肌肉,包括大收肌、长收肌、短收肌和耻骨肌等,其作用为使大腿内收。当大腿过度内收,或大腿在外展时负重起立,内收肌强力收缩,超过了肌纤维的负荷能力,导致内收肌群的损伤;骑马、武术、跳高、跨栏、体操等运动,可由于内收肌遭受强力的牵拉而损伤。损伤常发生在肌腹或肌腹与肌腱交界处。其病理表现为肌纤维部分或大部分撕裂,或肌腱附着处损伤等,如股内收肌群的起、止点损伤,可造成创伤性骨膜炎;肌腹损伤,可造成肿胀、瘀血、肌肉痉挛与粘连。治疗失宜,或日久,可引起血肿机化,甚至成为骨化性肌炎,限制大腿外展和前屈的功能活动。炎性渗出刺激闭孔神经时,则引起反射性肌痉挛,疼痛加剧。

本病属中医伤科"筋肌伤"范畴。股内侧为足太阴经筋所过,过度收缩或强力牵拉,致髋节筋伤,气血瘀滞,拘挛掣痛而发为本病。

二、诊断

(一)症状
(1)有大腿过度用力收缩或强力牵拉损伤史。
(2)大腿内侧疼痛,尤以耻骨部位疼痛为甚,患部感觉僵硬,脚尖不敢着地,走路跛行,站立或下蹲时更痛。
(3)髋关节功能活动受限,不敢做大腿内收、外展活动,患肢常呈半屈曲位的保护性姿势。

(二)体征
(1)肿胀。大腿内侧肿胀,部分患者有皮下出血。
(2)压痛。内收肌广泛压痛,耻骨部内收肌起点处或肌腹部压痛明显,肌紧张,有时可在大腿内侧触摸到肌肉呈条束状痉挛。

(3)功能障碍。髋关节内收功能受限,被动外展时疼痛加剧。

(4)内收肌阻抗试验阳性。患者仰卧,屈膝屈髋,双足心相对平放在床上,术者双手放于膝内侧,压双膝外展,嘱患者内收髋部,疼痛加剧者为阳性。

(5)屈膝屈髋试验、"4"字试验呈阳性。

(三)辅助检查

X线摄片检查一般无明显异常。当有骨化性肌炎时,可显示其转化阴影。

三、治疗

(一)治疗原则

活血祛瘀,解痉止痛。

(二)手法

推法、滚法、按法、揉法、拿法、擦法等,并配合被动运动。

(三)取穴与部位

阴陵泉、阴廉、箕门、血海、委中等穴及患侧大腿内侧为主。

(四)操作

(1)患者仰卧位,患肢呈屈膝略外旋位。术者在大腿内侧用滚法、按揉法上下往返治疗。以拇指在内收肌附着处重点按揉,手法宜轻柔缓和。时间5～8分钟。

(2)继上势,以拇指按揉阴陵泉、阴廉、箕门、血海诸穴,每穴1分钟。再沿内收肌用轻柔的拿法与弹拨法交替操作2～3分钟。

(3)继上势,患肢呈屈膝屈髋分腿位,足踝置于健侧膝上部。术者在其大腿内侧肌群用滚法治疗,边滚动边按压患肢膝部,一按一松,使之逐渐完成"4"字动作。

(4)患者俯卧位,术者在大腿后侧用滚法,并配合下肢后伸及外展内收的被动运动,继之拿委中穴,并用按揉法于臀部及坐骨结节处治疗。

(5)患者仰卧位,患侧下肢外展位,沿内收肌肌纤维方向施擦法,以透热为度。

四、注意事项

(1)急性损伤有皮下出血者,视出血量多少,在伤后24～48小时后才能推拿。

(2)治疗期间应避免大腿过度外展和内收活动。

(3)推拿治疗期间可根据病情需要,配合蜡疗、超声波疗法或中药外敷法治疗。

五、功能锻炼

适当进行功能锻炼,可做侧压腿及髋部外展练习。

六、疗效评定

(一)治愈

肿痛消失,局部无压痛,无硬结,髋关节外展、内收无疼痛,股内收肌抗阻试验阴性。

(二)好转

症状基本消失,髋外展、劳累或剧烈活动后仍有疼痛、乏力,股内收肌抗阻试验(±)。

(三) 未愈

症状无改善。

(张明伦)

第二节 膝关节创伤性滑膜炎

膝关节创伤性滑膜炎主要是指膝关节遭受扭挫等外伤或劳损,导致关节囊滑膜层损伤,发生充血、渗出,关节腔内大量积液积血,临床以关节肿胀、疼痛、活动困难为主要特征的一种疾病。本病又称急性损伤性膝关节滑膜炎,可发生于任何年龄。

一、病因病理

膝关节的关节囊分纤维层和滑膜层,滑膜层包裹胫、股、髌关节。正常情况下,滑膜层分泌少量滑液,有利于关节活动和保持软骨面的润滑。当膝关节由于跌仆损伤、扭伤、挫伤、遭受撞击等急性损伤,或过度跑、跳、起蹲等活动及慢性劳损、关节内游离体等因素,使滑膜与关节面过度摩擦,挤压损伤滑膜,导致创伤性滑膜炎的发生。其病理表现为滑膜充血、水肿、渗出液增多并大量积液,囊内压力增高,影响组织的新陈代谢,形成恶性循环。若滑液积聚日久得不到及时吸收,则刺激关节滑膜,使滑膜增厚,纤维素沉积或机化,引起关节粘连,软骨萎缩,从而影响膝关节正常活动。久之可导致股四头肌萎缩,使关节不稳。

本病属中医伤科"节伤""节粘证"范畴。膝为诸筋之会,多气多血之枢,机关之室。凡磕仆闪挫,伤及节窍;或过劳虚寒,窍隙受累,气血疲滞,瘀阻于窍则节肿,筋络受损则痛,拘挛则屈而不能伸,伸而不能屈,久之则节粘不能用。

二、诊断

(一) 症状

(1) 膝关节有明显的外伤史或慢性劳损史。
(2) 膝关节呈弥漫性肿胀、疼痛或胀痛,活动后症状加重。
(3) 膝软乏力、屈伸受限、下蹲困难。
(4) 急性损伤者,常在伤后5~6小时出现髌上囊处饱满膨隆。

(二) 体征

(1) 膝关节肿大,屈膝时两侧膝眼饱胀。
(2) 局部皮温增高,关节间隙广泛压痛。
(3) 膝关节屈伸受限,尤以膝关节过伸、过屈时明显。抗阻力伸膝时疼痛加重。
(4) 浮髌试验阳性。

(三) 辅助检查

1. 膝关节穿刺

可抽出淡黄色或淡红色液体。

2.膝关节 X 线片检查

一般无明显异常,但可排除关节内骨折及骨性病变。

三、治疗

(一)治疗原则

活血化瘀,消肿止痛。

(二)手法

摇法、按法、揉法、滚法、拿法、摩法及擦法等。

(三)取穴与部位

伏兔、梁丘、血海、双膝眼、鹤顶、委中、阳陵泉、阴陵泉等穴及患侧膝关节周围。

(四)操作

(1)患者仰卧位、伸膝位。术者立于患侧,以滚法或掌按揉法在膝关节周围治疗,先治疗肿胀周围,然后治疗肿胀部位,并配合揉拿股四头肌。手法先轻,后适当加重,以患者能忍受为度。时间 5～8 分钟。

(2)继上势,术者用拇指依次点按伏兔、梁丘、血海、双膝眼、鹤顶、委中、阳陵泉、阴陵泉等穴,每穴 0.5～1.0 分钟。

(3)继上势,术者以手掌按于患膝部施摩法,以关节内透热为宜。

(4)继上势,术者将患肢屈髋屈膝呈 90°,以一手扶膝部,另一手握踝上,左右各摇晃膝关节 6～7 次,然后做膝关节被动屈伸运动 6～7 次。动作要求轻柔缓和,以免再次损伤滑膜组织。

(5)继上势,在髌骨周围及膝关节两侧用擦法,以透热为度。再用两手掌搓揉膝关节两侧。局部可加用湿热敷。

四、注意事项

(1)急性期膝关节不宜过度活动。可内服活血化瘀的中药,外敷消瘀止痛膏。

(2)对严重积液者,可用关节穿刺法将积液或积血抽出,并注入1%盐酸普鲁卡因 3～5 mL 及强的松 12.5～25 mg,再用加压包扎处理。此法可重复 2～3 次。

(3)患膝注意保暖,避免受风寒湿邪侵袭。

(4)慢性期应加强股四头肌功能锻炼,防止肌萎缩。

五、功能锻炼

急性期过后,做股四头肌等长收缩练习,每次 5～6 分钟,并逐渐增加练习次数,以防肌肉萎缩。慢性期做膝关节屈伸活动,防止或解除关节粘连。

六、疗效评定

(一)治愈

疼痛肿胀消失,关节活动正常。浮髌试验阴性,无复发者。

(二)好转

膝关节肿痛减轻,关节活动功能改善。

(三)未愈

症状无改善,并见肌肉萎缩或关节强硬。

(张明伦)

第三节 膝关节侧副韧带损伤

膝关节侧副韧带损伤是指由于膝关节遭受暴力打击、过度内翻或外翻引起膝内侧或外侧副韧带损伤,临床以膝关节内侧或外侧疼痛、肿胀、关节活动受限,小腿外展或内收时疼痛加重为主要特征的一种病证。膝关节侧副韧带损伤可分为内侧副韧带损伤和外侧副韧带损伤,临床以内侧副韧带损伤多见。可发生于任何年龄,以运动损伤居多。

一、病因病理

(一)内侧副韧带损伤

膝关节生理上呈轻度外翻。当膝关节微屈(130°~150°)时,膝关节的稳定性相对较差,此时,如果遇外力作用使小腿骤然外翻、外旋,牵拉内侧副韧带造成损伤;或足部固定不动,大腿突然强力内收、内旋;或膝关节伸直位时,膝或腿部外侧受到暴力打击或重物挤压,促使膝关节过度外翻,即可造成内侧副韧带损伤。若损伤作用机制进一步加大,则造成韧带部分撕裂或完全断裂,严重时可合并半月板或交叉韧带的损伤。

(二)外侧副韧带损伤

由于膝关节呈生理性外翻,又有髂胫束共同限制膝关节内翻和胫骨旋转的功能,所以外侧副韧带的损伤较少见。但在小腿突然内翻、内旋;或大腿过度强力外翻、外旋;或来自膝外侧的暴力作用或小腿内翻位倒地捩伤,使膝关节过度内翻,导致膝外侧副韧带牵拉损伤。损伤多见于腓骨小头抵止部撕裂。严重者可伴有外侧关节囊、腘肌腱撕裂,腓总神经损伤或受压,可合并有腓骨小头撕脱骨折。

韧带损伤后引起局部出血、肿胀、疼痛,日久血肿机化、局部组织粘连,进一步导致膝关节活动受限。

本病属中医伤科"筋伤"范畴。中医认为膝为诸筋之会,内为足三阴经筋所结之处,外为足少阳经筋、足阳明经筋所络,急、慢性劳伤,损伤筋脉,气血瘀滞,致筋肌拘挛,牵掣筋络,屈伸不利,伤处为肿为痛。

二、诊断

(一)症状

(1)有明显的膝关节外翻或内翻损伤史。
(2)伤后膝内侧或外侧当即疼痛、肿胀,部分患者有皮下瘀血。
(3)膝关节屈伸活动受限,跛行或不能行走。

(二)体征

1.肿胀

伤处肿胀,多数为血肿。血肿初起为紫色,后逐渐转为紫黄相兼。

2.压痛

膝关节内侧或外侧伤处有明显压痛。内侧副韧带损伤压痛点局限于内侧副韧带的起止部;外侧副韧带损伤时,压痛点常位于股骨外侧髁,或腓骨小头处。

3.放散

痛内侧副韧带损伤,疼痛常放散到大腿内侧、小腿内侧肌群,伴有肌肉紧张或有痉挛;外侧副韧带损伤,疼痛可向髂胫束、股二头肌和小腿外侧放散,伴有肌肉紧张或有痉挛。

4.侧向运动试验

膝内侧或外侧疼痛加剧,提示该侧副韧带损伤。

5.韧带断裂

侧副韧带完全断裂时,可触及该断裂处有凹陷感,做侧向运动试验时,内侧或外侧关节间隙有被"拉开"或"合拢"的感觉。

6.合并损伤

合并半月板损伤时麦氏征阳性;合并交叉韧带损伤时抽屉试验阳性;合并腓总神经损伤时,小腿外侧足背部有麻木感,甚者可有足下垂。

(三)辅助检查

X线片检查:内侧副韧带完全断裂时,做膝关节外翻位应力下摄片,可见内侧关节间隙增宽;外侧副韧带完全断裂者做膝关节内翻位应力下摄片,可见外侧关节间隙增宽;合并有撕脱骨折时,在撕脱部位可见条状或小片状游离骨片。

三、治疗

(一)治疗原则

活血祛瘀,消肿止痛,理筋通络。

(二)手法

滚法、按法、揉法、屈伸法、弹拨法、搓法、擦法等。

(三)取穴与部位

1.内侧副韧带损伤

血海、曲泉、阴陵泉、内膝眼等穴及膝关节内侧部。

2.外侧副韧带损伤

膝阳关、阳陵泉、犊鼻、梁丘等穴及膝关节外侧部。

(四)操作

1.内侧副韧带损伤

(1)患者仰卧位,患肢外旋伸膝。术者在其膝关节内侧用滚法治疗,先在损伤部位周围操作,后转到损伤部位操作。然后沿股骨内侧髁至胫骨内侧髁施按揉法,上下往返治疗。手法宜轻柔,切忌粗暴。时间5~8分钟。

(2)继上势,术者用拇指按揉血海、曲泉、阴陵泉、内膝眼等穴,每穴约1分钟。

(3)继上势,术者做与韧带纤维垂直方向施轻柔快速的弹拨理筋手法,掌根揉损伤处,配合做膝关节的拔伸和被动屈伸运动,手法宜轻柔,以患者能忍受为限。时间3～5分钟。

(4)继上势,术者在膝关节内侧做与韧带纤维平行方向的擦法,以透热为度。搓、揉膝部,轻轻摇动膝关节数次结束治疗。时间2～3分钟。

2.外侧副韧带损伤

(1)患者取健侧卧位,患肢微屈。术者在其大腿外侧至小腿前外侧用滚法治疗,重点在膝关节外侧部。然后自股骨外侧髁至腓骨小头处施按揉法,上下往返治疗。手法宜轻柔,切忌粗暴。时间5～8分钟。

(2)继上势,术者用拇指按揉膝阳关、阳陵泉、犊鼻、梁丘等穴,每穴约1分钟。

(3)继上势,术者在与韧带纤维垂直方向施轻柔快速的弹拨理筋手法,掌根揉损伤处,配合做膝关节的拔伸和被动屈伸运动,手法宜轻柔,以患者能忍受为限。时间3～5分钟。

(4)患者俯卧位,术者沿大腿后外侧至小腿后外侧施滚法治疗。然后转健侧卧位,在膝关节外侧与韧带纤维平行方向施擦法,以透热为度。搓、揉膝部,轻轻摇膝关节数次结束治疗。时间3～5分钟。

四、注意事项

(1)急性损伤有内出血者,视出血程度在伤后24～48小时才能推拿治疗。

(2)损伤严重者,应做X线摄片检查,在排除骨折的情况下才能推拿。若损伤为韧带完全断裂或膝关节损伤三联征者宜建议早期手术治疗。

(3)后期应加强股四头肌功能锻炼,防止肌萎缩。

五、功能锻炼

损伤早期,嘱患者做股四头肌等长收缩练习,每次5～6分钟,并逐渐增加锻炼次数,以防肌肉萎缩,然后练习直腿抬举,后期做膝关节屈伸活动练习。

六、疗效评定

(一)治愈
肿胀疼痛消失,膝关节功能完全或基本恢复。
(二)好转
关节疼痛减轻,功能改善,关节有轻度不稳。
(三)未愈
膝关节疼痛无减轻,关节不稳,功能障碍。

(张明伦)

第四节　髌下脂肪垫劳损

髌下脂肪垫劳损是指膝关节由于急性损伤或慢性劳损引起脂肪垫的无菌性炎症,临床上以两膝眼肿胀、压痛、关节屈伸受限为主的一种病证。本病好发于运动员及膝关节屈伸运动过多的人,如经常爬山、下蹲起立者。肥胖者更易发生。

一、病因病理

髌下脂肪垫位于髌骨下方,是髌韧带后方及两侧与关节囊之间的脂肪组织,呈三角形,充填于膝关节前部间隙,有增加膝关节稳定性和减少摩擦的作用。引起髌下脂肪垫劳损的原因可见于急性损伤、慢性劳损和继发性损伤。急性损伤常因膝关节极度过伸或膝前部遭受外力的撞击损伤;慢性劳损常因膝关节过度屈伸活动,脂肪垫嵌于胫股关节之间受挤压、摩擦,形成慢性损伤;继发性损伤多为髌骨软骨炎、创伤性滑膜炎、半月板损伤等病证所引发。其病理表现为脂肪垫肥厚、充血、水肿,发生无菌性炎症,刺激神经末梢而疼痛;肥厚的脂肪垫在膝关节活动时嵌入关节间隙,出现交锁现象;无菌性炎症反应又促使渗出增多,两膝眼饱满。病史较长者则脂肪垫肥厚,并与髌韧带发生粘连,从而影响膝关节的伸屈活动。

本病属中医伤科"筋伤证"范畴。膝为胫股之枢纽,隙为脂垫之所在,起稳定关节的作用。过度屈伸膝节,脂垫嵌入而伤,或积劳成伤,累及脂垫,气血瘀滞,为肿为痛,以致膝关节屈而不伸。

二、诊断

(一)症状

(1)膝关节有急性损伤或慢性劳损史。

(2)膝前部髌韧带两侧疼痛或酸痛无力,尤以站立或运动时膝关节过伸时明显,可放散到小腿部、足踝部。

(3)膝关节髌韧带两侧饱满,劳累后加重,休息后减轻。

(4)膝关节屈伸活动不灵活,少数患者可有被卡住的感觉。

(二)体征

(1)髌韧带两侧肿胀,两膝眼部可见明显膨隆。

(2)髌韧带两侧关节间隙按之酸胀痛,屈膝活动时有深部挤压痛。

(3)脂肪垫挤压试验阳性。

(4)膝关节过伸试验阳性。

(三)辅助检查

1.X线片检查

可排除膝关节骨与关节病变。

2.实验室检查

血、尿常规检查,血沉检查,抗"O"及类风湿因子检查未见异常。

三、治疗

(一)治疗原则

舒筋通络,活血消肿。

(二)手法

滚法、一指禅推法、按法、揉法、擦法及被动运动手法等。

(三)取穴与部位

梁丘、内膝眼、犊鼻、阴陵泉、阳陵泉等穴及髌韧带两侧关节间隙。

(四)操作

(1)患者仰卧位,患膝腿窝部垫枕使膝关节呈微屈(约屈膝 30°)。术者先在其膝关节周围施滚法往返操作,重点在髌骨下缘部。手法宜轻柔,时间约 5 分钟。

(2)继上势,术者用拇指点、按揉梁丘、内膝眼、犊鼻、阴陵泉、阳陵泉等穴,以酸胀为度,用力不宜过重。每穴约 1 分钟。

(3)继上势,术者以一指禅推法或按揉法在髌韧带两侧的关节间隙重点治疗,手法宜深沉,并配合做髌韧带的左右弹拨操作。时间 5~8 分钟。

(4)被动运动手法。患者仰卧屈膝屈髋 90°,一助手握住股骨下端,术者双手握持踝部,两者相对牵引,术者内、外旋转小腿数次,然后做膝关节尽量屈曲,再缓缓伸直数次。此法对脂肪垫嵌入关节间隙者效果尤著。

(5)患者仰卧位,半屈膝位,沿关节间隙施擦法,以透热为度。搓揉膝关节结束治疗。

四、注意事项

(1)急性期避免膝关节过度屈伸活动,后期宜加强膝关节功能锻炼。

(2)对手法治疗无效者,可行手术切除肥厚的脂肪垫;或局部注射泼尼松 12.5~25.0 mg 加 1% 普鲁卡因 5~10 mL,效果良好,此法可重复 2~3 次。

(3)注意膝部保暖,对伴有膝部其他疾病者,应同时给予治疗。

五、功能锻炼

同"膝关节创伤性滑膜炎"。

六、疗效评定

(一)治愈
膝关节无肿痛,功能完全或基本恢复,膝过伸试验阴性。

(二)好转
膝部肿痛减轻,下楼梯仍有轻微疼痛,膝过伸试验(±)。

(三)未愈
症状未改善,X 线摄片可见脂肪垫钙化阴影。

(张明伦)

第五节 腓肠肌损伤

腓肠肌损伤主要是指小腿后侧肌群因急、慢性损伤,或受风寒湿侵袭引起小腿部肌肉痉挛、疼痛的一种病证。本病又称损伤性腓肠肌炎、腓肠肌痉挛等。多见于运动员或长时间站立者。

一、病因病理

常因弹跳时用力过猛,小腿肌肉强力收缩,或踝关节过度背伸用力牵拉等原因,造成腓肠肌急性损伤。也可因直接暴力撞击小腿后部造成损伤。伤势较轻者多为小腿腓肠肌牵拉损伤；重者则可能引起腓肠肌部分或全部断裂。慢性劳损一般多见于腓肠肌长期反复受牵拉，超过肌肉负荷所致。损伤常发生在肌腹及股骨内、外侧髁附着处和肌与腱联合部。

此外，少数患者可在游泳、睡眠时发生小腿突然抽筋，或某次剧烈运动后引起疼痛、痉挛。前者可能与小腿受凉有关；后者可能由于运动后乳酸积聚所致。

本病属中医伤科"筋伤"范畴，可分气滞筋拘和血瘀筋僵两种证型。小腿为足太阳经筋所过，凡小腿牵拉过度，或直接扭挫筋肌，伤及太阳经筋，致筋肌挛急，气血瘀滞而肿痛。轻者气滞筋拘，重者血瘀筋僵，筋肌硬结，膝屈不能伸。

二、诊断

(一)症状

(1)多数患者有急、慢性损伤史，或小腿受凉史。

(2)急性损伤时即感小腿后部疼痛，不能行走或踮足尖行走；慢性劳损者多为局部酸痛；小腿受凉者常于游泳、睡眠中突然小腿抽筋、疼痛剧烈。

(3)损伤严重者在伤后数小时出现小腿肿胀、疼痛，可见有弥漫性的皮下出血。

(二)体征

(1)患侧腓肠肌痉挛，局部肿胀可有硬结，有明显压痛。

(2)急性损伤者压痛点多在腓肠肌肌腹或肌腱联合部；慢性劳损者压痛点多在股骨内、外侧髁腓肠肌起点处。

(3)作踝关节主动跖屈或被动背伸时，伤处疼痛加重。

(4)肌纤维断裂或部分断裂时，可见皮下广泛性出血和肿胀。可触及纤维断裂处凹陷，断裂两端隆起。

(5)腓肠肌牵拉试验阳性。

(三)辅助检查

X线片一般无明显异常。

三、治疗

(一)治疗原则

舒筋通络，解痉止痛。

(二)手法

揉法、滚法、按揉法、拿捏法、擦法及湿热敷等。

(三)取穴与部位

委中、承山、承筋、昆仑等穴及小腿后侧肌群。

(四)操作

(1)患者俯卧位，术者立于患侧，沿其腘窝部经腓肠肌至跟腱部用滚法往返治疗，手法宜轻柔缓和，并配合做踝关节被动跖屈和背伸运动。时间5~8分钟。

(2)继上势，术者以拇指按揉法在委中、承山、承筋、昆仑等穴施术，每穴约1分钟。

(3)继上势，术者以掌根揉法沿腓肠肌肌腹至跟腱进行按揉。并用拇指按揉腓肠肌内、外侧头附着处，配合五指拿捏腓肠肌数次。时间3~5分钟。

(4) 继上势,术者自腘窝至跟腱与腓肠肌平行方向施擦法,以透热为度。局部可加用湿热敷。

(5) 患者改仰卧位,屈膝屈髋约 45°,术者沿其腓肠肌做轻柔的上下往返的揉拿法,搓揉小腿部结束治疗,时间 2~3 分钟。

四、注意事项

(1) 对于腓肠肌完全断裂者,应及早进行手术治疗。部分断裂或肌肉牵拉、慢性劳损者,应按其损伤的情况进行手法治疗。

(2) 治疗期间避免过久行走,小腿不宜用力。局部注意保暖。

(3) 急性损伤有内出血者,视出血程度在伤后 24~48 小时才能推拿。

(4) 因受凉、游泳时引起的腓肠肌急性痉挛,可立即采用一手扳踝关节背伸,另一手捏拿腓肠肌的方法使其缓解。

五、功能锻炼

急性炎症期要注意适当休息,以减少炎症渗出,平时应加强提足跟锻炼,以提高腓肠肌的肌力,避免损伤。

（张明伦）

第六节　踝关节侧副韧带损伤

踝关节侧副韧带损伤是指由于行走时不慎踏在不平的路面上或腾空后足跖屈落地,足部受力不均,踝关节过度内翻或外翻,致使踝关节外侧或内侧副韧带受到强大的张力作用而损伤。临床以踝部肿胀、疼痛、瘀血,关节活动功能障碍为主要特征的一种病证。本病是临床上常见的一种损伤,任何年龄均可发生,尤以青壮年多见。

一、病因病理

(一) 外侧副韧带损伤

外侧副韧带损伤是踝关节最容易发生的损伤,约占踝部损伤的 70% 以上。造成踝关节外侧副韧带损伤的主要因素有三个,一是外踝长,内踝短,外侧副韧带较内侧副韧带薄弱,容易造成踝关节在内翻位的损伤;二是足外翻背屈的肌肉(第三腓骨肌)不如内翻的肌肉(胫前肌)强大,因此足部向外的力量不如向内的力量大;三是踝穴并非完全坚固,位于胫腓骨之间的胫腓横韧带纤维斜向下、向外,同时外踝构成踝穴的关节面比较倾斜,因此腓骨下端能向上或向外适度的活动。

由于上述因素,踝关节容易发生内翻位的损伤。当路面场地不平,跑、跳时失足,或下楼梯、下坡时易使足在跖屈位突然向内翻转,身体重心偏向外侧,导致外侧副韧带突然受到强大的张力牵拉损伤。最易造成损伤的是距腓前韧带,其次是跟腓韧带,距腓后韧带损伤则少见。损伤后,轻者韧带附着处骨膜撕裂,骨膜下出血;重者韧带纤维部分撕裂;更甚者韧带完全断裂,可伴有撕脱性骨折或距骨半脱位。

(二)内侧副韧带损伤

内侧副韧带比较坚韧,损伤机会相对较少。损伤常发生在踝关节突然外翻及旋转时。在跑跳运动中,由于落地不稳,身体重心偏移至足内侧,踝关节突然向外侧捩扭,超过了踝关节的正常活动范围及韧带的维系能力,致使内侧副韧带撕裂损伤。如果外翻的作用力继续增强,可造成内侧副韧带撕脱,伴胫腓下联合韧带撕裂,或胫腓骨下端分离,伴内踝撕脱骨折。

本病属中医伤科"筋伤"范畴。踝为足之枢纽,足之三阴、三阳经筋所结。因足跗用力不当,经筋牵抻过度,致使经筋所结之处撕捩,阳筋弛长,阴筋拘挛,气血离经,为瘀为肿,活动牵掣,屈伸不利,伤处作痛。

二、诊断

(一)症状

(1)有足踝急性内翻位或外翻位损伤病史。

(2)踝关节外侧或内侧即出现肿胀、疼痛,多数有皮下出血。肿胀程度与出血量的多少有关,轻者可见局部肿胀,重者则整个踝关节均肿胀。

(3)踝关节活动受限,行走呈跛行或不敢用力着地行走。

(二)体征

(1)肿胀瘀血。损伤部位常见皮下瘀血、肿胀,轻者局限于外踝前下方或内踝下方,重者可扩散到整个踝关节。伤后2~3天,皮下瘀血青紫更为明显。

(2)压痛。外侧副韧带损伤时,压痛点主要在外踝前下方(距腓前韧带)或下方(跟腓韧带);内侧副韧带损伤时,压痛点常位于内踝下方。胫腓下联合韧带损伤时,则在胫腓下关节处压痛。

(3)被动活动。外侧副韧带损伤,做足内翻跖屈时外踝部疼痛加剧;内侧副韧带损伤,做足外翻动作时踝内侧疼痛加剧。

(4)伴有撕脱性骨折时,可触及骨折碎片。

(三)辅助检查

X线摄片可明确是否有骨折、脱位及骨折、脱位的程度。做足部强力内翻或外翻位摄片,可见踝关节间隙明显不等宽或距骨脱位的征象,则提示韧带完全断裂。

三、治疗

(一)治疗原则

活血化瘀,消肿止痛。

(二)手法

揉法、滚法、按法、拔伸法、摇法、扳法、擦法等。

(三)取穴与部位

1.外侧副韧带损伤

阳陵泉、足三里、丘墟、解溪、申脉、金门等穴及外踝部。

2.内侧副韧带损伤

商丘、照海、太溪等穴及内踝部。

(四)操作

1.外侧副韧带损伤

(1)患者仰卧位,术者沿其小腿外侧至踝外侧用滚法或按揉法上下往返治疗,手法宜轻柔缓和。并配合按揉足三里、阳陵泉穴。时间3~5分钟。

(2)继上势,术者用鱼际或掌根先在损伤周围按揉,待疼痛稍缓解后再在伤处按揉,手法宜轻柔缓和,时间5~8分钟。

(3)继上势,术者用拇指按揉丘墟、解溪、申脉、金门等穴,每穴约1分钟。

(4)继上势,施拔伸摇法。术者以一手托住患足跟部,另一手握住其足趾部做牵引拔伸,在拔伸的同时轻轻摇动踝关节,并配合做足部逐渐向内翻牵拉,然后再做足部外翻动作。重复3~5次。

(5)继上势,术者在损伤局部施擦法,以透热为度。然后用推抹法自上而下理顺筋肌。局部可加用湿热敷。

2.内侧副韧带损伤

(1)患者取患侧卧位,健肢屈曲,患肢伸直术者自小腿下端经内踝至内侧足弓部施按揉法或滚法上下往返操作。重点在内踝下方,手法宜轻柔,时间3~5分钟。

(2)继上势,术者在内踝下用掌根或鱼际揉法,配合按揉商丘、照海、太溪等穴,时间5~8分钟。

(3)继上势,施拔伸摇法。术者以一手托住患足跟部,另一手握住其足趾部做牵引拔伸,在拔伸的同时轻轻摇动踝关节,并配合做足部逐渐向外翻牵拉,然后再做足部内翻动作。重复3~5次。

(4)继上势,术者在损伤局部施擦法,以透热为度。然后用揉抹法自上而下理顺筋肌。局部可加用湿热敷。

四、注意事项

(1)急性损伤有出血者,即刻用敷止血。推拿应视出血程度在伤后24~48小时才能进行。

(2)急性期患足宜固定,用弹性绷带包扎固定1~2周。内侧副韧带损伤者应内翻位固定,外侧副韧带损伤者应外翻位固定,以减少损伤韧带的张力,有利于损伤韧带的修复。

(3)恢复期加强功能锻炼,避免重复扭伤。

五、功能锻炼

外固定期间,应练习足趾的屈伸活动和小腿肌肉收缩活动。拆除外固定后,要逐渐练习踝关节的内、外翻及跖屈、背伸活动,以预防粘连,恢复踝关节的功能。

六、疗效评定

(一)治愈
踝关节肿痛消失,关节稳定,踝关节活动功能正常。

(二)好转
踝关节疼痛减轻,轻度肿胀或皮下瘀斑,关节欠稳,步行乏力,酸痛。

(三)未愈
踝关节疼痛无改善,关节不稳定,活动受限。

(张明伦)

第十五章 关 节 炎

第一节 原发性增生性膝关节炎

原发性增生性膝关节炎是由于膝关节的退行性改变和慢性积累性关节磨损,引起膝部关节软骨变性,关节软骨面反应性增生,骨刺形成,导致膝关节疼痛,活动受限伴关节活动弹响及摩擦音的一种病证。本病又名退行性膝关节炎、肥大性膝关节炎、老年性膝关节炎,是中老年人最常见的疾病之一,且肥胖女性多见。

一、病因病理

本病的病因尚未完全明了,一般认为主要与膝关节积累性机械损伤和退行性改变有关。

(一)损伤

膝关节因超负荷等因素反复持久刺激而引起关节软骨面和相邻软组织的慢性积累性损伤,同时使膝关节内容物的耐受应力降低。当长时间行走或跑跳时在关节应力集中的部位受到过度磨损,导致膝关节腔逐渐变窄,关节腔内容物相互摩擦,产生炎性变使腔内压增高。异常的腔内压刺激局部血管、神经,使之反射性地调节减弱,应力下降,形成作用于关节的应力和对抗应力的组织性能失调。

(二)退变

由于老年人软骨基质中的黏多糖减少,纤维成分增加,使软骨的弹性减低而遭受力学伤害产生退行性改变。

增生好发于胫骨平台髁间突,其次为髌骨边缘。髁间突增生可能与膝关节长期超负荷支撑、过度运动、交叉韧带的起止部反复机械牵拉有关。一方面关节软骨积累性损伤导致关节软骨的胶原纤维变性,而使关节软骨变薄或消失,关节活动时产生疼痛与受限;另一方面韧带与髁间突结合部反复损伤与修复并存,钙盐沉积,纤维化,形成骨质增生。髌骨边缘增生则可能与股四头肌、髌韧带以及膝关节胫侧、腓侧支持带牵拉损伤有关。由于增生使关节间隙逐渐变窄,增生物直接刺激关节面产生疼痛;若刺激关节腔内容物和滑膜,产生无菌性炎症渗出,腔内压增高,导致关节肿胀。后期因关节囊纤维化、增厚,滑膜肥厚肿胀,出现关节粘连,活动受限,关节周围肌肉萎缩。当软骨面龟裂剥脱,进入关节腔内形成"关节鼠",则是引起关节交锁征的主要原因。

本病属中医"骨痹"范畴。膝关节乃胫股之枢纽,机关之室,诸筋之会,多气多血之节。年老体弱,肝肾亏虚,气血失荣,肝亏则筋弛,肾虚则骨疏,动之不慎伤节,或复感风寒湿邪,凝聚节窍,发为痹证,滞留不去,为肿为痛。骨质稀疏,骨赘形成,筋挛成拘,屈而不伸,伸而不屈。

二、诊断

(一)症状

(1)起病缓慢,有膝关节慢性劳损史。

(2)初起时仅感膝部乏力,逐渐出现行走时疼痛,后为持续性;劳累和夜间疼痛较重。

(3)上下楼梯时疼痛明显,跑跳跪蹲均受到不同程度的限制。

(4)行走时跛行,少数患者有膝关节轻度肿胀,活动受限。

(二)体征

(1)关节内疼痛,关节间隙有深压痛,关节伸屈功能受限。

(2)行走或下楼梯时,关节内有一步一刺痛的感觉,尤以下楼梯时刺痛明显。

(3)关节活动时可闻及摩擦或弹响音,炎症渗出明显者两侧膝眼饱隆肿胀。

(4)后期可见股四头肌轻度萎缩。

(三)辅助检查

1.X线片检查

正位片显示关节间隙变窄,关节边缘硬化,胫骨平台髁间突明显增生变尖。侧位片可见股骨内侧髁和外侧髁粗糙,胫股关节面模糊,髌股关节面变窄,髌骨边缘骨质增生及髌韧带钙化。

2.实验室检查

血、尿常规检查,血沉检查,抗"O"及类风湿因子检查未见异常;关节液为非炎性。

三、治疗

(一)治疗原则

舒筋通络,活血止痛,滑利关节。

(二)手法

㨰法、点按法、拿捏法、弹拨法、摇法、擦法、搓揉法及运动关节类手法。

(三)取穴与部位

鹤顶、内外膝眼、梁丘、血海、阴陵泉、阳陵泉、委中、承山等穴及患膝髌周部位。

(四)操作

(1)患者仰卧位,患膝腘窝部垫枕使膝关节呈微屈(约屈膝30°)。术者立于其患侧,沿股四头肌至髌骨两侧施㨰法,重点在髌骨两侧部,然后在小腿前外侧施㨰法操作。时间约5分钟。

(2)继上势,术者以拇指按揉髌骨周围及关节间隙,重点在髌韧带两侧,配合做髌韧带弹拨法。时间3~5分钟。

(3)继上势,按揉鹤顶、内外膝眼、梁丘、血海等穴,每穴约1分钟。

(4)继上势,在膝前部用掌根按揉大腿股四头肌及膝髌周围,并配合做髌骨拿捏手法。时间2~3分钟。

(5)患者改俯卧位,术者在其腘窝部、大腿及小腿后侧用㨰法操作,重点在腘窝部,并与膝关节屈伸活动配合进行。时间3~5分钟。

(6)患者改仰卧位,术者在其膝关节周围用擦法治疗,以透热为度。然后摇膝关节左右各5~8次。双掌抱膝搓揉1~2分钟。局部可加用湿热敷。

四、注意事项

(1)膝关节肿痛严重者应卧床休息,避免超负荷活动与劳动,以减轻膝关节负担。
(2)注意患膝保暖,可佩戴护膝予以保护。
(3)适当进行膝关节功能锻炼,防止股四头肌萎缩和关节粘连。

五、功能锻炼

患者应主动进行膝关节功能锻炼,如膝关节伸屈活动,每天1次,每次20~30遍,以改善膝关节的活动范围及加强股四头肌力量。

（伏沐滨）

第二节 强直性脊柱炎

强直性脊柱炎是一种主要累及脊柱、中轴骨及四肢大关节,以椎间盘纤维环及其附近韧带纤维化和骨化、关节强直为病变特点的慢性疾病。过去对本病缺乏认识,认为它属于类风湿性关节炎。随着对本病了解的加深,特别是70年代后,类风湿因子和组织相容抗原$HLA-B_{27}$的发现,确定了类风湿性关节炎和本病是两种不同的疾病。中医学将本病归入"骨痹"范畴,本病的临床征象主要在脊柱,脊柱出现严重畸形、功能障碍等临床变化。

一、病因病理

病因至今尚未完全明了,可能与基因遗传、感染、外伤、淋病等因素有关。病理变化以增生性肉芽组织为特点的滑膜炎开始,关节发生骨性强直的倾向性显著。本病的病变部位是肌腱、韧带在骨骼的附着处,又称之为"附着性关节炎",附着处的骨质被炎性物质侵蚀破坏,由淋巴细胞和浆细胞的结缔组织所替代。病变沿韧带或肌腱血管扩展,临近病变周围的骨髓组织亦有水肿,淋巴细胞和浆细胞浸润,破坏区的骨部产生反应新骨。修复性新骨生成过多过盛,并向附着的肌腱或韧带延伸,形成骨赘。在关节滑膜炎后,关节囊逐渐骨化,关节亦趋强直,关节相邻的骨面被髓腔血管所侵蚀,逐渐被骨沉着所充填。在脊柱纤维环与椎体软骨附着部,椎间盘的前方和侧方,也同样形成韧带骨赘,使椎间盘形成骨性强直,以前韧带病变最明显。在椎体节段之间,韧带骨化形成骨桥,类似竹节,称之为"竹节样脊柱",以后软骨板骨化,软骨内化骨,血管向椎间盘侵蚀,椎间盘逐渐骨化。

二、临床表现

病变首先发生于双骶髂关节、膝关节、腰椎或髋关节者多,也可以被发于其他关节或肌腱附着部。起病隐袭,表现为上述部位疼痛,发僵,阴天或劳累后加重,以后逐渐向上蔓延。病变扩大到胸椎。胸关节受受累时,胸廓活动受限,呼吸不畅,肋间神经痛。颈柱、头部转动和屈伸受限,整个脊柱强直,此种表现多呈上行性扩展,也可呈下行性扩展,常见于女性。病变常始于颈椎或胸椎,逐渐向下累及腰椎、骶髂关节及髋关节,患者有神经根性疼痛,四肢关节游走性疼痛,病程进展期有缓解。在中晚期患者,常可看见圆形性驼背畸形,多发生于胸椎或胸腰段。部分患者可出现关节强直或屈直及旋转畸形等。受累关节周围常可见到失用性萎缩。

三、诊断要点

(1)骶髂关节、腰背部反复疼痛。
(2)早、中期患者脊柱活动受限,晚期患者脊柱出现强直驼背固定,胸廓活动受限。
(3)实验室检查,血沉多增快,RF 多阴性,HLA-B_{27} 多呈阳性。
(4)X 线检查,早期 X 线征呈骶髂关节间隙模糊,椎体小关节间隙改变;中期 X 线片显示骶髂关节踞齿样变,部分韧带钙化、方椎、小关节骨质破坏,关节间隙模糊;晚期 X 线片显示骶髂关节融合,脊柱呈竹节样变。

四、针灸治疗

(一)毫针法

处方一:大椎、气海、关元、神阙、身柱、腰阳关、相应病变局部的华佗夹脊穴。

操作:局部皮肤常规消毒,针刺得气后,用平补平泻法,留针 20~30 分钟,每天或隔天 1 次,7 次为 1 个疗程。本方适用于风湿性的强直性脊柱炎。

处方二:大椎、身柱、曲池、腰阳关、相应病变局部的华佗夹脊穴。

操作:常规消毒后,先针大椎、身柱、曲池中强刺激泻法,不留针;后针华佗夹脊穴、腰阳关,用轻中等刺激,留针 10~15 分钟,出针时摇大其针孔,令其出血。每天 1 次,10 次为 1 个疗程。本方适用于风热湿性的强直性脊柱炎。

处方三:肝俞、肾俞、足三里、相应病变局部的华佗夹脊穴。

操作:消毒后,肝俞、肾俞、足三里均用补法,不留针;局部华佗夹脊穴针刺得气后,先泻后补,留针 5~10 分钟。每天或隔天 1 次,7 次为 1 个疗程。本方适用于正虚邪留性的强直性脊柱炎。

(二)穴位注射法

处方:大椎、腰阳关、阿是穴。

操作:将上述诸穴严格消毒后,用 5 mL 注射器及 6 号注射针头抽取威灵仙注射液,针刺得气后,回抽无血,即可推药,每次 0.5~1.0 mL。每 3 天 1 次,6 次为 1 个疗程。

(三)刺络拔罐法

处方:按病变关节取穴,或在肿胀强直明显处。

操作:严格消毒后,用皮肤针叩刺出血,然后加拔火罐,拔出血水,并使皮肤轻度青紫,每天或隔天 1 次,6 次为 1 个疗程。本法适用于风湿热痹及痰瘀痹阻所致的强直性脊柱炎。

(四)灸法

处方:阿是穴、大椎、腰阳关。

操作:将燃着的艾条对准上述诸穴,距离为 2~5 cm,进行回旋灸或雀啄灸,以患者能耐受、局部皮肤红晕为度。每天 1 次,10 次为 1 个疗程。

(五)耳针法

处方:神门、交感、压痛点。

操作：严格消毒耳郭，捻转快速进针，得气后，强刺激，留针15～20分钟。每天或隔天1次，10次为1个疗程。

五、推拿治疗

（一）一指禅推法

操作：患者取俯卧位，医者用单手或双手拇指腹着力于脊柱的两侧，操作时，医者上肢肌肉放松，沉肩垂肘、悬腕，将力量贯注于着力指端，并且有节奏地往返做直线向前推进。注意要以肘关节为支点，用腕部的摆动带动拇指的摆动，使之产生持续均匀的推力。每天1次，每次20～30分钟，10次为1个疗程。

（二）擦法

操作：医者用指腹或掌指面紧贴于患者脊柱两侧的皮肤上，做直线往返摩擦，产生一定的热量，往返距离要长，不要跳跃、停顿。每天1～2次，每次20～30分钟，20次为1个疗程。

（三）㨰按法

操作：患者俯卧，上胸部和腹部分别垫2～3个枕头，使前胸悬空，两手臂肘关节弯曲，放于枕旁。医者站于旁，在患者腰背部沿脊柱及其两侧，用㨰法治疗，同时另一手掌按压患者背部进行揿按动作。并嘱患者呼吸，当呼气时向下揿按，吸气时放松。指按或肘按脊柱两侧膀胱经、秩边、环跳、居髎，每天1次，15次为1个疗程。

（四）牵引推拿法

操作：医者立于患者的一侧或前方，进行平行式对抗牵引推拿，在逐渐加大牵引力的同时，给予适当的推、揉、弹拨、闪颤和叠等推拿法，重点作用脊椎和脊椎两侧的软组织，使关节松动，尽量舒展肌肉和韧带，有时可听到明显的弹响声。每天1次，10次为1个疗程。

（五）踩跷法

操作：患者俯卧，医者双手扶住预先设置好的横木上，以控制自身体重和踩踏时的力量。同时用脚踩踏患者腰部并做适当的弹跳动作，弹跳时足尖不要离开患者皮肤。根据患者的体质和病情，可逐渐加重踩踏力量和弹跳幅度。每天1次，每次10～15分钟，10次为1个疗程。

（伏沐滨）

第三节　退行性脊柱炎

一、概述

退行性脊柱炎又称肥大性脊柱炎、增生性脊柱炎、老年性脊柱炎、脊椎骨关节炎等，是指椎间盘退变狭窄，椎体边缘退变增生及小关节因退变，使相应的神经根受压或受损而出现一系列功能障碍的病症。以椎体边缘增生和小关节肥大性变化为其主要特征。本病好发于中年以后，男性多于女性，长期从事体力劳动者易患此病。

本病属中医"腰痛"的范畴。

二、病因病机

(1) 每因用力不慎，姿势不当，或负重过度，跌仆损伤，使经络受损，气血运行不畅，血脉瘀阻，不通则痛。

(2) 年老肾气不足，精髓亏虚，或房劳过度，耗伤精血，使肾元虚怠，精血空虚，筋脉失养，致腰痛连腿，屈伸不利。

(3) 因感受风寒，或久卧湿地，或冒雨涉水，或久居冷室，寒湿之邪，闭阻经络，使气血阻滞，骨节酸痛。

(4) 素体阳气偏盛，内有蕴热，或嗜食辛热之品，积热于里；或感受时邪，误治失治，邪热传里；或感受寒湿之邪，久郁化火。使邪热浸淫腰脊，流注筋脉，痛及腰腿，灼热疼痛。

三、临床表现和体征

(一) 症状

(1) 患者多为 40 岁以上的体质肥胖者，有长期从事弯腰劳动和负重的工作史或有外伤史，起病缓慢。

(2) 早期症状典型，患者常感腰背酸痛不适，僵硬板紧，不能久坐久站，晨起或久坐起立时症状较重，稍加活动后减轻，但过度活动或劳累后加重。

(3) 腰部俯仰活动不利，但被动运动基本达到正常。

(4) 急性发作时，腰痛较剧，且可牵制到臀部及大腿，若骨刺压迫或刺激马尾神经时，可出现下肢麻木无力、感觉障碍等症状。

(二) 体征

(1) 腰椎生理曲度减小或消失，甚或出现反弓。

(2) 局部肌肉痉挛，有轻度压痛，一般无放射痛。

(3) 下肢后伸试验常呈阳性，直腿抬高试验一般可接近正常。

(4) X 线检查，可见椎体边缘有不同程度增生，或有椎间隙变窄，生理弧度改变。

四、鉴别诊断

根据患者的年龄、病史、症状、体征及 X 线所见，本病一般诊断不难。临床上主要是跟强直性脊柱炎（多在 40 岁以下发病，脊柱强直出现较早，椎体模糊呈竹节样改变，无关节间隙模糊，骶髂关节首先受累，急性期血沉、抗 O 均增高）相区别。

五、针灸治疗

(1) 治则：通络止痛。

(2) 主穴：相应脊椎夹脊穴。

(3) 配穴：①劳损腰痛，宜活血化瘀，可刺血郄委中穴，放血，腹部可用刺络拔罐法治疗；②肾虚腰痛，宜补肾壮腰，配肾俞、命门、腰阳关、关元俞、太溪，补法，多灸；③寒湿腰痛，宜温通经络，散寒去湿，取肾俞、命门、大肠俞、腰阳关，用温针灸或直接灸；④湿热腰痛，宜清热祛湿，配三焦俞、大肠俞，用泻法或刺络法治疗。除此之外，若腰痛沿经脉向下肢放射，呈牵拉样疼痛，可配合足少阳及足太阳经脉的环跳、阳陵泉、委中、绝骨、昆仑等穴治疗。

(4)方义:腰椎两侧夹脊穴紧靠腰椎,是治疗椎关节病变有效而安全的穴位,具有通络止痛的功效,为临床所常用;委中为血之郄穴,有去瘀止痛之功;肾俞、命门、腰阳关、关元俞都是壮腰补肾之要穴,用温灸法,可温阳去湿而除寒;泻三焦俞、大肠俞有清利下焦湿热之功。古人认为,足太阳膀胱经是主筋所生病者,足少阳胆经是主骨所生病者,退行性脊柱炎病在骨而牵涉筋,故可沿经脉向下肢放射疼痛,针灸也常配合膀胱经及胆经穴位治疗,以舒筋理骨,上下结合,以提高疗效。

六、基本推拿治疗

(1)治则:舒筋通络,行气活血,解痉止痛。

(2)主要手法:滚法、按法、揉法、点压法、弹拨法、扳法、擦法及被动运动。

(3)常用穴位及部位:肾俞、命门、腰阳关、腰夹脊、气海俞、关元俞、委中、阳陵泉、承山等。

(4)操作:①滚揉腰背法。患者俯卧位,医者用深沉有力的滚法施于腰背两侧骶棘肌,自上而下反复3~5遍,然后用掌根按揉3~5遍,以缓解肌肉痉挛。②弹拨止痛法。医者用拇指在腰背疼痛的部位上,做与肌纤维垂直方向的弹拨,再结合局部痛点按压肾俞、大肠俞、腰阳关、居髎等穴。③腰椎扳法。患者俯卧位,医者先行腰椎后伸扳法扳动3~5次,然后用腰椎斜扳法,左右各1次。④活血通络法。患者俯卧位,医者以红花油或冬青膏为介质,在腰部督脉经及两侧膀胱经施擦法,再横擦腰骶部,以透热为度。⑤有下肢牵痛者,可用滚法施于大腿后外侧和小腿外侧,随后拿委中、承山,按揉阳陵泉、昆仑等穴。

七、其他疗法

(一)耳针

耳穴选腰椎、骶椎、坐骨神经、神门、肝、肾。以患侧为主,每天针刺1次,每次留针2~4小时,或用微针埋针,每周1~2次。

(二)穴位注射

穴位仍按夹脊穴为主,药物选用丹参注射液、当归注射液,每次4 mL,分2穴注射;或用10%葡萄糖10~20 mL穴位注射,每次1~2穴;疼痛明显者选用2%普鲁卡因4 mL加泼尼松龙1 mL,穴位注射,每天1次。

(三)敷贴

用双柏散和水加蜂蜜,煎热后湿敷腰部。每天1次,适用于湿热腰痛者。

(四)其他

治疗腰痛方法颇多,除上述方法外,其他如红外线照射、超短波治疗、低频磁疗、激光治疗、药物离子透入法、蜡疗等均有帮助,可配合选用。

(伏沐滨)

参考文献

[1] 李旻.临床骨科疾病与手术技巧[M].南昌:江西科学技术出版社,2021.
[2] 李同生,郭涛,孙忠武.骨科与矫形外科疾病诊治[M].天津:天津科学技术出版社,2021.
[3] 宋磊.临床常用骨科基础及骨科创伤诊疗[M].北京:中国纺织出版社,2022.
[4] 张继党,张久超,解琛.骨科疾病临床诊疗技术与方案[M].北京:科学技术文献出版社,2021.
[5] 周青,薛恩兴,赵喆.现代骨科疾病临床诊治与研究进展[M].上海:上海交通大学出版社,2021.
[6] 王久夏.实用骨科诊疗技术[M].兰州:兰州大学出版社,2022.
[7] 陈世益,冯华.现代骨科运动医学[M].上海:复旦大学出版社,2020.
[8] 吕浩.临床骨科疾病诊断技巧与治疗方案[M].北京:科学技术文献出版社,2021.
[9] 唐绪军.现代骨科与关节外科诊疗技术[M].北京:科学技术文献出版社,2021.
[10] 张宝峰,孙晓娜,胡敬暖.骨科常见疾病治疗与康复手册[M].北京:中国纺织出版社,2021.
[11] 王建.现代临床骨科疾病诊治技术[M].北京:科学技术文献出版社,2021.
[12] 王勇.临床骨科疾病诊疗研究[M].长春:吉林科学技术出版社,2020.
[13] 邓雄伟,程明,曹富江.骨科疾病诊疗与护理[M].北京:华龄出版社,2022.
[14] 吴修辉,孙绪宝,陈元凯.实用骨科疾病治疗精粹[M].北京:中国纺织出版社,2020.
[15] 卞泗善.临床骨科常见病诊疗技术[M].北京:科学技术文献出版社,2021.
[16] 孟凡龙.骨科疾病诊疗要点[M].长春:吉林科学技术出版社,2022.
[17] 张拥涛.现代骨科诊疗技术[M].北京:科学技术文献出版社,2020.
[18] 魏昌海,赵同艳,李同春.现代骨科疾病诊断与治疗[M].长春:吉林科学技术出版社,2021.
[19] 于学海.现代骨科创伤与疾病[M].长春:吉林科学技术出版社,2020.
[20] 王海滨,贾代良,赵益峰,等.创伤骨科典型病例[M].上海:上海科学技术文献出版社,2022.
[21] 朱文龙.骨科疾病诊治与康复训练[M].北京:中国纺织出版社,2020.
[22] 李新志,周游,黄卫.骨科临床案例分析[M].北京:科学出版社,2022.
[23] 朱定川.实用临床骨科疾病诊疗学[M].沈阳:沈阳出版社,2020.
[24] 魏海鹏.骨科疾病诊疗思维[M].长春:吉林科学技术出版社,2022.
[25] 王文革.现代骨科诊疗学[M].济南:山东大学出版社,2021.
[26] 岳建立.临床骨科诊疗与康复[M].上海:上海交通大学出版社,2020.

[27] 杨树凯.临床骨科手术学[M].天津:天津科学技术出版社,2021.

[28] 赵强,杨帆,刘伟.简明骨科诊疗学[M].北京:中国纺织出版社,2022.

[29] 孟涛.临床骨科诊疗学[M].天津:天津科学技术出版社,2020.

[30] 张岩.骨科疾病临床处置[M].天津:天津科学技术出版社,2021.

[31] 张宏伟.骨科疾病外科处置方法[M].北京:中国纺织出版社,2022.

[32] 周华江.实用骨科诊疗学[M].天津:天津科学技术出版社,2020.

[33] 张建.现代骨科疾病诊治要点[M].北京:中国纺织出版社,2021.

[34] 高远,黄天雯,郑晓缺,等.骨科专科疾病典型案例[M].北京:清华大学出版社,2021.

[35] 詹子睿,张云帆,刘桂华.骨科关键技术研究[M].天津:天津科学技术出版社,2021.

[36] 郭雲,谢增如.微创技术治疗肱骨干骨折进展[J].创伤外科杂志,2023,25(2):147-153.

[37] 刘恒宇,马东宝,李林,等.双小钢板固定尺桡骨干骨折[J].中国矫形外科杂志,2023,31(1):81-83.

[38] 成凯,聂博渊,杨朝晖.微创手术治疗骨盆前环骨折的研究进展[J].临床骨科杂志,2023,26(1):146-150.

[39] 杜斌,陈本华.人工全髋关节置换术和股骨头置换术治疗老年股骨颈骨折的疗效及并发症观察[J].贵州医药,2023,47(1):81-82.

[40] 童绪军,丁文斌,金绍林.双钢板内固定治疗锁骨中段粉碎性骨折[J].临床骨科杂志,2023,26(1):65-68.